U0188941

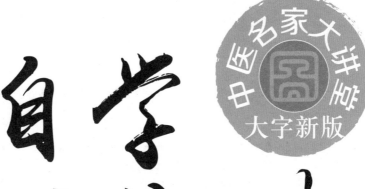

自学穴位一本通

中医名家大讲堂

大字新版

活学活用经络穴位
妙治巧祛各科百病

主编\王启才　田波　张绪刚　郑崇勇　韩善明

取穴简便
一根皮筋手到穴来

选穴精炼
三五个穴手到病除

中国科学技术出版社
·北京·

图书在版编目（CIP）数据

自学穴位一本通：大字新版 / 王启才等主编 . 一北京：中国科学技术出版社，2019.8（2024.4 重印）
ISBN 978-7-5046-8292-5

Ⅰ . ①自… Ⅱ . ①王… Ⅲ . ①穴位按压疗法－基本知识 Ⅳ . ① R245.9

中国版本图书馆 CIP 数据核字（2019）第 104011 号

策划编辑	焦健姿　王久红
责任编辑	王久红
装帧设计	华图文轩
责任校对	龚利霞
责任印制	李晓霖

出　　版	中国科学技术出版社
发　　行	中国科学技术出版社有限公司发行部
地　　址	北京市海淀区中关村南大街 16 号
邮　　编	100081
发行电话	010-62173865
传　　真	010-62179148
网　　址	http ://www.cspbooks.com.cn

开　　本	787mm×1092mm　1/16
字　　数	565 千字
印　　张	32.5
版　　次	2019 年 8 月第 1 版
印　　次	2024 年 4 月第 2 次印刷
印　　刷	北京盛通印刷股份有限公司
书　　号	ISBN 978-7-5046-8292-5/R · 2410
定　　价	98.00 元

（凡购买本社图书，如有缺页、倒页、脱页者，本社发行部负责调换）

内容提要

　　本书是一本新颖、独特、全面的穴位自学参考书。编者根据其多年来参与电视台穴位保健栏目的主讲内容精心整理而成，简要介绍穴位保健的基础知识，结合实例详细阐述了儿童、女性、中老年人等各类人群的常见疾病、症状的各种穴位保健方法，以及足疗调治疾病的手法。本书内容通俗易懂，注重图文结合，选穴简明实用，取穴简便易学，且不需要复杂的器具，也不受环境条件的限制，有助于读者掌握穴位保健知识，适合热爱健康、关爱家人、朋友的广大群众自学之用。

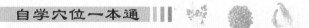

编著者名单

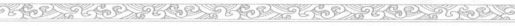

（以姓氏笔画为序）

主　编	王启才	田　波	张绪刚	郑崇勇	韩善明
副主编	刘昌埠	杜红霞	李　薇	吴　俊	罗毅玲
	侯俊启	符庄彪			
编　者	马浩玄	王雪芳	尤旭东	兰昱华	刘婷婷
	李丽珠	李保勃	杨双英	肖爱玲	张振华
	陈　飞	邵继宝	周泽新	周宝群	封其栋
	钟群玲	钱红梅	高增伟	曹　渊	裴文恺

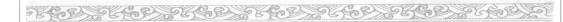

主编简介

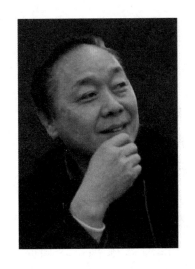

王启才 南京中医药大学国际教育学院教授，兼任世界浮刺针灸学会荣誉主席，世界中医药联合会套针专业委员会荣誉会长，中国针灸推拿协会副会长，中国针灸学会临床分会第二、三届秘书长，中国针灸学会首届科普工作委员会副主任委员。美国纽约中医学院等全球多所中医学院客座教授，曾多次受邀美国等18个国家和地区讲学、医疗。在国内外医学刊物发表中医针灸学术论文200多篇，科普作品数百篇，主编和参编著作80多部，并获多种奖项。

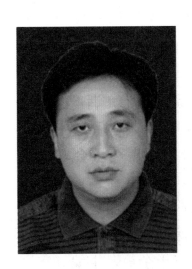

田波 中西医结合执业医师，执业中药师，国家二级营养师。兼任世界中医药学会联合会套针专业委员会理事，中华中医药继续教育学院特邀专家。擅长用中西医结合、针灸药物并用、套针浮刺疗法、道家手针疗法、肌肉起止点疼痛开关疗法、缪刺疗法治疗面瘫、各种颈肩腰腿痛、胆肾结石、萎缩性胃炎（癌前病变），妇科的月经病、带下症、盆腔炎、乳腺增生，儿科常见病症，皮肤科的各种病毒疣体、湿疹、带状疱疹等。

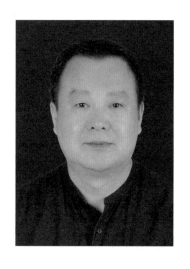

张绪刚 出身于中医世家，自幼随父学医。现师从南京中医药大学著名针灸专家王启才教授，并向多位民间中医前辈学习。既传承了老一辈的中医针灸学术思想和诊疗经验，又结合多年临床心得，形成了自己独特的中医诊疗特色。擅长运用触摸诊断、逆向点穴、微正骨、传统毫针等综合外治疗法调理颈肩腰腿疼痛及内外妇儿常见多发疑难杂症。

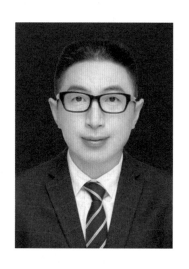

郑崇勇 主任中医师，成都中医药大学养生康复学院兼职教授，成都中医药大学附属广安医院中医妇科学科带头人，成都武侯叁仁堂中医馆创始人，全国中医专科专病经方拔尖人才，第五批四川省名老中医药专家学术经验继承人。兼任中国针灸学会基层适宜技术推广专业委员会副主任委员。擅长针药结合诊治面瘫、偏瘫、颈肩腰腿痛、带状疱疹、失眠、肥胖、男性不育、女性不孕、卵巢早衰以及经带胎产诸疾。

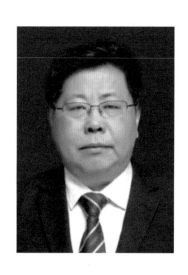

韩善明 针灸主任医师，湖北省非物质文化遗产传统医药类艾灸项目"蕲春艾灸疗法"代表性传承人。出生于中医世家，幼承庭训，酷爱岐黄，15岁即随祖父悬壶乡里。兼任香港中华岐黄中医药研究院院长，世界中医药学会联合会套针专业委员会常务理事。作为传统医药文化代表，曾受国家多个政府部门委派，出访"一带一路"十余个国家，传播中医药文化，展演中医药技能。撰写针灸学术论文三十余篇，主编《实用中医新浮刺疗法》《66穴让您健康一生》等著作。

前　言

　　自2010年1月19日，笔者在江苏电视台《万家灯火》栏目主讲的《实用穴位保健法》正式开播。节目在全国的电视观众中引起了强烈反响，电视台和笔者本人先后收到大量热心观众的来电、来信，对笔者主讲的内容予以高度评价，认为笔者选穴简明实用，讲解通俗易懂，取穴简便易学，特别是一穴介绍多种取穴方法和操作手法，让人一听就懂，一看就会。

　　就在笔者的讲座节目播出半年之后，河南濮阳中原油田的一名观众来信说："教授，您好！我太喜欢您的讲座了！讲座非常全面、系统、通俗！在您的讲座指导下，我对一些病症如颈肩腰腿痛的治疗已取得了很好的效果，我还把中风半身不遂的病人治好了，让他重返工作岗位。我还有更大的梦想，如果有一天我成功了，一定是源于您讲座的推动。期待着天天都能看到、听到您的讲座，我立志做您忠实的电视观众和出色的学生，今后会更加努力学习。"

　　无锡的一位观众，在笔者的讲座播出半年后来信说：看了讲座之后，对穴位保健产生了浓厚的兴趣，开始边学边做，尽管只是用有限的穴位保健知识帮助家人的获得健康，但感觉特别欣慰。半年多来，她先后尝试为母亲调理尿失禁，为老父亲延缓"间质性肺炎"的进展，帮助患有脑梗死、脑萎缩的丈夫迅速康复。现在她的亲人体质改善了，疾病好转了，病痛减轻了，寿命延长了。

　　浙江湖州的一位女士观众来信说："王教授，您好！偶然看到您的电视讲座，受益匪浅。我有一个3岁不到的孩子，2008年出生时可能是母乳不足的缘故，1周岁半之前几乎是医院的常客，起初是消化不良、腹泻，反反复复三四个月；然后是经常感冒，感冒又引起支气管炎，甚至支气管哮喘；再后来又发展成小儿疳积。我几乎是心力憔悴，焦虑万分。

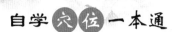

有幸看了您的讲座，自己学着为孩子做穴位保健，现在孩子抵抗力有所提高，不用经常去医院输液了。您讲的儿童穴位保健法太管用了！尤其是下半年，孩子有 3 次低热，我按照您教的做法给孩子推拿，3 次发热都是次日就退了。疳积以前看过医生，效果不明显，趁孩子睡觉的时候，我每天给他掐四缝穴，现在孩子胃口、大便也有明显改善。孩子的变化，使我对中医、针灸产生了浓厚兴趣，迫切希望能有机会进一步学习，并希望通过自己的努力帮助曾经跟我一样痛苦和困惑的母亲们……"

　　本书正是根据笔者主讲的养生栏目内容精心整理而成的。一开篇就设置了"穴位保健概论"一章，介绍了简便准确取穴绝招及家庭穴位保健技法等内容，帮助读者了解穴位养生保健、强身健体、美容养颜等相关知识。然后，围绕儿童、女性、中老年人等各类人群，对其常见疾病和症状量身定制了各种穴位保健方法。第二篇，针对小儿贫血、呕吐、性早熟、小儿夜啼、头痛、牙痛、健脑益智等家长关心的儿童健康问题，从儿童家庭保健的实用性、安全性两个角度出发，介绍了既简单易学又安全有效的穴位保健方法，如指压、按摩、艾灸、拔罐、皮肤针叩刺、耳穴按压等。第三篇，针对女性朋友容易患的乳腺疾病、月经病、子宫和外阴疾病、卵巢疾病、孕产病，以及如何强身保健、美容养颜、瘦身等内容，从疾病解析、穴位选择、操作手法、注意事项等方面详细讲解，贴心帮助女性朋友防病治病。第四篇，针对中老年人容易罹患的各脏腑病症、筋脉骨骼关节病及如何强身健体、益寿延年，量身定制了巧按穴位助睡眠、防治颈椎病、赶走"五十肩"、制服高血压、降脂通脉、降糖消渴、心脏保健、解除前列腺疾病、安度更年期、对付身体虚弱、强身保健、益寿延年等方法。最后，还专门设置了足疗篇，对足部反射区的相关知识及足部诊断按摩保健治疗等内容进行了介绍。

　　本书讲解通俗易懂，注重图文结合。针对同一个穴位介绍几种取穴方法，这些方法安全简便、易于操作，且不需要复杂的器具，也不受环境条件的限制，有助于读者根据自己的记忆偏好掌握穴位知识，容易掌握。

　　笔者相信，只要大家学以致用、持之以恒，一定能学有心得、学有所成！

己亥年早春

自学穴位一本通

目　录

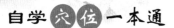

第三篇　女性篇

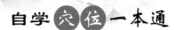

第四篇　中老年篇

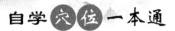

第一篇

基础篇

穴位保健，取穴是否准确，直接影响到效果。要做到准确取穴，首先要学习和掌握常用的定位取穴方法。

从家庭保健的实用性、安全性出发，普通百姓应重点学会和掌握指压、按摩、艾灸、拔罐、皮肤针叩刺、耳穴按压等简易疗法的操作技能。

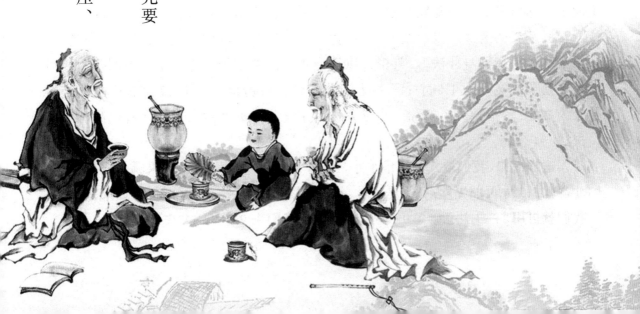

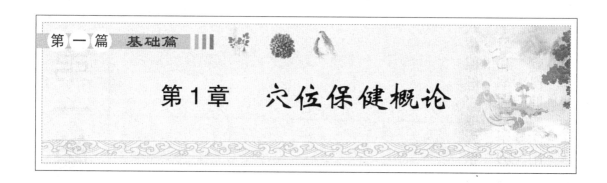

第1章 穴位保健概论

第一讲 手到穴来——简便、准确取穴绝招

穴位保健，取穴是否准确，直接影响到效果。要做到准确取穴，首先要学习和掌握常用的定位取穴方法。常用的定位取穴方法有以下几种。

1. 体表标志取穴法　根据人体表面的一些自然标志来取穴。固定的标志有五官、眉毛、发际、乳头、肚脐、指（趾）甲以及骨性标志等，如鼻旁5分取迎香，两眉头连线中点取印堂，两乳头连线中点取膻中，脐旁2寸取天枢。

需要采取某种动作姿势才会出现的活动标志有皮肤的皱褶、肌肉的隆起或凹陷、肌腱的显露以及某些关节凹陷等，如咬牙时，下颌角咬肌隆起处取颊车；弯曲肘关节，肘横纹头取曲池穴；上臂平举抬肩，肩峰前下凹陷中定肩髃；握拳，第5指掌关节后方纹头取后溪；弯曲膝关节，取足三里、阳陵泉等。

2. 简便取穴法　利用简便易行的方法取穴。如两耳尖直上与头顶正中线交点取百会穴；拇指向示指并拢，虎口处肌肉隆起最高点取合谷穴；两虎口自然平直交叉，示指尖所抵达处取列缺穴；屈膝，掌心盖住膝关节髌骨，手指垂直向下（示指紧靠在小腿胫骨前嵴外缘），中指尖所达之处取足三里等。

3. 手指测量法　以手指的长短、宽窄为依据定穴，因为此法只限于自身使用，故又称"手指同身寸法"。其中，以拇指指节的宽度为1寸；示、中两指并拢后第2指节的宽度为1.5寸；示指上两节的长度或拇指端到1、2掌骨间指蹼连接处为2寸；示指、中指、环指、小指并拢后第2指节的宽度为3寸（古代简称"一夫法"）。

这样一来，我们取穴的标准1寸、1.5寸、2寸、3寸都有了。如果哪个穴位是2.5寸，就1.5寸再加1寸；如果是4寸，我们就来个"一夫法"加1寸；如果是5寸，我们就再用"一夫法"加2寸；要是6寸呢？我们来2个"一夫法"不就可以了吗？

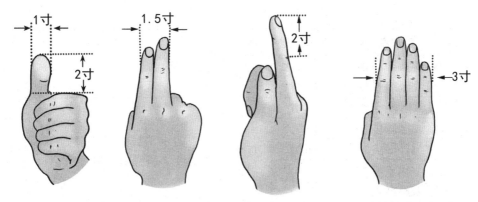

手指同身寸法

很多人，甚至包括一些医师习惯将示指、中指、环指并拢的宽度视为 2 寸来定穴，这是不准确的。很明显，四指并拢是 3 寸，如果示指、中指、环指这三根较粗的指头并拢才 2 寸，那么，细细的一根小指怎么可能有 1 寸呢？其实呢，示指、中指、环指并拢的宽度已经不止 2 寸，接近 2.5 寸了。

4. 骨度分寸法　将正常成年人身体各部位按一定的尺寸折量，规定为一定的尺寸。如头部前后发际之间为 12 寸，肚脐正中至胸剑结合部为 8 寸，小腿外膝眼至外踝尖高点为 16 寸。不论男女老幼、高矮胖瘦一律如此。

常用骨度分寸

部位	起止点	折量分寸	度量法	说明
头部	前发际至后发际	12 寸	直寸	如前后发际不明，眉心至前发际加 3 寸；大椎至后发际加 3 寸；眉心至大椎为 18 寸
	前额两发角之间	9 寸	横寸	
	两耳后高骨（乳突）之间	9 寸		
胸腹部	心口窝（胸剑联合）至脐中	8 寸	直寸	前正中线旁开的胸胁部取穴骨度，一般根据肋骨计算
	脐中至耻骨联合上缘	5 寸	直寸	
	两乳头连线之间	8 寸	横寸	女性用锁骨中线取代
背腰部	第 7 颈椎（大椎）以下至尾骶骨	21 个椎体	直寸	第 3 胸椎下与肩胛冈脊柱缘平齐；第 7 胸椎下与肩胛下角平齐；第 2 腰椎下与肋弓下缘或肚脐平齐；第 4 腰椎下与髂嵴平齐
	肩胛骨内侧缘至后正中线	3 寸	横寸	

续表

部位	起止点	折量分寸	度量法	说明
上肢部	腋前纹头至肘横纹	9寸	直寸	
	肘横纹至腕横纹	12寸		
下肢部	股骨大转子至膝中	19寸	直寸	膝中的水平线，前平膝盖下缘，后平膝弯横纹；屈膝时平膝眼穴
	臀横纹至膝中	14寸		
	膝中至外踝尖	16寸		
	膝关节内下方高骨下至内踝高点	13寸		

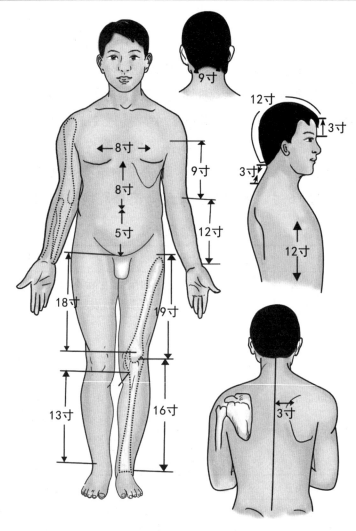

全身骨度分寸

为了便于初学者能够运用骨度分寸法准确地取穴，我们不妨用一根弹性很好的、长20厘米（以上）、宽约1厘米的新松紧带，自制一个"简易测穴尺"：

4

上面按每 1 厘米画 1 个小格，总共画 20 个格子就可以了（因为我们人体的骨度分寸，最长的是 19 寸，有 20 个格子足够了）。这样，就可以根据某个穴位的实际分寸，利用松紧带测穴尺可长可短的弹性，比较准确地确定这个穴位的具体位置。比如治疗胸痛、胸闷、心绞痛的郄门穴在掌面腕横纹中点上 5 寸，而腕横纹到肘横纹是 12 寸，你就可以一手将松紧带上的"0"固定在掌面腕横纹中点处，另一手找到"12"厘米处，拉直，置于肘横纹处，然后找到"5"厘米所在的地方，此处就是郄门穴；同样，治疗消化系统病症以及强身保健要穴足三里位于外膝眼直下 3 寸、距小腿胫骨前嵴外缘一中指宽，外膝眼至踝关节为 16 寸，你就可以一手将松紧带上的"0"固定在外膝眼正中央，另一手找到"16"厘米处，拉直，置于踝关节横纹处，然后找到"3"厘米所在的地方，再向胫骨前嵴外缘一中指宽的地方就是足三里穴；人体化痰降脂第一要穴丰隆位于足外踝高点上 8 寸、距小腿胫骨前嵴外缘两中指宽，外膝眼至外踝高点同样是 16 寸，你同样可以一手将松紧带上的"0"固定在外膝眼正中央，另一手找到"16"厘米处，拉直，置于足外踝高点处，然后找到"8"厘米所在的地方，距胫骨前嵴外缘两中指宽的地方就是丰隆穴，因为是 8 寸，所以也可以直接在外膝眼与足外踝连线（16 寸）的中点取穴。

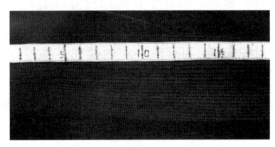

松紧带测穴尺

第二讲　手到健康到 ——家庭穴位保健技法

从家庭保健的实用性、安全性出发，普通百姓主要是学会和掌握指压、按摩、艾灸、拔罐、皮肤针叩刺、耳穴按压等简易疗法的操作技能。

一、指压、按摩手技

指压、按摩疗法又称"点穴疗法"，是以手指代替针具点按穴位或压痛点，用以强身保健或治疗疾病的方法。除了强身保健作用之外，还可以用于中暑、休克、癔症、昏厥、老年痴呆症、中风偏瘫、头痛、失眠、胃痛、腹痛、腹泻、遗尿、尿失禁、尿潴留、牙痛、咽喉痛、颈肩腰腿等全身大小关节疼痛等病症的治疗。

最简单、最主要的操作手法有按揉、点压、掐按、拿捏、搓擦、叩击、捶打等。

1. **按揉法**　可用拇指或中指指腹对准穴位，适当用力按压，同时有节律地揉动，使之产生酸、麻、胀等感觉。按揉的时间及用力轻重，视患者的体质状况和病情而定，一般每处少则 2～3 分钟，多则 5～6 分钟（以下同）。适宜于全身各部。

2. **点压法**　可用拇指或中指指端对准穴位，适当用力点压，使之产生酸、麻、胀等感觉，点压的时间及用力轻重，视患者的体质状况和病情而定。适宜于全身各部。

3. **掐按法**　用拇指指甲对准穴位，用力掐按，使之产生胀、疼痛等较重的感觉。主要用于掐人中、掐鼻尖、掐耳穴、掐手足末端。掐压的时间及用力轻重，视患者的体质状况和病情而定。

4. **拿捏法**　用拇指与中指、示指对捏穴位，可伴随一定的揉动或提拉，使之产生酸、麻、胀等感觉，拿捏的

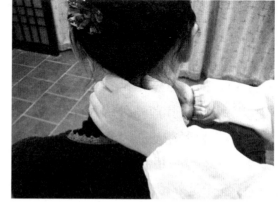

拿风池

时间及用力轻重，视患者的体质状况和病情而定。一般情况下用于拿项后风池穴、拿捏肩部、捏脊、对捏穴位（如对捏内关、外关）等。

5. **搓擦法**　用手掌对着某一部位或穴位来回搓揉、擦抹，使局部发热。适用于全身各部位，例如面部指抹除皱、胸部擦膻中、腹部摩腹、背腰部直擦脊椎两侧、足部搓足心涌泉穴等。

6. **叩击法**　分单指叩击法和多指叩击法 2 种，单指叩击法是将一手中指自然弯曲，用指端对准穴位快速点击；多指叩击法是将一只手或双手五指自然弯曲成爪状，在穴位或一定部位上不停叩击。一般用于叩击头部，每穴每次叩击 100～200 次为宜。

7. **捶打法**　单手或双手握拳，小指侧第 5 指掌关节对准穴位或一定部位适当用力捶打，使局部产生热、胀、振动等感觉。捶打的时间及用力轻重，视患者的体质状况和病情而定。主要适宜于四肢和头部。

注意事项：指压、按摩对急性传染病患者无效；孕妇的腹部、腰骶部、皮肤溃疡、疖肿、血小板减少性紫癜以及肿瘤的局部禁用。

二、灸法操作技能

灸法就是以易燃的物品为原料，点燃以后，在体表的一定部位熏烤或烧灼，给人以温热性刺激，即是一种借火力的作用强身健体、防治疾病的方法。灸用材料主要是中药艾叶。

为了便于治疗，临床上常将艾叶加工成柔软的艾绒。而为了使用方便，临床上又常将艾绒做成艾条。

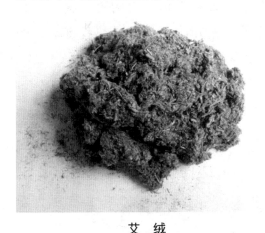

艾　绒

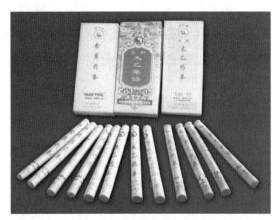

艾　条

灸法的作用和适应证有哪些呢？艾灸的功能作用和临床适应范围是比较广泛的，具有温经通络、行气活血、祛湿逐寒、消肿散结、回阳救逆及防病保健等作用。常用于阳气不足的阴寒之证，慢性虚弱性疾病以及风、寒、湿邪为患的病症。例如伤风感冒、各种关节痛、寒性哮喘、疝气以及气血虚弱引起的眩晕、贫血、乳少、闭经、消化不良；脾胃虚寒、中气下陷、肾阳不足引起的胃痛、腹痛、久泻、久痢、遗尿、功能性子宫出血、脱肛、子宫脱垂、内脏下垂、遗精、阳痿、早泄、性功能低下及寒厥脱证等。

（一）艾灸法

艾灸法常分为艾条灸、艾炷灸、艾熏灸和温灸器灸4种。

1.艾条灸　艾条灸分固定灸、雀啄灸、回旋灸3种。

（1）固定灸：将艾条的一端点燃，对准施灸部位（距皮肤1～2厘米）

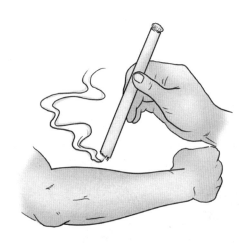

固定灸

7

进行熏烤，使患者局部有温热感而无灼痛。一般每处施灸 3～5 分钟，以皮肤发红为度。

（2）雀啄灸：将点燃的艾条对准一定的部位（距离不固定），像小鸟啄食一样，一上一下地移动施灸。一般施灸 5 分钟左右，至皮肤发红为止。

（3）回旋灸：将点燃的艾条对准一定的部位（约距 1 厘米），不停地做回旋转动施灸。一般施灸 5 分钟左右，适合病变范围较大的部位。

对于儿童和昏厥、局部知觉减退的患者，家属可将示、中指置于施灸部位两侧，这样可以通过施术者的手指对热的感觉来测知施灸局部受热程度，以便随时调节距离，掌握施灸时间，防止施灸过度引起局部烫伤。

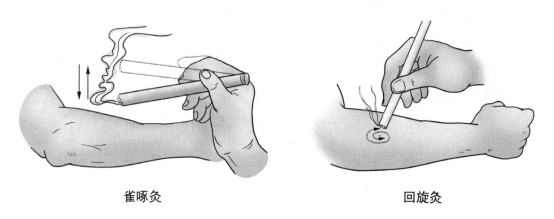

雀啄灸　　　　　　　　　　　回旋灸

2. 艾炷灸　艾炷是将艾绒制成类似削好的铅笔头那样的圆锥体。艾炷的灸量单位是"壮"，即以青壮年人为标准，制定的对某病、某穴的艾灸数量，燃烧 1 个艾炷，即称为"1 壮"。灸量的多少应因人、因病、因施灸部位不同而异，一般一次可灸 3～5 壮。

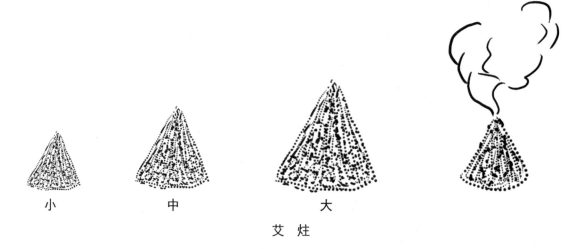

小　　　　　中　　　　　　大

艾　炷

艾炷的制法：将艾绒放在平板上，用拇、示、中三指撮捏成圆锥形小体，要求撮捏紧实、耐燃而不易散裂。其大小因人（年龄大小、体质强弱）、因病（病性、轻重）、因施灸部位的不同而异。小者如米粒或麦粒（谓之"麦粒灸"），中等如黄豆或梧桐子，大者如蚕豆或枣核大小。艾炷绝不是艾条的 1/4 或 1/5 长度。

艾炷灸分直接灸和间接灸两种。

（1）直接灸：将艾炷直接放在选定施灸部位的皮肤上点燃施灸，当艾炷燃剩 1/3 左右，病人开始感到热烫时，即用镊子将剩余艾绒压灭或去掉，另换艾炷再灸，至局部皮肤红晕充血为度。因其灸后不化脓，也不留瘢痕，故易为病人所接受。

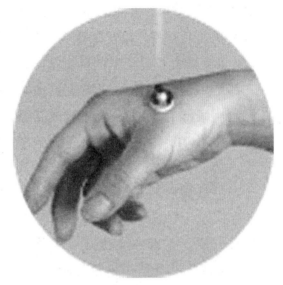

艾炷直接灸

直接灸还有一种做法，就是让艾炷一直燃完之后换炷再灸 2～3 壮。这种人为地、有意识地造成施灸局部组织烧伤的灸法力量较强，作用持久，可以治疗一些顽固性病症，为古人所常用。因灸后会起水疱、化脓（称为"灸疮"），最后还会留下瘢痕，故不大为现代人所接受。万一必须用，事先也一定要征得病人的同意，并认真处理水疱（小水疱不必处理，任其自然吸收；大水疱用消毒针具或牙签刺破排水，外加干净纱布或创可贴，以使水疱与衣服隔离），保护灸疮（每日用淡盐水清洗疮口，直至结痂）。

（2）间接灸：又称"间隔灸"或"隔物灸"。艾炷不直接放在皮肤上，而是在艾炷与皮肤之间用其他物品隔开施灸。其名称由间隔物的不同而异，家庭保健多用"隔姜灸"。

隔姜灸如何操作呢？隔姜灸就是把一块生姜切成 2～3 分厚薄的圆形小片，用针或牙签刺出无数小孔，置于穴位上；再将艾绒捏成花生米大小的圆锥体，置于生姜片上点燃施灸。

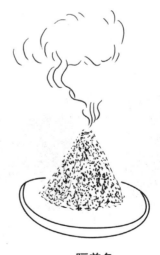

隔姜灸

9

当患者感觉灼痛时，可用镊子将姜片夹起，离开皮肤数秒钟，然后放下继续灸。一炷燃尽，则换炷再灸，一般连续灸5～7壮，至局部皮肤潮红、湿润为止。

3.艾熏灸　将适量艾叶（或艾绒）放入容器内煎煮，然后盛于盆中，趁热用蒸汽熏灸病痛患部；也可以将艾绒放入器皿中点燃，以艾烟熏灸。

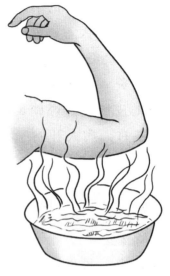

艾熏灸

4.温灸器灸　温灸器的种类很多，一般都是用金属制作的圆筒灸具或木制灸盒，底部有专门放置艾绒或艾条的钢丝网罩。使用时先把外壳的盖子打开，剪一段艾条（1寸长左右）放入盒内，点燃以后将盖子合上，即可固定在穴位上施灸或来回熨烫，用起来非常方便。它有四大优点：①施灸过程中可以将艾灸器用松紧带固定在穴位上，不必用手拿着——方便、省力，还可以做自己的事情，到处走动，甚至上街乘车、购物都不受影响；②燃烧的艾绒位于半密封空间——烟尘比较少，减少污染，净化环境；③可以随着热度的高低进行调节，温度高了就把通风口减小一点（或把旋钮往上旋），温度低了，把通风口开大一些（或把旋钮往下旋）——灵活随意；④艾绒处于不充分燃烧的状态——节省艾条（一段1寸左右长短的艾条，直接在空气中燃烧5分钟，而在艾灸器中则可以燃烧30分钟以上）。

上述各种灸法该如何把握操作程序呢？一般施灸顺序应是先灸上部、腰背部，后灸下部、胸腹部；先灸头身，后灸四肢。如此从阳引阴，可防止气血因灸火引导上行而致面热眩昏、目赤、咽干口燥等不良反应，而无亢盛之弊。

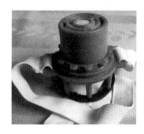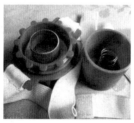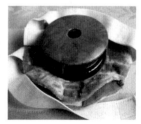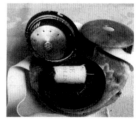

温灸器

（二）非艾灸法

非艾灸法就是不以艾叶为原材料而用其他易燃物品为材料的施灸方法，比如棉花灸、火柴灸、香烟灸、线香灸、灯火灸、发疱灸等。棉花灸、火柴灸、香烟灸、线香灸除了选用材料与艾灸法不同之外，其操作方法完全相同，这里就不再重复。只详细介绍一下灯火灸和发疱灸法。

1. 灯火灸　灯火灸又称"灯草灸""油捻灸""爆灯火""十三元霄火"，灸用材料是"纸捻"或中药"灯心草"，是民间沿用已久的简便灸法。具体方法是：取3～5寸长的纸捻或灯心草1根，用麻油或其他植物油浸渍1～1.5寸，点燃后（吹熄）快速点灼施灸部位的皮肤，听到"叭"的响声，即快速移开。如无响声出现，可重复1次。

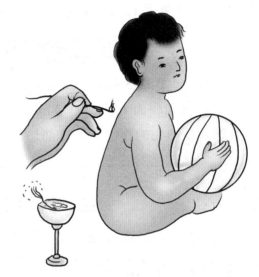

灯火灸

2. 发疱灸　发疱灸又称为"天灸""自灸""穴位敷贴"，是将某些对皮肤具有刺激性的药物涂敷于患处或穴位上，使局部充血、潮红或起水疱，发挥治疗作用的方法。所用药物大多是单味中草药，也可以用复方。常用的有葱白、生姜、蒜泥、辣椒、胡椒、斑蝥、毛茛、小茴香、白芥子、天南星等。鲜品直接捣烂如泥，干品则研为细末，以醋、蜂蜜或生姜汁等调成糊状，贴敷于患部或穴位上，外以油纸或纱布覆盖，并用胶布固定。

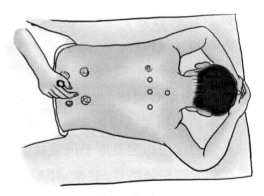

发疱灸

每次敷灸时间的长短，应因药、因人而异，这与刺激性药物对皮肤的刺激性和患者皮肤对药物的敏感程度有关。总体来说，应该以患者局部皮肤产生轻度灼痛、而后起水疱为宜，参考时间少则3～5小时，多则5～8小时（适合普通成年人），至皮肤潮红以至起疱为度。1岁以下婴幼儿贴半个小时左右，1岁以上儿童贴1～2小时。有些患者由于皮薄肤嫩、过于敏感、耐受性差，不到时间就起水疱、刺痛难忍，贴敷时间应适当缩减；若敷贴局部皮肤瘙痒、灼痛难忍，应及时撤除胶布及药物纱布，提前取下。如果有些人皮肤粗糙、对药物不敏感，局部皮肤反应迟钝，时间到了还感觉不大，也可以适当延长敷贴时间至 12 小时甚至更长的时间。总之，应区别对待，灵活掌握。

穴位药物敷贴如果在三伏天实施，则称之为"伏灸"，主要用于防治伤风、感冒、寒性咳喘等（见第 15 章第四讲"止咳平喘——求助膻中、身柱、肺俞、孔最"）。

灸疗的禁忌及提示

灸法属于温热刺激，故高热、神昏、中暑等病症不宜使用灸法；重要组织器官如颜面五官、心脏部位、项后延髓处、表浅的血管部位、重要肌腱以及孕妇的腹部、腰骶部均不宜施灸。

三、拔罐疗法基本技能

拔罐是以各种罐状器材为工具，利用燃烧或其他途径排出罐内空气，造成负压，使罐吸附于皮肉上，产生温热或吸力刺激，并造成局部组织瘀血，以治疗疾病的一种方法。家庭保健有火罐和气罐两种。

罐具的种类很多，临床上常用的

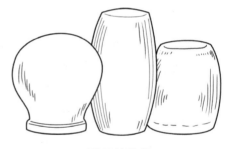

罐具的种类

有竹罐、陶罐、玻璃罐、气罐数种，有些罐口较大的药瓶、罐头瓶也可作代用品。

拔罐的作用和适应证有哪些呢？拔罐有温经通络、祛湿逐寒、行气活血、消肿止痛的作用。主要用于风湿痹证（如肩、背、腰、腿痛），面瘫，肌肤麻痹，肺部疾病（如伤风感冒、咳嗽、哮喘），胃肠疾病（如胃痛、腹痛、呕吐、泄泻）等。

适用于家庭保健的拔罐方法主要有火罐法、气罐法。在拔罐前应先准备好各种罐具、酒精、棉球、火柴、小纸片等。有时为了增强火罐的吸附力和保护皮肤，可事先在拔罐部位或罐口涂抹少许油膏。

1.火罐法　拔火罐要求火力强、动作快、部位准、吸附稳。方法是：用镊子夹住 95% 的酒精棉球，点燃后在火罐内壁闪一下即迅速退出，将火罐迅速罩在选定部位。

如果是侧面横拔，在燃烧物不会落在皮肤上的情况下，也可以因陋就简，将酒精棉球或火柴杆、小纸片点燃后投入罐内，然后迅速将火罐吸拔在选定部位。

拔罐后，留置不动者称为"坐罐"。一般留罐 10 分钟左右，痛症可适当延长，待局部皮肤充血或瘀血呈紫红色时即可取罐。

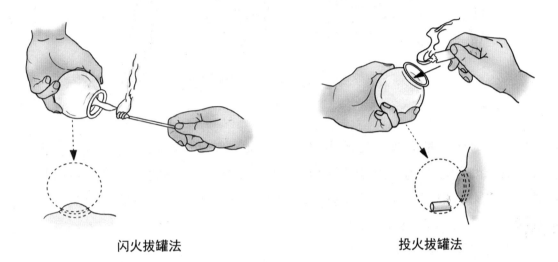

闪火拔罐法　　　　　　　　　　　　　　投火拔罐法

如果病痛的范围比较大（如腰背、大腿），而家里又只有 1 个罐具，则可以采用"走罐"（"推罐"）法。方法是：先在选定部位涂一层润滑剂（如各种按摩油膏等），将罐拔住，不等罐具吸紧时即用手握住罐体，用力向上下或左右方向慢慢推动，至皮肤充血为止。

取罐时一手扶住罐身，一手手指按压罐口皮肤，使空气进入罐内，火罐即可脱落，不可强力硬拉或左右旋转。

取罐后局部发红或出现紫红色，属正常现象。如局部出现水疱，系火力烫伤所致，小水疱可任其自然吸收，不必处理；水疱较大或皮肤有破损时，应刺破水疱，放出液体，然后用创可贴或纱布敷盖，防止因衣服摩擦引起疼痛或导致感染。

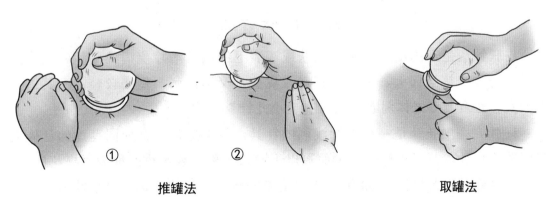

①　　　　　　　　　　②

推罐法　　　　　　　　　　　　　　取罐法

13

2.气罐法 罐具一般由有机玻璃制成,配一把抽气枪。此法的优点是不用火,清洁卫生更安全,不足之处是缺乏火罐的温热刺激作用。

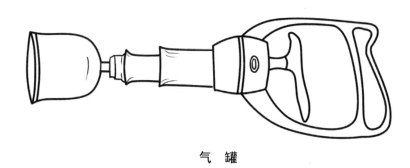

气 罐

使用的时候,把气罐顶端的小塞子提起来,气罐罩在病变部位或穴位上,将打气枪插在气罐顶端,连续不断地抽气,这时患者会感觉到罐具吸拔得越来越紧。当吸力适中的时候就停止抽气,留罐 10 ～ 15 分钟。取罐时只需将气罐顶端的小塞子再提起来就可以了。

拔罐法有什么禁忌和注意事项呢?

第一,要根据不同部位,选择口径大小相宜的罐具。注意选择肌肉丰满、富有弹性、没有毛发、没有骨骼凸凹的部位,以防掉罐。

第二,病人要取正确而舒适的体位,罐具拔上之后,病人就不能乱动了,以免拔罐部位产生疼痛或掉罐。

第三,罐具拔上之后,应注意防护。如果拔罐部位发紧、发热,这是正常现象;倘若过紧并有疼痛或烧灼感,应将罐具取下,检查是否有烫伤,然后重新再拔。

第四,高热、抽风者不宜拔罐;常有自发性出血或损伤后出血不止的患者不宜拔罐;浅表血管所在部位以及皮肤有过敏、溃疡、水肿者不宜拔罐。

第五,心前区不宜拔罐;孕妇的腹部、腰骶部不宜拔罐,以免发生意外。

四、皮肤针法

皮肤针法是运用皮肤针刺激皮肤或浅表毛细血管治疗疾病的一种针法。由于针具与体表接触面大,针头仅仅触及皮肤,又属浅刺,疼痛较轻,尤其适用于妇女、儿童及年老体弱者,故又有"小儿针"之称。

1.针具 皮肤针是一种多针浅刺的针具,其构造是一个如同莲蓬的针体上装嵌数支小针,并以小针的多少而冠以不同的名称:装 5 枚的称为"梅花针",装 7 枚的称为"七星针",将数支小针集束安装在一起的又称为"丛针"。

2. 作用及适应证　皮肤针叩刺皮肤可以疏通体表经络之气，从而起到沟通和调节体表与脏腑组织的作用。对于一般针灸适应的疾病均可使用，尤其对于头痛、眩晕、失眠、近视、颈肩腰背痛、四肢关节痛、胸胁痛、哮喘、胃痛、痛经及部分皮肤病、皮肤瘙痒、脱发、斑秃、肌肤麻木等更为适宜。

3. 部位的选择　在部位选择上，腰背部脊柱两侧的夹脊穴和旁开 1.5 寸的膀胱经是皮肤针疗法的常规刺激部位。大多数病症（尤其是内脏病）应首先叩刺常规部位；而后再叩刺病变部位以及与病症密切相关的经脉和穴位叩刺，如胃痛叩刺胃脘部，哮喘叩刺前臂内侧面拇指侧肺经循行部位等。

4. 操作方法　叩刺时针具与施术部位需要消毒，拇指、示指、中指握住针柄，针头对准施术部位，利用手腕的上下活动以及针的弹力垂直叩刺，使针尖接触皮肤后立即弹起。如此反

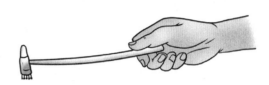

皮肤针叩刺法

复进行。勿时轻时重、时快时慢，以减少痛感。从上到下，由内向外。常规部位要纵行叩刺，局部宜作环形叩刺，腧穴则是在一个点上重复叩刺。

叩刺程度的强弱，可视病人的体质、病情及施术部位而定。凡年老体弱、妇女、儿童、慢性虚弱性疾病及头面部应慢打轻刺，使局部皮肤略有潮红或轻度充血为度。反之，对于身强力壮者、新病、急性实证及四肢、腰背部肌肉丰实之处快打重刺，使局部皮肤重度充血或有轻度出血。对于风湿疼痛、皮肤病人，有时还可以在叩刺出血的基础上拔罐，借助罐具的吸力增强出血效果。每日或隔日 1 次。

皮肤针叩刺禁忌及提示

（1）针具应经常检查，针不能太尖，要求平齐无钩，以免造成施术部位的皮肤受损。

（2）针具与施术部位要严格消毒，重叩出血后，应以消毒棉球清洁局部，防止感染。

（3）叩刺时，针面要与皮肤保持垂直，用力要求均匀（垂直叩打力要匀），勿时轻时重、时快时慢，也不能像敲扬琴那样"拖"刺，以免产生痛感。

（4）患有出血性疾病以及局部皮肤有溃疡或损伤，如瘢痕、冻伤、烧烫伤者，不宜使用本法。

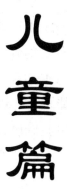

第二篇

儿童篇

图解儿童取穴方法，让你一看就懂；传授儿童操作技能，让你一学就会；

防治儿童常见病症，让你一用就灵！

找准一个穴，防治一种病，健康一辈子！

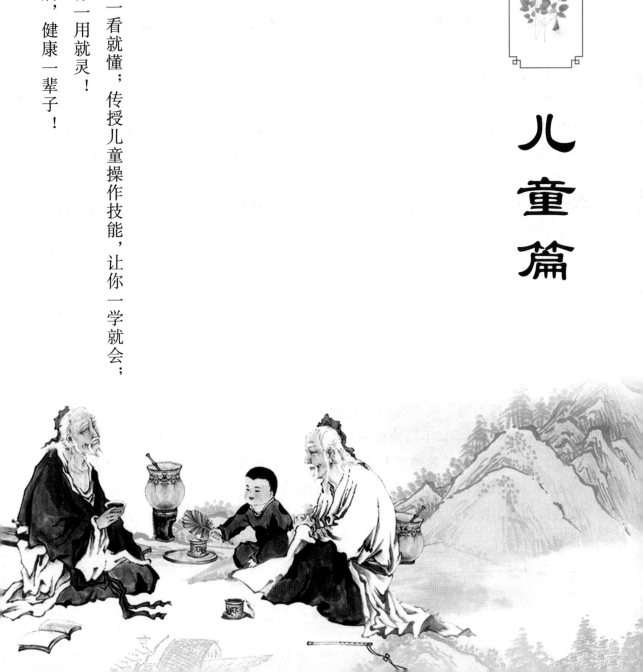

第2章　退热止咳平喘穴位保健

第一讲　治感冒 —— 不打针　不吃药

【医理分析】

小孩子实在是太容易感冒了！我身边初为人父母的朋友常常这样抱怨。

中医学认为，感冒是百病之首，就是说感冒是日常生活中最为常见、最为多发的外感疾病，而且很多疾病的早期症状表现与感冒都有些类似。感冒一年四季均可发生，尤其在天寒地冻的冬季和气候骤变的春季，如果人体的卫外功能低下不能适应自然界的突然变化，那么，风邪就会由口鼻或皮毛而入，首先侵犯肺脏而发病。

感冒主要是感受风寒、风热或暑湿之邪。一般而言，秋冬多风寒，春夏多风热，长夏（梅雨季节）多暑湿。梅雨季节天气比较潮湿、闷热，人们肚子容易受凉，再加上小朋友们喜欢吃冷饮，喝冰镇饮料，所以很容易损伤胃肠，出现肚子痛、恶心呕吐，肚子里面咕咕作响，腹泻等。

家长和孩子们怎么样辨别一个感冒是什么类型的？

1. 风寒感冒　风寒感冒主要是怕冷，发热不是很重；另外还有鼻塞不通气、流清鼻涕、打喷嚏；咳痰是白颜色的、比较清稀，容易咳出来；一般没有咽喉疼痛（可有咽痒），口不渴或渴喜热饮，小便也是白颜色的，大便也不干。

2. 风热感冒　风热感冒就是以发热为主，因为有热，孩子面红目赤，他会说头痛、喉咙痛，鼻塞而干、少涕或流脓涕，咳嗽黄痰且黏稠难以咳出，口干渴喜冷饮，小便黄，大便干，然后你看孩子的舌头，小舌头发红，苔是黄色的，有咽喉红肿。

3. 暑湿型感冒　暑湿型感冒除了有鼻塞、流鼻涕、咳白色黏痰以外，还有高热、肢体酸重、恶心呕吐、胃脘和腹部胀闷而痛、肚子里咕咕作响、腹泻、尿少色黄、舌苔白腻或黄腻，受伤的主要是胃肠道。

感冒属于一种有自愈倾向的疾病，一般情况下，可以在1周左右不治而愈。但是由于发热、头痛、咳嗽，会给孩子增加一些痛苦，而且小儿抵抗力不强，感冒后容易发展为支气管炎、肺炎等，所以小儿感冒还是需要采取一些治疗措施，既能缓解和减轻患儿的痛苦，也能阻止进一步发展。

很多家长患了感冒，都不愿意过多地吃西药、打针或挂水输液，担心产生不良反应和依赖性，更何况是小孩子呢？从小感冒就依赖吃药、打针，长大以后身体的免疫力肯定不强。所以，治疗感冒应本着"能食不药、能中不西"的原则，尽量不要轻易使用抗生素。穴位保健既操作简单，又安全有效，应该成为防治儿童感冒的最佳选择和首选之法。

【穴位解读】

防治感冒效果较好的主穴有风池、大椎、风门、肺俞、足三里。

为了教大家准确掌握取穴方法，我们请一位小朋友来和我一起做点穴示范。好，已经有一位大男孩举手了，我们欢迎这位活泼可爱的小帅哥来和我一起演示感冒的穴位疗法。

笔者：请问小朋友今年几岁了？

小朋友：9岁了。

笔者：你知不知道感冒这个病？

小朋友：知道。

笔者：你得过感冒吗？

小朋友：得过。

笔者：你得的感冒有什么不舒服？

小朋友：一开始会呕吐，吃完饭就会呕吐，头有点晕。

笔者：肚子痛不痛？

小朋友：痛。

笔者：这个小朋友的感冒，就是我们刚才说的第三型——暑湿型感冒。下面我就和小朋友一起演示一下"五个常用穴位"治感冒。

1. 风池穴　风池穴位于后枕部两侧下方入发际1寸的凹陷中，取穴时可以将拇指与其他四指分放在枕骨两边，然后顺着枕骨向下滑动，当感觉指头落到凹陷处便是风池穴了。

2．大椎穴 大椎穴位于肩背部正中第7颈椎棘突下凹陷处。取大椎穴要求尽量将头低到最大限度，这样，在肩背部正中可以清楚地看到一个很高的骨头，这就是第7颈椎。万一第7颈椎不明显，或者有好几个都显得比较高的椎骨，我们应该怎么来找呢？①第7颈椎下大约是与肩相平齐的；②在活动中触摸：将示指、中指或环指指端分别放在几个较高椎体的上面，让小儿向前后左右几个方位慢慢活动颈部，细心体会，能活动的是颈椎，不能活动的则是胸椎。

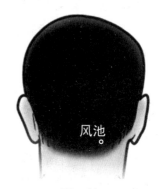

风 池

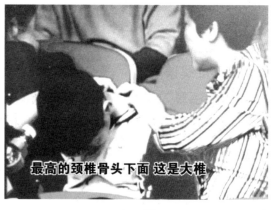

最高的颈椎骨头下面 这是大椎

大 椎

3．风门穴 背部第2胸椎下旁开1.5寸处是风门穴，第7颈椎下就是胸椎，第2胸椎也就是从大椎穴的下面开始数2个突起的骨头就行了，然后向两旁1.5寸（脊柱正中线与肩胛骨内侧缘是3寸，取二分之一的中间线就是1.5寸）。

4．身柱穴 第3胸椎下凹陷处是身柱穴，这个地方的水平线正好与肩胛冈（肩胛骨上面的一个从肩峰端向内下方延伸的横骨）靠脊柱缘一边相平齐。

5．肺俞穴 身柱穴向两边旁开1.5寸是肺俞穴。

6．足三里 足三里在外膝眼正中直下3寸，距突起的小腿骨前嵴一个中指宽的地方。这是一个用得很多的穴，它能从全方位提高小朋友的免疫和抗病能

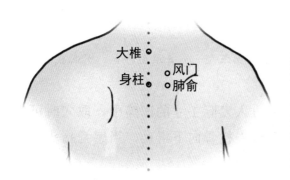

大椎：肩背部正中，第7颈椎棘突下凹陷处

风门：在背部第2胸椎棘突下旁开1.5寸处

身柱：在第3胸椎棘突下凹陷处

肺俞：在身柱穴向两边旁开1.5寸处

力，让身体强壮起来，把风寒、风热、暑湿病邪从我们身上赶走。除了上面的骨度分寸取穴法以外，我这里再告诉各位家长几个很简便的足三里取穴方法：①将手拇指以外的其余四指并拢，示指在上，小指在下，示指放在外膝眼正中，小指下面即是穴；②将手心压在膝关节髌骨上，手指朝下，示指压在小腿骨上，中指尖抵达处是穴；③从上往下或从下往上推小腿骨，你能感觉到一个最突出的高点，就在这个高点下面向外一个中指宽的地方；④一手将松紧带测穴尺的起点固定在外膝眼中点处，另一手将刻度"16"拉到外踝尖上，此时刻度"3"的位置距胫骨一横指处就是足三里穴。

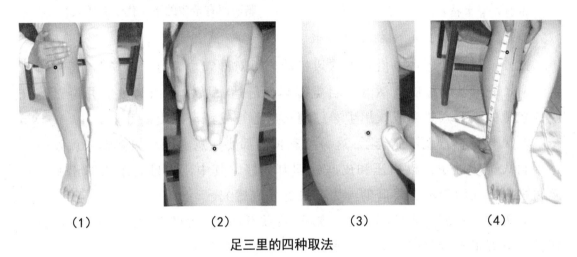

（1）　　　　　（2）　　　　　（3）　　　　　（4）

足三里的四种取法

【穴位搭配与操作要领】

穴位保健在小孩身上怎么操作呢？婴幼儿基本上是由家长代为实施，年龄偏大的少年儿童也可以在家长的指导下自行操作。不管是哪一种感冒，都可以用指压轻轻地按揉。

1. 风寒型以灸法和拔火罐最为理想：风池、足三里用艾条灸和艾灸器施行小面积点灸法；大椎、风门、肺俞穴用艾条或艾灸器施行大面积片灸法，并可配合拔火罐，使局部皮肤发红，甚至出汗为宜。

火罐拔在穴上固定不动，留 5 分钟左右取下，称为"坐罐"；若事先在拔罐部位皮肤和罐口涂抹少许油类润滑剂（如凡士林或食用油），拔上后手握罐具做上下垂直或左右平行移动，反复进行，至局部发红为止，则称之为"推罐"或"走罐"。

笔者：演示完了，我想问小朋友们，你们都明白了没有？

小朋友：明白了！

笔者：如果让你们操作，你们会不会？

小朋友：会！

笔者：敢不敢？

小朋友：敢！

笔者：怕不怕？

小朋友：不怕！

笔者：好！非常好！都很认真和勇敢。

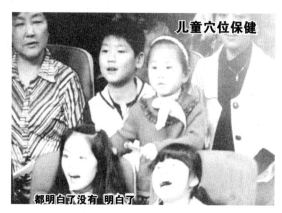

儿童穴位保健

都明白了没有　明白了

聪明而有希望的下一代学有所获！

此外，风寒型还可以借助电吹风机的热风对准穴位施行"吹灸"。每次每穴2～3分钟，以局部皮肤微红、自觉温热、舒适、微微汗出为度。并可以配合吃比较烫的大葱煮热粥或饮用生姜红糖茶后盖被发汗，以提高疗效。

2.风热型感冒就不能灸了：这一点家长们都要注意。因为风热本来就发热，不要再火上浇油了。以指压和皮肤针叩刺为好，其中，大椎要求重叩出血，甚至再加拔罐（因为不需要借助火力，最好是气罐）。

3.暑湿型的所有穴位用指压、按摩、皮肤针叩刺，大椎重叩出血并加拔气罐。病情较重者可配合服用藿香正气水或者藿香正气软胶囊。

迎香穴先在局部点按，而后用"浴鼻"法：用拇指指根部手掌区的大鱼际摩擦鼻翼旁的迎香穴，或者用中指指腹从迎香穴向上推抹至鼻根，再由上往下从鼻根摩向迎香穴，如此反复30～50次；印堂、太阳指压、按摩、无菌皮肤针叩刺（消毒后可以出血）；少商用指掐法或消毒后用无菌采血针、皮肤针（小头）叩刺出血。

穴位组合

1. 风寒型感冒　用五个主穴就可以了，足以祛风散寒。

2. 风热型感冒　五个常用穴位加曲池、合谷、外关，疏散风热。

3. 暑湿型感冒　五个常用穴位加内关调和胃肠、降逆止呕。五个常用穴位加中脘、天枢（脐旁 2 寸），通行腑气、止痛止泻。

4. 发热体温较高　五个常用穴位加曲池穴。

5. 鼻塞不通气、流清涕或脓涕、鼻腔发痒、嗅觉下降　五个常用穴位加迎香穴，宣肺通窍。

6. 头痛　五个常用穴位加印堂、太阳穴，祛风止痛。

7. 咽喉肿痛　五个常用穴位加少商，以清热利咽。

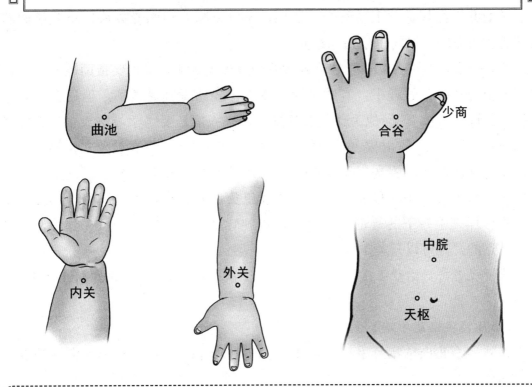

曲池：在屈肘，肘横纹拇指侧纹头端
　　　处

少商：在拇指内侧端指甲角旁开1分许
　　　处

合谷：在手背第1、2掌骨之间略靠第2

掌骨中点处

内关：在掌面腕横纹中点上2寸处

外关：在腕背横纹中点上2寸处

中脘：在腹部正中线脐上4寸处

天枢：在脐旁2寸处

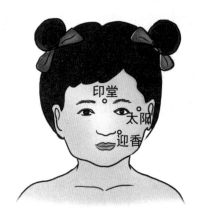

印堂：在两眉头连线的中点处

太阳：在眉梢与外眼角连线中点向后1寸的凹陷处

迎香：在鼻翼外侧中点旁开5分许的鼻唇沟中

上述治疗，每次每穴 1～2 分钟即可。由于小孩子的皮肤比较娇嫩，对各种刺激比较敏感，耐受性也比成年人要差一些，所以操作力度要稍微轻一点。加上婴幼儿无知好动，不易配合，所以，不管是哪一种刺激方法，小儿所做的强度要适当减轻，时间也要适当缩短。

还有一点，小儿一般不能准确表达刺激强度的大小，家长要帮助他们观察。特别是施行艾灸的过程中，有的小朋友本来已经感觉到烤烫了，但还会咬紧牙关强忍着说"不烫"，问他为什么要这样？原来人家是要"学习解放军叔叔的坚强和勇敢精神"呢！这时候家长要将自己的示指和中指分放在被灸穴位的两旁，借以感知艾灸热力的强弱，防止烫伤幼儿皮肤。当感觉有点烫了，这个时候就可以把艾火拿开 2～3 秒钟，然后再继续施灸；或者将艾火上下移动，犹如小鸟啄食一样一上一下的；也可以对准穴位旋转施灸，连续灸 2～3 分钟，年龄再小一点的，也可以只灸 1 分钟左右。

感冒轻者每日治疗 1 次，重者每日治疗 2 次。如预防感冒，则每日 1 次即可，连灸 3～5 日。

【小儿特色推拿手法】

另外，小儿推拿特色手法在防止感冒中有着十分重要的作用。常用的有开天门和推坎宫。

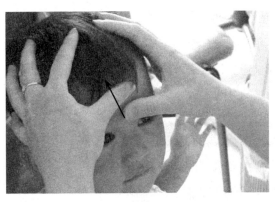

开天门

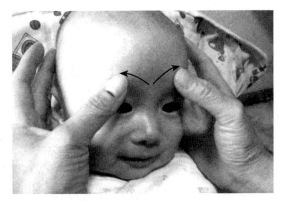

推坎宫

> 开天门：施术者用双手拇指指腹自小儿眉心（印堂穴）交替上推至前发际正中50～100次。
>
> 推坎宫：施术者用双手拇指指腹自小儿眉心（印堂穴）向两旁顺着眉毛分推至眉梢（丝竹空穴）直至太阳穴50～100次。

附：反复感冒——穴位帮忙提高抵抗力

孩子特别容易感冒，只要气候一变化，稍微受一点寒，就开始咳嗽、流鼻涕，弄不好还会发热。这究竟是怎么回事？家长应该如何应对？

中医学认为：这种动不动就容易感冒或者反复感冒者，是因为身体虚弱特别是肺的功能低下造成的。感冒是一种呼吸道疾病，肺开窍于鼻、系于咽喉、外合皮毛，鼻、咽喉、皮毛正是接受和传播感冒病毒的途径。如果孩子的体质不虚（即"正气足"），是不容易受到病邪侵犯的。所以，中医才说："正气存内，邪不可干""邪之所凑，其气必虚。"也就是说，风寒或者风热是外因，体质虚弱是内因，外因是通过内因起作用的。对于体虚的孩子，就要从补益正气、增强免疫、提高抗病能力入手。

穴位如何增强免疫力呢？很简单。①穴位指压、按摩、捏揉、捶打：主要选穴大椎、身柱、风门、肺俞、足三里等；②推拿手法：家长可以经常给孩子"补肺经"；③不定期实施艾灸：每穴每次2～3分钟；④"伏灸"法：根据中医学"冬病夏治"或者说"治未病"的指导思想进行的一种特殊治疗，能有效地防治以伤风、感冒、咳喘为主的呼吸道疾病，大大提高孩子的免疫抗病能力（见本章第四讲　平哮喘——天突、膻中、定喘、肺俞、孔最来管）；⑤中成药：玉屏风口服液很有效，顾名思义，这种药就像屋里面的屏风一样是用来护人体正气、防风邪入侵的；⑥用冷水给孩子洗脸：一年四季坚持，刻意用冷水浇鼻部。

以上几种穴位保健防护措施以及生活起居小常识只要能持之以恒，坚持一段时间，定能练就一身正气，拒风邪于千里之外。

穴位保健防治感冒注意事项

1.穴位保健防治感冒效果较为明显，但对于少数病情表现较重、效果不显的患儿，应及时送往医院采取综合治疗措施。

2.感冒流行期间，应保持居室内空气流通，少去公共场所。假如班上有小朋友患了流行性感冒，要尽快每日灸大椎、足三里1～2次，可以预防流行性感冒。

第二讲　退高热——大椎、曲池、合谷、外关"四大主穴"

【医理分析】

前面讲了儿童感冒，感冒会发热，但是有的小孩不感冒也会有种种原因引起的发热。下面就介绍小儿发热的穴位保健法，这也是很多父母亲非常关心的一个话题，因为小孩子发热实在是太让家长揪心了。

小孩发热有很多原因，有的是外感，比如感冒；有的是得了某种传染病；有的可能是身上有什么感染；还有一种就是家长过分地溺爱孩子，特别是冬天或天气变化的时候生怕小孩穿少了，就一层又一层地给他捂着。南京市儿童医院每年冬天都会收治一些体温高达41℃多的"捂热综合征"患儿，还有经抢救无效死亡的病例。这一点我要提醒各位家长：中医学认为"小儿乃纯阳之体"，这就是说，小孩子阳气旺盛，一般情况下是不怕冻的。你看冬天下雪的时候，孩子们都喜欢在雪地里玩耍、打雪仗什么的，家长就比他们怕冷。相对来讲，小儿怕捂不怕冻。我国自古有育儿谚语"小儿若要安，耐得三分饥与寒"，就说明了这个道理。

我们现在看看人的正常体温：人的体温通常以口腔温度37℃左右为基本标

准。肛门温度高出0.5℃，腋下温度低0.5℃。根据这一标准，凡口腔温度超过37℃即为发热，其中，37～38℃为低热，39℃以上为高热。小孩测量体温，因为担心体温计放在嘴里会把体温表咬破出现意外，所以通常采取的是在腋下或者肛门测量。腋下的温度比实际体温低0.5℃，所以在腋下量的体温需要加上0.5℃；更小的婴幼儿是在肛门测体温，比实际温度要高出0.5℃，所以在肛门量出来的温度要减去0.5℃。

小儿发热主要表现有额头皮肤感到热烫，家长都习惯用手在孩子的脑门上摸一摸，另外还会伴有头痛，小脸通红通红的，鼻子、嘴巴都很干燥，咽喉痛，口干舌燥，舌红、苔黄，口渴、喜冷饮，小便黄、大便干，脉洪大而快的特点。高热者还会出现烦躁不安、神昏谵语（说胡话）、肢体抽搐等。血液中的白细胞计数能反映出人体对致病因素特别是感染因素的反应状态，可以协助诊断。

发热其实是人体内白细胞、淋巴细胞的一种抗御外邪的免疫防御功能的反应，如果这个人对疾病没有了任何抵抗能力，他就不会发热。所以说发热从某种意义上来讲，它是一种好现象，是免疫防御功能正常和旺盛的表现。所以说如果小孩子发热并不是很高，症状表现不重，不是很难过、很痛苦、身体可以耐受的情况下，一般可以不做任何治疗。让孩子注意休息、多饮温开水即可。对于症状较重、难以耐受者，我们就要通过一定的治疗方式清热泻火、镇静安神。

【穴位解读】

下面我要给大家介绍大椎、曲池、合谷、外关4个退热要穴。

我们先看看这4个穴位的定位。请一位小朋友来，我要在他的身上把上面介绍的4个穴位清楚地点出来。

1. 大椎　尽量低头，穴在第7颈椎棘突下凹陷中。

2. 曲池　屈肘90°，穴在肘关节拇指侧的纹头端。如果屈肘后有2个以上的纹头出现，则以直对肘尖的一条为准。

3. 合谷　手虎口处，手背第1、2掌骨之间、略靠第2掌骨中点。合谷还有2种简易取法：①将手伸直、并拢，

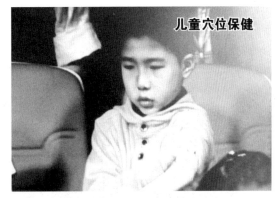

儿童穴位保健

曲池穴我会找

拇指紧靠示指，在虎口部位凸现的最高点处；②手伸直，虎口张开成90°角，

另一只手的拇指横纹紧压在张开虎口的指蹼上，将拇指指端压向示指中点，感觉到酸胀处即是合谷穴。

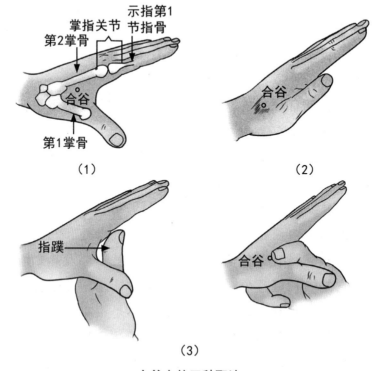

合谷穴的三种取法

4. 外关　腕背横纹中点上2寸，两骨之间。大家把胳膊拉起来，2寸有多长呢？如果按骨度分寸，腕横纹与肘横纹之间是12寸，那么，下1/6的长度是2寸；如果按手指测量法，那就是我们每个小朋友自己示指的前两节的长度。

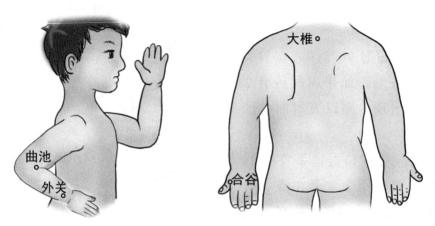

退热"四大主穴"——大椎、曲池、合谷、外关。

这四个小穴位果真能退热？我给你们讲一个"妈妈用这四个穴位帮女儿退热"的真实故事。

【典型病例】

2005 年 10 月，全国第十届运动会在南京举行，国家某重要领导人携夫人亲自参加这次盛会的开幕式，市公安局有一位年轻的女干警荣幸地被安排负责这位领导夫人的生活及安全保卫工作。接受了这一光荣任务后，我们这个大女孩别提有多高兴、多兴奋了！谁知在执行任务的前一天深夜，女干警突然发起了高热，体温近 40℃，焦急得直哭。碰巧，女干警的妈妈当时正跟随笔者学习穴位保健，赶紧用刚学到的退热"四大主穴"给女儿治疗。通过轮番掐按这 4 个穴位，1 小时后体温就下降到 38℃多。初战告捷，女儿要求妈妈隔 1 小时后再接再厉。夜里妈妈又给女儿做了 2 次穴位指掐，天亮时女孩的体温恢复正常，丝毫没有影响她完成政治任务。事后她妈妈向我报告此事时感慨地说：真没想到这么简单的方法，却能解决大问题！

四大退热主穴为什么具有如此神奇的退热功效呢？首先，我们来看大椎穴：大椎是督脉与手三阳经和足三阳经的交会穴，又称"诸阳之会穴"，发热是氧气过盛的反应，刺激本穴能宣散一身火热之气，尤其是在刺血或加拔气罐之后，其清热泻火的作用更加明显和快捷；曲池与合谷都是与肺相表里的大肠经要穴，擅长清热宣肺解表；外关属于三焦经脉，宣通上、中、下三焦气机，疏散风热。

根据笔者的临床心得体会，大椎和曲池二穴能清热解毒，可退 39℃以上的高热，多用于感冒高热和一些急性感染或传染性病变，以刺血拔罐法最好；合谷、外关清热解表，能降 39℃以下的体温，多用于外感风热证。只需用指掐和皮肤针重叩即可。

【穴位搭配与操作要领】

退热的穴位操作方法，首先要注意的是热病忌灸，以免"火上浇油"，加重病情。最理想的方法是指掐、皮肤针叩刺或采血针（或缝衣针、小号三棱针）刺血。指掐的力量要大，哪怕掐破皮或者掐出血来都不要紧，每个穴位 1～2 分钟；皮肤针叩刺最好叩刺出血（尤其是大椎穴）；采血针刺血应该先将穴位用碘伏酒精棉球消毒，然后用无菌采血针点刺出血，并加以挤压，使出血量多一些。当所出之血由紫黑变成鲜红时，即可用干棉球止血了。

还可以在皮肤针叩刺出血和采血针刺血的基础上再拔罐 3～5 分钟，使之出血更多一些。这种情况下，可以不拔火罐，而使用气罐就比较好，因为不需要借助火力，仅仅发挥它的负压吸拔作用。当罐具里面的血液由紫黑变成鲜红时，即可取罐止血了。一般刺血后 5 ～ 10 分钟，体温即可以开始下降。

　　四穴之外，退热还可以在耳垂或耳尖刺血，耳垂是个肌肉组织，很适合点刺出血。具体方法是：先把耳垂反复地捏揉，让更多的血液集中到这个地方，然后用酒精棉球消毒，用一次性采血针（或缝衣针、小号三棱针在火上烧一下），把耳垂捏紧，用针浅刺 1 下或者 2 ～ 3 下（这是很安全的，不会有任何问题），等有血出来就趁势挤压耳垂，少则出血 3 ～ 5 滴，多则 10 滴。

　　若伴有高热惊厥或神昏谵语，则指掐人中能够醒脑开窍；也可以在中冲穴消毒后点刺出血（方法同耳垂点刺出血），中冲是心包经的穴，能够安神定志、镇惊宁神、泻热开窍。如果是半夜发病，或者是刮风下雨的天气，上医院不方便，我们在家里就可以用这些方法做应急处理，十有八九的孩子体温都能退下来，其他伴随症状也会好转。

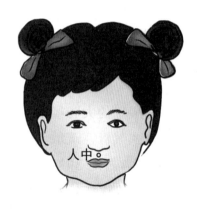
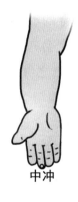

> 人中：也称水沟，在人中沟
> 　　　中点处
> 中冲：在中指顶端处

【小儿特色推拿手法】

　　特色推拿手法对发热小儿有独特的疗效。一般的发热可以用开天门、推坎宫、推三关三种手法；如果患儿出现高热、神昏和惊厥，可以用清心经、揉小天心、清天河水三种手法。

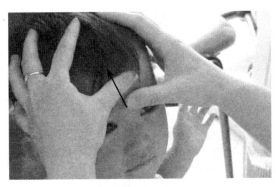

开天门

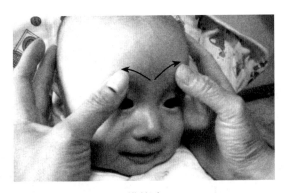

推坎宫

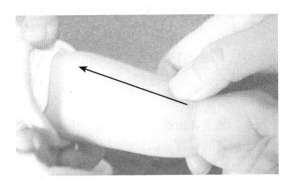

推三关

开天门：施术者用双手拇指指腹自小儿眉心（印堂穴）交替上推至前发际正中
　　　　50～100次。

推坎宫：施术者用双手拇指指腹自小儿眉心（印堂穴）向两旁顺着眉毛分推至眉梢
　　　　（丝竹空穴）直至太阳穴50～100次。

推三关：施术者用拇指桡侧面或示指、中指指腹由小儿腕横纹拇指侧（阳溪或太渊
　　　　穴）推向肘横纹拇指侧纹头端（曲池穴）100次左右。

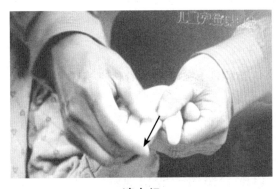

清心经

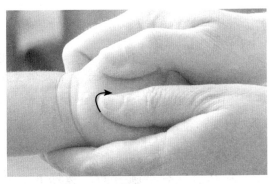

掐揉小天心

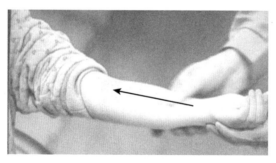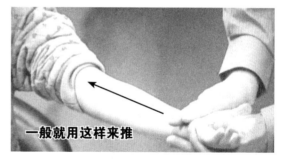

一般就用这样来推

清天河水

> 清心经：用拇指指腹或侧面从小儿中指掌面指根快速推向指端，反复操作100～200次。
>
> 掐揉小天心："小天心"位于手掌大鱼际与小鱼际之间的交界处接近掌根的地方。施术者在小儿这个地方用拇指指端不断地掐揉（掐中带揉、揉中带掐）或用中指指端不断地点捣100～200次。
>
> 清天河水：把小儿胳膊上的袖子拉到肘关节上面来，施术者用拇指侧面或示、中两指指腹从小儿手掌面的腕横纹的中点（大陵穴）一直推到肘横纹中点（曲泽穴），100～200次。

我不知道大家有没有这个感觉？一听到"清天河水"这几个字就会有一股清凉之感。这三种小儿推拿手法都是在上肢内侧肘关节以下至中指的心包经循行部位操作。心包是"代心行事"的，在各方面的作用都是同心一样的，心包有热，也会让人高热、神志不清。三法同施，既能退热，又能安神。因为是发热，满脸通红，中医学认为是心火太旺，而且影响到神志，就会说胡话、抽筋，所以要清心经。

笔者：我想问问这位妈妈，刚才说的这些穴位指压、按摩、皮肤针叩刺，还有演示的三种小儿推拿手法，是不是都明白了？

家长：明白了！

笔者：那今后自己的孩子或者是隔壁左右邻居家的小孩遇到这种情况有需要帮助的事，你能否按照这些方法来处理？

家长：应该没有什么问题。

【其他退热法】

在其他配合措施方面，婴幼儿高热可以配合使用一些物理降温的方法，比如用冷水毛巾或带冰的毛巾敷前额、擦身子；用酒精擦浴颈下、腋窝、胸腹部及腹股沟部；或在四弯穴（双侧肘横纹处大筋拇小指侧曲泽、膝弯腘窝正中的委中）刮痧；发热汗多的小儿应多饮糖盐水，饮食宜进清淡、易于消化的流食或半流食，忌油腻和甜食。

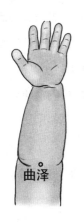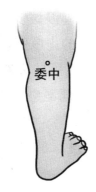

曲泽：小臂伸直，肘横纹上摸
　　　到一根大筋，靠小指侧
　　　的凹陷处
委中：膝弯腘窝正中处

四弯穴—— 2个曲泽穴+2个委中穴

当然，如果说孩子发热过高、病情太重，或者用上述简易方法未收效果时我们就要抓紧时机，把孩子送到医院进行急救处理。发热的小孩容易脱水，除了在医院输液以外，经常给小孩喝水也是一种补充液体的方法。

第三讲 "咳"不容缓 ——身柱、肺俞宣肺化痰

【医理分析】

中医儿科学是古代医家给我们留下的很宝贵的文化遗产，先辈们在观察小儿的生理情况中发现了这样的两个现象：小儿在生长发育过程中，许多脏腑、组织的功能还不够健全，中医学称之为"脏腑娇嫩，形气未充"。其中特别以肺、脾胃的相对稚嫩为主。所以有"小儿肺弱""肺为娇脏""小儿脾常不足"的说法。也正因为婴幼儿的肺和脾胃对外界的适应能力差，婴幼儿才常常容易患呼吸道和胃肠道的疾患，如伤风、感冒、发热、咳嗽、哮喘、消化不良、吐奶、闹肚子或便秘等。我们家长掌握了这些生理特点，今后就会有针对性地呵护自己的孩子，幼儿园老师、中小学老师也都要从这些方面来关爱少年儿童。

咳嗽是小儿呼吸系统疾患最容易、最主要出现的症状之一，咳是有声音而没有痰，嗽是有痰涎而没有声音。我国古代医家根据小儿的这一生理特点，在

针灸临床实践中，摸索和总结出了许多小儿防病保健的宝贵经验。今天我就来同大家说说用穴位保健防治咳嗽的话题。

咳嗽分为外感咳嗽和内伤咳嗽两大类。外感风寒或风热之邪，从口鼻、皮毛而入，侵犯肺脏，使肺气不能宣散，气逆而引发咳嗽。因相关脏腑功能失调而引起的咳嗽，如心火、肝火犯肺引起的咳嗽，脾湿痰多壅于肺中引起的咳嗽（脾为生痰之源，肺为储痰之器），肾不纳气导致的虚咳等，均属于内伤咳嗽。外感咳嗽多属急性病症，治疗不及时或方法不得当可转为慢性咳嗽；内伤咳嗽多为慢性病症，复感外邪也可引起急性发作。若迁延不愈，肺气大伤，则可并发哮喘。

【穴位解读】

治疗小儿咳嗽有两个基本穴位，那就是身柱、肺俞。外感咳嗽加大椎、风门；内伤咳嗽主要加脾俞和足三里穴。

我们还是在一位小朋友身上把这几个穴位点出来：身柱穴在背部第 3 胸椎下凹陷中，这个地方正好与两侧肩胛冈（肩胛骨上面的一个从肩峰端向内下方延伸的横骨）靠脊柱缘的水平线相平齐；肺俞穴就在身柱旁开 1.5 寸；大椎在肩背正中第 7 颈椎下凹陷中；风门在背部第 2 胸椎（即身柱穴上 1 个椎体）下旁开 1.5 寸；脾俞在背部第 11 胸椎下旁开 1.5 寸；足三里是我们非常熟悉的一个穴位——外膝眼下 3 寸，我们在"治感冒——不打针　不吃药"里曾经介绍过足三里的四种简易取穴方法。

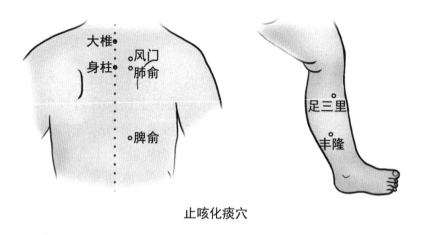

止咳化痰穴

上述穴位，以身柱、肺俞最为重要，有补益肺气、止咳平喘、温化痰湿的作用；大椎温通阳气；风门疏风止咳；脾俞化痰止咳；足三里补益肺气、提高免疫功能。

【操作要领】

1. 风寒型咳嗽　取身柱、肺俞、风门 3 穴用灸法和拔火罐各 3 ～ 5 分钟；可配合服用中成药半夏止咳露、橘红痰咳液。

2. 风热型咳嗽　身柱、肺俞、脾俞、足三里 4 个穴全部用指压、按摩、皮肤针叩刺；可配合服用蛇胆川贝液。

3. 内伤咳嗽　大部分属于肺脾两虚证，基本上都适合用灸法加拔火罐，极少数咳黄痰的就不灸或少灸，改用指压和皮肤针叩刺法。

4. 外感咳嗽　每日治疗 1 ～ 2 次，内伤咳嗽者每日或隔日治疗 1 次。

◎身柱拔罐法　按拔火罐的操作常规，拔好罐后留罐 5 ～ 10 分钟即可；如果手头只有 1 个火罐，可用"推罐"法：先在拔罐部位皮肤和罐口涂抹少许润滑油，将罐拔在身柱穴上，然后手握罐底，水平向左右肺俞穴移动，反复进行，至局部发红为止。

【小儿特色推拿手法】

急性期清脾经，慢性期或缓解期补肺经、补肾经，痰多补脾经。

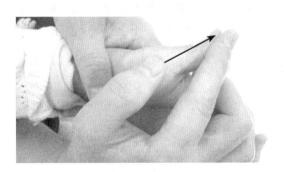

急性期清脾经

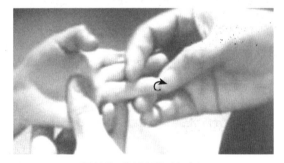

慢性期或缓解期补肺经

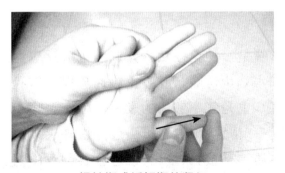

慢性期或缓解期补肾经

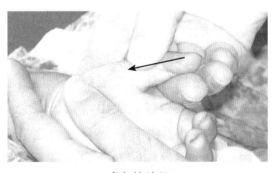

痰多补脾经

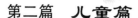

清脾经：施术者用拇指指腹或桡侧面自患儿掌面拇指指根近大鱼际边缘直推到拇指指端的外侧缘（少商穴），反复操作约200次。

补肺经：施术者用拇指指腹旋揉小儿环指指腹的螺纹面，或自环指指尖推至指根200次左右。

补肾经：施术者用拇指指腹自小儿小指掌面指根向指尖方向直推100次左右。

补脾经：施术者用拇指指腹旋揉小儿拇指螺纹面，或者用拇指指腹或桡侧面自患儿拇指指端外侧缘（少商穴）旋推至指根近大鱼际边缘200次左右。

【典型病例】

2006年上半年，一位跟我学习针灸的中年妇女带来一个5岁左右的日本小华侨，是她亲戚的孩子。患咳嗽已经有2个多月，在日本请西医治疗，吃药、打针、输液，也找过日本的针灸医生治疗，都不见什么效果。这次孩子母亲因事回国就将孩子带回来，想请正宗的中国针灸医生治治看。我只在孩子的大椎、身柱、肺俞穴上拔了3个玻璃火罐，每穴10分钟。结果怎么样呢？这个小孩在日本2个多月没治好的顽固性咳嗽，第1次治疗后病情就好转一大半，第2次治疗后就基本上不咳了。孩子他妈妈高兴地说：看起来，论针灸，还是我们中国针灸医生本事大啊！

第四讲 平哮喘 ——天突、膻中、定喘、肺俞、孔最来管

【医理分析】

说完了咳嗽，我们再来说说哮喘。哮喘是一种免疫功能失调的过敏反应性疾病，哮是指伴随着呼吸喉中有痰鸣音如水鸡声，喘指呼吸困难而急促，像我们平时连续上楼梯、爬山，累了就会喘气，也是气不够用的表现。临床上哮和喘两者常常相互并存，故合而为之"哮喘"，俗称"吼病"。一般是由外感风寒和内伤肺脾而致病，部分病例属于过敏体质，又接触、吸入或进食各种致敏物质而发病。

我们先来看引起哮喘的六大过敏原。

1.植物 哮喘在春天容易诱发，因为春天是万物复苏、春暖花开的季节，

各种树木花草发芽、开花，花粉到处飞扬，这就隐藏了很多难以被我们知道的过敏因素。

2．动物　尤其是养有猫、狗、鸡、兔等一些小宠物的家庭，这些动物身上的皮毛也是一种过敏原。

3．食物　特别是酒和鱼虾等海鲜食品。

4．药物　部分药物，尤其是某些抗生素类药物，有些小孩对药物过敏，用了也会引发哮喘。

5．自然环境中的粉尘　如灰尘、烟尘，汽油的气味、汽车排出的尾气等。

6．一些生活日用品　许多带有色彩和香味的学习用品（如橡皮擦子等）往往都含有致敏物质；还有油漆和各种非环保的房屋建筑涂料等。

所以，家长要细心观察，观察孩子生活的环境周围有没有引起他哮喘的这些因素。

哮喘有虚实之分：实证多因风寒侵袭于肺，发为痰鸣喘咳；虚证因体质虚弱或病症迁延日久，表现为喘促气急、张口抬肩，不能平卧，动则尤甚，面色及口唇青紫（缺氧所致），呼吸状态呈现吸气时间短暂（仅2～3秒钟）、呼气时间延长（往往是吸气时间的2～3倍甚至于5～6倍），因为他肺里的气已经很多了，不可能再多吸气，而是要用较多的时间把肺里的气排出来。所以，哮喘发展到最后就会形成肺气肿。

【穴位解读】

穴位保健对于防治哮喘有比较好的效果。主穴有天突穴、膻中穴、大椎穴、定喘穴、肺俞穴、孔最穴。

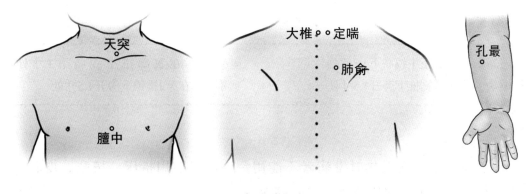

平息哮喘主穴

> 天突：在颈项下面、胸骨上窝处
>
> 膻中：在两乳头连线中点处
>
> 大椎：在肩背部正中央，第7颈椎棘突下凹陷处
>
> 定喘：在大椎穴旁开0.5～1寸处
>
> 肺俞：在第3胸椎下旁开1.5寸处
>
> 孔最：肘横纹肌腱拇指侧下5寸处

1. 天突穴　位于咽喉，能舒畅咽喉气机，使气流通畅。

2. 膻中穴　居于两肺之间，同心、肺的关系都很密切，是气之会穴（又称"上气海"），能宽胸理气。

3. 定喘穴　是一个直接以治疗作用来命名、专门治疗哮喘急性发作的经验效穴。

4. 肺俞穴　肺俞穴内应于肺，专调肺气。

5. 孔最穴　孔最穴是专门治疗呼吸道急性发作性病症的要穴。

虚证除了上面的穴位可以通用之外，还应该加关元或气海、背部的脾俞、腰部的肾俞。

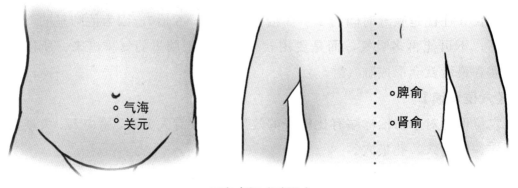

平息虚证哮喘配穴

> 气海：在腹部正中线脐下1.5寸处
>
> 脾俞：在第11胸椎下旁开1.5寸处
>
> 关元：在腹部正中线脐下3寸处
>
> 肾俞：在第2腰椎下旁开1.5寸处

【操作要领】

除了极少数夏季天热时发病者不能用灸法，只能用指压、按摩、皮肤针叩刺外，绝大多数小儿都以灸法、拔火罐为主。

1. 指压、按摩　天突穴用拇指或中指指端呈弯曲状向胸骨柄的内下方点压

和按揉，有点朝下"抠"的样子，千万不要垂直压向气管，避免出现憋气的不良感觉；膻中可分别采用拇指或中指和环指点揉、拇指向两旁沿着肋间隙分推、示中环指三指并拢或用掌根从上往下直擦、手掌通过膻中穴左右横擦法等多种手法；其他穴位均用拇指点压、按揉；每穴每次2～3分钟。

2. 皮肤针叩刺　除了上述穴位以外，还可以用无菌皮肤针在颈部两侧从上到下沿胸锁乳突肌叩刺、上肢前臂拇指一侧沿肺经叩刺，每个部位每次叩刺2分钟左右，以局部皮肤潮红为度。

3. 灸法　除了天突穴外，其他穴位均可采用艾条、灸盒施灸，或运用隔姜灸法。每穴每次3～5分钟。尤其适合于虚喘和哮喘患者间歇期的预防治疗。

4. 拔罐法　除了天突穴外，其他穴位均可拔火罐5～10分钟，虚证以"坐罐"为主，实证坐罐、推罐均可。

哮喘在发作期以控制症状为主，每日应该治疗2次以上；缓解期以扶助正气、提高抗病能力、控制或延缓急性发作为主，可以每隔1、2日治疗1次。脏腑内伤性咳喘病程较长，易反复发作，应从调整肺、脾、肾三脏功能入手，坚持长期治疗。

5. "穴位药物敷贴"法　是根据中医学"冬病夏治"或"治未病"的原理确立的一种治疗法则，一般在三伏天实施，故又称"伏灸"。具体时间为每年的头伏、二伏、三伏的第1天，当然，也可在初伏至末伏期间选择任意时间贴敷。每次贴敷间隔7～10日。1年共实施3次为1个小疗程，连续实施3年为1个大疗程。

穴位药物敷贴宜选用一些具有祛风散寒、温通经络、对皮肤有一定刺激作用的中草药，诸如麻黄、细辛、丁香、肉桂、甘遂、百部、天南星、白芥子等各5～10克，研为细末（可另加麝香、冰片少许）拌匀，再用醋或蜂蜜、生姜汁调成糊状，置于瓶中分次使用。

穴位药物贴敷应该如何操作呢？取1块2cm见方的圆形胶贴，在胶贴的中心放入黄豆大小的药膏（切勿将药物糊上圆心四周而致粘贴不牢固，同时也还会影响到穴位以外的皮肤）。然后将胶贴敷贴于膻中、关元、气海、大椎、定喘、肺俞、脾俞、肾俞等穴位上，外用消毒纱布敷盖。

每次敷贴时间的长短，应因药、因人而异，这与刺激性药物对皮肤的刺激性和患者皮肤对药物的敏感程度有关。总体来说，应该以患者局部皮肤产生灼痛时为度，参考时间为4～8小时。有些皮肤粗糙、对药物不敏感的人，也可以延长贴敷时间至 12 小时甚至更长的时间。有些患者由于皮薄肤嫩，耐受性差，时间应适当缩减。1 岁以下婴幼儿贴 30 分钟左右，1 岁以上贴 1～2 小时。若敷贴局部皮肤瘙痒、灼热难受，则应及时撤除胶布及药物纱布。总之，必须区别对待，灵活掌握。

随着中医药事业的整体发展以及人们对中医养生、"冬病夏治"的认识和意识不断提高，"穴位敷贴"保健方法也越来越受到老百姓的认可和青睐。2010 年 7 月 19 日，是头伏第一天，全国各地大小医院普遍都不失适宜地开展了"穴位敷贴"的保健方法。这一天，许多医院门庭若市，人潮涌动，甚至医院周围交通拥堵。仅中国中医科学院广安门医院当时就有 21 296 人接受贴敷；北京中医药大学东直门医

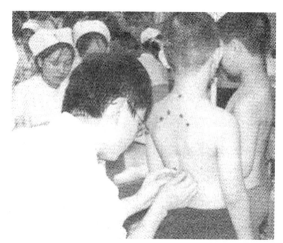

冬病夏治穴位敷贴

院也有 12 000 余人。据武汉市开展冬病夏治的近 10 家医院粗略统计，当天有近 6 万人涌进医院做穴位敷贴，创下就诊人数新高。在接受冬病夏治穴位敷贴的大军中，绝大多数是家长带着孩子前来防治以伤风、感冒、咳喘为主的呼吸道疾病的，有的则是为了提高孩子的免疫力。

【小儿特色推拿手法】

实喘清肺经，虚喘补肺经、补脾经、补肾经。

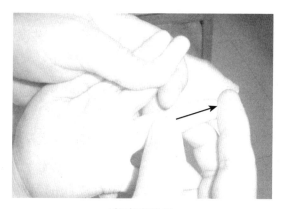

实喘清肺经

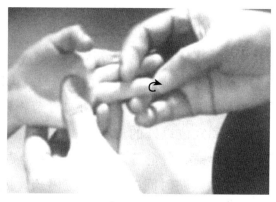

虚喘补肺经

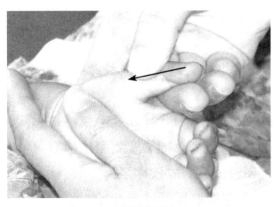

虚喘补脾经

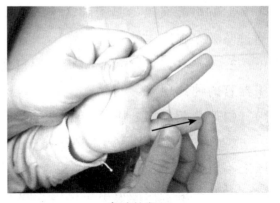

虚喘补肾经

清肺经：施术者用拇指指腹自小儿环指指根推向指端100次左右。

补肺经：用拇指指腹旋揉小儿环指指腹的螺纹面，或自环指指尖推至指根。

补脾经：施术者用拇指指腹旋揉小儿拇指螺纹面，或者用拇指指腹或桡侧面自患儿拇指端外侧缘（少商穴）旋推至指根近大鱼际边缘200次左右。

补肾经：施术者用拇指指腹自小儿小指掌面指根向指尖方向直推100次左右。

防治哮喘注意事项

①避免因感冒而诱发咳喘；②咳喘急性发作时应注意休息，防寒保暖，谨防病情加重；③如果哮喘发作持续十几个小时甚至于24小时不能减轻者，应送往医院接受综合治疗。④保持大便通畅，不食或少食肥甘厚腻之品（以免助痰湿）及海腥发物；⑤过敏体质者应认真查找过敏源，家里不要饲养小动物，不吃致敏食物，幼儿和中小学生最好不要使用有色彩、有香味的学习用品，家里装修一定要使用环保原材料，尽量注意避免接触过敏源而诱发哮喘。

第五讲　祛湿化痰 —— 丰隆、中脘

【医理分析】

关于"痰"的含义和范围，中医学比起西医学来抽象而广泛多了，大致上可分为有形之痰湿和无形之痰湿两大类别。

41

1.有形之痰湿　是指肺、气管、支气管等呼吸道中客观存在的痰涎，可以通过咳嗽而排出体外。

2.无形之痰湿　仅仅是指水湿过盛、痰湿聚集，进而阻滞脏腑、经络、组织器官的种种现象。

（1）蒙蔽心窍、脑窍：导致头重、眩晕和癔症、癫狂、抑郁症等精神神志病。

（2）无形之痰湿聚于咽喉：往往会引起"梅核气"，即感觉到咽喉似有异物、咳之不出、吞之不进，而喉镜检查没有任何阳性发现，故被称之为"咽神经症"。

（3）无形之痰湿流窜于皮肉之间：容易引起肌肤肿胀或肥胖。

（4）黏滞于经脉或筋骨：致使肌肉或关节肿胀疼痛、麻木、酸软无力甚至瘫痪失用等。

中医学认为,痰涎产生于脾胃（脾为"生痰之源"）而储存于肺中（肺为"储痰之器"），其形成与脾虚不能运化水湿有关，水湿过盛，停滞不行，聚而生痰。故穴位保健也是从燥脾健胃、清肺化痰入手。

【穴位解读】

中脘、肺俞、脾俞、胃俞、内关、丰隆、足三里、三阴交、阴陵泉等穴都具有化痰作用。尤其是中脘和丰隆，被誉为针灸化痰两大要穴。用于治疗咳嗽痰多的气管炎、痰蒙心窍的神志病（癔症、癫狂、抑郁症等），痰湿阻滞经络所致的肢体疼痛、麻木、瘫痪等。

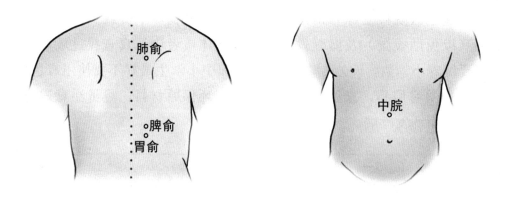

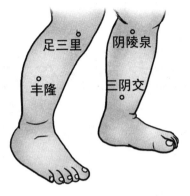 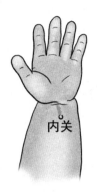

祛湿化痰穴

肺俞：背部第3胸椎下旁开1.5寸　　　　丰隆：外膝眼与足外踝连线中点

脾俞：背部第11胸椎下旁开1.5寸　　　　阴陵泉：膝关节内下方高骨下凹陷中

胃俞：背部第12胸椎下旁开1.5寸　　　　三阴交：足内踝高点上3寸、胫骨后

中脘：腹部正中线脐上4寸　　　　　　　　　　　缘

足三里：外膝眼直下3寸、小腿骨外　　　内关：掌面腕横纹中点上2寸，两筋

　　　　侧旁开1中指宽　　　　　　　　　　　之间

【操作要领】

1. 寒痰　表现为咳痰清稀、色白、口不干渴。属于风寒为病，内关宜用指压、按摩或皮肤针叩刺；其余的穴位用灸法和拔火罐各 3 ～ 5 分钟；可配合服用中成药半夏止咳露、橘红痰咳液。

2. 热痰　表现为咳痰浓稠，痰是黄色的，且不容易咳出，则为风热。不宜施行灸法和拔火罐治疗，而以指压、按摩和皮肤针叩刺为主，可配合服用中成药蛇胆川贝液。

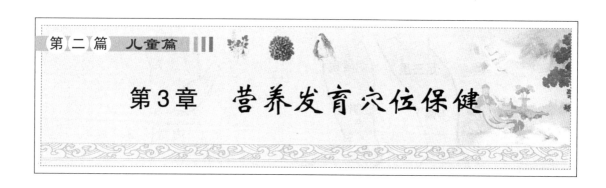

第3章　营养发育穴位保健

第一讲　家长必会的用穴妙招

一、眼睛红肿疼痛怎么办

眼睛红肿疼痛属于心、肺、肝火旺，可重力掐按或用皮肤针叩刺两眉间印堂、眉头攒竹、眉心鱼腰、眉尾丝竹空、太阳，以及行间、太冲等穴，并使出血，能行之有效地清热泻火、消肿止痛。

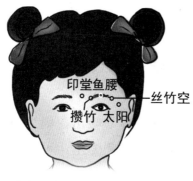

消除眼睛红肿的眼周穴位

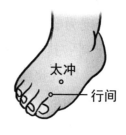

消除眼睛红肿的足部穴位——行间、太冲

印堂：两眉头连线中点

攒竹：在眉头处

鱼腰：眉毛中点处

丝竹空：在眉尾处

太阳：在眉梢与外眼角连线中点后1

寸处

行间：在足背第1、2趾缝纹头端

太冲：在行间穴上1.5寸，即足背第1、2跖骨结合部前方凹陷中

二、鼻出血怎么办

鼻出血排除外伤情况，一般多因肺热过盛，可用下列诸法调治。

1. 一手中指按压两眉间印堂穴，另一手拇指与示指或中指按压迎香穴。

2. 一手拇指按压孔最穴，另一手拇指与示指或中指按压迎香穴。

3. 一手拇指与示指或中指按压迎香穴，另一手用凉水拍打（或用冰毛巾冷敷）印堂和风池穴。

4. 让孩子双手中指互相勾紧，同时用力向外侧拉扯。

5. 指压百劳，两手拇指和示指同时对掐昆仑、太溪二穴。

出血量多时应配合局部填塞止血；经常鼻出血者，血止后应查明病因，积极治疗原发病；平时不吃辛辣、油炸、香燥食物。

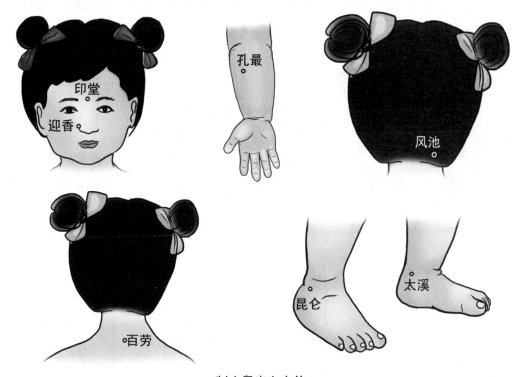

制止鼻出血穴位

印堂：在两眉连线中点处
迎香：鼻翼外侧中点旁开5分许
孔最：肘横纹正中大筋拇指侧凹陷向下 5寸

风池：后发际上1寸枕骨下两侧凹陷中
百劳：肩背正中大椎穴上2寸又旁开1寸
昆仑：足外踝与跟腱连线中点
太溪：足内踝与跟腱连线中点

三、口腔溃疡怎么办

口腔溃疡,中医学叫作"口舌生疮",认为是由于脾胃湿热、心火上炎引起的。

[**穴位选取**]口腔局部的地仓、廉泉,远端的劳宫、大陵、合谷、阴陵泉、内庭。可用指压重掐、皮肤针重叩出血。

[**简易食疗方**]取一小撮莲子心加白糖泡茶喝,清心火的作用非常明显。

[**中成药**]大便干结者,可根据年龄按说明书服用六神丸、咽喉解毒丸、牛黄上清丸、牛黄解毒丸。

[**西药**]维生素 B_2(核黄素),轻者每次口服半片至 1 片,重则 1～2 片,每日 3 次。口服维生素 B_2 以后,孩子的小便会特别黄,跟黄疸病没有关系,家长不要紧张。

另外,经常用淡盐水漱口、外用中成药冰硼散或锡类散吹疮面,也有较好的消炎止痛作用。

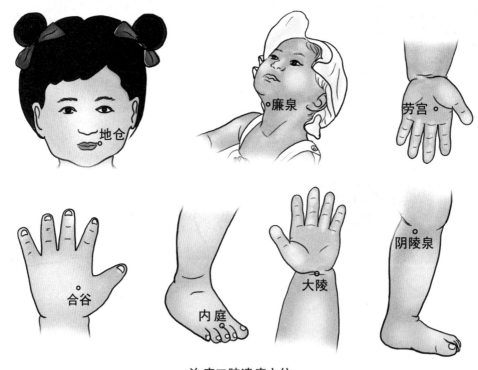

治疗口腔溃疡穴位

地仓：口角旁开 4～5 分

大陵：掌面腕横纹中点

廉泉：男生在下巴颏与喉结连线中点，
　　　女生在下巴颏与颈下胸骨上窝连
　　　线的上 1/4 与下 3/4 交点

合谷：手背第 1、2 掌骨之间略靠第 2 掌
　　　骨中点

劳宫：手掌面第 2、3 掌骨之间，中指屈
　　　曲时指尖点到处

阴陵泉：膝关节内下方高骨下凹陷中

内庭：足背第 2、3 趾趾缝纹头端

四、流口水怎么办

小儿流口水跟家长中风以后流口水是不一样的，中风以后流口水是因为面
瘫、舌头瘫痪，小孩流口水是脾湿太盛、失于运化。

可用拇指指甲掐揉或皮肤针叩刺、艾灸地仓、承浆（下嘴唇与下巴颏连线
中点，承是"接受"的意思，浆是"水"的意思，意在说明本穴能够接住流出
来的口水）、廉泉（男生在下巴颏与喉结连线中点，女生在下巴颏与颈下胸骨上
窝连线的上 1/4 与下 3/4 交点，本穴也跟流口水有关，在这儿刺激它，口水就不
会像泉水一样流下来了）、合谷、四缝穴，每穴 1～2 分钟。每日 1～2 次。

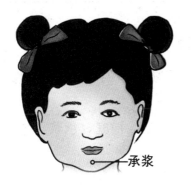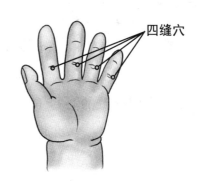

止住小儿流口水的穴位

承浆：下嘴唇与下巴颏连线中点

四缝穴：示指、中指、环指、小指第 2 指节中点共 4 点

五、睡觉爱出汗怎么办

小孩子睡觉时爱出汗，中医学称之为"盗汗"，一般多属于肺气虚，控制不
住毛孔的开放；心气也虚，管不住心之液"汗"的排泄，所以老是出汗。

可以按照预防感冒的方法，取大椎、风门、身柱、肺俞、心俞、厥阴俞、足三里等穴，指压、按摩、艾灸等，每穴每次 2 分钟左右，以强壮心、肺功能。

还可以配合口服中成药生脉饮、玉屏风散（或口服液）增强疗效。

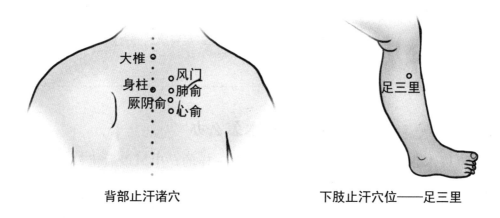

背部止汗诸穴　　　　　　　　下肢止汗穴位——足三里

大椎：肩背正中第7颈椎下凹陷中　　　　　心俞：第5胸椎下旁开1.5寸

风门：第2胸椎下旁开1.5寸　　　　　　　厥阴俞：第4胸椎下旁开1.5寸

身柱：第3胸椎下凹陷中　　　　　　　　　足三里：外膝眼中点直下3寸、小腿骨

肺俞：身柱穴旁开1.5寸　　　　　　　　　前嵴外侧1中指宽

六、睡觉不安稳怎么办

小孩子睡觉不安稳，除了生病或居室内、被子里温度不适等情况以外，往往是因为多种原因导致的心神不宁。

指压、按摩、艾灸，或皮肤针叩刺百会、印堂、神庭、承浆、神门、内关、心俞、厥阴俞等穴，每穴每次约 1 分钟，能安神定志。

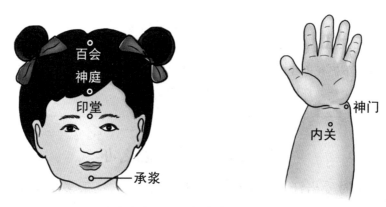

治疗小儿睡觉不安稳的穴位

百会：前发际正中上5寸，两耳尖直上
　　　与头顶正中线交点

神庭：前发际正中入发际5分

印堂：两眉头连线中点

神门：掌面腕横纹小指侧凹陷中

内关：掌面腕横纹中点上2寸

七、腿脚抽筋怎么办

许多小孩睡觉时喜欢把腿放在被子外面，睡着之后腿受凉了容易抽筋；游泳的时候没有做好充分的准备活动就下水了，也会因冷水刺激而出现腿脚抽筋。

小儿出现腿脚抽筋的应对策略如下。

（1）立即将腿尽量弯曲，然后突然伸直，并将脚尽量往足背方向跷起，一般情况下腿脚抽筋现象马上就好了。当然啰，在突然蹬腿的那一刹那间要忍住疼痛，不要不敢猛伸。

（2）指压、按揉或皮肤针叩刺阳陵泉、承山二穴。

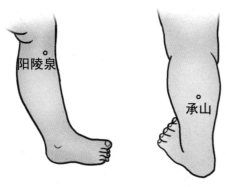

阳陵泉：膝关节外下方腓骨小头前下方
　　　　的凹陷中

承山：小腿肚中央、腘窝正中与跟腱连
　　　线中点

制止腿抽筋的穴位

阳陵泉有两大功用：一是治疗肝胆病，二是治疗各种"筋"（如抽筋、伤筋等）病。是胆经第一要穴，有时"筋之会"穴，用于腿脚抽筋是它的"拿手好戏"。腿脚抽筋，绝大多数体现在小腿肚子腓肠肌抽搐，承山正好位于此处，是专门应对小腿肚抽筋的专穴。两穴合用，基本上可以手到病除，所向无敌。

八、皮肤瘙痒怎么办

小孩患湿疹，夏天生痱子等都会出现皮肤瘙痒，不是到处乱抓，就是哭个不停。中医学认为，皮肤瘙痒主要是感受了大自然的各种风邪（过敏）而引起，不管是风寒还是风热，都可以引起皮肤瘙痒。如果是风寒的话，发痒的皮肤不发红，如果是风热，则皮肤就会发红，而且皮肤摸着还有一点热度。

穴位保健治疗这些皮肤瘙痒，有这样几个非常好的穴位：那就是风池、风门、膈俞、曲池、合谷、血海、三阴交、太冲等穴，起到疏风止痒的作用。

风池、风门有祛风作用；曲池从古到今都是穴位治疗各种皮肤病和皮肤瘙痒的第一要穴；膈俞是"血之会"，血海是"血之海"，此二穴与血的关系密切；合谷是大肠经的穴位、主气，太冲和三阴交分别属于肝经和脾经、主血，三穴行气活血、祛风止痒。

那瘙痒为何要取用跟血液有关的穴位呢？中医学认为，"治风先治血，血行风自灭。"肝藏血，肝郁可以生风；脾统血，脾虚可以生风。治风先治血乃"釜底抽薪"之法。

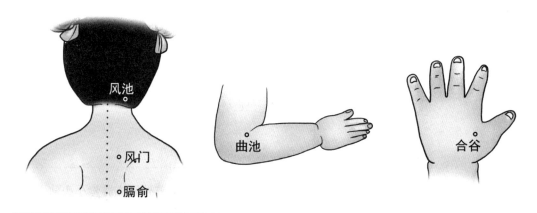

风池：后发际上1寸、枕骨下两侧的凹
　　　陷中

风门：第2胸椎下旁开1.5寸

膈俞：第7胸椎下旁开1.5寸

曲池：屈肘90°，肘关节拇指侧横纹头

尽端

合谷：手指并拢伸直，拇指向示指靠
　　　拢，手背第1、2掌骨之间肌肉隆
　　　起最高点

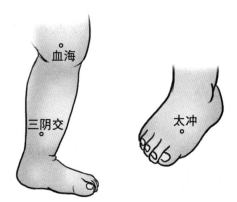

血海：膝关节髌骨内上缘上2寸

三阴交：足内踝高点上3寸、胫骨后缘

太冲：足背第1、2跖骨结合部前方凹陷
　　　中

止痒穴位

穴位治疗皮肤瘙痒，最好的方法是用皮肤针叩刺，所谓"皮肤针治疗皮肤病"，这是最好的选择。除了选择上述穴位以外，还可以围绕着瘙痒的部位叩刺，即哪个地方瘙痒，就在瘙痒的局部叩打，风热可刺出血来，风寒可以再加拔火罐 3 ～ 5 分钟。每日可治疗 1 ～ 2 次。

九、孩子中暑了怎么办

看了这个标题，或许有的家长会说：现在生活条件好了，家里普遍都有了空调，对小孩的照顾也很好，怎么还会中暑呢？其实，在现实生活中，小孩中暑也还是时有发生的，比如说炎夏酷暑中小学生在操场上集会、上体育课、夏令营活动中走路、游戏、爬山等，有些体弱或空腹的小孩就会发生中暑现象。表现为发热、头痛或眩晕、心慌、口干渴、恶心或呕吐，有的还会出现腹痛、腹泻、小腿抽筋，甚至烦躁不安、肢体抽搐、神昏仆倒等。

1. 一般情况　对于中暑的孩子，应立即将患儿转移到阴凉通风处，并取头低足高位，把领口、袖口解开，使他的呼吸畅通。轻者喝点糖盐水，轻轻按压一会儿合谷、内关、足三里等穴即可好转。

2. 症状较重者　宜在四弯（肘弯的曲泽穴，腿弯的委中穴）掐按、拍打或刮痧。

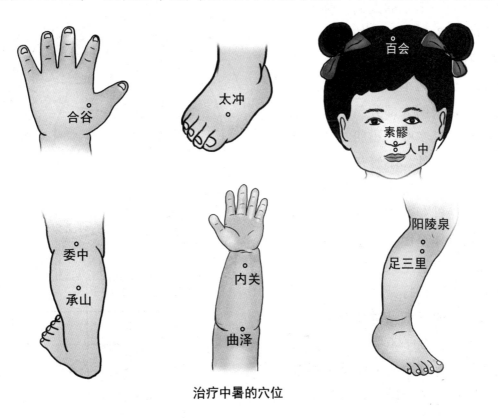

治疗中暑的穴位

51

> 合谷：手指并拢伸直，拇指向示指靠拢，手背第1、2掌骨之间肌肉隆起最高点
>
> 太冲：足背第1、2跖骨结合部前方凹陷中
>
> 百会：头顶正中线入前发际5寸、两耳尖直上与头顶正中线的交点
>
> 素髎：鼻尖正中
>
> 人中：人中沟正中央
>
> 委中：膝弯腘窝正中处
>
> 承山：小腿肚下面正中央、左右两块肌肉下面凹陷处
>
> 内关：掌面腕横纹中点上2寸
>
> 曲泽：小臂伸直，肘横纹上摸到一个大筋，靠拇指侧的凹陷处
>
> 阳陵泉：膝关节外下方腓骨小头前下凹陷中
>
> 足三里：外膝眼正中直下3寸、小腿骨前嵴外侧旁开1中指宽

3. 晕厥者　掐百会、人中或素髎即可苏醒过来。

4. 抽筋者　掐按合谷、太冲、承山、阳陵泉穴即可很快缓解。

十、孩子怕打针怎么办

在讲最后一个问题之前，王爷爷要问一下小朋友们，你们怕不怕打针？不怕打针的举个手看看。呵呵，有两位比较大一点的小朋友勇敢地举手了，大部分没有举手，表明大部分孩子都是怕打针的。其实呢，小朋友怕打针也是一个天性，不管是西医的肌内注射、静脉输液，还是中医针灸医生做针刺治疗，都是将金属针打到身体里面去，小孩难免会害怕。所以，绝大多数小孩子生病后都不愿意打针，见了针，不是大声喊叫，就是拼命哭闹。

如何让孩子不哭不闹，愉快地接受打针呢？今天我就来给各位家长讲几个能缓解打针疼痛的

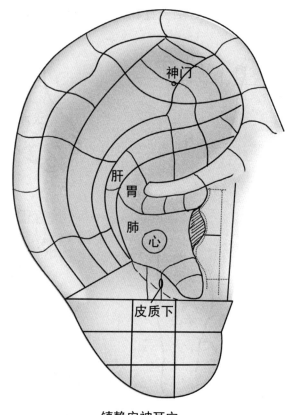

镇静安神耳穴

穴位和方法。

缓解小孩怕打针有三个环节，首先家长可以在家里给要到医院打针的孩子"埋"几个耳穴——心、肝、胆、神门、皮质下。中医学所说的心，实际上还包括大脑，让他从思想上有一个认识，鼓起勇气，不要害怕；肝在中医学里被称为是"将军之官"，再与主持决断、主胆量的胆相配，那就如同一个天不怕、地不怕的"大将军"了；神门和皮质下就是专门镇静安神的耳穴。

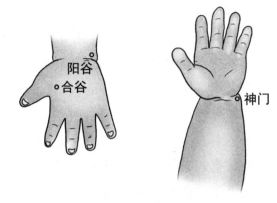

让孩子打针不觉得痛的

穴位——合谷、神门、阳谷

将 1 粒硬质菜籽或小绿豆、小磁珠、中药王不留行子等粘贴在一块小小的胶布上（约 0.3 厘米 ×0.3 厘米），然后找准耳穴，将粘贴药丸的胶布贴上并压紧，然后让孩子自己一路按压（幼童可由大人代压），打针前再按压 1 ～ 2 分钟，能起到镇静安神作用。

第二个环节是到了医院快打针之前，根据医护人员的要求把要打针的局部用力地按揉，用劲给他揉，把这个地方揉麻木了，打针的时候就不会感到疼痛或者疼痛感很轻。

第三个环节就是医生或护士正在给孩子打针的时候，家长可以配合着给孩子按揉合谷（手指并拢伸直，拇指向示指靠拢，手背第 1、2 掌骨之间肌肉隆起最高点）、神门（掌面腕横纹小指侧凹陷中）、阳谷（手掌与手背交界的小指侧），每穴半分钟即可。都能起到安神定志、减轻疼痛的作用。

第二讲　爱吃饭 ——常按足三里、脾俞、胃俞和中脘

【医理分析】

前面我们曾经提到过：小儿在生长发育过程中有两大不足、两大弱点，除了"小儿肺弱"，容易患呼吸道病症以外，再就是"小儿脾常不足"。中医学认为：人体的五脏六腑之中，脾胃是后天之本。所谓"后天之本"，就是说一个人

从脱离母体之后的婴儿时期开始，就得靠自己吃入各种食物（包括乳汁），吸收其中的营养精华物质，以生化气血，供给身体的脏腑组织、四肢百骸、五官九窍，使其发挥各自的作用，促进人体的发育成长，维持机体正常的生命活动。小儿的两大不足之一"脾常不足"，就恰恰表现在这个后天之本上。

如今生活条件好了，各种美味可口的佳肴、洋快餐和零食充斥市场，极大地诱惑着少年儿童的脾胃。中医学认为：甘入脾，也就是说，甜食是脾胃最喜欢的味道，自然很容易多吃。因为小儿脾常不足，所以又最容易被甜食伤害。小儿厌食症就是这种伤害的结果。

引起小儿厌食的原因很多，首先是小儿好吃零食，或挑食、喜吃或偏食香甜食物——好吃或喜欢吃的就拼命吃，吃个够；不好吃或不喜欢的就不吃；其次是盛夏季节，小儿不适，又习惯性过食冷饮。当然也有家长的原因，家长喂养不当，乳食无度或断乳过早，或者小孩不好好吃饭，家长没有好好地关心、管理，往往喜欢端着碗跟着孩子跑，跑几步喂一口，像这样"吃跑饭"，就会把良好的进食规律打乱，脾胃都搞坏了。

本病最突出的症状是患儿食欲缺乏或进食很少，甚至拒食，不知饥饿，不思饮食。中医说脾胃是主四肢肌肉的，一个脾虚胃弱的人，都不想吃东西了，由于能量不足，缺乏营养，致使孩子气血不足，形体偏瘦，脸上的气色也差。发展下去就是小儿"疳积"，也就是西医所说的"营养不良"。直接影响身体发育，抗病能力也差。

从消化不良发展到营养不良，这里面也有一部分是跟寄生虫有关，刚开始吃得也不少，很可能比一般的小孩还吃得多，但是还是不长肉。为什么呢？他虽然吃得很多，大部分都是代虫子吃的。到头来，养肥了寄生虫，却伤害了自己的身体，慢慢就不大想吃东西了。

【穴位解读】

小儿厌食，穴位可治。穴位按摩能够很好地提高厌食儿童的食欲，改善胃口。主穴有中脘、脾俞、胃俞、足三里、三阴交。

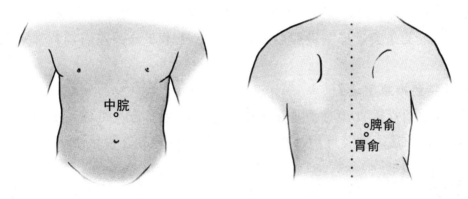

通调腑气、健运脾胃——中脘、脾俞、胃俞

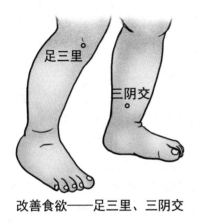

改善食欲——足三里、三阴交

中脘：腹部正中线脐上 4 寸，也即心口
　　　窝与肚脐眼连线的中点
脾俞：背部第 11 胸椎下旁开 1.5 寸
胃俞：背部第 12 胸椎下旁开 1.5 寸
足三里：外膝眼正中直下 3 寸、小腿骨
　　　前嵴外开 1 中指的宽度
三阴交：足内踝高点上 3 寸胫骨后缘

　　上面这几个主穴，中脘穴能够通调胃肠道的腑气，腑气一通，倡导的排泄就会好转，人就会出现饥饿感，就会想吃饭了；脾俞、胃俞调动脾胃的功能活动，健运脾胃，帮助消化；足三里既是胃的第一要穴，也是全身的第一要穴，在改善小儿厌食方面应该是第一位的，以灸法为最好。这个足三里改善食欲的作用非常好，所以有的人就这样开玩笑说：平常饭量大的孩子就不要灸足三里穴了，一不留神就会成为一个"大饭桶"；三阴交是脾经的第一要穴，既增加食欲，又帮助消化。五穴相配，能很好地发挥和胃健脾、补养气血作用，以疏调脘腹经气，助胃纳食物和脾对食物的运化。

【操作要领】

　　穴位治疗小儿厌食手法以摩腹、穴位指压按摩、灸法为主。中脘适用于拇指或中指点压、按揉，或者以中脘穴为中心顺时针摩腹 50～100 下（要求有一定的力度，能透过腹壁的皮肤，渗透到胃肠里面，能感到腹部发热或者是胃肠道有蠕动的感觉），艾条或艾灸盒施灸，拔火罐，皮肤针叩刺；脾俞、胃俞适合指掌推按、艾条灸或灸盒施灸、推罐、皮肤针轻叩；足三里、三阴交均可用指压、按揉或捶打，艾条灸，皮肤针叩刺；每次每穴施术2分钟左右，背部穴位推罐5分钟左右。

【小儿特色推拿手法】

小儿推拿治疗厌食，对于儿童来说，没有任何痛苦，是深受孩子家长们喜欢的一种特色疗法。主要可用补脾经、补胃经和捏脊等几种手法。

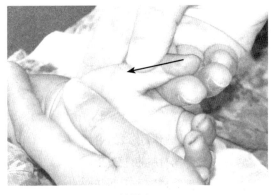

补脾经

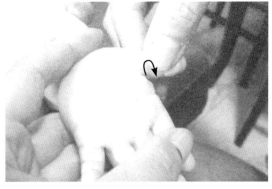

补胃经

补脾经：施术者用拇指指腹旋揉小儿拇指螺纹面，或者用拇指指腹或桡侧面自患儿拇指指端外侧缘（少商穴）旋推至指根近大鱼际边缘200次左右（小儿推拿手法中的"脾经"与经络学中的"脾经"有所不同）。

补胃经：施术者用拇指指腹在小儿拇指掌面近大鱼际的指节旋揉200次左右。

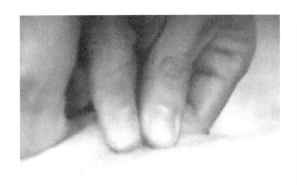

捏　脊

二指捏脊法：患儿俯卧，裸露其腰背部。术者用双手拇指、示指（拇指伸直、示指弯曲紧贴拇指）沿患儿背部脊柱从尾骶骨两侧开始由下而上直线向上提捏夹脊穴（先把皮肉拉起来，然后松开，如此一捏一放地向上移动），每次在经过胃俞、脾俞穴时，都要停留片刻，并将穴位处的皮肉向上提3～5次，起到重点刺激的作用，一直捏到第7颈椎下大椎穴两侧为止，反复操作3～5遍。

【饮食调理】

经常给患病儿童吃山楂片；或者将馒头烤焦碾成粉，拌一点红糖给他吃；或山楂、扁豆各 15 克（先炒焦、研末），山药 30 克（洗净、剁碎），大米 60 克，煮粥服食。都能帮助消化，增进食欲。

> **治疗小儿厌食和疳积的注意事项**
>
> 1. 婴儿应尽可能以母乳喂养，不要过早断乳；可逐渐添加辅食，给予易消化而富有营养的食物。
> 2. 积极寻找引起厌食的病因，采取相应措施。
> 3. 保持生活规律，纠正儿童偏食、挑食的不良饮食习惯。

第三讲　治疳积——四缝最给力

【医理分析】

小儿疳积是以形体干枯消瘦为主要特征的一种儿科病症，相当于西医学的小儿营养不良及部分寄生虫病。多见于 5 岁左右的儿童。

"疳"的含义有二：一是指甘甜的"甘"，这是本病的发病原因——过食油炸香甜食物而损伤脾胃，日久形成疳积；二是指干枯的"干"，这是本病的主要表现——形体消瘦、毛发干枯。

"积"的含义也有二：一指"食积"，胃肠积食过多；二指"虫积"，即肠道寄生虫病。平时，孩子吃得并不差，营养也不缺乏，只是吃的这些东西孩子本身没有吸收，全部营养了寄生虫。

少年儿童正处于生长发育时期，脾胃及肠道正常汲取充足的营养物质极为重要。中医学认为：小儿乳贵有时、食贵有节。若乳食无度，或喜吃油炸甜食，损伤脾胃，运化失常，形成积滞，乳食精微无从运化，以致脏腑肢体缺乏濡养，渐至身体羸瘦；或饮食不洁，虫积于内，耗气伤血，不能濡养脏腑筋肉，终成疳积。

小朋友们一定都喜欢看《三毛流浪记》吧？我们用"三毛"的形象来形容小儿疳积的临床表现，那是再恰当不过的了——头大颈细、头发干枯稀疏、面黄肌瘦、精神不振、食欲减退或多食易饥，或嗜食生米、泥土等异物，大便下虫，或喜揉眉挖鼻，吮指磨牙，腹胀如鼓、青筋暴露。日久则极度消瘦，皮包骨头，皮肤干枯有皱纹，呈老人貌，腹凹如舟，或肢体浮肿。

【穴位解读】

穴位治疗小儿疳积有独特的方法和明显的疗效，治疗原则是消积导滞、推陈出新、健运脾胃、补益气血。以四缝穴为主穴，配中脘、脾俞、胃俞、足三里、三阴交。

四缝是治疗疳积的经验效穴，位于拇指以外的四指近掌根的指间关节中点。

现代研究表明：刺激四缝穴能增强多种消化酶的活性，一旦消化酶的活力

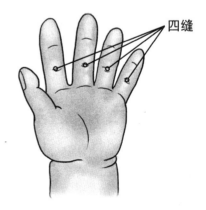

四缝穴——增加食欲，促进消化

上升了以后，消化功能就会提高，食欲胃口也就改变了。配合中脘、脾俞、足三里、三阴交等穴共奏健运脾胃、益气养血、通调腑气、理气消疳之功，以助小儿发育。

【操作要领】

小儿疳积的穴位保健操作方法，除了四缝穴有其独特的操作方法以外，摩腹，穴位指压、按摩，灸法，皮肤针叩刺等方法，均可参考"小儿厌食症"。

四缝穴的刺激方法有以下多种：①用中指指端逐一快速点叩（捣法）。②用拇指指甲逐一掐按带揉。③从示指的四缝穴开始，经中指、环指、小指循环往复地来回按揉。④在严格消毒后用皮肤针的小头重叩。上述操作，每个指头的刺激点约1分钟。⑤用消毒的采血针或缝衣针、小号三棱针点刺1、2下，挤出少量黄水或乳白色黏液（如果点刺后挤出来的是血，以后就不宜再用了），每周可点刺2次，一般情况下点刺3～5次即可痊愈。

【小儿特色推拿手法】

治疗小儿疳积除了上述掐按四缝穴以外，还有掐揉四横纹、补脾经、清脾经、清大肠、补胃经、捏脊等特色推拿手法。

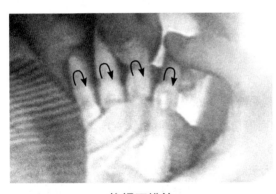

掐揉四横纹

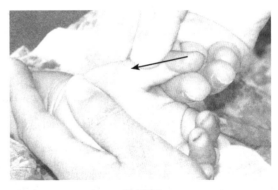

补脾经

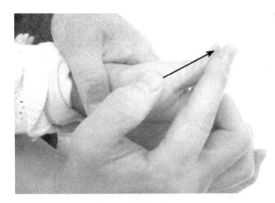

清脾经

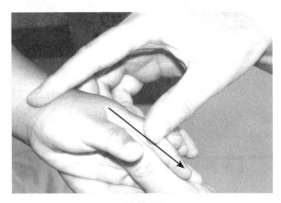

清大肠

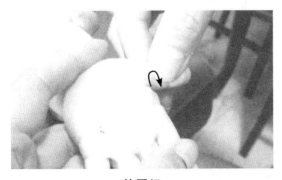

补胃经

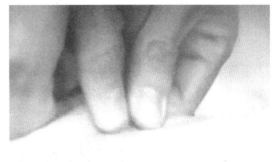

捏　脊

掐揉四横纹：施术者用拇指逐个掐揉小儿示指、中指、环指和小指第1指间关节手掌面
　　　　　　横纹处。掐1次揉3次为掐揉1次，反复操作100次左右。

补脾经：施术者用拇指指腹旋揉小儿拇指螺纹面，或者用拇指指腹或桡侧面自患儿拇指
　　　　指端外侧缘（少商穴）旋推至指根近大鱼际边缘200次左右。

清脾经：施术者用拇指指腹或桡侧面自患儿掌面拇指指根近大鱼际边缘直推至拇指指端
　　　　的外侧缘（少商穴），反复操作约200次。

补胃经：施术者用拇指指腹在小儿拇指掌面近大鱼际的指节旋揉200次左右。

清大肠：施术者用拇指指腹自小儿虎口处沿示指桡侧缘推至指甲边缘100次左右。适用于
　　　　食积发热、疳积、便秘、扁桃体炎等。

二指捏脊法：患儿俯卧，裸露其腰背部。术者用双手拇指、示指（拇指伸直、示指弯曲
　　　　　　紧贴拇指）沿患儿背部脊柱从尾骶骨两侧开始由下而上直线向上提捏夹脊
　　　　　　穴（先把皮肉拉起来，然后松开，如此一捏一放地向上移动），每次在经
　　　　　　过胃俞、脾俞穴时都要停留片刻，并将穴位处的皮肉向上提3～5次，起到
　　　　　　重点刺激的作用，一直捏到第7颈椎下大椎穴两侧为止，反复操作3～5遍。

【中药敷脐】

大黄、芒硝、栀子、桃仁、杏仁各等份，研为细末，用鸡蛋清调成糊状，每晚睡前敷于患儿肚脐上，用胶布固定1夜，晨起去掉。连敷5日，休息2日后再敷，直至痊愈。

【饮食调理】

经常给患病儿童吃山楂片；或者将馒头烤焦碾成粉，拌一点红糖给他吃；或山楂、扁豆各15g（先炒焦、研末），山药30g（洗净、剁碎），大米60g，煮粥服食。都能帮助消化，增进食欲。

治疗小儿疳积的注意事项

1. 婴儿应尽可能以母乳喂养，不要过早断乳；可逐渐添加辅食，给予易消化而富有营养的食物。

2. 保持生活规律，纠正儿童偏食、挑食的不良饮食习惯。

3. 常带幼童户外活动，呼吸新鲜空气，多晒太阳，增强体质。

4. 如感染虫疾应配合药物驱虫。

第四讲　治贫血——穴位保健是一绝

【医理分析】

血是人体十分重要的组成部分，是由食物中的精华物质通过脾胃的作用变化而成的。它含有人体必需的营养物质，循行于经脉之中，由气的推动，周流全身，从而供给人体以充足的养分，维持各脏腑组织器官的正常功能。如肺的呼吸，胃的纳食，脾的消化，大小肠对食物的转输和再吸收，肝血注目产生视觉，脑的思维、记忆，肌肉的伸展与收缩，关节的运动，手能握，指能摄，足能步等都有赖于血液的灌注和滋养。血液充足的人精力旺盛、充满活力，面色、口唇、指甲均见红润，思维及行动敏捷矫健。

若血液生成不足或失血过多、部分西药的不良反应、放疗和化疗对造血系统的破坏，都能够导致贫血和白细胞减少，中医学统称为"血虚"。轻者症见头晕、目眩、心慌、失眠、多梦、双目干涩、注意力不集中、精神疲乏、肢软无力、面色苍白、口唇和舌头淡白、指甲无血色；重者出现近视、夜盲、视物昏花、记忆力减退，月经不调、闭经、痛经、肌肉消瘦或萎缩、脉搏微弱无力或脉结代（心律失常或跳几下停一下）等。化验血常规，见血红蛋白（Hb）、红细胞（RBC）、白细胞（WBC）等不同程度减少。

【穴位解读】

对于各种贫血和白细胞减少，中医的治疗原则就是养血。肺俞、心俞、膏肓、膈俞、肝俞、脾俞、血海、足三里、三阴交、悬钟等穴都具有不同程度的补血作用。

人体的血液由食物中吸收的精华部分变化而成，所以补血穴大多数同脾（脾俞）、胃（足三里）、肝（肝俞）这几个消化脏器有关。中医学认为：心主血，肝藏血，脾统血，心、肝、脾三脏都与血液的生成和储存息息相关。膏肓与心和心包的关系密切，为古今养血要穴；膈肌是联系心肺与肝脾的枢纽，代表膈肌的膈俞穴在心之下、肝之上，被定为"血之会穴"，只要是与血有关的病症，均可取用；血海穴属脾经，以"血海"命名，比喻此穴尤如血液聚汇之海，健脾生血，能直接起到补血的作用；足三里是多气多血的胃经穴位，乃全身第一补气补血要穴；三阴交为脾、肝、肾三条经脉的交会穴，通过养肝、补脾、益肾，促成血液再生；悬钟为"髓之会穴"，骨髓具有造血功能，针灸临床及实验研究也表明，针灸悬钟（绝骨）确有促进血中红细胞生成的作用。

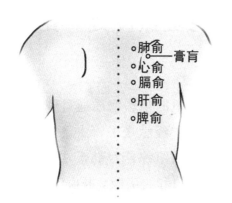 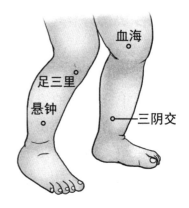

补血、养血穴位

肺俞：背部第3胸椎下旁开1.5寸

心俞：背部第5胸椎下旁开1.5寸

膏肓：背部第4胸椎下旁开3寸

膈俞：背部第7胸椎下旁开1.5寸

肝俞：背部第9胸椎下旁开1.5寸

脾俞：背部第11胸椎下旁开1.5寸

足三里：外膝眼正中直下3寸、小腿骨外侧旁开1中指宽

悬钟：足外踝高点上3寸

血海：膝关节髌骨内上缘上2寸

三阴交：足内踝高点上3寸、胫骨后缘

中医学历来还有"益气生血"的治法，许多补气穴也具有补血功能。比如气海为肾气所聚之处，能通补上中下三焦之气；膻中在心肺之间，为"气之会"穴；肺俞是肺在背部的对应穴，主气，有调补肺气的作用，并推动血液运行，也都可以视为补血要穴。

【穴位搭配与操作要领】

可指压、按摩、艾灸、拔罐、皮肤针叩刺（轻刺、不宜出血），但以施灸疗效更快、更好、更巩固。每次可选用 3～5 穴，每穴用艾条或艾灸器温灸 3～5 分钟。突击治疗应每日 1～2次，巩固治疗可 2 日 1 次。

凡是患有贫血以及五脏六腑及全身各组织、器官血虚证的儿童，都可根据各自不同的发病情况，选择上述有关穴位，运用艾灸法来升高红细胞、

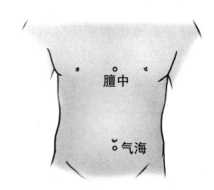

益气生血穴——膻中、气海

膻中：两乳头连线中点

气海：腹部正中线脐下1.5寸

白细胞、血红蛋白，以纠正贫血状态。

1. 饮食减少、营养不良引起的贫血 可选用脾俞、胃俞、血海、足三里、三阴交等穴施灸。

2. 气虚血少 可选用气海、膻中、肺俞、心俞、脾俞、足三里等穴施灸。

3. 放疗、化疗或西药的不良反应导致的白细胞大量减少或造血功能障碍 可选用膈俞、血海、肝俞、脾俞、膏肓、悬钟（绝骨）、足三里等穴施灸。

笔者在肿瘤科工作的时候，曾经在不同肿瘤的患者身上做过这方面的系统观察（施灸前查血象，以后每日施灸1次，每次半个小时。第3天复查1次血象，以后每周查1次）。结果发现：施灸后的第3天血象就开始上升；连续施灸2周后，血象可以升高到正常以上的理想水平；继续施灸，绝大多数可以一直维持；如果停止施灸，白细胞指数能维持半个月左右，以后即开始下降。接着施灸其血象又会复升，从而提高肿瘤患者的免疫防卫功能，为他们继续进行放疗、化疗创造条件，赢得治疗时间，延长宝贵的生命。

【小儿特色推拿手法】

补脾经、补肺经。

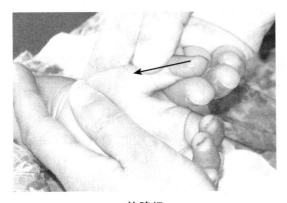

补脾经

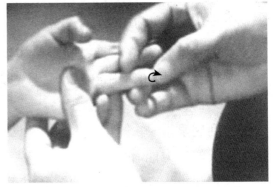

补肺经

> 补脾经：施术者用拇指指腹旋揉小儿拇指螺纹面，或者用拇指指腹或桡侧面自患儿拇指指端外侧缘（少商穴）旋推至指根近大鱼际边缘200次左右（小儿推拿手法中的"脾经"与经络学中的"脾经"有所不同）。
>
> 补肺经：施术者用拇指指腹旋揉小儿环指指腹的螺纹面，或自环指指尖推至指根200次左右。

【药物治疗】

若能经常给贫血的孩子适当多吃一些大枣、枸杞子、动物血和肝脏等养血食品，或者将一些补血药（如中药当归、人参、黄芪等制成的注射剂，西药维生素 B_{12} 等）按常规注入上述穴位，每穴每次 1～2ml，隔日 1 次；或者配合口服当归养血膏等中成药制剂，将能收到更好的补血效果。

第五讲　增身高 ——身柱、关元、脾俞效果好

【医理分析】

少年儿童处在成长发育阶段，父母除了关心他们的健康状况外，也非常在意孩子的身高。有的孩子生下来就先天不足、消瘦、个头小、体重轻，以后生长发育过程中又不长个子，这些问题困惑和急坏了家长。因此，不少心急的父母就四处打探增高的"秘方"。

父母亲都希望自己的孩子能长得高一些、挺拔一些，这是人之常情，无可厚非。但是，我们首先得弄明白：一个人究竟能长多高？是天生注定、一成不变的？还是后天努力可以弥补的？

我们说，影响孩子身材高矮最主要的决定因素是遗传，父母身高与孩子身高的关联性高达 70%～80%，父母的影响各占 50%。所以，如果父母个子都不高，孩子的身高一般也不会很高。

说到这里，一些个头不高的父母也许会大失所望，既然主要由遗传基因决定，那么后天的努力能有什么帮助吗？

其实呢，人的生长是一种综合因素，除了无法改变的遗传基因先天限制外，其他因素也不能忽视。假设一个人的遗传基因决定他能够长到 160cm，可是他的营养状况不良、运动锻炼不足，加之环境和社会因素等的干扰和影响，很可能就长不到这个高度。也就是说，虽然说身高的问题有 70% 左右受制于遗传因素，但是，良好的后天生长环境也很重要。只要我们能有效地把握另外 30% 左右的后天因素，改变身高也并非天方夜谭。

那么，正在发育中的孩子究竟应该怎么做，才会长得"高一些"？这就需要从饮食营养、运动锻炼、睡眠和穴位保健四大方面入手。在儿童的生长发育期通过提供充足合理的营养、加强运动锻炼、保证睡眠时间和提高睡眠质量以

及穴位保健等途径，为他们长个子创造有利条件，就不会给孩子留下个子矮的遗憾。

1. 足够的饮食营养　足够的饮食营养是遗传因素之外保障儿童体格生长的必备条件和第一要素。体格正常生长所需的能量、蛋白质必须由食物供给；骨的形成还需要足够量的钙、磷及微量元素锰和铁等。当体内营养不能满足儿童骨骼生长需要时，身高增长的速度自然就会减慢。钙摄入不足及维生素 D 缺乏时，会造成骨矿化不足，维生素 A 缺乏会使骨变短变厚，维生素 C 缺乏会使骨细胞间质形成缺陷而变脆，这些都会影响骨的生长。

根据美国食品药物管理局（FDA）的建议，想让孩子长得又高又壮，不可缺少的营养素包括蛋白质、钙质、维生素 A、维生素 C、维生素 D 和部分矿物质（如锌、铁）等。

（1）蛋白质：是构成和修补人体肌肉、骨骼及各部位组织的基本物质，缺乏蛋白质会导致发育迟缓，骨骼和肌肉也会萎缩。肉类、海鲜和牛奶等动物性食品是完整的蛋白质来源，植物性来源则可以从谷类、豆类及坚果类中获得。

（2）钙质：是制造骨骼的原料，可以促进生长并增加骨密度。所以，每天早、晚各喝 1 杯高钙牛奶，是让孩子累积骨本的好方法。

富含维生素 A 的食物有大米、绿豆、菠菜、大白菜、胡萝卜、荠菜、马齿苋、黄瓜、南瓜、茄子、番茄、梨、苹果、西瓜、甜瓜、杏、香蕉、荔枝、龙眼、樱桃、枇杷、核桃等。

（3）维生素 D：是促使骨骼强健的营养素，除了可以从牛奶和鱼类中获得外，每天晒 10 ～ 15 分钟太阳，人体便可以自行合成足够维生素 D。

（4）锌、铁：锌是儿童，特别是婴儿发育时不能缺少的微量营养素。婴儿发育期间如果锌的摄取不足，会直接导致发育不良。富含锌的食物有肉类、肝、海鲜（特别是牡蛎）、蛋类及小麦胚芽等。铁质对生长发育也很重要，所以，成长中的孩子应该吃些瘦肉、动物肝脏、蛋黄，或者是深绿色蔬菜、水果来摄取足够的铁质。

因此，家长要想为孩子长个子加把劲，首先必须得注意营养。饮食上应该注意合理搭配，平衡营养，多吃新鲜蔬菜，如菠菜、胡萝卜或黄豆烧胡萝卜等；多喝点牛奶，多吃豆制品，增加儿童对钙的吸收。适当增加瘦肉、家禽、鱼、虾、动物肝脏、牛奶、蛋类、豆类等富含蛋白质、卵磷脂、赖氨酸的食物。

不过，给孩子充足的营养，并不意味着让孩子盲目摄入所谓的"增高保健"营养品，违背规律地"揠苗助长"是会出问题的。切忌过补，不喝或少喝可乐饮料（妨碍钙质的合成和吸收，不利于骨骼的发育），少吃甜食（糖分过高会导致生长激素分泌减少）。如果担心牛奶的糖分过高，也可用无糖豆浆取代。

2．针对性地运动锻炼 运动锻炼能促进机体新陈代谢，加速血液循环，改善骨骼的营养，促进生长激素分泌，使骨骼生长加速，有益于儿童长高。尤其是伸展、牵拉、弹跳之类的运动，如跳绳、打球、游泳、体操、引体向上等，对孩子长个都很有帮助。

少年儿童每天都应该在户外运动 1～2 小时。至于选择什么样的运动，那就要根据孩子的性格、爱好以及体质特点来选择。千万不要强迫孩子做他们不喜欢的运动，否则影响孩子的情绪，对长高也是不利的。

幼儿期应增强平衡性、敏捷性、柔韧性和灵活性的调节能力，如舞蹈、过独木桥，结合游戏进行的跑、跳；少儿期应以室外活动为主，如跑步、体操、借助门框或单杠悬垂摆动等；青春期应以弹跳运动为主，如原地纵跳和行进间的单足跳、蛙跳、三级跳、多级跳，跳跃摸高、跳绳、引体向上、打篮球、打排球等。这些运动都能起到牵拉肌肉和韧带、刺激骨骺软骨增生的作用，对脊柱和四肢骨骼的增长很有利。

注意事项：运动应该适度，不能急于求成，因为长期过量超负荷运动会造成软骨损伤、肌肉劳损，反而不利于生长发育。过度的负重训练（如举重）也会妨碍生长，在儿童成长阶段最好避免。

3．保证睡眠时间和质量 睡眠充足有利于孩子长高。如前所述，人体的成长直接取决于体内生长激素的分泌，而生长激素的分泌在睡眠的时候会明显升高，特别是深夜 11 点至凌晨 2 点这段深睡眠期是脑垂体分泌生长激素最为旺盛的时候。所以，家长一定要保证孩子有充足的睡眠。每天晚上最好让孩子在 10 点前入睡（因为入睡后 1 小时是人体生长激素分泌的高峰期），幼童的睡眠时间要在 10 小时以上，中小学生至少要保证 8 小时以上的睡眠时间。可能的话，最好还要养成每天午睡 1 小时的习惯，这对孩子生长发育十分有益。

4．穴位养生保健 常摩、常灸大椎、身柱、风门、肺俞、膏肓、脾俞、胃俞、命门、肾俞、关元等穴，效果甚佳。

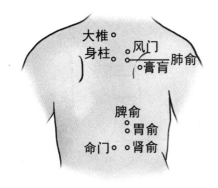
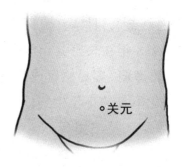

促进小儿生长发育的穴位

大椎：在第七颈椎棘突下凹陷处

风门：在背部第2胸椎下旁开1.5寸处

身柱：在第3胸椎棘突下凹陷处

肺俞：在身柱穴旁开1.5寸处

膏肓：在背部第4胸椎下旁开3寸处

命门：在腰部第2腰椎下凹陷处

脾俞：在背部第11胸椎下旁开1.5寸处

胃俞：在背部第12胸椎下旁开1.5寸处

肾俞：在命门穴旁开1.5寸处

关元：在腹部正中线脐下3寸处

【穴位解读】

身柱穴——小儿强身第一要穴。身柱穴位于第3胸椎棘突下凹陷处，不仅是防治呼吸系统疾病的要穴，还能促进儿童生长发育、促进骨骼增长、强身健体。其穴名就寓意着"一身支柱"的意思，有补益肺气、止咳平喘、温化痰湿、健脑益智、防病强身的功能，能通治小儿科的多种疾病。在《养生一言》一书中，就有"小儿每日灸身柱，可保无病"之说。因此，家长经常摩揉或艾灸小儿的身柱穴，能宣通肺气，提高人体的抗病能力，是保证健康成长的重要措施之一。同时，由于身柱有健脑益智的作用，经常摩揉、艾灸也能健全小儿神经系统，促进大脑发育，增强智能。

小儿常摩、常灸身柱穴，配上能强壮先天之本的关元、命门、肾俞和强壮"后天之本"的脾俞、胃俞、足三里穴，是保证健康成长的重要措施之一。这就是中医学所说的"先天生后天、后天养先天"。

身柱穴还被日本医学界誉为"小儿百病之灸点"。日本针灸医家代田文志曾于1938年在长野县小学校为身材矮小、体质虚弱、容易感冒或患有贫血、遗尿、消化不良的小学生集体灸身柱、风门、肺俞、足三里等穴。连灸1个月后，被灸学生的食欲、体重都明显增加，学习成绩也普遍提高，长足旅行再也不落伍于他人。续灸半年后，一些营养不良、发育欠佳、体弱多病的学生大都病况痊愈。此事曾在日本引起不小的轰动，以至于其他许多地方的中小学校都效法施行。

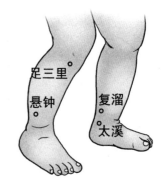

有利于生长发育和增高的穴位

足三里：在外膝眼正中直下3寸、小腿骨外侧1中指宽处

悬钟：在足外踝高点上3寸处

复溜：在太溪穴上2寸处

太溪：在足内踝与跟腱连线中点处

人到25岁左右终止发育之前，如果能经常摩揉或施灸大椎、膏肓、悬钟、太溪、复溜，都有利于生长发育、个子增高。

【操作要领】

如果婴儿出生后体质就显得虚弱、个头小、体重轻，可从出生后3～6个月就开始施行按摩术或艾灸法。摩揉每次20～30次即可，养生灸一般用如同香烟粗细的小艾条每穴悬灸1～2分钟。每周2～3次，可连灸数月乃至一年。

附1：抓住孩子增高契机

1. **生长期**　一个人从出生到1周岁是一生中成长速度最快的阶段，然后速度逐渐慢下来，一直到进入青春发育期（女童12岁左右、男童14岁左右），性激素启动和生长激素交互作用，孩子的身高、体重又开始快速增加。所以，为了能让孩子长得高一些、壮一些，家长尤其应该注意孩子在快速生长期的营养、运动、睡眠等问题。

2. **季节**　春天是万物生长、百花盛开的季节，有许多良性因素促进人体成长。研究表明：春天是少年儿童长高的"黄金期"，尤其是3－5月份，人体新陈代谢旺盛、血液循环加快、呼吸消化功能加强、生长激素分泌增多，生长速度能达到冬季的 2 倍。

春季是阳光充足的季节，阳光中的紫外线对于骨骼的生长发育同样有益，多接受日光照射，可以增加体内维生素 D 的合成，促进人体肠道对钙的吸收，为骨骼的生长发育提供充足的钙、磷，有利于骨骼的生长发育。家长要多带孩子去公园或郊外进行户外活动，尤其是伸展、牵拉、弹跳之类的运动，能有效促进孩子生长激素的分泌。

春季，孩子生长发育加速，需要的钙量也相应增加，因此，家长应多给孩子吃些豆制品，多吃些深色菜果，如猕猴桃、黑木耳、黑芝麻等帮助孩子补铁。做父母的可要把握好春天这个季节性有利条件，为孩子们长个加把劲儿啊！

然而，很多父母会发现自己的孩子在春季睡眠往往会有些反常，夜里睡不踏实，早上叫不起来，平时一副睡不醒的样子，很容易出现"春困"。有些孩子甚至出现食欲缺乏、烦躁不安、哭闹现象，实在让爸爸妈妈烦恼不已。因此，正确、合理地运用饮食养生、运动养生和穴位保健来解决孩子的睡眠问题、保证夜间睡眠质量至关重要！

附 2：纠正影响孩子身高的不利因素

1. 疏解不良情绪 心理因素也很重要！如前所言，影响少年儿童长高的生长激素，在运动和睡眠的时候分泌较多，而在情绪低落的时候分泌较少。如果家庭的压抑感潜移默化地发生在孩子身上，孩子经常处于父母争吵的环境中，或者经常受到批评、责备，心情压抑、情绪低落，心理压力过大。长此以往，生长发育就会受到一定影响，因此，处在生长发育期的孩子，需要与亲人的情感交流。父母及其他亲人的深情关爱、注重，以及温柔的话语会使孩子感到愉悦、舒畅，孩子在愉快的心情下，身体功能处于良性状态，有利于长高、长壮。家长要为孩子创造一个良好的温馨、和谐、安稳、平静的家庭环境和生活环境，经常同孩子交流。可以在风和日丽的春天，带孩子到户外踏青，观赏树木花草，去亲近自然，呼吸新鲜空气。在不带学习任务的环境里轻松愉快地听音乐、看电影、参观美术展等，保持孩子情绪愉快，这些对于孩子的身心健康和发育长高都十分有益。

2. 积极防治慢性病 诸多慢性病如慢性感染、慢性肝炎、慢性肾炎、哮喘、心脏病、贫血，尤其是有关骨骼的遗传疾病，如骨软骨发育不良等，都会使骨生长受限，从而影响生长发育。所以，对儿童及青少年期的慢性疾病应当积极防治。

只要家长能以饮食营养为物质基础，以运动锻炼为促高动力，用穴位养生为医疗手段，以良好睡眠为基本保障，再牢牢把握人体发育生长期和明显的季节性这两大契机，你的孩子就能够健康成长。

第六讲　不贪吃 —— 内庭、饥点"三法治"

【医理分析】

前面我们谈到的小儿厌食和疳积，家长是担心孩子不吃饭；下面我们要说的是孩子贪食和肥胖，家长也操心得很！

贪食，见于食欲特别旺盛的孩子，尤其是自己喜欢吃的食物，吃起来没完没了，用一些孩子的话来说，食物不吃到咽喉这个地方不罢休，还风卷残云般吃得很快。我们人的大脑有一个管吃东西能知道满足的"饱食中枢"，它可以告诉你什么时候已经快饱了，该停止进食了。如果你风卷残云地吃得很快，大脑中枢的信息一时传递不过来，等到孩子感觉到已经吃得很多的时候，已经是大大超量了。

小儿贪吃有原因，不加调理伤害深。贪吃的孩子往往还没到下次吃饭的时间，他就饿了。中医学认为：这多半是由于胃火太旺、消谷善饥。就好比夏天温度高，饭菜就容易发酵、坏得快。胃里的温度高，食物也就消化得快，容易饥饿。

【穴位解读】

既然贪食是由于胃火太旺，那么我们就可以通过一些穴位来清胃火。有这样 2 个穴位和 3 种方法可以应对胃火过于旺盛的儿童：胃经的内庭穴（足背第 2、3 趾缝纹头端）和耳穴"饥点"[耳屏正中央"外鼻"的内下方（靠面颊一边）2 ～ 3 分处]。指压、按摩法、皮肤针叩刺清泻胃热。

【操作要领】

好，下面我们请一位小朋友来点点这两个穴位。看，这个小女孩独立能力很强，人家是自己主动来演示的。我先帮她把鞋、袜脱掉，在她的第 2 个脚趾头与第 3 个脚趾头之间的纹缝端内庭穴做一个记号，这个穴位在减肥中是专门用来清胃火、改善消谷善饥毛病的。

笔者：我再来问问这个小朋友，知道这个穴位叫什么名字吗？

小朋友：内庭。

笔者：好，说得对！我们大家给她鼓鼓掌，鼓励一下。这么小的孩子，说一遍就记住了，真不简单啊！

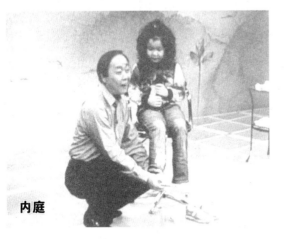

内庭

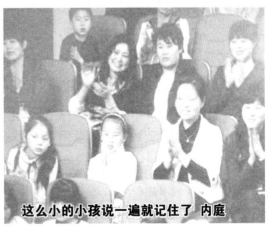

这么小的小孩说一遍就记住了　内庭

小朋友答对了，看台上的家长和小伙伴们高兴地为她鼓掌。笑得最开心的那位，应该是孩子的妈妈了！

笔者：关于内庭穴的操作方法，可以用指压、按摩法掐捏按揉，或皮肤针小头叩刺 3 分钟左右，最好是能叩刺出血清泻胃热。我想问一下我们现场的观众朋友：能不能施灸呢？想想看？

观众：不能。

笔者：对！我看好多家长都摇头了，不能用灸法这是对的。既然是胃火太盛，那就不宜施灸了，以免火上浇油。

笔者：这位小朋友记住了吗？

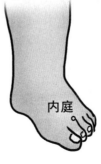

消胃火——内庭穴

内庭：在足背第2、3趾缝纹头端处

小朋友：记住了！

笔者：下去后怎么告诉爸爸妈妈这个穴位应该怎么操作呢？

小朋友：可以用手掐，不能用艾火灸，能用这个小槌子（指皮肤针）敲出血来。

笔者：说得真好！我们再一次为这个小朋友鼓鼓掌！

【耳穴按压】

耳穴"饥点"可以分别用指掐、火柴杆或毛衣针刺激，或者选用质地坚硬的菜籽、小绿豆，小磁珠，中药决明子、王不留行子，中成药六神丸、解毒消炎丸等贴压。先用火柴杆在耳朵的相应部位上找好"饥点"这个压痛点，采用指掐、火柴杆或毛衣针刺激；如果用药丸贴压，就先把药丸粘贴在 3～5cm 见方的小块胶布上，再粘在事先找好的耳穴上，贴紧并用手指反复按压数秒钟。每天还要自行捏压 1～2 分钟。每 2～3 天换贴 1 次，两耳交替使用。坚持一段时间后，孩子就会发现不像以前那样容易饥饿了。

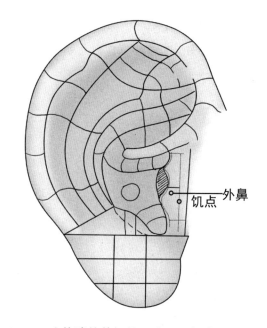

改善消谷善饥的耳穴——饥点

耳穴"饥点"：在耳屏正中央"外鼻"的内下方（靠面颊一边）2～3分处

吃得多还与脾有关，为什么？因为脾主运化（消化），吃得多又消化得快，说明他的脾运化功能好得过头（亢进）了。所以，在清胃火的同时，还有必要清一下脾经。

【小儿特色推拿手法】

有清胃经、清脾经、清大肠、清肝经、清六腑、推三关、补脾经诸法。

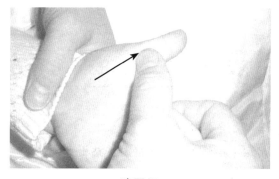

清胃经

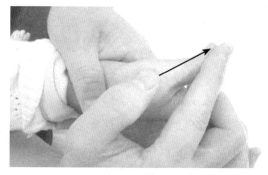

清脾经

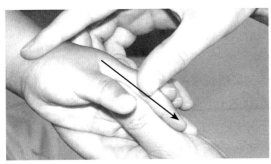

清大肠

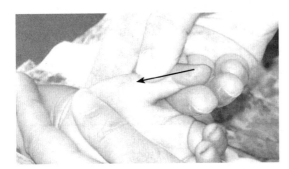

清肝经

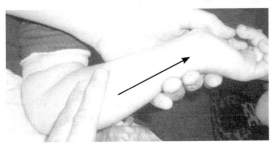

补脾经

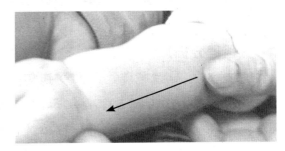

清六腑

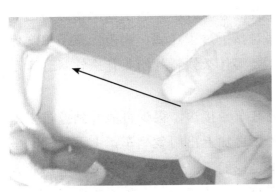

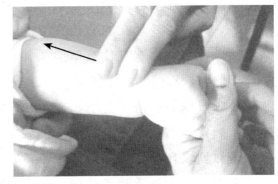

推三关

清胃经：让小儿拇指伸直、绷紧，施术者用拇指指腹自小儿掌根大鱼际边缘快速推至指根第一节横纹，反复操作200次左右。

清脾经：施术者用拇指指腹或桡侧面自患儿掌面拇指指根近大鱼际边缘直推至拇指端的外侧缘（少商穴），反复操作约200次。

清大肠：施术者用拇指指腹自小儿虎口处沿示指桡侧缘推至指甲边缘100次左右。

清肝经：施术者用拇指指腹自小儿掌面示指根部推至指端100～200次。

补脾经：施术者用拇指指腹旋揉小儿拇指螺纹面，或者用拇指指腹或桡侧面自患儿拇指指端外侧缘（少商穴）旋推至指根近大鱼际边缘200次左右。

清六腑：施术者用拇指或示、中二指指腹自小儿前臂肘横纹靠近小指一侧的纹头端（小海穴）直推至小指一侧的掌面腕横纹端（阳谷穴）约100次。

推三关：施术者用拇指桡侧面或示指、中指指腹由小儿腕横纹拇指侧（阳溪或太渊穴）推向肘横纹拇指侧纹头端（曲池穴）100次左右。

第七讲　排毒减肥 ——找准四组穴位

【医理分析】

贪吃必定导致肥胖。肥胖受遗传基因因素的影响，父母一方胖者，子女肥胖的发生率为50%～60%，父母双方都胖者子女肥胖率可高达70%～80%。此外，多吃、贪睡、少动是导致单纯性肥胖的主要内在原因（又称之为"获得性肥胖"）。

我们也不能全怪孩子，琳琅满目的零食应有尽有，对孩子们的诱惑力的确是太多、太大了！现在的家长在吃的方面对孩子过于迁就、溺爱，孩子想吃什么就给做什么，喜欢吃什么就给买什么，要喝什么饮料就给买什么饮料。满足了孩子的嘴，却控制不了体重。

如今城里的小孩子上学、放学几乎都有车子接送，很少再能看到像过去那样孩子们背着书包蹦蹦跳跳上学的景象了。再加上出门就坐车，上下楼梯又坐电梯，回到家几乎什么家务活也不干，不是他们不愿意干，而是家用电器的普及，人工干的家务活越来越少。还有的家长不让孩子干，一怕影响学习，二怕干不好帮倒忙，还不如不干。客观上住着高楼大厦，到外边找小朋友跳房子、跳橡皮筋、玩打仗的游戏也都不那么方便了。无可奈何，只好一回家就看电视，或者上网，玩电脑。过着"饭来张口、衣来伸手""肩不能挑、手不能提"的"小皇帝"生活。

新时代的小孩子还有自己的应酬方式。且不说逢年过节，就是平时在学校甚至于幼儿园里，哪个小朋友过生日、加入少先队、考试得了 100 分、评上"三好学生"……除了家长们要在洋快餐店里奖励自己的孩子外，许多小朋友还要邀请自己的好伙伴们一起聚餐，以示庆祝。

中国"肥胖问题工作组"根据 20 世纪 90 年代中国人群有关数据的汇总分析报告，提出了我国儿童的体重标准：新生儿理想体重平均约为 3.2 千克；半岁左右的婴幼儿约为出生时的 2 倍，即 6.4 千克；1 岁左右的婴幼儿约为出生时的 3 倍，即 9～10 千克；2 岁以上的儿童体重约为（年龄×2＋8）千克。

少年儿童正处于身体发育阶段，他们的减肥有别于成年人。重点要放在饮食结构的调整和合理的有氧运动两个方面，而不要节食。

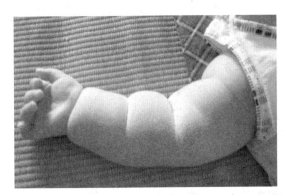 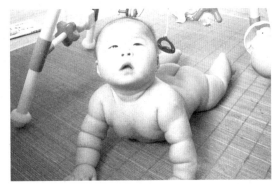

胳膊、腿犹如藕节一样的肥胖幼儿

正确的烹调方式与合理的饮食结构同样重要，一般而言，食物尽可能采取蒸、煮、凉拌的方式烹调，尽量少放油、盐、糖，可以吃饱。

学校、街道、社区如果能组织孩子们开展一些丰富多彩的夏令营活动，也是一种很不错的措施。家长不妨在每天傍晚的时候，都能带着孩子进行快走、慢跑、长跑、跳绳、游泳、踢球、爬楼梯、骑自行车等活动，保质保量。住楼房而且大楼内又有电梯设备的家庭，最好能让孩子多爬楼梯、少坐电梯。

【穴位解读】

1. 按部位分

（1）腹部减肥穴位：中脘、水分、关元、天枢、大横、水道。

（2）上肢：曲池、支沟。

（3）下肢：丰隆、足三里、三阴交、阴陵泉、内庭等。

2．按排毒功能分类

（1）通调腑气，帮助排大便的穴位：中脘、天枢、大横、曲池、支沟、足三里。

（2）通调水道，帮助排尿利湿的穴位：关元、水分、水道、三阴交（尿清者用）、阴陵泉（尿黄者用）。

（3）化痰利湿的穴位：丰隆，适合痰多、身体臃肿的"小胖墩"。

（4）清除胃热的穴位：内庭，适合于消谷善饥，消化得快、排泄得快、又容易饿的小朋友。

【操作要领】

上述减肥穴位可以分别运用指压、按摩、顺时针摩腹、皮肤针叩刺、艾灸、拔罐等操作形式。

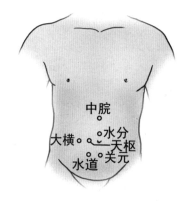

中脘：腹部正中线脐上4寸
水分：腹部正中线脐上1寸
大横：脐旁4寸
天枢：脐旁2寸
水道：关元穴旁开2寸
关元：腹部正中线脐下3寸

腹部减肥穴

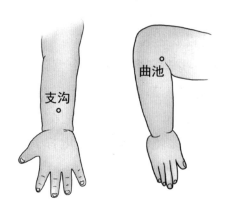

支沟：腕背横纹中点上3寸
曲池：屈肘，肘横纹、拇指侧纹头端

上肢减肥穴

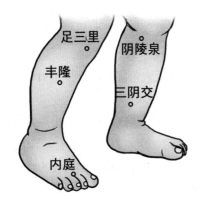

足三里：外膝眼直下3寸小腿骨外侧1
　　　　中指宽
丰隆：外膝眼与足外踝高点连线中点
内庭：足背第2、3趾缝纹头端
阴陵泉：膝关节内下方高骨下凹陷中
三阴交：足外踝高点上3寸胫骨后缘

下肢减肥穴

【小儿特色推拿手法】

1.清胃经、清脾经　清胃经、清脾经刚才我们已经在小朋友身上演示过了，现在我想请一位小朋友的妈妈带着自己的孩子上来实际操作一下，看看是否已经掌握了？

2.清六腑　"清六腑"的意思也就是"退六腑"。

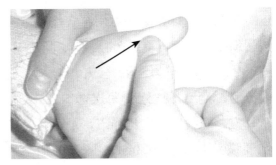

清胃经

3.食欲不旺、腹胀、大便稀、有水肿者　补脾经。

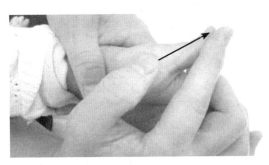

清脾经

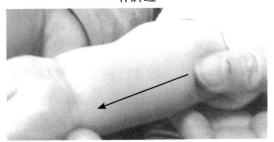

补脾经

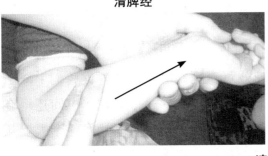

清六腑

清胃经：让小儿拇指伸直、绷紧，施术者用拇指指腹自小儿掌根大鱼际边缘快速推至指根第一节横纹，反复操作200次左右。

清脾经：施术者用拇指指腹或桡侧面自患儿掌面拇指指根近大鱼际边缘直推至拇指指端的内侧缘（少商穴），反复操作约200次。

补脾经：施术者用拇指指腹旋揉小儿拇指螺纹面，或者用拇指指腹或桡侧面自患儿拇指指端外侧缘（少商穴）旋推至指根近大鱼际边缘200次左右。

清六腑：施术者用拇指或示、中二指指腹自小儿前臂肘横纹靠近小指一侧的纹头端（小海穴）直推至小指一侧的掌面腕横纹端（阳谷穴）约100次。

【耳穴按压】

家长还可以在家中运用耳穴按压法帮助孩子减肥，重点选心、肺、肝、脾、胃、大肠、小肠、肾、三焦、神门、内分泌、饥点、便秘点，每次选 5 ～ 8 个耳穴。先找准耳穴压痛点，消毒，将硬质菜籽黏附在 0.5cm 见方的胶布中央，用镊子夹贴在耳穴上，略加按压使其有疼痛感。每天要帮助孩子按压所贴耳穴 3 ～ 5 次，特别是每次进餐前和有饥饿感时要按揉 2 ～ 3 分钟。每次贴压天数根据季节而定，夏天 1 ～ 2 天换 1 次，其他季节每周更换 1 ～ 2 次，两耳交替使用。

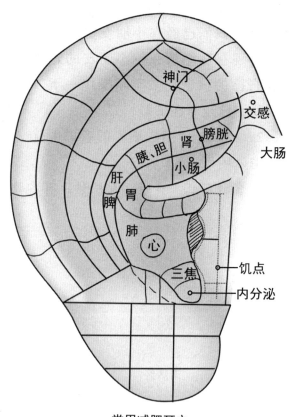

常用减肥耳穴

需要说明的是，减肥是一个缓慢过程，没有速效可言。俗话说得好：慢工出细活，欲速则不达。冰冻三尺，非一日之寒。既然肥胖的形成是一个缓慢的过程，那么，减肥的过程怎能有速效可言呢？医学道理告诉我们：减肥就好像用药物降血压、降血糖一样，也只能慢慢地、阶梯式地下降，中间还得有一个平台期，才是安全、可靠、有效的方法，否则就会出危险。就像一个人要从高山上下山一样，他只能沿着山间弯弯曲曲的盘旋小道慢慢地走下来，既安全，又能达到目的，而不能直接从山顶快速地跳下去。实践证明：慢慢减肥（比如一个星期减肥 1 千克）比所谓的"速效"减肥更科学、更有效、更持久，也更健康。

还有一点，减肥不要将眼睛只盯着体重的增减，更重要的是立足于形体的改变。脂肪比水分要轻得多，所以它的减少对体重的影响并不大，但对形体的影响可不小。穴位减肥能使原来体内排列无序、杂乱无章的脂肪细胞排列有序，这样体形就会变得健美起来。许多真正减肥成功的成年女性往往都有这样的体会，那就是她的体重并没有减少或减得很少，但是亲朋好友都说她比以前瘦了，而且她过去穿不了的衣服现在又能穿了，这就是形体改变的结果。这种现象在孩子们身上也同样可以体现出来。

推荐2款小儿减肥食疗方

1. 冬瓜（去皮、切块）500g，葱段、生姜片各适量，鲜汤 400ml。小火炖熟，调味食用。适用于胃肠有火、食欲太旺盛者。

2. 黄芪、山楂、荷叶、泽泻各 5 ～ 10g。水煎取汁，或直接用开水冲泡代茶。上幼儿园和中小学的小朋友每天都可以带上当茶喝，特别适合于脾虚、食欲不旺盛、"虚胖"的小孩。

送给家长和小朋友们的养生心得

1. 若要小儿安，耐得三分饥与寒　中医学认为，小孩子是纯阳之体，相对成年人而言，阳气比较偏旺，不怕冷，冻不坏，也饿不坏。但吃得过饱却会撑坏，穿的盖的过多会捂坏。所以，中医儿科主张，宁可让小孩的脾胃保持一个相对饥饿的状态，而不要吃得太饱。

2. 鱼生火、肉生痰，粗茶淡饭保平安　痰、火是导致很多疾病的重要原因，应尽量避免。须知，粗茶淡饭照样能确保儿童的正常发育和健康成长。

3. 洋快餐，抛一边，粗粮菜果促康健　洋快餐大多属于高脂肪、高热量食品，并含有过多的激素成分，既能增肥，又促进小孩子性早熟，属于典型的"垃圾食品"，要尽量不吃或少吃，偶尔吃 1 次还可以，但 1 周不得超过 2 次。

4. 多喝茶，少饮酒，粗粮菜果跟我走　这一条是给孩子家长的，特别是给爸爸的，要让孩子管住嘴，家长一定要做好表率。家长和孩子不妨在家里开展"管嘴"互相监督，共促健康。

第八讲　呕吐和呃逆 —— 天突、膻中、中脘、内关来平息

【医理分析】

呕吐和呃逆，都是小儿很容易犯的二种病症。因为穴位保健方法基本相同，故合在一起一并介绍。

1. 小儿呕吐　常见于急性胃肠炎、食物中毒、酒精中毒、农药中毒、胆道蛔虫症、晕车、晕船、晕飞机等。轻者呕吐清水、痰涎，婴幼儿表现为吐奶，较重者呕吐食物，更重者呕吐胆汁（苦水）或蛔虫。一旦发生呕吐，大部分情况下需要止呕。而当发生食物中毒、酒精中毒、农药中毒的时候，就需要催吐，以便把胃中毒物尽早呕吐出来，减轻中毒症状。

2. 呃逆　俗称"打嗝"，西医称"膈肌痉挛"，可以说每个人都有过呃逆的切身体会。发病突然，表现为喉间呃呃有声，声短而频，不能自控。常伴有胸膈及胃脘部满闷不适、情绪不安等。偶然发作者多可短时间内不治自愈，也有持续数日甚至数月、数年不愈者。我曾经见到过 1 例是连续呃逆 11 天之久、每分钟 50 次左右的，那简直就没有办法吃饭、睡觉，甚至连正常的呼吸都受到影响。心情紧张、恐惧，焦虑不安、烦躁。

呃逆是因为膈肌受到某种刺激而引起的一种痉挛现象，突然吸入冷空气、饱餐、吸烟、饮酒等为常见的诱发因素。除了单纯性膈肌痉挛外，许多消化道病变和一些外科手术后均可引起本病。少数人可以因为受到他人呃逆的影响而自己也发生呃逆。

中医学认为：呕吐和呃逆都是由于胃气不降反而上逆的结果，凡上、中、下三焦诸脏腑气机上逆均可引动胃气上逆而致呃逆。多由饮食、情志和突然吸入冷空气而引发。

【穴位解读】

对于呕吐、呃逆，穴位保健治疗，方法简便有效，治愈率高，而且疗程很短。治疗原则和方法基本上都是一样的，就是要宽胸理气、和胃降逆，穴位也大致相同。主要有天突、膻中、中脘、内关；呃逆另加翳风和膈俞。

1. 天突　天突能疏调咽喉局部的经络之气。

2. 膻中　膻中为"气之会穴"，有宽胸理气、降逆止呕止呃作用。

3.中脘　胃是六腑的中心，中脘穴正好位于胃脘部，六腑之气皆会于此，为"六腑之会穴"，通调腑气作用明显，腑气一通，呕吐、呃逆自然平息。

4.内关　内关是心包经沟通、联络三焦的穴位，有良好的宣上导下、和内调外、宽胸理气、调节胃肠的功能作用。

5.翳风　翳风是我自己在针灸临床中摸索、观察发现的一个治疗呃逆的特效穴，一般都能手到病除。我曾经接诊一位连续呃逆11天之久、每分钟50多次的患者，就是针灸翳风穴，1次止呃，2次痊愈的。

6.膈俞　膈俞是膈肌的相应穴，自然能平息膈肌的不正常痉挛状态。

【操作要领】

穴位治疗呕吐和呃逆，以指压、按摩为主。

1.天突穴　用拇指或中指指端呈弯曲状向胸骨柄的内下方点压和按揉，有点朝下"抠"的样子，千万不要垂直压向气管，避免出现憋气的不良感觉。

2.膻中穴　可用捶打法，也可以分别采用拇指或中指和环指点揉、用掌根或示、中、环指三指并拢从上往下直擦（不可上下来回摩擦，否则，胃气会逆乱，

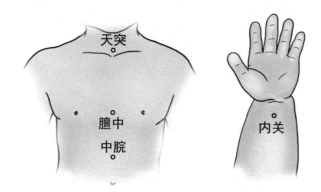

天突：颈脖子下方的胸骨柄上窝

膻中：两乳头连线中点

中脘：腹部正中线脐上4寸

内关：掌面腕横纹中点上2寸，两筋之间

宽胸理气、降逆止呕穴位

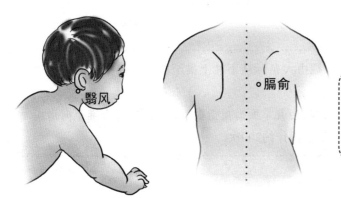

翳风：耳垂后凹陷中

膈俞：背部第7胸椎下旁开1.5寸

止呃逆特效穴——翳风、膈俞

81

达不到"顺气"的目的），手掌通过膻中穴左右横擦法等多种手法。

3.其他穴位　均用拇指点压、按揉。指压内关穴时，拇指指端应顺着经脉的走向在两筋之间施行手法，不能横行施术，否则会人为地阻断经脉，阻滞经气传导，影响治疗效果。还要按压结合旋揉。也可以实施皮肤针叩刺。每穴每次2～3分钟为宜。

在手法轻重方面，止呕的力度要轻，而止呃的力度要重，以患儿最大的耐受力为限。尤其是内关穴止呕，手法宜轻勿重，若手法过重，反会使恶心感加重。治疗呃逆时，患儿需要配合深吸气后屏住呼吸片刻，常能立即止呃。

【典型病例】

10年前的夏天，笔者随南京市少年儿童夏令营到邻近省安徽的歙县进行人文考察。100多人、4辆大巴，声势浩大。去的时候，一个小女孩晕车，不时呕吐。第二天返回的时候，领队让我同那个晕车的小女孩坐在一起，一旦她有恶心感觉出现的时候，我就用手指轻轻掐按她的内关穴。就这样，女孩子一路上竟然没有呕吐过一次，顺利平安地回到了南京。

【小儿特色推拿手法】

主要有向下推揉板门和清脾经两种。

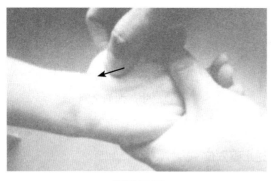

推揉板门

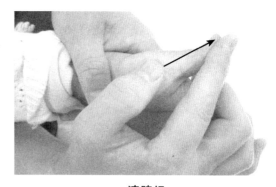

清脾经

> 推揉板门：施术者用拇指或中指指端由大鱼际从下往上推至腕关节拇指侧，边推边揉，反复操作200次左右。
>
> 清脾经：施术者用拇指指腹或桡侧面自患儿掌面拇指指根近大鱼际边缘直推至拇指指端的外侧缘（少商穴），反复操作约200次。

止呕、止呃小窍门

1. 出现恶心呕吐的时候，如果你身边有清凉油、风油精或伤湿止痛膏，可以在肚脐眼和内关穴处滴几滴风油精，涂抹少许清凉油，或贴上伤湿止痛膏，也会收到同样的宽胸理气、和胃降逆止呕的治疗效果。

2. 当呃逆发作的时候，自己用中指顶节指腹重力按压眉头攒竹穴，或者轻轻按揉双侧眼球。

3. 当呃逆发作的时候，含一大口温水或饮料，尽量弯腰并撅着屁股，同时将脖子尽量抬起仰高。先屏住一下呼吸，然后猛地将水一口气喝下。这个方法没有任何痛苦，往往打嗝就止住了。如果万一还没有停止，可以接着按照这种姿势再做 1 次。大家想想这是什么道理呢？因为这个打嗝是胃气往上跑造成的，你憋一口气，把一大口水突然吞下去，就用这一股力量把向上跑的胃气给压下去了。

此外，还可以配合运用一些心理疗法，比如像愚人节那样编造一个足以让患儿大吃一惊的谎言；或者给他一个出其不意的惊吓（如从后面突然拍打他并且大吼一声）。

第九讲　解腹痛 ——八大穴位最好用

【医理分析】

做父母的大都碰到过这种情况：吃过早饭以后，家长送小朋友上幼儿园，或者是中、小学生背着书包上学后有时会突然肚子痛或闹肚子、拉稀。遇到这种突发事件，既影响孩子身体健康，老师和家长都会很着急，影响他们的正常工作。

由于小儿"脾常不足"，所以，婴幼儿很容易罹患胃肠道的疾患，如腹痛、腹泻、消化不良等。

小儿腹痛多以绕肚脐疼痛为主，有虚实之分，实证多由乳食积滞、感受寒邪而致；虚证主要指脾胃虚寒，常因胃肠道疾病迁延日久而致。乳食积滞多见于哺乳期间的婴幼儿；感受寒邪则多见于年龄稍大的儿童，尤其是大热天，从学校或幼儿园一回到家里，就打开冰箱吃（喝）冷饮。

1.乳食积滞引起的腹痛　不喜欢家长用手按压,并伴有口气秽臭、不思饮食、大便酸臭或腹痛欲泻、泻后痛减。

2.感受寒邪者腹痛　阵发性发作,遇冷加重,得温则舒,伴见面色苍白、四肢不温。

3.脾胃虚寒者腹痛　疼痛隐隐、痛处喜按、得温则舒、得食则缓,伴形寒肢冷。

适合穴位保健的小儿腹痛必须首先排除外科疾病的因素,诸如急性阑尾炎、急性胆囊炎、胆道蛔虫症、急性肠梗阻等。辨别方法是摸肚子:肚皮(腹肌)紧张、发硬、按之疼痛更甚者一般是外科急腹症,应紧急送往医院诊治;如果腹部是软的, 就可以施行穴位保健治疗。

【穴位解读】

穴位治疗非外科急腹症性的腹痛疗效迅速。腹部的神阙(肚脐)、中脘、天枢、大横;背部的脾俞、胃俞;下肢的足三里、三阴交等。

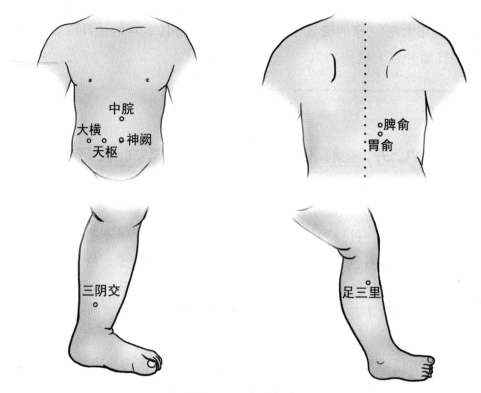

解腹痛——八大穴位最好用

中脘：腹部正中线脐上4寸　　　　胃俞：第12胸椎下旁开1.5寸

大横：脐旁4寸　　　　　　　　　三阴交：足内踝高点上3寸、胫骨后缘

天枢：脐旁2寸　　　　　　　　　足三里：外膝眼中点直下3寸、小腿胫

神阙：即肚脐眼　　　　　　　　　　　　　骨前嵴外侧旁开1中指宽

脾俞：第11胸椎下旁开1.5寸

【操作要领】

首先在腹部以神阙或中脘穴为中心顺时针摩腹 2 ～ 3 分钟；再指压或温灸神阙、中脘、天枢、大横、足三里、三阴交等穴各 2 分钟左右，指压用力最好要重一些，这样才能在最大的限度上抑制疼痛。然后改俯卧位，在脾俞、胃俞等穴施行指压、按揉、艾灸盒灸各 2 ～ 3 分钟，拔火罐（坐罐或推罐）5 ～ 10 分钟。

在穴位保健的基础上，配合简单的食疗方效果更佳

1. 婴幼儿乳食积滞引起者　馒头适量烤焦，压成细粉，加白糖适量，每次温开水送服 5 ～ 10g，每日早、晚各服 1 次。

2. 腹部受寒或虚寒性腹痛者　取生姜或干姜、红糖各适量，煎浓汁温服，每日早、晚各服 1 次。

第十讲　止腹泻——穴位推拿加敷贴

预防小儿腹泻，饮食要有规律、有节制，要清洁卫生，忌进食生冷食物。注意腹部保暖，避免受凉。

【医理分析】

腹泻是以大便次数增多为特征的小儿常见病症。四季均可发病，但以夏秋天气炎热、各种瓜果上市的季节最为多见。小儿脾胃不足，婴幼儿如果乳食不节，学龄前后的儿童误食腐败变质或被污染的食物等，均会损伤胃肠导致腹泻。

中医学素有"湿多成五泻"的说法，这里的"五"，是个虚数，泛指多种腹

泻而言。湿多主要责之于脾虚不能运化水湿，这就说明：腹泻的病位虽然在肠，但关键病变脏腑还是在脾胃，脾虚湿盛是关键。

腹泻是以大便次数增多、便质清稀甚至如水样或完谷不化为主症。少则一日 3 ～ 5 次，多则 10 余次。伴有腹痛、肠鸣音亢进（肚子里咕咕作响）等症状。

腹泻还有虚实急慢之分，"泻"指起病急、水样大便而且次数很多、来势凶猛，犹如"飞流直下，一泻千里"；而"泄"指起病慢、大便不成形、次数不是很多、病势较为缓和。

【穴位解读】

用于治疗腹痛的穴位都可以用于腹泻；暑天腹痛、腹泻可再加内关；常年慢性腹泻或伴有脱肛者，应加灸百会穴升阳固脱。

【操作要领】

诸穴均适用于指压、按摩（食积或食物中毒者以肚脐为中心按顺时针摩腹，虚寒性体质者搓热手掌后逆时针摩腹 30 ～ 50 圈）、温和灸、艾灸盒灸和拔火罐。指压、按摩和艾灸，每次每穴 2 ～ 3 分钟。急性泄泻每日 2 次，慢性泄泻每日或隔日 1 次。

据资料报道：1959 年 5 月哈尔滨市流行小儿痢疾，死亡率很高。医务人员在一家幼儿园为 144 名幼儿针刺足三里穴，发病率仅为 0.7%，而未针刺的幼儿发病率却高达 8%。

【典型病例】

有一次，笔者出针灸门诊，一位女同志带来一个小男孩，说是孩子前一天晚上美味佳肴吃多了，半夜就开始肚子痛、闹肚子。在家吃了一点治拉肚子的药也不管用，就到医院来看急诊了，医生诊断是急性胃肠炎，建议到针灸科治疗。当时，由于孩子捂着肚子哭着喊着不让针灸，只好在家长的帮助下，针了腿上的足三里穴。结果，孩子马上就破涕为笑了。事后，我写

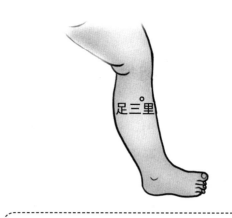

足三里：外膝眼中点直下3寸、小腿胫骨前嵴外侧旁开1中指宽

了一篇科普文章，题目叫作"美味不可多得"，被省科普学会评为优秀医学科普

作品二等奖。

神阙（肚脐）还可以用隔姜灸、隔盐灸和药物敷贴等方法。隔姜灸的具体方法在"灸法操作技能"中已有详细说明，就不赘述。这里主要介绍一下隔盐灸和药物敷贴。

1.隔盐灸　将细盐撒满肚脐，上面放置2～3分厚薄的生姜1块（事先用针或牙签刺穿无数小孔），再将艾绒捏成花生米大小的圆锥体，置于生姜片上点燃施灸。一炷燃尽，则换炷再灸，一般可连续灸3～5壮。这里在食盐上加生姜片，主要是起把燃烧的艾绒与食盐隔离的作用，防止燃火接触到食盐后会起爆，发烫的盐粒蹦到皮肤或衣物上出现意外。

2.药物敷贴　取五倍子适量，研为细末，用食醋调成糊状敷脐，外用伤湿止痛膏固定。每日或隔日换1次。适用于久泻不止者。

中医学称肚脐为"神阙"，是突出肚脐在人的生命中的重要地位。神指"元神"，阙为"宫殿"，意思是说：肚脐这里是与人的生命休戚相关之地。我们知道，人还没有出生以前，是以胎儿的形式寄生在母体子宫里的，是靠紧连胎盘的脐带从母体吸收营养物质的，好像瓜蒂一样，是瓜果吸收植物根茎、瓜蔓营养的唯一途径。人一旦离开母体，脐带虽然剪断了，但是脐带作为一个瘢痕结缔组织，表皮角质层很薄，屏障功能最弱；脐下没有脂肪组织，却有丰富的毛细血管，微循环非常好；再加上丰富的神经末梢、神经丛和神经束，具有良好的感受功能和吸收、传导功能，这些因素都有利于药物作用的渗透和人体对药物有效成分的吸收（艾灸的热作用也是如此），成为中医针灸脐疗治病的坚实理论和实践依据。

【小儿特色推拿手法】

主要有补脾经、补大肠、清脾经、推揉板门和捏脊法；伴有脱肛者加用揉龟尾、上推七节骨等。

揉龟尾：用中指和环指指端揉尾椎骨端1～2分钟。

上推七节骨：用拇指指腹或示指、中指、环指从下往上推尾骶骨末端（长强）至第2腰椎下（命门）100～200次。

穴位保健对用于腹痛、腹泻来说，疗效快捷而显著，对于不愿吃药、害怕打针的儿童来说，这些不伤及皮肉的外治法无疑是最好的选择。但孩子若因腹泻频繁而出现脱水现象者，应适当配合输液治疗。

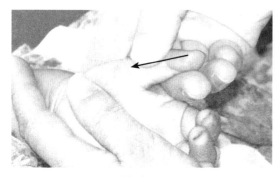

补脾经

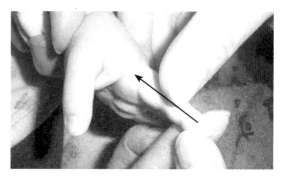

补大肠

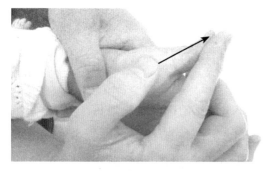

清脾经

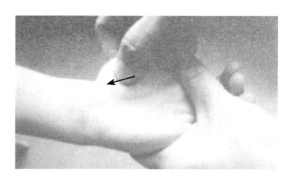

推揉板门

补脾经：施术者用拇指指腹旋揉小儿拇指螺纹面，或者用拇指指腹或桡侧面自患儿拇指指端外侧缘（少商穴）旋推至指根近大鱼际边缘200次左右。

补大肠：施术者用拇指桡侧面自小儿示指指尖内侧缘直推至虎口100次左右。

清脾经：施术者用拇指指腹或桡侧面自患儿掌面拇指指根近大鱼际边缘直推至拇指指端的外侧缘（少商穴），反复操作约200次。

推揉板门：施术者用拇指或中指指端由大鱼际从下往上推至腕关节拇指侧，边推边揉，反复操作200次左右。

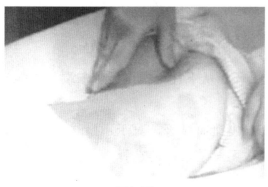

揉龟尾

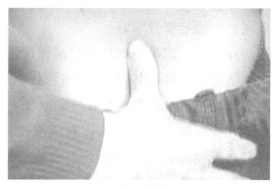

上推七节骨

治疗腹泻的单方、验方

1. 炒神曲、炒山楂各 12g，研为细末，每次用白糖水冲服 3g，每日 2 次（适用于食积腹泻）。

2. 小蒜 1 把（切碎），鸡蛋 1 枚。煎鸡蛋吃，不放盐（适用于腹部受寒引起的泄泻）。

3. 石榴皮 9g，水煎加红糖少许内服，每日 3 次（适用于脾虚久泻）。

4. 暑天腹痛、腹泻可以配合服用藿香正气软胶囊。

本病治疗期间应控制饮食，病轻者要减少饮食，母乳喂养者要缩短喂奶时间，延长间隔时间。病重者，开始须禁食 8～12 小时，随着病情好转，逐渐给予少量母乳或米汤等易消化食物，在禁食期间应注意补充水分。要注意卫生，勤换尿布。避免受凉，尤其是腹部与骶部。

家长为孩子做好预防工作

1. 合理喂养，尽量母乳喂养，避免夏季断奶，逐渐添加辅食。

2. 注意卫生，注意奶具、食具、玩具的消毒，饭前便后要洗手。

3. 注意气候变化，避免腹部受凉。

第十一讲　不便秘 —— 中脘、曲池通腑气

【医理分析】

不论是家长还是小孩，一定要保证每天有一次正常的大便，至少也应该 2 天有一次正常的大便（婴幼儿每天大便的次数可以明显多于成年人或者年龄大一些的儿童，也可以不成形）。所谓正常的大便，就是不干不稀、成形，大便的过程非常顺利，没有任何痛苦。

小儿脾胃不足，除了容易发生腹泻之外，还表现在便秘和脱肛两个方面。下面我们就来说说小儿便秘和脱肛的问题。

便秘是指大便干结、排便困难、排便时间或周期延长的病症。不管是成年

人还是小孩，超过 3 天才有 1 次大便，而且大便干结，大便的时候费劲，这都可以说是便秘。

便秘分为实证便秘和虚证便秘两种。

1．实证便秘　大便干结、脸红身热、口臭、不思饮食、腹部胀痛（不喜欢用手按压，按压则引发疼痛）、小便短赤、舌红苔黄，多见于热性体质、喜吃辣椒、火锅以及油炸食品的孩子。

2．虚证便秘　面色苍白或萎黄，形瘦乏力，大便秘结难下，但肚子摸起来是软的，而且虽然好几天没有大便排出，但肚子却没有什么不舒适的感觉；见于生来体质就比较虚弱、平时又爱吃冷食或喝冷饮、肚子容易受凉的儿童。

【穴位解读】

儿童便秘，可取中脘、天枢、大横、曲池、支沟、足三里等穴。少数虚秘者可加三阴交和太溪穴。

1．中脘　是专门用来通调腑气的，大肠、小肠和胃都是腑，只有腑气通了，大便才能够排泄得通畅无阻。

2．天枢、曲池、支沟　天枢是胃经的穴；曲池属于大肠经；支沟属于三焦经。此三穴位都用来治疗那种经常吃火锅、吃辣椒、吃油炸食品导致胃肠道有火的实性便秘。

3．大横　大横是脾经的穴，用于治疗脾胃消化功能不太好、没有动力推动大便从肠道里排出的"虚秘"。

4．三阴交和太溪　可以增加肠道的"阴液"起润滑作用，促使排便（古代医家称这种治法为"增液行舟"即"润肠通便"法。好比船在河里行驶，如果河里的水少了甚至干了，船就无法行驶了，而只要河里的水多了、满了，船也就自然前进了）。

5．足三里　全方位调理胃肠道的穴位，不论寒热虚实性便秘都可以选用。

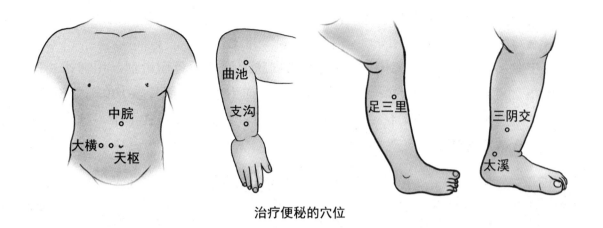

治疗便秘的穴位

中脘：腹部正中线脐上4寸，即心口　　　曲池：屈肘，肘横纹拇指侧纹头端
　　　窝与肚脐眼连线中点　　　　　　足三里：外膝眼中点直下3寸、小腿胫骨
大横：脐旁4寸　　　　　　　　　　　　　　　　前嵴外侧旁开1中指宽
天枢：脐旁2寸　　　　　　　　　　　　三阴交：足内踝高点上3寸
支沟：腕背横纹中点上3寸　　　　　　　太溪：足内踝高点与跟腱连线中点

【操作要领】

以上穴位以指压、按摩、拔罐和皮肤针叩刺为主，艾灸属于火力治疗方法，一般不大适用于便秘的治疗。

1.指压腹部穴位　一般先分别采用拇指指腹或者示、中、环指三指指端点按、旋揉 1 ～ 2 分钟，然后再用手掌或掌根（手指头稍微往上翘一点）以肚脐和中脘穴为中心全腹按摩 2 ～ 3 分钟。

2.腹部按摩　一定要按照顺时针方向，绝对不可以按逆时针反向按摩。这是因为大肠排泄粪便是靠肠道不停地蠕动，而且是从右边的升结肠上来，经过横结肠，再从右侧的降结肠下来，最后经直肠到肛门的。所以，腹部按摩就必须顺势操作。如果反其道而行之，那么肠道已经发酵腐败的食物臭气就会由大肠经小肠、胃、食管和口腔"反流"出来。这就是你如果不遵守肠道的蠕动规律操作，那对不起，它也就会同你"闹别扭"。

3.皮肤针叩刺　时间掌握在每穴 1 ～ 2 分钟，每日 1 ～ 2 次。

4.敷贴疗法　生大黄6g，芒硝4g，厚朴、枳实各2g，冰片1g。共研细末，每取 2g，加蜂蜜调成膏状，敷贴于肚脐，外用胶布固定，每 2 日换药 1 次。

【小儿特色推拿手法】

有清大肠、清六腑、补脾经、推三关、下推七节骨。

下推七节骨　患儿俯卧，先在腰骶椎皮肤上涂搽适量润滑剂，用拇指指腹或示指、中指、环指从第 2 腰椎下（命门穴）由上向下推至尾骶骨端 100 ～ 200 次。我们不妨这样来理解和记忆：因为是促使排便，我们就这样往下推，这个方向是不是有帮助排便的含义呢？

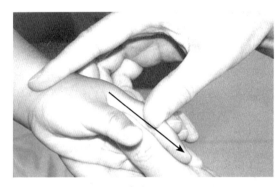

清大肠　　　　　　　　　　　　　补脾经

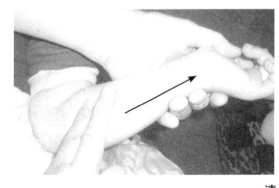
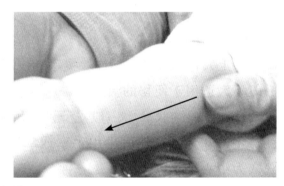

清六腑

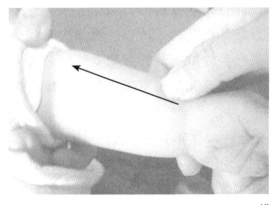
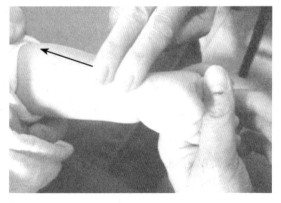

推三关

清大肠：施术者用拇指指腹自小儿虎口处沿示指桡侧缘推至指甲边缘100次左右。适用于食积发热、疳积、便秘、扁桃体炎等。

补脾经：施术者用拇指指腹旋揉小儿拇指螺纹面，或者用拇指指腹或桡侧面自患儿拇指指端外侧缘（少商穴）旋推至指根近大鱼际边缘200次左右。

清六腑：施术者用拇指或示、中二指指腹自小儿前臂肘横纹靠近小指一侧的纹头端（小海穴）直推至小指一侧的掌面腕横纹端（阳谷穴）约100次。

推三关：施术者用拇指桡侧面或示指、中指指腹由小儿腕横纹拇指侧（阳溪或太渊穴）推向肘横纹拇指侧纹头端（曲池穴）100次左右。

　　前面我们介绍过小儿推拿按摩手法"上推七节骨"，现在又介绍了"下推七节骨"的推拿按摩手法。我想请问这位家长：对"上推七节骨"和"下推七节骨"这两种手法的治疗作用能不能弄得很清楚？

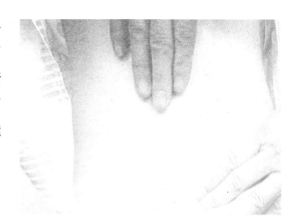

下推七节骨

　　家长：很清楚。

　　笔者：上推七节骨是起什么作用的？

　　家长：上推七节骨是治疗腹泻的推拿按摩手法。

　　笔者：那下推七节骨是起什么作用的？

　　家长：下推七节骨是治疗便秘的推拿按摩手法。

　　笔者：上推治腹泻，下推治便秘。这样的方法好理解、好记忆吗？

　　家长：腹泻、脱肛就往上推，大便不通就往下推。非常好记！

注意事项

　　1. 平时应多饮水，适当多吃新鲜蔬菜、水果。

　　2. 进行适当体育活动，养成定时排便的习惯；不要在大便时看书报、小人书等。

食疗验方

1. 青菜汁，炖熟温服，每次半碗。每日 1 ～ 2 次。

2. 红萝卜捣汁，加白糖调服。每日 1 次。

3. 黄豆皮 8g，水煎，每日分 2 次服。

4. 芝麻、核桃肉各 10g，松子 8g。共捣烂，每天早、晚空腹时加蜂蜜调服。

第4章　泌尿生殖穴位保健

第一讲　不尿床 ——关元、三阴交最帮忙

【医理分析】

遗尿又称"夜尿症"，也就是"尿床"，是指3岁以上的小儿在睡眠中小便自遗、醒后方知的一种病症，因大脑皮质排尿中枢功能失调而引起。3岁以下的小儿由于大脑皮质排尿中枢的功能尚不健全，正常的排尿反射还没有完全形成，尿床还是"受法律保护"的，不属于病态；年长小儿因贪玩少睡、过度疲劳、睡前饮水过多等偶然尿床者也不作病论。

中医学认为：尿液的正常排泄，主要决定于肾的气化和膀胱对尿液的制约功能。若肾气不足或肺脾两虚、下焦湿热，都能导致膀胱对尿液约束无权，而发生遗尿。也就是说，膀胱的病变是标，病根还是在肾、肺、脾三脏。

遗尿的表现，轻者数夜或每夜1次，重者一夜数次。若按中医辨证，则有虚、实两端。

1.虚证　由于肾、肺、脾虚者，平时小便清长、怕冷、面色苍白或萎黄、少气懒言，遗尿时一般不知晓，醒后方知。

2.实证　基本上是属于膀胱湿热，小便短少色黄、外阴潮湿、瘙痒，遗尿多因湿热的刺激，并伴有相关梦境——梦中感觉到下腹部膀胱尿胀，急得到处找厕所。找不到厕所还好些，一旦找到厕所，就急不可待、痛痛快快地"解决"了，醒后却发现是在床上"现场直播"了。其实这种现象有的成年人也有，因此而错怪孩子的情况时而可见。

长期遗尿的患儿，面色苍白，精神疲乏，食欲下降，少气懒言，会严重影响少年儿童的生长发育和身心健康。

【穴位解读】

穴位保健对小儿尿床有着非常满意的疗效，比吃药、打针效果都好，可以作为治疗小儿遗尿的首选之法。

关元、三阴交都是脾经、肝经、肾经的交会穴，是调理脾、肝、肾，治疗泌尿系统病症的两个最基本、最常规的穴位，按照中医的说法，这两个穴位可以说是治疗泌尿系统病症的单方、验方。病情较轻者单用就有效，一般3～5次就能收到很好的效果；病情偏重者将它们配合在一起，更是相得益彰。治疗20～30次，也能获得显著疗效。

【穴位搭配与操作】

1. 常规取穴　主要取中极或关元（二选一）、三阴交。

2. 虚者　再加肺俞、脾俞、肾俞。

3. 膀胱湿热　加阴陵泉。

4. 病程日久　加足三里。

◎指压、按摩、艾灸（膀胱湿热者不灸）、拔罐、皮肤针叩刺　大部分情况下均可，每穴2～3分钟。每日1次。

◎皮内针法　皮内针又叫"揿针"，是一种类似图钉、非常安全、很适合家庭保健的安全微型针具。使用之前先在75%酒精中浸泡30分钟，穴位也应消毒，将针具垂直按压进穴位中，外用胶布固定，1次可留置2天左右。这种方法，对于要上学、没有时间上医院的孩子非常适合。

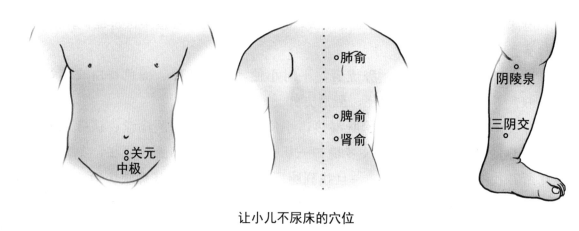

让小儿不尿床的穴位

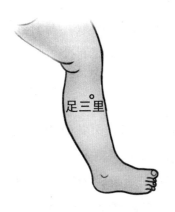

足三里

关元：腹部正中线脐下3寸
中极：腹部正中线脐下4寸
肺俞：背部第3胸椎下旁开1.5寸
脾俞：背部第11胸椎下旁开1.5寸
肾俞：腰部第2腰椎下旁开1.5寸
阴陵泉：膝关节内下方高骨下凹陷中
三阴交：足内踝高点上3寸、胫骨后缘
足三里：外膝眼正中直下3寸、小腿胫骨外侧1中指宽

【小儿特色推拿手法】

补肾经、补肺经、补脾经。肺、脾、肾是人体胸腹部上、中、下三焦对尿液起控制作用的关键脏腑（肺通调水道，脾运化水湿，肾温煦膀胱），三脏的功能健全了，对尿液的固摄能力也就提高了。

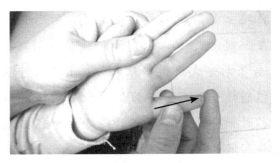

补肾经

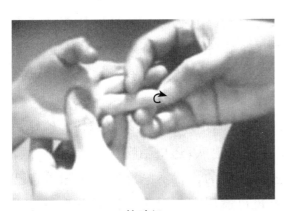

补肺经

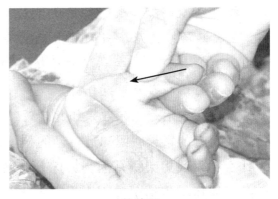

补脾经

补肾经：施术者用拇指指腹自小儿小指掌面指根向指尖方向直推100次左右。
补肺经：施术者用拇指指腹旋揉小儿环指指腹的螺纹面，或自环指指尖推至指根200次左右。
补脾经：施术者用拇指指腹旋揉小儿拇指螺纹面，或者用拇指指腹或桡侧面自患儿拇指指端外侧缘（少商穴）旋推至指根近大鱼际边缘200次左右。

【治疗原发病】

穴位保健治疗遗尿疗效满意，能够让遗尿的孩子心理上得到解放，身体上恢复健康。但如果因器质性病变如泌尿道畸形、隐性脊柱裂、大脑器质性病变等引起的遗尿，则效果较差，这种情况下应治疗其原发病。

【典型病例1】

30年前，我在北非阿尔及利亚援外医疗期间，曾有一位40多岁的中年妇女带来5个小孩，全是她自己的孩子，个个都尿床，只是程度不一样而已，轻的每周尿床3～4次，重的一夜好几次。用西药治疗也没有效果，她多年来每天都要为这5个孩子洗床单、被子和衣服，因此感到很无奈。听说中国医疗队的针灸医生能治小儿尿床，她就抱着试试看的心理把几个孩子都带过来治疗。我按上面说的那些穴位针灸，2天1次（阿尔及利亚是伊斯兰国度，男女不能在一起治疗，只能分开，隔日治疗1次），通过不到1个月的治疗，除了已经16岁的老大还偶尔尿床外，其余4个孩子都获得痊愈，不再尿床了。小孩的妈妈别提多高兴了！为了感谢中国医疗队，她和丈夫请我们几位医生到她家里做客时兴奋地说：现在只是给一个偶尔还尿床的孩子洗床单和衣服了，已经感到非常满足，非常轻松愉快了。

【典型病例2】

南京观众胡珍仙女士就用所学到的穴位保健给自己姐姐的孙女（每晚尿床1～2次）治疗遗尿，当天晚上就没有尿床，获得了满意的效果。胡女士打电话给我兴奋地说：我尝到了穴位保健的甜头，很希望能有机会继续学习，以便今后能为自己的孙子防病保健。

穴位保健治疗遗尿效果如此之好，而且年龄越小，治疗效果就越快、越好。可是我们有的家长明明知道自己的孩子有尿床的毛病，还要隐瞒病情,讳疾忌医。为什么呢？我想大概是因为尿床是带有遗传性质的，就不愿意让别人知道自己的孩子尿床，生怕引起别人误会是不是家长也遗尿啊？因为这种不必要的爱面子、图虚荣心理，到头来却耽误了孩子的治疗，影响了孩子的身体健康，得不偿失啊！

长期遗尿的孩子，除了身体健康受到影响外，心灵上也会有一定的创伤。记得有一部美国电视剧《孤独的长跑者》，反映的就是由于妈妈不能正确对待自己尿床的孩子，每天利用孩子快要放学的时候就有意识地将孩子尿过的床单不洗就挂在窗户外面，窗户外面就是学生们放学回家的必经之路，目的就是让孩子的同学们看到，以达到羞辱他的目的。妈妈的举动，让孩子的精神上受到很大的刺激，经常躲在屋里哭、发呆。后来孩子想了一个办法，就是每次放学的时候就第一个冲出教室，拼命地往家里跑，把妈妈挂的床单收掉。久而久之，这个孩子竟然成了美国的长跑冠军。孩子成了长跑冠军固然是件喜事，但是这个妈妈的所作所为的确不能效法。

治疗期间注意事项

1. 白天别太累，睡前少喝水，夜间睡觉时要定时叫醒患儿小便，使其逐渐养成自觉起床排尿的习惯。

2. 体虚者注意适当加强营养。

3. 大人要积极、主动帮助孩子治疗遗尿，不要隐瞒病情；积极鼓励患儿消除自卑感和怕羞心理，树立战胜疾病的信心；切勿嘲笑和歧视他们，避免产生恐惧、紧张和自卑感。

第二讲　治肾炎——穴位操作"简""便""廉"

【医理分析】

弥漫性肾小球炎性病变，多发于学龄前儿童。起病较急，主要表现为眼睑或肢体水肿、小便短少、尿中带血，血压偏高等症，这就是我们平时所说的"肾型高血压"。这种病远比遗尿症要重得多，对心血管、脑血管都会造成极大影响。应以医院治疗为主，家庭保健为辅，若治疗及时，多数患儿可获痊愈。

【穴位解读】

1. 腹部穴位　关元或中极二选一，水分或水道二选一。

2. 腰背部穴位　肺俞、脾俞、三焦俞、肾俞。

3. 下肢穴位　足三里、三阴交等穴。

中医学认为：肾炎主要是三焦的气化失常，上焦以肺为主（肺通调水道），中焦以脾为主（脾运化水湿），下焦以肾为主（肾助膀胱气化而主泌尿）。所以，治疗肾炎在主选关元、三阴交二穴的基础上，还要增加肺、脾、肾这三个脏在腰背部的背俞穴——肺俞、脾俞、肾俞，作为主要治疗目标。

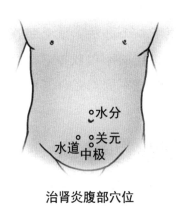

治肾炎腹部穴位

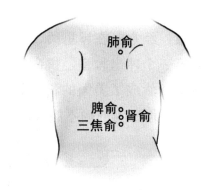

治肾炎背部穴位

水分：腹部正中线脐上1寸　　　　　肺俞：第3胸椎下旁开1.5寸

水道：关元穴旁开2寸　　　　　　　脾俞：第11胸椎下旁开1.5寸

关元：腹部正中线脐下3寸　　　　　肾俞：第2腰椎下旁开1.5寸

中极：腹部正中线脐下4寸　　　　　三焦俞：第1腰椎下旁开1.5寸

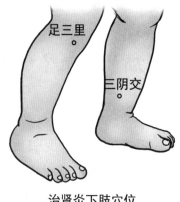

治肾炎下肢穴位

足三里：外膝眼正中直下3寸、小腿胫
　　　　骨外侧1中指宽

三阴交：足内踝高点上3寸、胫骨后缘

◎**血尿者**　还得加上一个阴陵泉（膝关节内下方高骨下凹陷中），主要发挥清热利湿的治疗作用。

◎**血压高者**　再增加降压要穴曲池和涌泉。

◎**正气虚者**　加足三里（外膝眼正中直下 3 寸、小腿胫骨外侧 1 中指宽）扶正补虚。

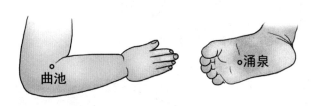

曲池：屈肘90°，肘关节拇指侧
　　　横纹头尽端
涌泉：足底不算足趾的前1/3与后
　　　2/3的交点

【操作要领】

以指压、按摩、皮肤针叩刺为主，每穴 2～3 分钟。尿黄和血尿严重者不宜施灸，背部主穴宜用皮肤针沿脊椎夹脊叩刺后拔罐治疗 5～10 分钟或行"推罐法"。每日 1 次。

【小儿特色推拿手法】

有清补肺经（起到平补平泻作用）、清补脾经（起到平补平泻作用）、清胃经、清肝经、清六腑、清补肾经（起到平补平泻作用）。主要适用于急性肾炎。

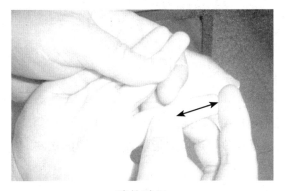

清补肺经

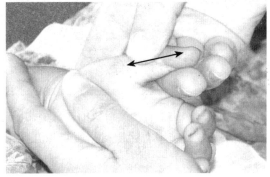

清补脾经

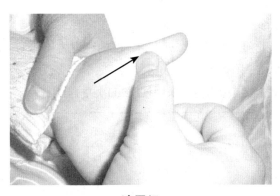

清胃经

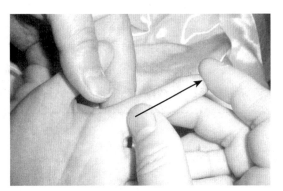

清肝经

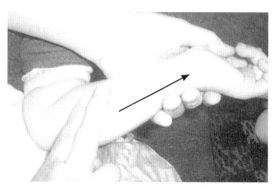 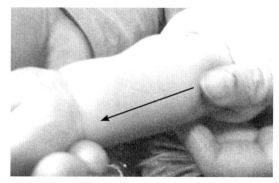

清六腑

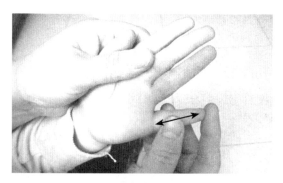

清补肾经

清补肺经：施术者用拇指桡侧面自小儿环指指根向指端来回推擦200次左右。

清补脾经：施术者用拇指指腹自患儿拇指指根近大鱼际边缘向指端来回推擦200次左右。

清胃经：让小儿拇指伸直、绷紧，施术者用拇指指腹自小儿掌根大鱼际边缘快速推至指根第一节横纹，反复操作200次左右。

清肝经：施术者用拇指指腹自小儿掌面示指根部推至指端100～200次。

清六腑：施术者用拇指或示、中二指指腹自小儿前臂肘横纹靠近小指一侧的纹头端（小海穴）直推至小指一侧的掌面腕横纹端（阳谷穴）约100次。

清补肾经：施术者用拇指指腹自小儿小指掌面指根向指尖方向来回推摩200次左右。

肾炎患儿饮食疗法

1. 浮萍 15g，生姜 10g。水煎代茶。

2. 薏苡仁、赤小豆、绿豆各 30g，粳米 100g。煮粥服食。

3. 玉米须 18g，西瓜皮、冬瓜皮各 30g，赤小豆 45g。水煎代茶。

4. 防风、蝉蜕各 6g，葱白 2 根，粳米 50g。前三味水煎取汁，粳米煮粥，待粥熟时加入药汁，煮沸服食，食后覆被取微汗。

肾炎患儿生活起居

肾炎患儿生活起居，对于促进和巩固治疗效果都十分重要。

1. 治疗期间须相对卧床休息 2 ～ 3 周，直到水肿消退、肉眼血尿消失、血压恢复正常，方可下床活动。

2. 水肿高血压者应限制水、盐的摄入；肾功能不好时，要低蛋白饮食；多吃些新鲜蔬菜、水果。

第三讲　防早熟——就选行间、太冲、涌泉和然谷

【医理分析】

随着我国人民物质生活、文化生活水平的不断提高，现代儿童的生理发育也普遍提前。再不是《黄帝内经》时代提出的那种女子"二七"（14 岁）开始"天癸至"（即月经来潮），进入青春发育，开始出现第二性征如乳房开始隆起、阴毛开始萌生等；男子"二八"（16 岁）开始出现喉结、胡须以及睡梦中遗精等情况。

性早熟是指儿童在性发育年龄（10 岁）以前就出现身高、体重迅速增长以及第二性征的变化，外生殖器发育（女孩乳房开始发育并来月经，男孩子喉结凸显、长胡须，并开始出现遗精现象），其中女孩多于男孩 4 ～ 5 倍。

为什么会这样呢？究竟是什么原因导致我们现在的小孩生理发育普遍的提前呢？这完全是现在营养过剩、特别是食物中大量的激素惹的祸！在这个倾向

中间，女孩占的比例非常之高，4～5倍于男孩。

　　现在市场上出售的家禽，一部分是用拌有快速生长剂的饲料喂养的，禽肉中的"促熟剂"残余主要集中在家禽头、颈部分的腺体中，因此，经常吃鸡颈、鸭脖是"性早熟"的高危因素。

　　油炸类食品，特别是炸鸡、炸薯条和炸薯片，过高的热量会在儿童体内转变为多余的脂肪，引发内分泌紊乱，导致性早熟；而且，食用油经反复加热使用后，高温使其氧化变性，也是引发"性早熟"的原因之一。有调查研究表明：每周光顾洋快餐2次以上，并经常食用油炸类、膨化食品的儿童，"性早熟"的可能性是普通儿童的2.5倍。

　　反季节水果，比如春末提前上市的桃子、梨子、苹果、橙子，冬季的草莓、葡萄、西瓜、西红柿等，几乎都离不开"促熟剂"的作用。

　　生活水平提高了，食品市场繁荣了，各类儿童营养品、保健品堂而皇之地进入了寻常百姓家。在许多父母看来，这些东西对孩子有健脑益智、强身健体的作用，至少是"有益无害"。所以，"买保健品等于买健康"的错误理念被众多父母所接受。许多孩子家长望子成龙、望女成凤，把花钱买补品当作"智力投资"，把本不适合于儿童的人参、黄芪、当归、桂圆等补品，甚至于冬虫夏草、鹿茸等这样的大补肾气、肾精的药膳和口服液，都强加给少年儿童。一部分针对儿童市场的很多标榜能"长高、长壮"的补剂和口服液，含有激素成分。这些激素使孩子在五六岁时长得比同龄儿童高大壮实，其骨龄已达8岁或10岁。而等孩子进入正常发育阶段时，反而就不见长了。

　　须知，越是大补类的药物，越容易改变

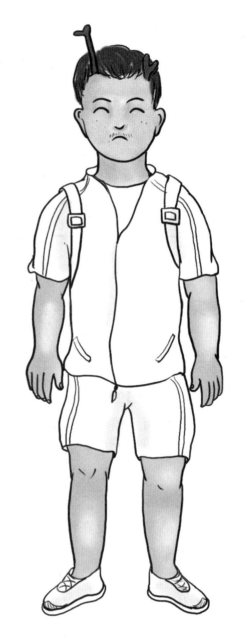

儿童正常的内分泌环境，造成其身心发展不平衡。早些年我看到过一幅漫画：一个背着书包的孩子头上却长出了鹿角——服用鹿茸补品补过头了嘛！

实际上，现在的孩子生活条件好，发育早一些、快一些也都在所难免。家长和老师对发育过快、偏早的孩子要关心、爱护他们，及时对他们进行生理卫生和心理卫生教育，不要轻易给孩子戴上"性早熟"的帽子，不要让刚刚叩响青春之门的孩子背上沉重心理包袱，妨碍孩子的健康成长。

对于有"性早熟"倾向的儿童，一定要做到三早——早预防，早发现，早治疗。因为早熟的危害会影响到孩子今后的生活质量和生存寿命，早熟就意味着早衰，这是必然的结果。

中医学认为：性早熟主要是肝肾这个先天之本补得太过了，使得肝肾的功能活动旺盛了。针对肝肾功能的亢进，我们有 4 个清泻肝肾的穴位可以应对。哪 4 个穴位呢？肝经的行间、太冲，肾经的涌泉、然谷。通过清泻的手法，让过于亢进的肝肾功能得到一定的抑制，恢复阴阳的平衡状态。

【穴位解读】

太冲在足背第 1、2 跖骨结合部前方凹陷中（行间穴上约 1.5 寸），行间位于足背第 1、2 趾缝纹头端，然谷位于足踝内下方 2 寸舟骨粗隆下凹陷，涌泉穴在足底（不连脚趾）的前 1/3 与后 2/3 交点凹陷中。

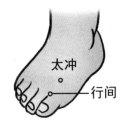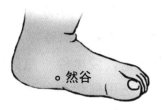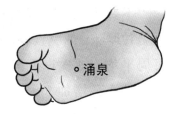

防治性早熟的穴位

【操作要领】

经常重力点压、掐揉，以及皮肤针重叩出血（足心涌泉穴不必出血，以免影响走路），每穴每次 2 ～ 3 分钟，对性早熟能起到一定的控制作用。

【小儿特色推拿手法】

有清肝经、清肾经，但临床多以清小肠的手法取代。

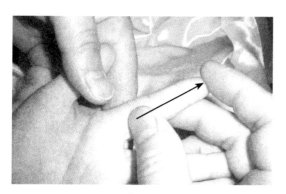

清肝经

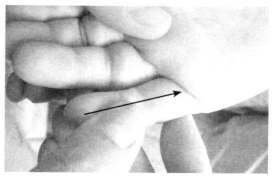

清肾经

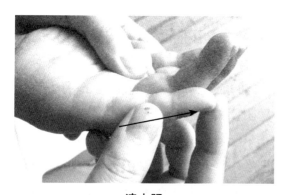

清小肠

清肝经：施术者用拇指指腹自小儿掌面
示指根部推至指端100～200次。

清肾经：施术者用拇指指腹自小儿小指
指端螺纹面直推至指根，重复
200～300次。

清小肠：施术者用拇指指腹自小儿小
指外侧面的指根直推至指端
200～300次。

性早熟重在预防

　　不要给儿童吃带激素的食品或补品，不吃用催化剂喂养的家禽，少吃肥甘厚味、油腻食物，特别是油炸鸡颈、鸭脖等。据相关部门调查统计，每周平均吃2次以上洋快餐的儿童，发生性早熟的可能性要比正常粗茶淡饭的小孩增加2～3倍。也不吃用催化剂种植的反季节水果，多吃应季蔬菜、水果；避免食用含性激素的滋补营养品。

　　须知，"粗茶淡饭、菜果常伴"照样能够满足他们能量的供给和营养的需要，足以保证孩子的正常发育，促进孩子的健康成长。即使是体弱的儿童，也不要过分进补，避免儿童因肾气过足而出现性早熟征兆。另外，慎用激素类药物；保持充足的睡眠，不要让孩子养成开着灯睡觉的坏习惯，以减少对内分泌平衡的干扰和破坏；加强体育锻炼，尤其要加强下肢的锻炼，以促进骨骼的增长。

第5章 视力听力穴位保健

第一讲 保视力 ——穴位让孩子终身受益

【医理分析】

现如今，中小学校和幼儿园里，"小眼镜"越来越多，愁坏了老师，急坏了家长。今天，我们要说的话题就是怎么样用穴位来应对这些常见的眼睛病症问题。

少年儿童最常见的眼病有近视、弱视、夜盲和色盲，这都是小孩子在检查身体之后很容易发现的问题。这几种眼病彼此之间都有着一定的内在联系，比如弱视者本来就近视，真性近视也会伴有夜盲。

中医学认为："肝开窍于目""肝受血而能视"，也就是说，眼睛是肝的器官。肝的经脉在头面部也是"贯面颊、注目、交巅"的，肝血就是通过经脉注入眼睛才能视物。任何一种眼病，在中医看来，都与肝血不足密切相关。

1. 假性近视 又称功能性近视，与先天遗传和不良用眼习惯有关，如阅读、书写、近距离工作时光线不足或过于强烈，或姿势不正，或持续看电视、上电脑时间过久，或在走路、乘车过程中看书等。是由于长时间近距离用眼，使睫状肌得不到应有的休息和调节，以至于持续紧张、收缩甚至痉挛导致的近视。这种近视是可以矫正的，而且一般都能矫正到正常范围。

2. 真性近视 又称病理性近视（屈光度进行性加深、视力很难矫正者）。除高度近视外，还会伴有飞蚊症、夜盲，若合并高度散光，可出现单眼复视或双眼多视。一般不容易矫正，即或矫正，也很难达到正常范围。

3. 弱视 弱视是生下来视力就很低下的一种眼病，眼球无器质性病变，裸眼视力和矫正视力都达不到正常者（远视力常在0.3以内，不能矫正，或矫正视力低于0.8），是学龄前儿童视功能发育受到影响所致的一种眼病。中医学认为，与先天肝肾不足、后天气血亏虚有关。症见双眼干涩昏暗、面色苍白无华、头晕耳鸣、精神不振、食欲不佳。

4. 夜盲　俗称"鸡蒙眼"。是以白天时或在光亮处视觉正常，入暮或在光线暗淡处则视物不见为特征并伴有散光的一种视觉障碍性病变。由眼角膜营养性病变（如维生素 A 缺乏）引起，也可由视网膜色素变性引起。小儿长期腹泻或高热之后不适当"忌口"，使全身营养补偿不足，维生素 A 缺乏，从而导致本病的发生。

5. 色盲　色盲是眼睛的一种先天性、遗传性辨色能力的缺陷，男孩的发病率远高于女孩。以红色、绿色部分色盲较为多见。西医学到目前为止还没有找到有效治疗色盲的方法。针灸临床实践表明：刺激眼区附近的穴位可影响感光器官对红绿光线的感受性，故针刺治疗本病有一定效果。

【穴位解读】

穴位保健对上述几种眼病都有一定的防治效果，尤其对假性近视有比较好的疗效，往往在一二次治疗后视力即有所提高。年龄越小，治愈率越高。有假性近视的孩子，如果能不戴眼镜的就尽量不要戴，以防近视程度不断加深。就是做穴位保健，不戴眼镜的孩子跟戴眼镜的孩子同时来做，效果也是不一样的——戴眼镜的效果比较差，不戴眼镜的效果好，而且远期疗效也比戴眼镜者巩固。

国家在中小学生推广的眼保健操，是根据中医、针灸、推拿及经络穴位的治疗经验结合医疗体育而创造的一种按摩法，对保持眼部健康和预防近视有很好的作用。穴位保健的操作方法可以在眼保健操按摩的基础上予以扩展。

穴位按摩提高视力，易学易做，简单有效！我们刚才说的近视、弱视、夜盲、色盲，虽然它们是不一样的病症，但是从眼睛的穴位保健角度来说，用穴基本上是大同小异的。一个原则：那就是以眼睛周边穴位为主体，适当选配几个眼睛邻近和远端的穴位。

1. 眼周局部护眼主穴　印堂、太阳、睛明、四白、阳白、瞳子髎。

除了眼睛周围的穴位，后颈部、后背乃至小腿上也都有可以改善视力的重要穴位，它们都在哪呢？

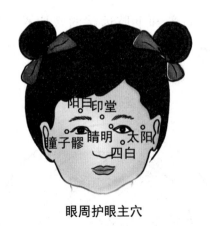

眼周护眼主穴

印堂：两眉头连线中点

太阳：眉梢与外眼角之间向后1寸许的
　　　凹陷中

睛明：内眼角外上1分许

四白：瞳孔直下1寸、手指按压有孔处

阳白：一侧眉毛中点上1寸

瞳子髎：外眼角旁开5分

2. 后颈部明目穴——风池　据针灸临床资料报道：用风池穴针刺或指压、按摩 1 次，效果好的视力就能升高 0.1。所以，现实生活中我们会看到有的年轻人很想参军，苦于视力就差那么一点点。参军心切的小伙子就去找针灸医生为他做能够提高视力的穴位按摩，然后再去参加体检，就能如愿以偿了。当然，这样的事我们不能提倡，但是穴位按摩能够提高视力却是不争的事实。

3. 腰背部明目穴位　肝俞（背部第 9 胸椎下旁开 1.5 寸）、肾俞（腰部第 2 腰椎下旁开 1.5 寸）。

4. 下肢明目穴位　光明（足外踝高点上 5 寸）、太冲（足背第 1、2 跖骨结合部前方凹陷中）、太溪（足内踝高点与跟腱连线中点）等。

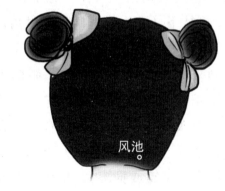

后颈部明目穴

风池：后发际上1寸、枕骨下两侧凹陷中

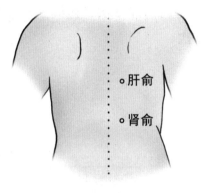

腰部明目穴

肝俞：背部第9胸椎下旁开1.5寸

肾俞：腰部第2腰椎下旁开1.5寸

上述眼睛周围的穴位疏调局部经络气血；背部和下肢远端的穴位滋养肝血和肾水，共同发挥明目的保健作用。这对消除局部眼睛疲劳、维持眼睛视力非常有好处。

【操作要领】

做眼部穴位按摩最好取坐位，并将眼睛闭合，这样让眼睛处于放松、休息状态。可行指压、按摩，每穴每次少则 30～50 下，多则 70～80 下乃至 100 次左右；也可以用双手中指指腹同时在两只眼睛围绕眼球轻轻画圈 30～50 次；或者用一只手的中指指腹围绕眼球并绕过鼻梁画倒"8"字：先从一侧内眼角沿上（下）眼眶到外眼角，再从下（上）眼眶回到内眼角，绕过鼻梁到另一侧内眼角，沿上（下）眼眶到外眼角，再从下（上）眼眶回到内眼角，如此反复 2 分钟左右；皮肤针（小头）叩刺 1 分钟左右；背部的穴位适合于用皮肤针大头叩刺、艾灸和拔罐（坐罐或推罐）。指压、按摩可每日 1～2 次，皮肤针叩刺可隔日 1 次。眼部穴位忌用灸法，以防灼伤。

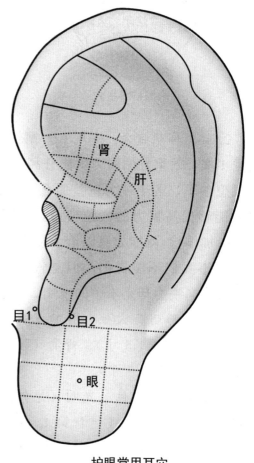

护眼常用耳穴

【耳穴按压】

耳穴压丸取眼、目 1、目 2、肝、肾等耳穴，每周治疗 2 次，连续 5～7 周。在压丸期间，要求患者每日自行按压耳穴 3～5 次。

明目食疗方

各种眼病患者应多吃那些富含蛋白质、维生素 A 和锌等有补益肝肾作用的食物，比如肉食动物及家禽的肝脏、牛肉、羊肉、黄鱼、牛奶、鸡蛋、黄豆、菠菜、胡萝卜、紫菜、海带、核桃、花生、大枣、枸杞、蜂蜜等。

1.核桃粉、黑芝麻粉各 1 匙，牛奶或豆浆 1 杯，蜂蜜 1 匙。每天早餐服食。

2.鸡肝或猪肝 50g，生姜、食盐、味精各适量。佐餐常吃。

3.枸杞子 100g，青笋（或玉兰片）50g，猪瘦肉丝 300g，猪油 100g，料酒、酱油、食盐、味精、麻油各适量。油七成热时，先炒肉丝、笋丝，再放枸杞子、调料，佐餐食用。

眼病重在预防

1.不要在光线昏暗或灯光过强的环境下学习、看书、写字。

2.不要躺在床上看书。

3.不要在走路的时候或者乘车途中看书。

4.看电视、用电脑时间不能过久，每 1 小时左右一定要休息 10～15 分钟。

5.课间休息期间可以做眼保健操，或将双手搓热后捂住双眼闭目养神片刻，然后向远处眺望（最好眺望蓝天白云和远处的树木花草），最后双眼紧闭数秒钟，再突然睁开，反复 20～30 次。一套眼保健操下来，你会感到眼睛非常的轻松，视物非常的清晰，视力也会有所提高。

第二讲　护听力——耳前三穴容易记

【医理分析】

影响儿童听力改变、导致听力下降的原因主要有中耳炎和药物不良反应。

中耳炎，俗称"烂耳朵"，多见于婴幼儿和学龄前儿童。有化脓性中耳炎和分泌性中耳炎两种。化脓性中耳炎是化脓性致病菌侵入中耳引起中耳黏膜及鼓膜的化脓性炎症，挖耳朵、游泳时耳朵进水都会导致细菌入侵，或者是伤风感冒以后擤鼻涕，使病菌传到中耳。急性充血期以耳内胀闷不适、搏动性跳痛并逐渐加重（日轻夜重）为主要表现，伴有发热、听力下降。如果治疗不及时、不彻底，或用药不当，身体抵抗力下降，就会反复感染，反复发作，时间久了，则会转变为慢性中耳炎，从而导致耳鸣、听力下降。

【穴位解读】

药物毒性耳聋初期和中耳炎的中、后期可以配合耳朵局部和周围穴位指压、按摩、皮肤针叩刺（炎症类疾病一般不宜施灸）。局部选耳前三穴——耳门、听宫、听会，配合下关、翳风、风池等。

1. 耳门　耳屏上面小缺口前5分左右的凹陷中，张口的时候，下颌骨的髁状突会自然向前移动，因而就出现一个小小的凹陷。

2. 听宫　耳屏正中间前方5分左右的凹陷中，张口有空。

3. 听会　耳屏下面小缺口前5分左右的凹陷中，张口有空。

这就是人们常说的耳前3穴，从上到下分别属于三焦经、小肠经和胆经。这3条经脉都是围绕着耳朵前后，有的甚至是深入到耳朵的里面。所以，这3个穴位无论

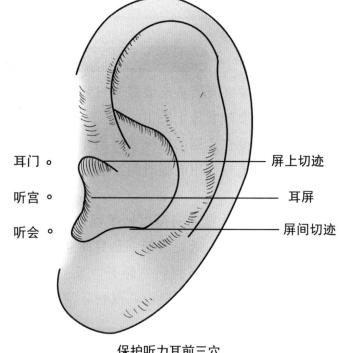

保护听力耳前三穴

是从经脉的角度，还是从局部穴的角度，都是防治耳朵疾病最常用的3个穴位。

这3个穴位结合经脉，我们可以记成：三（焦）、小（肠）、胆（经），（耳）门、（听）宫、（听）会。

为了便于小朋友们记忆，我在这里介绍一个很好的学习、记忆方法：假如说学校组织小朋友们到文化宫看演出，我们首先要进文化宫的门吧，进了门以后就到了文化宫里面，于是很多小朋友就会面了。这就是门、宫、会——耳门、听宫、听会。经络穴位联合起来那就是：三个小孩子胆子小，看演出时门宫会。

笔者：我想问这位妈妈，你觉得这个方法好不好？

家长：很好！

笔者（对小朋友）：你觉得好不好记？

小朋友：好记！

笔者：那你说说从上到下分别是几个什么穴位呢？妈妈可以提示、补充。

小朋友：第一个耳门。

笔者：很对！第二个呢？

小朋友：耳宫。

妈妈：不是耳宫，是听宫！

笔者：对！耳朵是听声音的，听宫。

笔者：那第三个呢？

小朋友：听会。

笔者：回答得很好！很正确！我想问一问看了这本书的所有家长和小朋友们，你们说这个方法好不好啊？

家长和小朋友们（齐声回答）：好！

4. 下关　耳前鬓角直下颧弓下凹陷中，穴位深处为听神经所过之处。验证取穴是否准确，可将手指置于鬓角直下颧弓下方，让小儿张大嘴巴，有骨性标志将手指顶起来。

5. 翳风　在耳垂后凹陷中。

6. 风池　后枕部两侧下方凹陷中，入后发际1寸。简易取穴法：将一手的拇指与示指（或中指）分放在后枕部两侧，然后轻轻向下滑动，当手指自然落在枕骨下两侧凹陷中就是穴位。

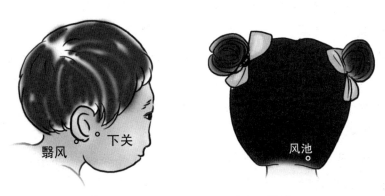

保护听力的穴位——下关、翳风、风池

【穴位搭配与操作要领】

"耳前三穴"、下关、翳风取患侧就可以了，风池取双侧。虚证、实证都可以用，既可以单独指压、按摩、皮肤针叩刺，每穴2～3分钟。还可以连在一起上下搓擦，中指擦耳前、示指擦耳后。

为了加强疗效，急性期远端还要选配外关（腕背横纹中点上2寸）、侠溪（足背第4、5趾缝纹头端）；恢复期还要选配肾俞（腰部第2腰椎下旁开1.5寸）、太溪（足内踝高点与跟腱连线中点）或复溜（太溪上2寸）二选一、涌泉（足底前1/3与后2/3交点）。

【典型病例】

十几年前，我在江苏省中医院针灸科接治了一名因为感冒注射卡那霉素药物中毒后导致重症耳聋的小学生。起初只用针灸在耳周穴、上肢穴治疗近20次，疗效不明显。后来加用脚上的肾经穴太溪、复溜、涌泉，1周之后，患儿开始听力恢复，可以从15层楼上的病房听到下面街道上汽车的喇叭声。

附1：按摩耳朵全身健康

按摩耳朵全身健康，自古有之。早在400年前的明代，朝鲜有一个叫许浚的医生，在中国学习了中医、针灸回国之后，就潜心写下了《东医宝鉴》这本书。书中就明确把常揪耳朵作为防病保健的措施之一。问题是应该怎么个揪法？

1. **轻揪耳朵**　日常生活中，我们可以观察到一种现象：许多调皮、淘气的孩子普遍比听话的孩子身体健康，体质强壮。为什么呢？因为正是由于他们的不听话，在家里会经常被爸爸、妈妈或者是哥哥、姐姐揪耳朵！理由似乎显得有点荒唐，但是揪耳朵、促健康，却是不争的事实。

有的家长管教孩子，常常喜欢死命揪孩子的耳朵，把小孩弄得哎呀直叫、哭喊连天的，最后造成耳软骨的撕裂伤。这不但不利于健康，反而是对孩子健康的一种摧残！一种虐待。是不可取的，要杜绝的。

从保健的角度出发，揪耳朵的正确方法有两个要求：第一要轻揪，第二要旋转。

（1）轻揪：是用拇指和示指从上到下将耳朵分别向上、向外、向下反复牵拉，有点带抚摸的感觉。

（2）旋转：是继轻揪之后用拇指和示指捏住耳朵，将耳朵反复向上、向外、向下、向前后轻轻旋动。

2. 手指捏擦法

（1）双手半握拳，示指在前、拇指在后，夹住耳朵。具体可以拇指不动，仅以示指擦搓耳郭的前面；或示指不动，仅以拇指擦搓耳郭的背面；也可以拇指、示指由上而下同时擦搓耳郭前后。

（2）双手示指和中指从耳朵上方反向夹着左右耳朵（中指在前，示指在后），像夹子一般夹刮耳郭的前面和背面；或者用拇指在耳朵前面按揉摩擦耳郭前面部位。

3. 连拉带捏法　将一侧的胳膊上举，并从头顶绕向对侧耳朵，一边捏揉耳朵的两面，一边将耳朵向上轻拉。连续操作 1 ～ 2 分钟。

4. 手掌搓揉法　搓揉法是将双手掌捂住耳朵（指尖朝后），然后顺着耳朵的前后方向来回反复揉搓耳郭的前面和背面。少则做 50 ～ 60 下，多则做 100 下左右。

上述耳郭按摩法，每日可做 1 ～ 2 次，每次少则做 50 ～ 60 下，多则做 100 下左右，使耳朵局部发红并有热感。

5. 双蜂贯耳　将双手拇指或示指、中指指端轻轻放入两侧耳朵的外耳道中，先轻柔旋转 5 ～ 6 下，然后突然将手指从外耳道拔出，反复 10 次左右。注意事先要修剪指甲，以免造成外耳道皮肤的损伤。

6. 鸣天鼓四法　鸣天鼓是古代养生功法"床上八段锦"中针对耳朵养生保健的一节动作。

（1）以双手的中指指端紧紧按压住耳屏，略按片刻，然后将指头突然放开，如此一捂一放，反复 50 次左右。

（2）将双侧手掌搓热，紧紧捂住两侧耳朵（手指朝后），略按片刻，然后将手掌突然放开，如此一捂一放，反复 50 次左右。

（3）双手掌捂住耳朵（手指朝后），示指、中指、环指和小指快速交替敲打后枕部，反复做 50 下以上。

（4）双手掌捂住耳朵（手指朝后），将示指压在中指之上，然后突然将示指从中指上面滑下来，打击在后枕部。反复做 50 下以上。

上述鸣天鼓法还可以用来判断耳鸣、耳聋的虚实性质：如果双手捂住耳朵后自我感觉好一些，耳鸣有所减轻，表明属于虚证，虚则喜按；反之，如果双手捂住耳朵后感觉不好，耳鸣声更重，则为实证。

耳鸣耳聋，重在预防。首先应学会正确地擤鼻方法，不能同时捏两只鼻孔

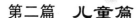

擤鼻涕，应该只压单侧鼻孔，且不可用力过猛；其次要保持外耳道清洁，避免污水入耳，有水入耳时，要尽早擦拭干净；再就是积极防治上呼吸道感染；最后是避免上火，不吃辛辣刺激性食物，要多吃维生素含量较多的蔬菜、瓜果，多饮水。

附2：先有好听力，后有好智力

我们家长和老师甚至全社会都要多关心孩子的听力，尽早发现相关耳病。如果孩子诉说有耳闷、听不清，语音发育延迟，或对声音反应迟钝，经常调高收音机或电视音响，就应予以高度重视，尽早就医诊治。千万不要因为一时的疏忽而给孩子带来终身的痛苦，也给家长留下无尽的遗憾！

小孩处于发育阶段，耳内的神经也非常脆弱，要特别进行呵护。在诸多损耳因素之中，耳朵进水、飞虫爬虫误入耳道（异物入耳）、挖耳朵、外伤、药物中毒反应、感冒等都是以儿童为主要群体的。如果我们家长在这些方面不引起高度重视，失去警惕，将有可能让自己的孩子罹患耳朵的系列病症，给孩子带来失听、失聪的恶果。试想，一个人如果从小就面对无声的世界，孩子本身和我们做父母的该是多么痛苦！所以，耳朵健康必须从娃娃抓起！

那么，在儿童的耳朵保健中，我们家长应该从哪些方面入手呢？

1. 首先，新生儿出生后如果发现外耳有畸形时，应到正规医院耳病专科找专家咨询；对初生24小时内的婴儿首先进行听力筛查，对可疑听力障碍的婴儿进行定期跟踪检查，一旦确诊耳聋，可进行早期干预治疗。

2. 给婴幼儿喂奶和饮水防止咳呛。婴幼儿的耳咽管直、短、粗，而且位置比较低，在喂奶、饮水时很容易发生咳呛，将水、奶液及分泌物经耳咽管进入中耳腔，引发中耳腔感染，日后影响听力。故喂奶、饮水时不能操之过急，婴幼儿的头位不要放得太低。

3. 中耳炎（俗称"烂耳朵"），多发于少年儿童，因为小孩子经常爱用手指掏耳朵，经常游泳耳朵也容易进水。所以，平时洗脸、洗澡和游泳时，要防止耳朵进水。我在妇幼保健院看到，现在刚出生几天的婴儿就开始练习游泳了，就更不用说学龄前后的儿童了。家长如果带孩子游泳，在下水之前可用浸有消毒凡士林油膏的棉花塞住外耳道口，防止污水浸入耳内；游泳时还要防止水呛入鼻子。还没有掌握游泳要领的孩子，不要跳水或潜水，已经有中耳炎鼓膜穿孔者更应慎重；洗澡和游泳后，如果觉得耳朵湿时，可用干毛巾擦拭外耳道口即可。如果水很容易流到外耳道的深部，可以考虑在洗澡或游泳时，配戴防水耳塞。万一耳道灌水，可将头偏向一侧并单脚跳动数次，水可自动流出；或用消毒棉签轻轻放进外耳道，把水吸出来；如果还有一时出不来的水，让孩子睡觉时采取有水的耳朵在下面的侧卧位，一觉醒后水往往已经自动流出来了。

4. 夏天小孩在室外乘凉、睡觉时，常有小昆虫、小爬虫等误入耳道，一般那些耳垢很少、耳道过于干净的小儿，比较容易发生"虫虫危机"。患有中耳炎的儿童耳朵会流带有腥臭气味的脓液，也爱招引苍蝇入耳。所以，应加强自我防护，或有专人看守。一旦发生，家长千万不可用手或掏耳匙乱掏一气，你一掏，小虫受到刺激就会向里飞、往里爬，骚动不安，不停地挣扎，使耳内又痒又痛。当飞虫触及耳道深处的鼓膜时，还会引起头晕、恶心、呕吐等症状。严重的会引起鼓膜外伤，损坏听小骨，导致听力障碍。

遇到昆虫入耳，可以利用小虫向光性的生物特点，可以在暗处用手电筒照射外耳道口，小虫见到亮光后会自己爬出来；也可向耳朵眼里吹一口香烟，把小虫呛出来；如果上述方法不奏效，可让小儿侧卧，使患耳向上，按照我国古代医学书中记载的方法：在耳内滴入一些酒或食用油，将虫子杀死、闷死或粘住。当耳内的虫子停止挣扎时，再用温水冲洗耳道将虫子冲出，或者去医院耳鼻喉科，让医生取出。

5. 有的小朋友还喜欢将豆子或小圆珠等玩具塞进耳朵里面。如果是金属异物，可以用吸铁石吸出；如果是豆类、米粒、小圆珠型异物，可采用糨糊粘着法取出。用一个小棉签，顶部附上少许糨糊，慢慢伸入耳道，与豆类等异物接触，稍等片刻，待糨糊与异物粘着后轻轻地取出。如果上述简易方法不能将耳道的异物取出，应去医院请专科医生做进一步处理。

记得有一年夏天，我随医疗队下乡巡回医疗，见到一个只喊耳朵痛的小孩。一问，原来这个小孩几天前同几个小伙伴玩藏东西的游戏，看谁藏的东西最难找到，这个小孩就把一粒黄豆塞进了自己的耳朵。后来弄不出来了，又不敢对家长说，直到耳朵内疼痛以后才说了实话。耳科医生检查发现，黄豆在耳朵里已经泡涨了。所以，家长要郑重其事地告诉孩子，不能玩耳朵里放东西的游戏，既不卫生，也有危险。

6. 如果小孩耳内发痒，或者有少量耳垢，切忌用发卡或火柴杆甚至于不洁的小木棍给孩子掏耳朵，以防损伤外耳道，引起外耳道炎；尤其是避免损伤耳道深处的鼓膜，引起外伤性鼓膜穿孔和化脓性中耳炎等病变，造成不同程度的听力减退。

其实，耳朵本身就有自我清洁保护的功能，根本用不着你操心。耳道会持续不断地分泌耳垢，也会自然地慢慢地将耳垢排出外耳道。耳垢由内往外移动是很缓慢的，当它移动到外耳道的开口时，往往会因为说话或吃东西时，嘴巴张开或闭合而掉落。耳垢经常挖得很干净，使外耳道的皮肤缺少油脂，而会干燥觉得干痒。有时表皮挖伤，就会引起细菌或霉菌的续发性感染；用棉花棒清耳朵时，反而可能会将耳垢往内推，堵塞耳朵，影响听力。所以，除非耳垢将整个外耳道堵塞影响听力，或者为了用耳镜详细检查耳朵时，耳鼻喉科医师才会适度地清除耳垢，平常还是不要理它比较好。万一需要掏耳朵，最好到医院请医生掏；如果是自己掏，那么一定要用蘸了75%医用酒精的棉棒轻轻地掏。

7. 防治冻伤及外伤。在冬春季节及寒冷地区，孩子们容易发生耳郭冻伤，除了经常给孩子按摩耳朵外，在入冬之前可用干辣椒水煎取汁洗耳朵，然后再以生姜片外搽局部。每天1～2次，连续3～5天，最多1周，就能起到很好的防治效果。

有的家长喜欢给小女孩扎耳朵眼配戴耳环、耳坠等装饰物，又不注意消毒，这对耳朵是十分有害的。耳朵是软骨组织，不消毒或消毒不严，很容易感染；耳朵皮肉很稚嫩，上边挂个金属物，不小心很容易将耳朵拉扯坏。所以，大女孩万一需要扎耳眼时，一定要注意严格消毒，无菌操作，以免发生骨膜炎。嬉戏玩耍的时候，最好取下耳环、耳坠等饰物。

有的家长管教孩子，常常喜欢用手死命地揪孩子的耳朵，甚至于打耳光。小孩的耳朵正在发育过程中，里面的神经非常脆弱，家长如果用力拉扯并扭转他们的耳朵，往往造成耳郭撕裂或鼓膜穿孔，并会影响其内耳的发育。家长管教孩子要耐心教育，重在说理教育，不能动不动就死命揪孩子的耳朵，更不能打耳光，以至于造成耳郭撕裂或鼓膜穿孔，那就后悔莫及、遗憾终身了。万一发生外伤性鼓膜穿孔，切忌冲洗或滴药，应以消毒棉球堵塞耳道口，内服消炎药。

8. 避免使用耳毒性药物。儿童时期是耳朵的发育期，在这个时期，生病后应避免使用诸如链霉素、氯霉素、新霉素、庆大霉素、卡拉霉素、阿司匹林等能损伤听神经的耳毒性药物，特别是婴幼儿更容易导致药源性耳聋。

药物毒性耳聋主要是预防。对于上述耳毒性药物，少年儿童尤其是婴幼儿应本着不用或少用、严禁长期使用的原则，能不用的尽量不用。实在需要使用者，应严格遵照药典规定，决不能超过剂量。治疗过程中要仔细观察患儿对响声的反应，或定期做客观听力检测。一旦出现耳朵胀闷、疼痛不舒服或耳鸣等异常情况，应立即停药。如果家长在他身后击掌，他感觉不到，没有反应，这就表明听觉有问题了。应尽快去医院检查、诊治。

小儿感冒，也容易诱发中耳炎，因为婴幼儿咽鼓管较短、宽而平直，鼻咽感染病菌容易侵入中耳。另外，感冒后会流鼻涕，如擤鼻涕用力不当，会使鼻涕中的病菌进入中耳道，导致中耳化脓感染，影响听力。所以，小孩患上呼吸道感染，最好用中药或针灸治疗，鼻部还要滴麻黄素类药品，使鼻黏膜消肿，排出分泌物。万不可使用上述耳毒性药物！如果并发中耳炎，应到正规医院及时诊治，以免遗留后遗症。

9. 最后说一下防噪声问题。对于中小学生，家长要为他们营造一个较为安静的学习和生活环境，减少噪声对听力的不良影响。有资料显示：长期接触 85 分贝以上噪声，儿童的智力发育会降低 20%。

在逢年过节的喜庆日子，人们难免要燃放烟火鞭炮热闹热闹，这是小儿接触最多的噪声。遇到这种情况，小孩子一定要远离烟花鞭炮燃放地点，用手捂住耳朵，并张大嘴巴。也不要让孩子长时间用耳机听收音机或随身听，不要使用手机，更不能带他们去卡拉 OK 歌舞厅。

第三讲　治鼻炎 —— 迎香、印堂、通天、风池莫等闲

【医理分析】

每年春暖花开时节，许多家长都会为孩子的鼻炎烦神。鼻炎是指鼻腔黏膜的炎性病变，在小孩中间发病率很高。鼻炎的种类很多，主要有急性鼻炎、慢性鼻炎、过敏性鼻炎和鼻窦炎。

急性鼻炎是鼻黏膜的急性感染，以鼻塞、流涕、喷嚏、嗅觉减退、周身不适为主要症状；慢性鼻炎则由急性鼻炎迁延而来，包括肥厚性鼻炎和萎缩性鼻炎，表现为持续性鼻塞，鼻涕呈黏脓性，不易排出，伴头胀痛、精神不振，可有邻近器官（中耳、鼻窦、咽、喉）受累症状，嗅觉明显减退；过敏性鼻炎是由各种致敏原引起的鼻黏膜变态反应，多发于春暖花开的时节，也有因口鼻吸入动物的绒毛和自然界的烟尘刺激引起者，呈发作性鼻痒，流清涕，打喷嚏，嗅觉减退，并可有其他变态反应性疾病病史；还有一种鼻窦炎，是由于伤风感冒反

复发作，鼻黏膜上的细菌侵入鼻窦而引起的炎症，以前额两眉间部位疼痛为主。

【穴位解读】

用于治疗上述各种鼻炎的有效穴位有迎香、印堂、通天、风池、肺俞、合谷。

迎香穴在鼻旁，顾名思义就是专门解决鼻塞不通气、不能闻香臭的一个穴位；

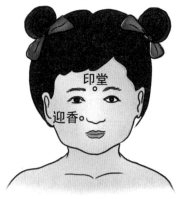
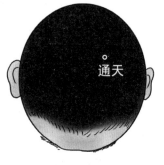

> 迎香：在鼻翼外缘中点旁开5分许的鼻唇沟中
>
> 印堂：在两眉头连线的中点
>
> 通天：在前发际上4寸又旁开1.5寸处

调治鼻炎穴位（一）

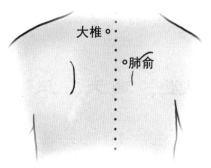
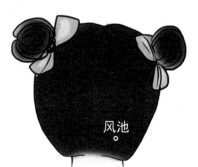
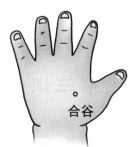

调治鼻炎穴位（二）

大椎：肩背正中第7颈椎下　　　　　　　　　　侧凹陷中

肺俞：背部第3胸椎下旁开1.5寸　　　　　合谷：手背第1、2掌骨之间、略靠第

风池：后发际正中上1寸、枕骨下两　　　　　　2掌骨中点

印堂在鼻根直上，正好位于鼻窦处；通天是以治疗鼻病见长的穴位，所谓"天"，寓意着肺主气，通天也就是宣肺、开鼻窍之意；风池在后项部，诸多经络从此处内联大脑和五官；肺开窍于鼻，鼻为肺之窍，鼻病取肺俞，理所当然；"面口合谷收"，合谷所属的大肠经终于鼻旁，经脉通达于鼻，治疗效应也抵达于鼻，这叫"经脉所通，主治所及"。

【操作要领】

上述穴位具体怎么操作呢？

1. 指压、按摩、艾灸、皮肤针叩刺等刺激方法　每穴每次 1 ～ 2 分钟不等；肺俞还可拔罐 5 ～ 10 分钟。每日或隔日治疗 1 次。

2. 浴鼻术　小孩子自己就会操作的：先用拇指或中指按揉迎香穴半分钟左右，再用中指从迎香顺着鼻梁两边摩擦到鼻根部，从鼻根部向下摩擦到迎香穴，如此反复搓擦 100 次左右。

3. 穴位贴敷　取藿香、白芥子各 20g，细辛、白芷、延胡索、甘遂、丁香、肉桂各 10g，研成粉末，用姜汁或辣椒水调糊，涂纱布上，敷贴于膻中、大椎、肺俞等穴。贴 8 小时，上午贴敷、晚上临睡前取下；或睡前敷、起床时取下（如局部反应较重，提前取下）。每周 1 次，连续 3 次。这样可以弥补有的小朋友怕打针、怕按穴、怕拔罐、怕皮肤针的顾虑。

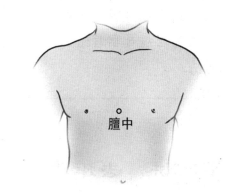

膻中：两乳头连线中点

穴位保健对于急性鼻炎有比较好的疗效，一般治疗 2 ～ 3 次即可获显著效果，尤其对改善鼻道的通气功能较为迅速。

【小儿特色推拿手法】

开天门、补脾经，尤其适合于鼻窦炎患者。

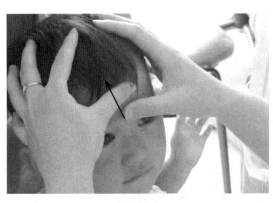

开天门

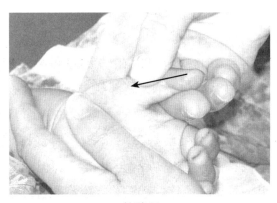

补脾经

防治鼻炎注意事项

1. 家有鼻炎患儿，每天应注意开窗通风，保持室内空气新鲜；经常锻炼身体，适当户外运动，增强抵抗力；注意保暖，避免和预防能引起鼻炎发作的因素如受凉、伤风感冒、鼻部受寒冷刺激等。

2. 饮食要清淡、富于营养且容易消化，多饮热开水，保持大便通畅。

3. 过敏性鼻炎应积极查找过敏原，避免接触；勿食生冷、海鲜、辛辣、油腻之品；可做鼻腔分泌物涂片检查和变应性激发试验（一般用皮肤试验，将假定的变应物质与皮肤接触，看有无过敏反应出现），查找过敏原因。

4. 积极治疗其他上呼吸道疾病，但要避免长期使用血管收缩药，以防引起药物性鼻炎；鼻塞、涕多者切忌捏着两侧鼻孔用力擤鼻，以免鼻腔分泌物通过耳咽管进入中耳引发中耳炎。改用轮换压一边鼻孔擤鼻涕的做法。

第四讲　去痄腮——翳风、下关、颊车、角孙起效快

【医理分析】

冬春季节，我们会经常看到有的小朋友腮帮子红肿疼痛，咀嚼和吞咽稍微硬一点的食物都感到困难。这是患了一种名叫"流行性腮腺炎"的病，是小儿常见的急性呼吸道传染病。

流行性腮腺炎，中医称"痄腮"，由腮腺炎病毒感染引起。学龄前后的儿童最容易患此病，可以在幼儿园和小学校广泛流行。临床表现以耳垂为中心的腮腺红肿疼痛为特征，局部触痛，咀嚼食物（尤其是干食）疼痛加剧，由于腮腺堵塞，唾液分泌减少，故而使吞咽困难，而且还会发热，感到疲乏无力。

腮腺炎被治好以后大多预后良好，病愈后并可获得终身免疫，也就是说一生只得一次，以后不会再得了。但是，如果年纪稍微大一点的儿童（10多岁以上）不及时治疗，病毒还会随着胆经下移到生殖系统，男孩子容易引起睾丸炎（表现为阴囊肿大、坠胀而痛），女孩子容易导致附件炎（表现为小腹部坠胀疼痛），

成为婚后不育或不孕的因素，也是很多成年男女婚后不能生育、不能怀孕有时候找不到原因的原因。其实回过头来仔细想想，是因为小时候得过腮腺炎。

【穴位解读】

防治本病的有效穴位有：翳风、下关、颊车、角孙、合谷、外关穴；伴发睾丸炎或附件炎者，还要另加关元、太冲或行间、三阴交穴。

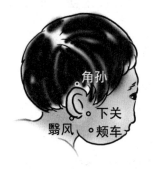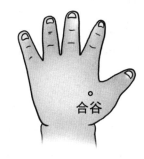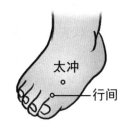

治疗痄腮有效穴位（一）

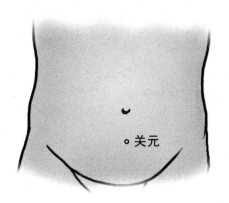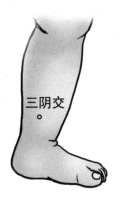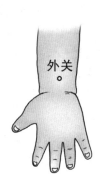

治疗痄腮有效穴位（二）

角孙：紧挨耳尖的侧头部	太冲：足背第1、2跖骨结合部前方凹陷中
翳风：耳垂后凹陷中	行间：足背第1、2趾缝纹头端
下关：耳前鬓角颧弓下凹陷中	关元：腹部正中线脐下3寸
颊车：下颌角前上方1寸，咬牙时咬肌隆起处	三阴交：足内踝高点上3寸、胫骨后缘
合谷：手背第1、2掌骨之间、略靠第2掌骨中点	外关：腕背横纹中点上2寸

【操作要领】

1. 指压、按摩、皮肤针叩刺　上述穴位可以施行指压、按摩、皮肤针叩刺等，每穴 2～3 分钟，每日 1～2 次。

2. 独特的灸法——爆灯火法　取 2～3 寸长的灯心草 1 根，蘸麻油少许，点燃后（吹熄）对准角孙穴（事先剪去局部头发）快速点灸 1 下，听到"叭"的声音即快速拿开。如果没有发出响声，则再点灸 1 次。每日 1 次，连续 3 次。既可以治疗，也可以预防。

3. 敷贴法　中药青黛散或如意金黄散（任选 1 种）适量，用醋调匀，外敷患处。每日 1 次。

【小儿特色推拿手法】

可以用清天河水治疗。

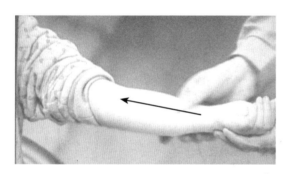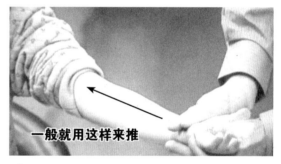

一般就用这样来推

清天河水

清天河水：把小儿胳膊上的袖子拉到肘关节上面来，施术者用拇指侧面或示、中两指指腹从小儿手掌面的腕横纹中点（大陵穴）一直推到肘横纹中点（曲泽穴），100～200 次。

单方、验方、食疗方

1. 芦根、金银花、鱼腥草、绿豆各 10 克。水煎取汁代茶。适用于腮腺炎早期。

2. 绿豆、白菜心各 60 克，粳米 100 克。绿豆、粳米煮粥，八成熟时加入白菜心，煮熟食用。适用于腮腺炎中、后期。

3. 蒲公英、板蓝根、紫花地丁各 15 克，夏枯草 10 克。水煎，每日分 2 次服，连服 2～4 天。

治疗期间注意事项

1. 发现患病，应及时隔离治疗（不要上学或串门，以免传染给其他小朋友），直至腮肿完全消退为止。

2. 发病期间，要格外注意口腔卫生，多饮开水，不能吃硬食，只能进流质或半流质食物，严禁酸辣食物。

第五讲　消咽喉肿痛——天突、大椎、鱼际、少商有奇功

【医理分析】

咽喉肿痛，特别是急性扁桃体炎是儿童最容易发生的常见病症之一，是咽、喉、扁桃体等急性炎症。以咽喉疼痛、扁桃体红肿或有黄白色脓点为主要症状，并伴见高热、口干渴、口臭、不能吃东西、吞咽困难、大便干、小便黄等。

中医学认为，咽喉肿痛、扁桃体炎是由于肺和胃这两个脏器火热太盛，顺着经脉往上冲，导致的咽喉红肿热痛。

扁桃体经常发炎，要不要把它摘除呢？西医一般都主张切除，而中医不主张动不动就把它切除掉。人体的组织结构，总是有它一定的免疫功能的。这个组织结构不到最后万不得已的时候，不要轻易考虑手术的问题，急性期要足量抗生素消炎，并配合用中药或穴位调理。

【穴位解读】

穴位可以考虑取天突、大椎、肺俞、曲泽、合谷、少商、鱼际、内庭等穴。缓解咽喉疼痛的主穴是天突、合谷、列缺、照海 4 穴。

天突系局部取穴，疏调咽喉经络之气而止痛；合谷属于循经取穴——"面口合谷收"；肺系于咽喉，列缺归肺经，能宣肺利咽；咽喉需要肾水的滋养，照海属肾经，能滋阴润肺。

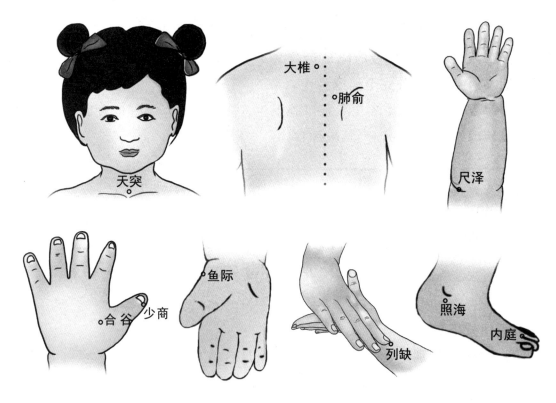

消除咽喉肿痛穴位

天突：颈下胸骨柄上窝

大椎：肩背正中第7颈椎下凹陷中

肺俞：背部第3胸椎下旁开1.5寸

尺泽：肘横纹正中大筋拇指侧凹陷中

合谷：手背第1、2掌骨之间，略靠第2掌骨中点

少商：拇指桡侧指甲角旁约1分许

鱼际：手掌大鱼际边缘正中赤白肉际处

列缺：以两手虎口相交，一手示指压在另一手桡骨茎突上，示指尖所指凹陷处

照海：足内踝下凹陷中

内庭：足背第2、3趾缝纹头端

【穴位搭配与操作要领】

急性实证：咽喉红肿疼痛较甚、口干渴、舌红苔黄、小便黄者加少商（拇指内侧端指甲角旁开1分许）。

慢性虚证：咽喉红肿疼痛不明显，但咽喉有缺少津液、干燥、吞咽不适之感者加内关（掌面腕横纹中点上2寸，两筋之间）、鱼际（手掌大鱼际边缘中点）、太溪（足内踝与跟腱连线中点凹陷中）。

除了禁用灸法之外，指掐、按摩、皮肤针叩刺均可，每穴每次 2 ～ 3 分钟。

天突穴不可垂直按压，应该将拇指或中指弯曲向胸骨柄后下方"抠"；大椎、鱼际、少商等穴要求皮肤针重叩出血（或用采血针、三棱针、缝衣针消毒后刺血 5 ～ 8 滴），大椎、肺俞出血后还可以拔罐 5 分钟左右。

治疗过程中不妨让孩子不停地配合做吞咽口水的动作，连续好几十下，刚开始吞咽时他会感到喉咙疼痛，随着吞咽次数的增加，他会感到疼痛越来越轻。

【小儿特色推拿手法】

有清肺经、清胃经、清大肠、清六腑、清天河水等各 200 次左右。

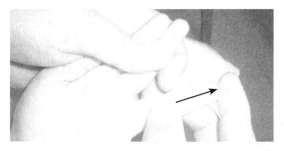
清肺经

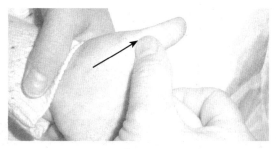
清胃经

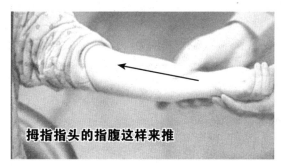
拇指指头的指腹这样来推

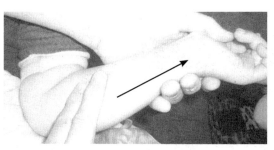
一般就用这样来推

清天河水

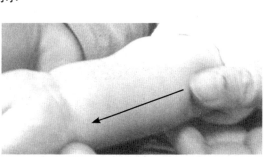
清六腑

127

【典型病例】

南京王女士 3 个多月大的小孙子发热 38.6℃，在南京军区总医院诊断为急性扁桃体炎。经笔者揉小天心、清天河水，并掐按少商、鱼际二穴，仅仅操作 1 次，热退。半个多月后，孩子又低热（37.8℃），王女士自己按照笔者第一次的方法施术，也是一次而愈。

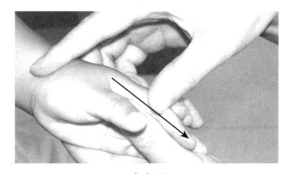

清大肠

另外，中成药六神丸、银翘颗粒、板蓝根冲剂、银黄口服液、咽喉解毒丸、牛黄上清丸、牛黄解毒丸、双黄连口服液等，也都可以根据患儿的年龄按说明书服用。

单方、验方、食疗方

1. 酸梅 10 克，青果（橄榄）20 克，水煎取汁，加白糖少许代茶。非常简单，泡出来水酸酸的、甜甜的，孩子们会像喝果汁一样。家长不妨将药汁灌到瓶子里，让孩子带到学校经常喝，有时候还可以在嘴里多含一会儿。这样的话，清热解毒、消肿止痛的效果会更好。

2. 桔梗、射干、金银花、蒲公英、大青叶、牛蒡子各 10 克，芦根、甘草各 6 克。水煎取汁，每日分 2 次服。

3. 生石膏、山豆根各 15 克，板蓝根 10 克，元参 8 克，儿茶 5 克。水煎（生石膏先煎半小时左右）取汁，每日分 2 次服。

扁桃体炎患儿生活指导

1. 注意口腔、咽部卫生，多喝开水，常用盐水漱口。

2. 饮食清淡易于消化，避免辛辣刺激、肥腻、烧烤等食物。

3. 平时要多锻炼身体，提高机体抵抗力，预防感冒。

第六讲　治牙痛 —— 颊车、下关加合谷

【医理分析】

俗话说：牙痛不是病，痛起来要人命。牙痛是口腔疾病最为常见的症状，的确，毛病不大却非常痛苦。牙痛主要有三种类型：一是风火牙痛，二是肾虚牙痛，三是龋齿牙痛。对于少年儿童来说，主要是第三种牙痛较为普遍，风火牙痛次之。

龋齿牙痛，就是我们老百姓俗话所说的"虫牙"。主要是由于过多吃甜食以及口腔卫生不良而形成的，除了经常有剧烈牙痛之外，还会伴有牙齿的骨质损害，牙齿发黄、发黑，可有大小不一的空洞形成，食物过酸、过甜、过冷、过热都可以引起牙痛。

风火牙痛多见于那些爱吃辣椒、火锅、油炸、香燥食品家庭的孩子，长年累月胃肠道积累了大量的火热之邪，随经上冲影响到牙齿，因为胃经和大肠的经脉分别循行于上下齿龈。表现为牙齿疼痛剧烈，并可见牙龈红肿或化脓、渗血，伴见口干渴、口臭、舌红苔黄、小便短少色黄、大便干结。

【穴位解读】

指压穴位对牙痛有良好的止痛效果，对于风火牙痛，如果穴位取得准，手法也正确、到位，往往能手到病除、指到痛消。今天我就要告诉大家，能够治疗这种"痛起来要人命"的牙痛的几个特效穴。

对于牙痛，我们要把握两个基本环节。第一是辨牙痛类型，二是辨位归经。

1.辨牙痛类型　其目的是为了便于查明原因，确定病变的性质，究竟是龋齿，还是风火牙痛，以便有的放矢选择治疗方法，这是个前提。风火牙痛属于实热证，只能用指压、按摩、皮肤针叩刺法，皮肤针叩刺还要求重叩出血来清胃肠道的火热之邪，不能用灸法，以免"火上浇油"；龋齿可以用中药治标（干净棉球包花椒粉、辣椒粉、大蒜末等填塞牙洞），西医补牙或拔牙根治。

2.确定疼痛部位　好"辨位归经"、分经取穴，是上牙痛还是下牙痛？因为经脉入上牙和入下牙是不一样的。从针灸医学的经络学说分析，胃经入上牙龈，上牙痛取胃经的颊车、下关、内庭；大肠经入下牙龈，下牙痛取大肠经的合谷、二间和局部的颊车穴，因为颊车穴位于上下颌之间，故对上下牙痛均有疗效。局部的穴位只取患侧就可以了，四肢远端选双侧。

◎颊车穴　在下颌角前上方 1 寸处，咬牙时咬肌隆起最高点。为了把这个穴位找准，先把手指按压在下颌角前上方 1 寸的地方，然后让小儿咬紧牙齿，手指头会被咬肌隆起顶起来，这个就是取准穴位的一个重要的简便标志和方法；但是在指压操作的时候要让小儿将嘴巴松开或者是微微张开。

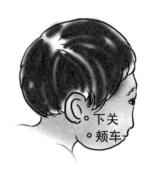

颊车、下关

◎下关穴　在耳前鬓角直下颧弓下方凹陷，把手指头放在这里，让小儿张开嘴巴，你会看到有一个骨头把手指头顶起来，就表明这个穴位取准了；在指压操作的时候要让小儿将嘴巴轻轻闭拢。

看，颊车和下关这两个穴位在取法和操作方面，嘴巴的配合动作正好是相反的。

◎合谷穴　在手虎口第 1、2 掌骨之间、略靠第 2 掌骨中点。简易的取穴方法有二种：①把拇指和示指并拢，肌肉隆起的最高点；②拇指和示指分开，把对侧的拇指指关节的横纹放在指蹼上，拇指指端压向第 2 掌骨的中点处。

◎二间穴　在第 2 指掌关节结合部前下方赤白肉际（手指背面与掌面交界皮肤颜色分界线上），是专门清大肠之火、治下牙痛的穴位。

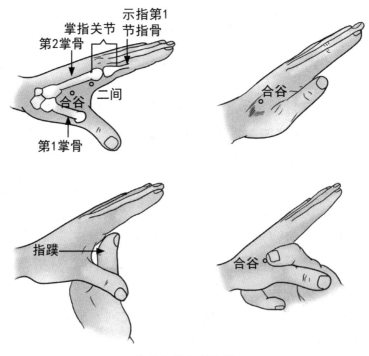

合谷穴的多种取法

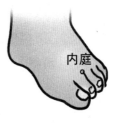

内　庭

◎内庭穴　在足背第 2、3 趾缝横头端，清胃火，治上牙痛。

针灸学中有一句歌诀，叫"面口合谷收"。意思是说对于头面及五官病症，我们都可以用合谷穴来治疗。"收"在这里有"收拾"之意，按照现在的话来说，叫做"摆平""搞定"。尤其是治疗风火上炎引起的下牙痛的特效穴。

【操作要领】

指压穴位，这在古代叫"指针法"，即"以指代针"的方法。指压治疗风火牙痛最好用拇指指甲掐按，力量要尽量重一些，局部穴向穴位深层按揉，使穴位局部发酸、发胀；四肢部穴位一定要顺经掐按，同时向上揉动，不要横向按压，横向按压的结果会人为地造成经脉中断，气血受阻，经气（指压时出现的酸、麻、胀感）也不能上传，疗效即会大打折扣。若能出现向上方（头面部）放散的指压感则疗效更佳，敏感的小儿有时口腔和牙齿会有清凉之感。每次每穴按压 2～3 分钟，小儿同时配合做咬牙或叩齿动作。每日治疗 2 次。

【典型病例】

有一次，我在江苏省推拿按摩学校上课，有个女学生正好牙痛，课间有同学给她做了合谷穴按压，没有收到效果，下课以后她就找我给她看看。她痛在下牙，属于风火牙痛，我说下牙痛取合谷穴是对的，怎么能没有效呢？我也是给她按压了合谷穴，结果手到痛止。她说怪了，怎么老师一按就好了，我们同学按不好啊？我问那个学生是怎么样按压的？才发现她们用的是错误的横向按压，所以收效甚微。

牙痛家庭护理指导

1. 注意口腔卫生和保护牙齿，尽量少吃或不吃生硬难咬的食物，避免冷、热、酸、甜的刺激。

2. 龋齿牙痛，指压仅可暂时止痛，根治仍需补牙或拔除蛀牙。这里介绍几个行之有效的小偏方。

（1）用干净棉球蘸少许花椒粉或辣椒粉，填放进龋齿洞中；或者将新鲜花椒或尖辣椒捣烂，直接填放，一般能很快止痛。

（2）将新鲜大蒜瓣或生姜捣烂，取少许填放在龋齿洞中，一般都能很快止痛。

牙痛家庭护理指导

3. 在口腔科有时会出现误将三叉神经痛当做牙痛，以致冤枉拔牙的"冤假错案"。为什么呢？因为支配牙髓质的神经都是由三叉神经细分出来的，三叉神经第 2 支疼痛很容易与上牙痛混淆，三叉神经第 3 支疼痛又很容易与下牙痛混淆。所以，临床必须将牙痛与三叉神经第 2、3 支神经痛相区别。而且，儿童在自然换牙之前，没有必要拔牙。

第6章 健脑益智穴位保健

第一讲 增智商——百会、四神聪、风池、意舍、绝骨"五金刚"

【医理分析】

孩子从脱离母体呱呱落地的婴儿时代起，望子成龙、望女成凤的父母就希望自己的孩子能够聪明活泼、健康成长；进入学生时代，无论是读小学、中学，还是上大学，每一个学生也都希望自己能有一个聪明善记的头脑、机智灵敏的思维；到了中年，人们又希望自己能青春常在、记忆力不减；步入老年之后，人们更希望耳聪目明、保持正常的思维能力。

然而，遗憾的是，人们的美好心愿往往并不是那么尽如人意的。在各个年龄层次的人群中，婴幼儿大脑发育不全、智力低下；青少年学生思维欠敏捷；中年人记忆力减退、健忘，常常会哀叹自己年纪大了，记忆力一天不如一天了；老年人中间，由于心脑血管病的高发，特别是受脑动脉硬化、脑供血不足、脑梗死的影响，他们感觉到自己的智力和记忆力非常的差，老年痴呆都非常多。按"耳聪目明"的标准，那真是"好汉不提当年勇"了。难道这些现象就没有什么办法使之大大减少，程度也相对减轻吗？有！在针灸腧穴里就能找到答案。

随着生活水平的提高，人们对生活质量的要求也比较高了，关注大脑的健康问题，希望尽可能延缓大脑在思维、记忆力方面的衰老进程。今天我就来同大家讲一讲用穴位指压、灸疗促进少年儿童健脑益智的话题。

【穴位解读】

经常刺激具有健脑益智作用的百会、四神聪、风池、身柱、心俞、肝俞、脾俞、意舍、肾俞、悬钟（绝骨）、大钟、涌泉等穴，对许多神经、精神病症及五官病症有很好的疗效，对改善、提高乃至恢复大脑的各种功能有积极的作用，从而能使人耳聪目明，提高和增强人的思维能力、记忆力和聪明才智。

1. 头部益智穴

（1）百会穴：在两耳尖直上与头顶正中线交点、前发际直上5寸，取穴时要把头低一下，有意识地从头顶高处往后边移动，摸摸那个地方有个窝窝，古书上说这里"可容豆"。

（2）四神聪：在百会穴前后左右各1寸，共四处，神是指脑神，脑神主管我们大脑的思维、情感、意识、记忆，聪就是聪明才智，顾名思义这个四神聪是我们现在要讲的最为重要的穴位。

（3）风池穴：在后枕部入后发际1寸又旁开约2寸的凹陷中。简易取穴方法是：将一只手的拇指和四指分开，分别放在后枕部两侧，然后轻轻下滑，手指会自然落在枕骨两旁的凹陷中。

2. 腰背部益智穴　身柱穴在上背部第3胸椎下；心俞在第5胸椎下旁开1.5寸；肝俞在第9胸椎下旁开1.5寸；脾俞和意舍二穴分别在第11胸椎下旁开1.5寸和3寸；肾俞在第2腰椎下旁开1.5寸。

3. 下肢益智穴　悬钟又称"绝骨"，在外踝高点直上3寸，自身4横指宽；大钟穴在内踝后下方近足跟处；涌泉在足底（不算足趾的长度）前1/3与后2/3交点。

上述这些腧穴通过相关经络直接

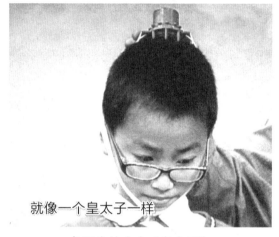

就像一个皇太子一样

灸百会的小小"皇太子"

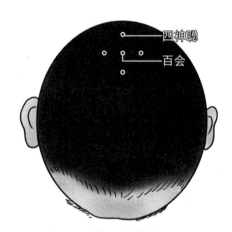

百会、四神聪

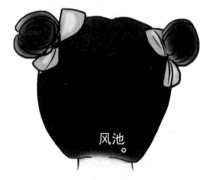

风　池

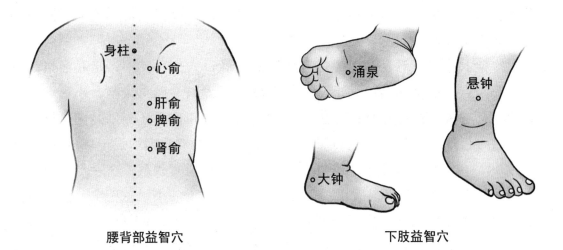

腰背部益智穴　　　　　　　　　　　下肢益智穴

或间接同大脑联系、与大脑的发育、思维、记忆息息相关。具有疏通经络气血、增加大脑血流量、调节大脑神经的作用，能振奋精神、消除脑细胞的疲劳、提高大脑的思维和记忆能力。

百会、四神聪、风池 3 穴就在头部，与大脑直接相连，头部的诸多经脉都聚于百会；四神聪是防止小儿大脑发育不全、中青年记忆力衰退、老年性痴呆的主穴，能使心神聪慧，故得此名；风池穴位于后项部延髓附近，与大脑、眼睛、耳朵直接相通，聪耳明目、促进思维、防治健忘、增强记忆力乃其专长（风池穴下 5 分又称"健脑穴"，下 1 寸又称"供血穴"）。

据黑龙江中医药大学报道：为患有高考综合征的学生针刺上述穴位，能有效地防治考生在考试过程中出现的紧张、头晕、头痛、心慌、健忘、注意力不集中、思维紊乱等竞技综合征，使紧张心理消除、头目清醒、思维有条不紊，且有较好的发挥，普遍提高高考成绩，还让有些平时学习成绩并不怎么好的学生考上了大学。

身柱所属的经脉（督脉）通脑；心俞、肝俞、脾俞、意舍、肾俞等穴都属于膀胱经，该经在头部交百会穴入脑。中医学认为，心藏神，肝主谋虑，脾主思、藏意，肾藏志、主骨、生髓、通脑。心、肝、脾、肾的这些功能都与大脑的思维、记忆有关。脾俞和意舍二穴还被日本针灸界戏称为"智慧袋"，脾主思维，能出主意、想办法，这就是智慧的源泉，所以说它是藏主意的地方。

大钟是肾经的腧穴，为古今治疗健忘、痴呆的名穴；绝骨乃"髓会穴"，有生骨髓的功用，骨髓通脑，脑为髓海，髓海充盈，则耳聪目明、精力充沛、思维清晰、记忆力强。另外，骨髓还是造血器官，能升高红细胞、白细胞及血红蛋白，

经常刺激这个穴位，不但贫血的状态可以改变，也可以促记忆，是从古到今的一个健脑益智穴。

人的脚上分布着对全身保健都有作用的经脉、穴位，其中，足心涌泉是肾经经气的起点，从足底顺经而上，贯穿脊髓直通大脑；而与大脑、小脑、五官等组织器官有关的都相对集中在脚趾部位（大趾端和足心还分别是脾、肝、肾三条经脉的起始点），对它们进行正确的按摩刺激，能够达到增强记忆力的目的。

另外，一个人的聪明才智还与耳朵有着不可分割的联系。这一点，我们从聪明的"聪"这个字就可以看出：耳朵的"耳"字加上一个"总"字，也就是说，一个人的聪明程度，总是离不开耳朵的作用。由于耳朵是我们从外界获取各种信息的组织器官，如果因为耳朵的疾患让我们无法获取各种信息了，人就会失"聪"。所以，坚持耳朵的自我保健，也是促进健脑益智的一个环节。

【操作要领】

健脑益智穴位的刺激方法，可以用指压、按摩、艾灸、拔罐、皮肤针叩刺等。

头部穴位：百会、四神聪、风池穴适用于指压、叩击和皮肤针叩刺，每次每穴 100 ～ 200 下。手指叩击时，五指自然屈曲成爪状，指尖对准穴位快速叩击，至头皮有发热、发麻感为宜；也可以用五指"干梳头"的方法，先从前发际向后梳至后枕部风池穴以及风池穴下 5 分至 1 寸，再从鬓角绕耳后梳至风池穴。通过刺激头部穴位，让头部的血流供应增加，改善血液循环和新陈代谢状况，从而促进大脑的思维，维持大脑的记忆能力。一整套操作下来，你会感到头目非常的清醒、明晰。头部叩击术每天早、晚可以各做 1 次。

耳朵的"鸣天鼓"：①双手中指指腹按压住耳孔外面的耳屏，数秒钟后突然放开，反复进行 30 ～ 50 次；②双手掌心紧紧捂住两侧耳朵，数秒钟后突然放开，反复进行 30 ～ 50 次；③双手掌心紧紧捂住两侧耳朵，四指向后平伸，用手指的掌面有规律地快速拍打后枕部 100 下左右；④双手掌心紧紧捂住两侧耳朵，四指指尖向后，将示指按压在中指上，然后突然下滑重力叩击后枕部 100 下左右。

腰背部穴位：宜用指压、按摩、艾灸、拔罐、刮痧和皮肤针叩刺法，每次每穴施术 3 ～ 5 分钟；或者沿脊柱两侧由上向下施术，一次 30 分钟左右；背部拔罐，最好用"推罐"（走罐）法：先在背部涂抹适量的润滑油，将罐具拔上去，趁其还没有吸紧的时候，手扶火罐底部将罐具上下（或左右）来回移动，一直到皮下出现红色或紫红色，有点类似于刮痧一样的效果。隔日或 2 ～ 3 日 1 次。

足部穴位：悬钟和大钟穴可施行指压、按摩、艾灸和皮肤针叩刺；足心涌泉穴最好采用搓法，先把脚用温热水洗干净，双手交替搓足心涌泉穴 100～200 下，使足心发热、发麻为宜；再抓住一只脚的脚趾做圆周揉搓（或者双手掌一手在足背、一手在足底对摩足趾）50 下左右。每天可酌情做 2～3 次，只要在睡觉前、起床前或平常休息时搓揉几分钟就行了。长期坚持，对于健全脑神经功能、延缓脑细胞衰弱、旺盛精力、提高智能、防治健忘、增强记忆力是大有裨益的。

希望小朋友都要学会并坚持做这样的按摩保健方法，让自己的耳朵听力一直很好，保持一个聪明的头脑。

当然，健脑益智要发挥我们整个头部的功能，你看聪明的"聪"字，除了左边一个耳朵之外，右边的上面还有 2 只眼睛，中间一个嘴巴，下面还要用心。有的人虽然失聪听不见了，失明看不见了，失语说不出话来，他从外界获取信息少了，大脑的功能受到了很大的限制和影响，但是他还能将眼（耳）的不足以耳（眼）来补充，甚至于用心（脑）去仔细体察和感悟世界，照样能让自己的大脑聪明起来，并放射出智慧的光芒。像自幼失明的盲人杨光，巧妙地利用听觉弥补视力的缺陷，刻苦训练，惟妙惟肖地模仿名人唱歌、说书、演小品，成了中国歌坛上少见的、多才多艺的百变歌手；世界著名聋人舞蹈家邰丽华，自幼双耳失听，但是她人残志坚，通过自己刻苦努力，在导演的帮助下，千锤百炼，打造了像《雀之灵》《千手观音》《我的梦》这些震惊世界的优美舞蹈，成为全球六亿残疾人的形象大使。

苹果在我国古代早有"智慧果""记忆果"之称，因为苹果除了富含维生素 C 之外，还含有微量元素锌。锌是对记忆有帮助的微量元素，人体内一旦缺锌，大脑有关记忆的组织就会发育不良，影响记忆力。所以，适当多吃苹果有提高智能的功效。

第二讲　缓头痛——百会、印堂、太阳最有功

【医理分析】

常言道："患者头痛，医生也头痛"，说明头痛难治。但如能正确运用穴位指压灸疗方法治疗，往往能指到病除，灸至痛消。

头痛、眩晕是一种常见的自觉症状，见于多种急性、慢性疾病。据统计，

在神经科门诊以头痛为主诉的小儿占40%左右。外感或内伤均可引起头部气血不和、经气阻滞而导致头痛、眩晕。外感头痛、眩晕多由风袭经络所致，内伤头痛、眩晕多因肝阳上亢、痰湿内阻或气血不足、气滞血瘀所引起。

外感头痛、眩晕又与感受风寒或风热有关，多伴有感冒症状，怕风；痰湿内阻者头晕、头重，如同顶着一个大包裹一样，兼有胸闷或恶心呕吐，舌体胖大有齿印，舌苔厚腻，犹如奶油状；气血不足者面色苍白、头晕眼花、气短乏力、脉弱无力；气滞血瘀多见于跌打损伤之后，头部有固定的压痛点，舌头青紫或舌面上可见瘀点、瘀斑。

穴位保健治疗头痛，主要是根据头痛的部位而决定的。前头痛在前额部及眉棱骨等处，多由头面、五官疾病如青光眼、鼻窦炎、各种牙病等引起；偏头痛在头之两侧，并连及耳部，类似于血管神经性头痛和中耳炎导致的头痛；后头痛在后枕部，下连于项，多见于感冒和落枕、颈椎病引起的头痛；头顶痛在巅顶部，多见于高血压病患者。

我们先来看看百会穴治疗头痛的神奇效果吧：东汉三国时期，一代枭雄曹操经常犯头痛病，疼痛难忍，每次发作都得请名医华佗为他针刺百会等穴，方能好转。因此，曹操才要华佗到他的身边做他的私人保健医生。只因华佗生性刚烈，不愿意将自己的医术仅为曹操一个人服务而失去为广大平民百姓治病疗疾的机会，后惨遭曹操的杀害。

唐高宗李治也是穴位保健的受益者，据《旧唐书·高宗纪下第五》唐代文人胡子温写的《谭宾录》中记载：一日，高宗头痛、眩晕，眼睛红肿，不能睁开，众御医诊治均无良效，急召针灸太医秦鸣鹤前来诊治。秦太医诊后认为系风热之毒上攻头目，加上国事烦心，引动肝火所致，必须在头部点刺出血才能治愈。武则天皇后在帐后听到后怒气冲冲地跑出来，呵斥太医竟胆敢在皇上头上刺血，心怀叵测，罪该问斩！将太医吓得战战兢兢，跪地求饶。高宗开明，喝退皇后说：妇人之见！我现在是病人，病人就应该服从医生的治疗。乃安抚太医，同意让太医针治。太医便在皇上头顶正中的百会穴点刺出血，高宗顿感头痛消失，眼睛也睁开了。则天皇后也转忧为喜，感慨地说：这真是上天的恩典！并以厚礼赠予太医。

【穴位解读】

这里给小朋友们以及各位家长介绍3个防治头痛、眩晕的特效穴——百会、印堂、太阳。

1. **百会穴**　百会穴是治疗头痛的第一要穴，它之所以叫"百会"，就是因为头部各个方位的经脉都会聚在这个地方。那么，你在这个地方指压、按摩、艾灸、皮肤针叩刺，其治疗作用都可以达到头部的任何部位。所以说，不管是前头痛、后头痛、偏头痛、头顶痛、全头痛，都可以取用。

百会穴位于头顶正中线前发际上 5 寸。针灸学将人的前发际至后发际定为 12 寸，我们把松紧带测穴尺定在 12 寸的地方，一端放在前发际处，拉直了，另一端放到后发际处，然后找到距离前发际 5 寸的地方，这个百会穴就找到了。

这个分寸法，从前发际到后发际这个 12 寸是固定的数目。但是在临床上还有一些特殊的情况，例如有很多人是高额、秃顶，这样他的前发际就不好定了。这种情况古人已经为我们考虑到了：前发际没有或者不明显的人，要延长到两个眉毛中间的印堂穴，加 3 寸。你减去 3 寸，前发际就能确定了；如果后发际不明显，就向后下方的第 7 颈椎下的大椎穴延长 3 寸，减去 3 寸，就是后发际了。

有人说了：要是这个人前发际、后发际都没有那该怎么办呢？那可就更惨了，这个时候你就把两个眉毛之间的印堂穴到第 7 颈椎下的大椎穴之间看成 18 寸，这样也就能找到前发际上 5 寸那个部位了。就算是连眉毛都没有的人，我们也可以通过摸眉棱骨找出前发际的定穴标志。

还可以用简便取穴法：就是把左右两只耳朵的耳尖对折，垂直向上，两个耳朵这样一上来，与头顶正中线交界的地方。最后还是要摸一下，是不是有一个凹陷。此处绝大多数人有一头漩，古书上说"可容豆"，意思是说穴处应该有一个小小的凹陷，若放上一粒小豆，则不会滚下来。

2. **印堂穴**　印堂穴在两眉头连线中点，对单纯前额头痛、眉棱骨痛、眼睛红肿疼痛、鼻窦炎和牙病引起的头痛等都有比较好的治疗作用。

3. **太阳穴**　太阳穴在外眼角外上方 1 寸处、眉梢与外眼角延长线的交点凹陷，对偏头痛、头晕目眩、目赤肿痛有明显疗效。日常生活中，人们有了头痛脑热的毛病，都习惯用手揉揉太阳穴，就会感到头脑很清醒，头痛、头晕都会减轻或消失。

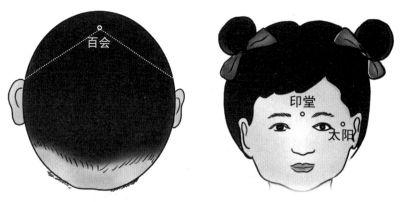

缓头痛——百会、印堂、太阳最有功

【穴位搭配与操作要领】

1. **百会穴**　治头痛、头晕，虚证（如贫血、低血压、神经衰弱引起者）宜用单手指压法、双手五指叩击法和艾灸法、皮肤针叩刺 2 ～ 3 分钟；头顶因为有头发，施行灸法不是很方便，我们可以借助艾灸器温灸 5 ～ 10 分钟或施行隔姜灸。

2. **印堂和太阳穴**　都可以采用指压、叩击、按揉和皮肤针叩刺来操作，印堂穴还可以用拇指和示指用力搓捏。贫血、低血压引起的虚痛手法力度应小一点，可用灸法，皮肤针轻、中度叩刺，使局部发红即可；高血压、跌打损伤导致的实痛手法用力重一些，皮肤针可以重叩出血。

对于在头部有明显压痛点出现的头痛，我们还应该把压痛点作为最好的治疗部位，能疏通局部经络气血、化瘀止痛。

【典型病例】

有一次我在上课时，一个男生头晕、头痛、眼睛也有些红肿。下课后给他针了印堂和太阳两个穴位，并有意识地挤出几滴血。等到第二节课还没有上完，头晕、头痛消失了，眼睛的红肿也明显减轻了许多。

◎**前头痛**　百会、印堂、太阳加攒竹穴（眉头）和阳白穴（每侧眉毛中点上 1 寸），加合谷穴（手背第 1、2 掌骨之间、略靠第 2 掌骨中点）和内庭穴（足背前端第 2、3 趾缝纹头）。

◎**偏头痛**　百会、印堂、太阳加角孙穴（侧头部正对耳尖处）和率谷（侧头部耳尖直上 1.5 寸），加外关穴（腕背横纹中点上 2 寸）和侠溪穴（足背前端第 4、5 趾缝纹头）。

◎**偏正头痛**　百会、印堂、太阳加阳白穴和头维穴（额角入发际 5 分）加合谷、外关。

◎**后头痛**　百会、印堂、太阳加天柱穴（后发际正中旁开 1.3 寸）和风池穴（后发际正中上 1 寸、枕骨下两侧凹陷中），加后溪穴（握拳，第 5 指掌关节后纹头端）和昆仑穴（外踝高点与跟腱之间凹陷中）。

◎**头顶痛**　百会、印堂、太阳加四神聪（百会前后左右各 1 寸）+ 太冲穴（足背第 1、2 跖骨结合部前方凹陷中）和涌泉穴（足底正中前 1/3 与后 2/3 交点凹陷中）。

◎**全头痛**　百会、印堂、太阳加头维、阳白、风池、合谷、外关、太冲等穴。指压、按摩、皮肤针叩刺出血均可。

◎**外感头痛**　百会、印堂、太阳加大椎、风池穴。

◎**肝阳上亢头痛**　百会、印堂、太阳加太冲、涌泉穴。

◎**痰湿内阻头痛**　百会、印堂、太阳加内关、丰隆。

◎**气血不足头痛**　百会、印堂、太阳加重灸百会穴加灸按足三里。

头痛可见于临床各科疾病中，指压、按摩、艾灸、皮肤针叩刺治疗都有较好的效果，尤其是对偏头痛、血管性头痛及神经官能症所致的功能性头痛效果更为明显。但应通过医院检查，注重对原发病的治疗，同时还要排除颅脑占位性病变（颅内出血、肿瘤等）。

百会、印堂、太阳 3 个穴位除了可以用来防治头痛、头晕之外，对于失眠、健忘等也都有一定的治疗作用。只要我们能经常做一些指压、按摩、艾灸或皮肤针叩刺，不但能解决头痛、头晕的毛病，而且还可以减少脱发、白发，促进睡眠，增强记忆。

第三讲　制多动 —— 百会、人中、大椎数穴来调控

【医理分析】

小儿多动症又称"注意力缺陷多动症""轻微脑功能障碍综合征"，是少年儿童自我控制能力减弱、情绪不稳定、行为异常的一种表现。多发于上小学的儿童，且男孩明显多于女孩（4～5 倍）。一般认为有一定的遗传倾向，还可能与脑损伤诸如早产、中枢神经系统感染、中毒等有关。性格、心理因素是最为常见的诱因。

小儿多动症主要由于控制不住自己的情感、难以自控的活动过多，表现为一系列小动作过多，诸如喜欢摇头晃脑、挤眉弄眼、眨眼耸鼻、噘嘴吐舌、伸颈耸肩、弯腰踢腿、手舞足蹈、脾气暴躁、任性冲动，难以持久地集中注意力，

易受外来影响而兴奋、激动，尤其情绪紧张时发作频繁。平时很难有始有终地去做好和完成一件事情，常常是三下两下，做不完也不做了。

上课不守纪律，老爱讲话、东张西望、坐立不安，不能静下心来听课，不能认真学习，常导致学习困难，学习成绩逐渐下降，让家长和老师们非常恼火。

虽然如此，但绝大多数孩子智能还是完全正常或接近正常的，只有少数有认知障碍。而且本病预后也多良好，绝大多数患儿到青春期逐渐好转而痊愈。

很多有多动症孩子的家长，他们往往并不认为自己的孩子是病态，觉得自己的孩子可能就是活泼好动、调皮一些而已。当然，有些情况的确是要区分的，如果说小孩子仅仅是天生活泼好动的，那么家长或老师一说，他就能安安静静地坐下来了。多动症的孩子却不然，不管家长怎么说，老师再严厉地批评，也改不了。这个就是病态了啊！我看我们现场在座的小孩中间，有的一直在动个不停，可能就有这种毛病。

【穴位解读】

儿童多动，穴位能控。由于本病病位在脑，治疗也当从治脑入手——平肝息风、宁心安神。

主穴有百会、人中、大椎、四神聪、合谷、神门、内关、太冲等穴。

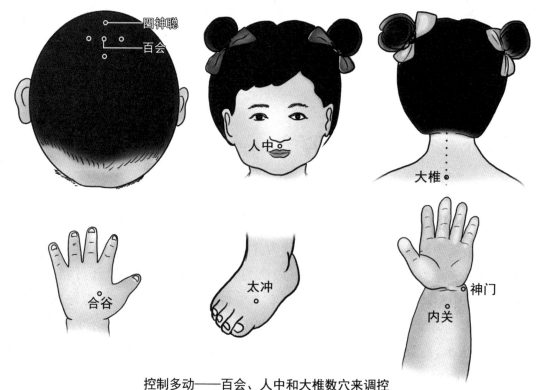

控制多动——百会、人中和大椎数穴来调控

百会：前发际正中上5寸、两耳尖之
　　　上与头顶正中线交点
四神聪：百会穴前后左右各1寸
人中：人中沟正中央
大椎：肩背部正中第7颈椎下
合谷：手背第1、2掌骨之间，略靠

第2掌骨中点
太冲：足背第1、2跖骨结合部前方凹
　　　陷中
神门：掌面腕横纹小指侧凹陷中
内关：掌面腕横纹中点上2寸

百会、人中、大椎都是与脑神经联系最密切的督脉穴，都有很好的镇静安神作用；百会、四神聪 2 穴 5 点醒脑开窍、安神定志；神门属于心经要穴（心神出入之门户），内关是心包经要穴（代心行事），自然也是养心安神主穴；合谷、太冲，一个在手虎口、主气，一个在足虎口、主血，二穴合用，称为"四关"，通行气血、镇静安神。

【操作要领】

1. 指压或皮肤针叩刺　上述穴位可以分组轮流使用，经常指压或皮肤针叩刺，刺激强度稍微要强一点，人中、大椎要重力掐按，大椎还可以皮肤针重叩出血；每穴每次 2 ～ 3 分钟。

2. 耳穴疗法　有一定的辅助作用。取心、肝、脾、肾、神门、皮质下。用硬质菜籽贴压，两耳交替使用。家长每日要协助揉压所贴耳穴，每次 3 ～ 5 分钟，至耳郭发热、发胀、发红为度。

3. 中药敷脐疗法　将"制动散"（天麻、钩藤、地龙各 15 克，防风、胆南星、珍珠粉各 10 克，人指甲 5 克，

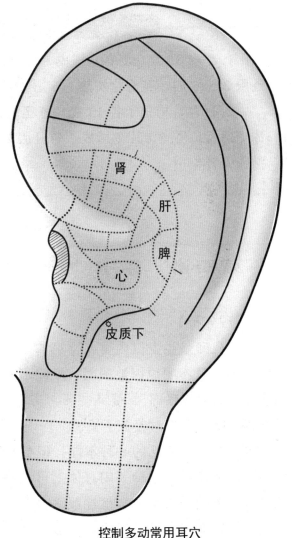

控制多动常用耳穴

共研为细末）填满肚脐，外用胶布固定。每 3 日更换 1 次。连续使用 6 ～ 8 次。

穴位保健对本病有较好的防治效果。在治疗期间，家长和老师应帮助患儿培养良好的生活习惯，对不良行为要耐心教育，多加关怀和爱护，切忌嘲弄、打骂、歧视和不耐烦，以免患儿自暴自弃。学习困难者应予以指导、帮助，做功课可分部逐一完成，成绩有进步应及时予以表扬、鼓励，不断增强其信心。

有些家长存在一种糊涂认识：反正长大就好了，治不治没关系。可是你想过没有？等他自然好，那还要到成年以后，那么孩子在幼儿园、在小学、中学，还有多少年的时间呢！与其消极等待，不如主动出击。希望各位家长和老师们都能注重起来，采用穴位保健与药食两用结合，就能取得比较理想的效果，也会给家庭和学校减少许多烦恼。

小儿多动食疗方

1. 小麦 30 克，麦冬、橘皮、竹茹各 10 克。水煎服，每日 2 ～ 3 次，连服 2 ～ 3 周。有清化痰热、宁心安神作用。

2. 百合、枸杞子各 15 克，煮至软烂汁稠，加入搅碎的鸡蛋黄 1 枚和冰糖适量，再煮沸片刻即成。每日服 2 次，连服 2 ～ 3 周。有补肝益肾、滋阴安神作用。

第四讲 家有"夜啼郎"——穴位保安康

【医理分析】

小儿夜啼是半岁以内婴儿常见的一种睡眠障碍。不少孩子白天好好的，可是一到晚上就不明原因地哭闹、烦躁不安，甚则通宵达旦哭个不停。人们常称这些孩子为"夜啼郎"。婴儿一哭，当母亲难以安抚时会急得手忙脚乱，有的年轻妈妈甚至自己也对着孩子哭。

哭，虽然是婴儿的一种本能，但更是还不会说话的婴儿的某种需要或者身体不舒服的表示。这种哭闹总体上可以分为自然性（生理性）正常哭闹和病理性因病痛哭闹两大类：自然性哭闹见于饥饿或过饱、口渴、闷热或寒冷、蚊虫叮咬、拉屎撒尿、尿布浸渍或衣被刺激、衣带过紧等刺激因素，是婴儿哭闹最常见的原因。少数经过训练的婴儿有了尿便感,往往也会以哭闹的形式"提示"家长及时帮他大小便。这种哭闹的婴儿一般情况良好,饮食正常,哭声洪亮,哭闹间隙期精神和面色正常。此种情况下,如果采取相应措施如亲昵安抚、喂以乳食、调整衣被厚薄、更换潮湿尿布等之后,啼哭会当即停止。所以,对于夜啼婴儿,家长应注意观察,寻找夜哭的原因,及时解决。

病理性哭闹是由疾病引起,比如发热、头痛、肚子痛、缺钙、缺乏维生素 D 等。

因病痛引起的哭闹,婴儿哭声不同寻常,常表现为突发性剧哭,有时尖叫,声音嘶哑;同时伴有精神烦躁或萎靡、面色通红或苍白,有时可有呕吐、腹泻、大便带血等现象。

因缺钙、缺维生素 D 导致的夜啼,孩子往往还有睡觉出汗、烦躁、头枕部有脱发圈、方颅、"X"型腿、"O"型腿等表现。

家长也应注意观察,找出原因。判断发热:家长可用手触摸婴儿额头来感知;判定是否腹痛:家长可用手触摸婴儿肚子,如果肚子是软的、轻按腹部婴儿没有反射性不安、哭声突然加剧现象可以排除腹痛;如果感到腹部胀满、轻按则哭声更甚,则啼哭很可能是由腹痛引起。由疾病引起哭闹不安,应去医院检查治疗。

在病理性啼哭中,有一种是不明原因的哭闹、烦躁不安,即或是送医院也查不出原因。这种不明原因的啼哭,大部分可能是由于梦境或异常的响声使婴儿惊恐扰神。我们就可以在家里运用穴位保健来处理、解决。

【穴位搭配与操作要领】

1. 指压、按摩

（1）一般啼哭:
①头面部,家长可以用手指轻轻按压、摩揉患儿头面部的百会、印堂、承浆;②腹部,按揉腹部的神阙穴(肚脐);③上肢,合谷;④下肢,太冲穴。

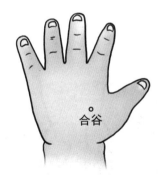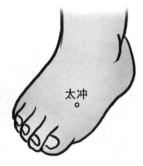

纠正夜啼四肢穴位

由轻到重,交替进行。每穴每次 30 秒钟,患儿惊哭停止后,总体继续按摩 2 ～ 3 分钟。

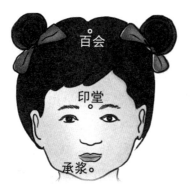

纠正夜啼头面部穴位

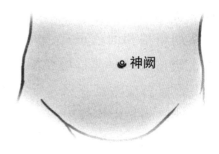

纠正夜啼腹部穴位

百会：在前发际中点上5寸、两耳尖直上与头顶正中线交点处

印堂：在两眉头连线中点处

承浆：在颏唇沟中，下嘴唇与下巴颏连线中点处

合谷：在手背第1、2掌骨之间略靠第2掌骨中点处

太冲：在足背第1、2跖骨结合部前方凹陷处

神阙：在肚脐处

（2）啼哭不能马上停止：掐人中、中冲穴，或者指掐五心穴（百会和两手心劳宫、两足心涌泉）每个刺激点各100次左右。

小儿夜啼，重在安神。百会、印堂、人中等都是与脑神经联系最密切的督脉穴，都有很好的镇静安神作用；承浆是任脉的终点穴，在此与督脉经气相通；也能够镇静宁神、通调阴阳二气；合谷、太冲二穴，一个在手虎口、主气，一个在足虎口、主血，配合使用，称为"四关"，通行气血、镇静安神；劳宫、涌泉二穴，一个在手心、属于心包、主火，一个在脚心、属于肾经、主水，配合运用，能够交通心肾、促使水火相济。

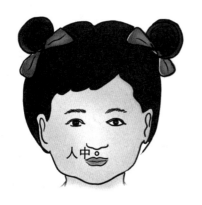

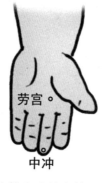

迅速止住夜啼的穴位

人中：人中沟正中央
劳宫：手掌面第2、3掌骨之间掌中横纹上
中冲：中指顶端

涌泉：足底部约当第2、3趾趾缝纹头端
　　　与足跟中点连线的前1/3与后2/3
　　　交点处

2. 指针叩刺法　家长用手指指端或皮肤针（小头）反复轻叩印堂、人中、承浆，每穴 1 分钟，皮肤针叩刺可以微微出血。

3. 灸法　将艾条点燃后围绕肚脐周围温灸，以皮肤潮红为度。每日 1～2 次，连灸 1 周。

4. "夜啼郎" 敷贴调治法

（1）将艾叶、干姜粉各适量炒热，用纱布包裹，从上至下温熨小腹部（注意把握温度），反复多次（适用于腹部有寒者）。

（2）丁香、肉桂、吴茱萸各等份，研为细末，撒在普通膏药上，贴肚脐（适用于腹部有寒者）。

（3）天竺黄、川芎、双钩藤、朱砂各 6～9 克。用小布袋包好，每天挂在小儿胸前（适用于痰湿兼烦躁不安者）。啼哭停止后即除去药物。

（4）朱砂 1.5～3 克（1 岁以内 1.5 克，1～2 岁 2 克，2～3 岁 3 克），研为细末，加入适量白酒搅匀备用。每晚睡前敷肚脐，外用胶布固定；或者用手指蘸取药液外涂百会、印堂、承浆、劳宫、涌泉等穴，同时各穴按揉 1 分钟左右，至局部红润温和（适用于受惊吓兼烦躁不安者）。啼哭停止后即除去药物，没有痊愈者可以 24 小时换药 1 次，连用 1～3 次。

【小儿特色推拿手法】

小儿特色推拿手法有补脾经、清肺经、清肝经、清天河水、揉小天心等。

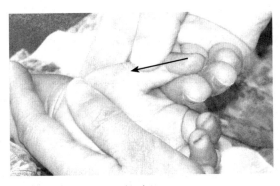

补脾经

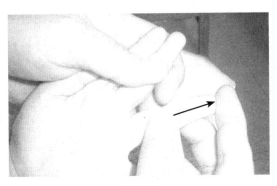

清肺经

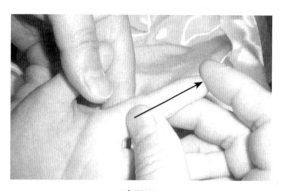

清肝经

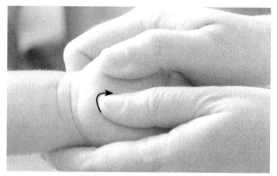

揉小天心

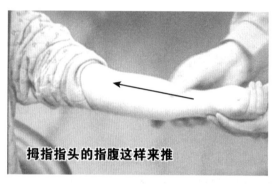

拇指指头的指腹这样来推

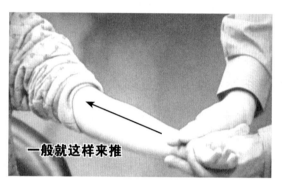

一般就这样来推

清天河水

补脾经：施术者用拇指指腹旋揉小儿拇指螺纹面，或者用拇指指腹或桡侧面自患儿拇指指端外侧缘（少商穴）旋推至指根近大鱼际边缘200次左右。

清肺经：施术者用拇指指腹自小儿环指指根推向指端100次左右。

清肝经：施术者用拇指指腹自小儿掌面示指根部推至指端100～200次。

揉小天心：小天心位于手掌大鱼际与小鱼际之间的交界处、接近掌根的地方。施术者在小儿这个地方用拇指指端不断地掐揉（掐中带揉、揉中带掐）或用中指指端不断地点捣100～200次。

清天河水：把小儿胳膊上的袖子拉到肘关节上面来，施术者用拇指侧面或示、中两指指腹从小儿手掌面的腕横纹的中点（大陵穴）一直推至肘横纹中点（曲泽穴），100～200次。

【家庭护理】

（1）注意保持婴儿居室周围环境的清静，认真检查衣服被褥有没有夹带异物。

（2）经常带孩子晒太阳，及时添加辅食，补充维生素 AD。

（3）准妈妈在孕期和产后不可过食寒凉及辛辣热性食物，也不能受到惊吓。

（4）有些婴儿因不良习惯而致夜间哭闹的，比如一定要家长抱在怀里或边走边拍或在摇篮中一直要摇晃着、或者习惯开灯睡觉等，都要加以纠正。让婴儿养成良好的睡眠习惯，不要将婴儿抱在怀中甚至边走边拍睡觉，也不宜让婴儿在开着灯的情况下睡觉。

第五讲　压惊风 ——百会、印堂、人中个个都是"急先锋"

【医理分析】

在我们这个儿童穴位保健系列中，有几种是属于突发性急性病症，这就是我将要同大家谈的小儿惊风。

小儿惊风又称"惊厥"，俗称"抽风"，多见于 1 ～ 5 岁的小儿，年龄越小，发病率越高。在什么情况下容易发生呢？第一是在发高热的情况下，体温达到了一定程度，到 39℃以上，势必就会出现抽筋；第二就是胆小内向的孩子，如果突然受到了某种精神刺激和惊吓，甚至是做一个噩梦，都会引发抽筋。

惊风以肢体抽搐、颈项强硬、两目上翻、牙关紧闭和意识不清为主要表现：急惊风起病急，往往突然神昏抽搐，意识不清，呼之不应，抽筋动作较大，伴高热、头痛；慢惊风发病缓慢，抽筋动作较小呈蠕动状，面色萎黄或苍白，意识淡漠，嗜睡露睛，手足发冷。

中医学认为，急惊风多由高热使心火、肝火过旺，引起肝风内动造成，是一种实证；而慢惊风是由急惊风失治或误治、迁延日久演变而成，久病必虚，肝气克伐脾土，属于脾虚血弱、肢体得不到气血充分滋养的结果。

【穴位解读】

穴位治疗小儿惊风有效，你如果选穴恰当，方法正确，就能够把惊风控制在萌芽状态，几个穴位下去，抽搐就会逐渐停止了。当然，也有一定的难度。所以，儿童发生这种病，要以医院的治疗为主，家庭治疗为辅。或者是说当你还没有到医院的时候，打了 120 医院的救护车还没有来的时候，如果家长知道了一些穴位急救处理常识，就可以在家里提前对孩子进行急救处理，很有可能等到医院的车来了以后你的孩子已经好了，就算没有完全好，你做了穴位保健，也会给医院的治疗打下基础，争取一些时间，让孩子的病情变得轻一些，好得快一些。

1. 急惊风取穴　因为惊风是由于大脑受到某些刺激以后产生的，症状表现也以神经系统为多，所以，我们治疗也要从大脑入手。首先选择与大脑关系最为密切的百会穴，其次还有头面部印堂、人中、承浆。

其他配合穴位还有背部的大椎、筋缩，上肢的中冲、合谷、后溪，下肢的阳陵泉、太冲。

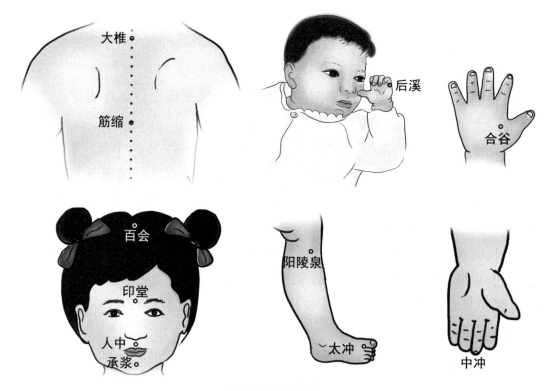

治疗急惊风穴位

大椎：肩背部正中那个最大的骨头即第7颈椎下凹陷中

筋缩：第9胸椎棘突下凹陷处

后溪：握拳，第5指掌关节外侧纹头端

合谷：手背第1、2掌骨之间略靠第2掌骨中点

百会：头顶正中前发际上5寸、两耳尖直上与头顶正中线的交点

印堂：两眉头连线中点

人中：人中沟正中点

承浆：下嘴唇与下巴颏之间的颏唇沟正中点

阳陵泉：膝关节外下方腓骨小头前下凹陷中

太冲：足背第1、2跖骨结合部前下凹陷中

中冲：中指顶端

人体与大脑联系最为密切的经脉是督脉，督脉通脑，所以，我们上面选取的百会、印堂、人中、大椎、筋缩等都是督脉上的穴位，都有镇惊宁神、醒脑开窍的作用。

百会、人中还有很好的急救作用，很适合于小儿惊风；筋缩嘛，我们一听这个穴名，就知道它是能治抽筋的穴位；承浆是任脉的终点穴，借此与督脉经气相通；也能够醒神开窍、通调阴阳二气；中冲是心包经的穴，后溪虽是小肠经的穴位，但它又是通督脉的，在中医看来，心和脑都是主管神志的；阳陵泉属于胆经，擅长治疗"筋病"，被针灸学定为"筋之会穴"；合谷配太冲是我们人体四肢的4个关键部位的要穴，简称"四关"，有很好的醒神志、定抽搐作用。

因为小儿惊风的病情偏重，治疗难度比较大，故穴位也用的比较多，可以酌情选择或分组使用。

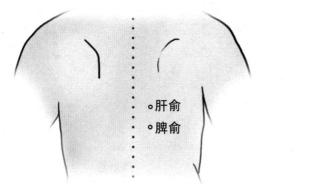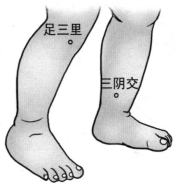

慢惊风再配穴位

肝俞：筋缩穴旁开1.5寸	足三里：外膝眼中点直下3寸、小腿骨
脾俞：背部第11胸椎下旁开1.5寸	外侧旁开1中指宽
三阴交：足内踝高点上3寸	

2.慢惊风取穴　因为涉及肝、脾血虚，需要补益肝脾阴血，所以，要在急惊风的基础上加肝俞、脾俞、足三里、三阴交等穴。

【操作要领】

1.急惊风　用指压的方法治疗小儿惊风，其优越性还大于医生扎针。扎针还担心因为抽搐而导致弯针或断针，而指压就没有这个担忧。上述穴位均可用拇指指甲重力掐按1分钟左右，皮肤针重叩1～2分钟（可出血）。

【典型病例】

有一次，我到校幼儿园办事，看见幼儿园园长和几个老师正围着一个小女孩在紧张地忙碌着。原来这个3岁多的幼童在幼儿园突然高热，以至于神志不清、发生了抽搐。园长一方面与孩子家长取得联系，一方面给孩子掐人中，只是方法欠当，没有收效。老师们见我去了，如见救星，我即刻为孩子掐揉人中、印堂、承浆3穴，小女孩马上清醒过来并停止了抽搐，化险为夷。

2.慢惊风　各穴就可以用拇指指端点按或皮肤针轻叩、艾灸1～2分钟，背部穴位拔罐或推罐5分钟左右。

【小儿特色推拿手法】

急惊风可以用清心经，清肝经，掐、揉、捣小天心各200次左右。慢惊风的儿科推拿特色手法有推坎宫、补脾经、补肾经、推三关各100～200次。

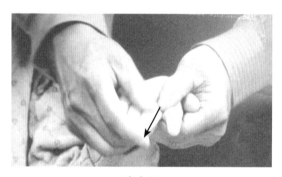

清心经

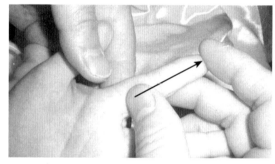

清肝经

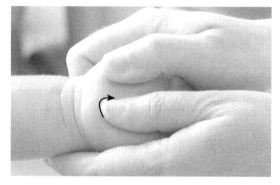

掐揉捣小天心

急惊风推拿法

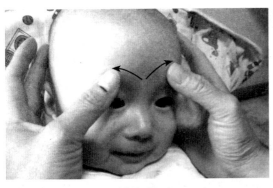

推坎宫

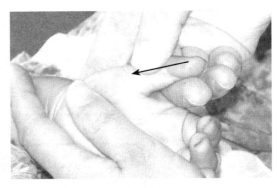

补脾经

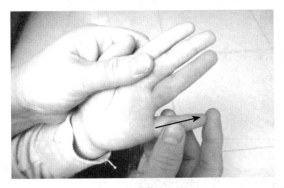

补肾经

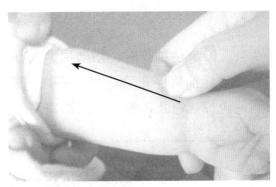

推三关（以拇指桡侧面为例）

慢惊风推拿法

清心经：用拇指指腹或侧面从小儿中指掌面指根快速推向指端，反复操作100～200次。

清肝经：施术者用拇指指腹自小儿掌面示指根部推至指端100～200次。

掐揉捣小天心：小天心位于手掌大鱼际与小鱼际之间的交界处、接近掌根的地方。施术者在小儿这个地方用拇指指端不断地掐揉（掐中带揉、揉中带掐）或用中指指端不断地点捣100～200次。

推坎宫：施术者用双手拇指指腹自小儿眉心（印堂）向两旁顺着眉毛分推至眉梢（丝竹空穴）直至太阳穴50～100次。适用于感冒发热、咳嗽、小儿惊风等。

补脾经：施术者用拇指指腹旋揉小儿拇指螺纹面，或者用拇指指腹或桡侧面自患儿拇指指端外侧缘（少商穴）旋推至指根近大鱼际边缘200次左右。

补肾经：施术者用拇指指腹自小儿小指掌面指根向指尖方向直推100次左右。

推三关：施术者用拇指桡侧面或示指、中指指腹由小儿腕横纹拇指侧（阳溪或太渊穴）推向肘横纹拇指侧纹头端（曲池穴）100次左右。

153

急、慢性惊风通用有效敷贴疗法

取鲜地龙（蚯蚓）数条，捣烂如泥，加入蜂蜜摊于纱布上，盖贴囟门。每日换药1次。

防治小儿惊风注意事项

1. 小儿惊风要及时治疗，避免惊风频发而引发癫痫。

2. 有高热惊厥史的患儿，如因高热而发病，要及时降温，并服用止痉药物。

3. 发生抽搐时，切勿用力强行制止，以免扭伤肢体，导致骨折。

4. 抽搐停止后，患儿往往非常疲倦，应卧床休息，保持室内安静，避免惊扰患儿，使其正气得到恢复。

惊风单方验方

1. 龙骨15克，鸡内金6克，防风3克。共研细末，每次服1～2克，每日1～2次。适用于急惊风。

2. 全蝎、蜈蚣各等份，研为细末，温开水冲服。2岁以下每次服0.5克，3～5岁每次服1克，6岁以上每次服1.5克。每日2次，连服3～5天。适用于慢惊风。

第六讲 镇癫痫 ——督脉联合丰隆、劳宫和涌泉

【医理分析】

癫痫是一种有遗传倾向的发作性神志异常疾病，多见于4－5岁以上性格偏于内向的儿童。主要表现为平日里精神抑郁、表情淡漠、静而少动；大发作时突然仆倒、昏不知人、两目直视、口吐涎沫、四肢抽搐，或吐舌惊叫（口中发出如猪羊似叫声），醒后如常人；小发作仅两目瞪视、呼之不应、头部低垂、

肢软无力；局限性发作可见多种形式，如口、眼、手等局部抽搐。

中医学认为：癫痫是由于体内阴气过盛、阳气不足，痰湿过多、蒙蔽脑窍，外加遗传因素或精神刺激的诱发因素而致。如果我们自己的孩子天生胆小、性格内向，就要特别注意关爱他、保护他，尽量不要受到一些意外的精神刺激。

我们学校有个女学生，就是一个天生胆小、性格内向的人，有一天晚上跟随同班的几个同学一起到外面去玩，几个男孩子走在前面，她和另外几个女同学走在后面。当走到一个没有灯光的地方，男孩子们搞起了恶作剧：他们故意藏在黑暗的地方，等这几个女孩子走过来的时候，他们突然蹦出来，还装神弄鬼地叫喊着。黑灯瞎火的，可把这个女孩子吓坏了，当时就晕过去了。经过掐人中才醒了过来，以后这个女学生一遇到精神刺激就会发癫痫。

【穴位解读】

惊风有急慢（急性、慢性）之分，癫痫有大小（大发作、小发作）之别。癫痫在症状上跟惊风有类似之处，在治则、取穴和治法上也有很多类似的地方——也要醒脑开窍、镇惊宁神，从督脉取穴（如人中、百会、大椎、筋缩、长强等）治疗。

督脉：后行于腰、背、项、头后部的正中线，上至头面，入脑，其分支贯心、络肾。在生理上督脉能总督一身阳经，故又称"阳脉之海"，并与脑、髓、肾有密切联系。所以，治疗癫痫从督脉治，既是补癫痫患儿阳气之不足，又是益肾填髓，醒脑开窍。

这里要重点突出、特别强调一下非同小可的丰隆穴了。中医学认为，癫痫病发作是痰湿过多、蒙蔽清窍（大脑）的结果，而痰湿的壅塞主要归咎于脾虚不能运化水湿，所以中医说"脾为生痰之源"。丰隆穴虽然属于胃经，但它却是密切联络脾经的一个要穴，相当于脾胃之间的一个联络员。在健脾化痰的方面有着不可忽视的作用，被针灸学誉为"化痰第一要穴"，能够化痰通络、醒脑开窍。中医素有"久病治痰""难病治痰""怪病治痰""神志病治痰"的经验，癫痫就是这样的久病、难病、怪病、神志病，丰隆穴在治疗癫痫中的意义和作用就不言而喻了。

【穴位搭配与操作要领】

治疗癫痫的基础穴位：头面部取百会、人中，背部取大椎、筋缩，上肢取合谷、后溪，下肢取丰隆、太冲、阳陵泉等穴。

根据古代中医针灸学治疗癫痫的临床经验，治疗癫痫的穴位搭配如下（在上述基础用穴的基础上，进行增减）。

1. **白天发作**　基础穴位加申脉穴（在足外踝下凹陷中）。

2. **夜间发作**　基础穴位加照海穴（在足内踝下凹陷中）。

3. **没有规律的发作**　基础穴位加申脉和照海。申脉穴刺激强度应轻一些，照海穴刺激强度要重一些。

4. **顽固性大发作**　基础穴位再选配手心劳宫（手掌面第 2、3 掌骨之间掌中横纹上）、足心涌泉（足底不包括足趾前 1/3 与后 2/3 交点），与百会穴相配称之为"五心"穴。

5. **重症大发作**　我们应重力掐按人中、合谷、后溪、劳宫、阳陵泉、丰隆、太冲、涌泉；皮肤针重叩百会、大椎、筋缩、后溪、阳陵泉、丰隆等穴出血；小发作和间歇期也可以选择艾灸法。

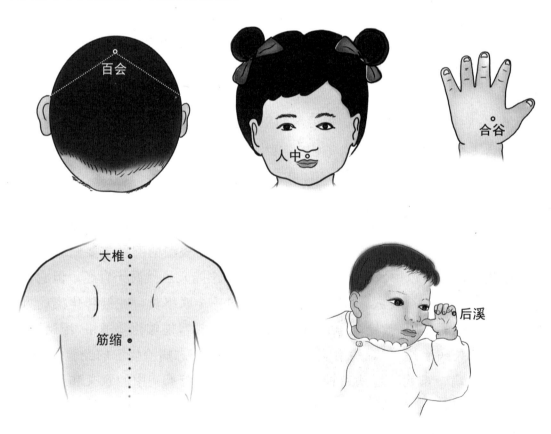

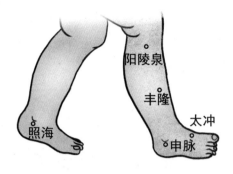
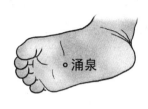
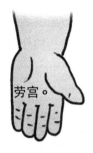

百会：头顶正中前发际上5寸、两耳尖直上与头顶正中线的交点

人中：人中沟正中点

大椎：肩背部正中那个最大的骨头即第7颈椎下凹陷中

筋缩：第9胸椎棘突下凹陷处

合谷：手背第1、2掌骨之间略靠第2掌骨中点

后溪：握拳，第5指掌关节外侧纹头端

劳宫：手掌面第2、3掌骨之间掌中横纹上

丰隆：外膝眼与足外踝高点连线的中点

太冲：足背第1、2跖骨结合部前下凹陷中

阳陵泉：膝关节外下方腓骨小头前下凹陷中

涌泉：足底不算足趾的前1/3与后2/3的交点

申脉：足外踝下凹陷中

照海：足内踝下凹陷中

上述操作每穴每次 1～2 分钟，丰隆穴 3～5 分钟。

【小儿特色推拿手法】

大发作宜清肝经；小发作用补脾经。

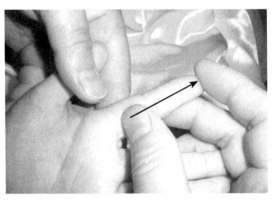

大发作清肝经

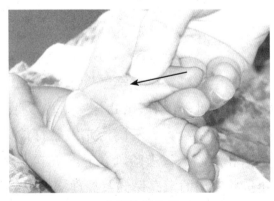

小发作补脾经

清肝经：施术者用拇指指腹自小儿掌面示指根部推至指端100～200次。

补脾经：施术者用拇指指腹旋揉小儿拇指螺纹面，或者用拇指指腹或桡侧面自患儿拇指指端外侧缘（少商穴）旋推至指根近大鱼际边缘200次左右。

第七讲　康复脑瘫 —— 头部、腰背、四肢多穴合办

【医理分析】

小儿脑瘫是指脑损伤所致的中枢性运动功能障碍，主要由围产期和出生前后各种原因引起颅内缺氧、出血，诸如妈妈孕期感染、胎儿受压、新生儿窒息、早产、脑血管疾病或全身出血性疾病等导致。脑组织对氧的供应非常敏感，不能缺氧。胎儿一旦缺氧，就会直接影响到婴儿出生以后的智力、听力和肢体的活动，特别容易导致肢体运动障碍，形成小儿脑瘫。

本病属于中医学"痿证""五迟""五软"或"五硬"的范畴。"五迟"包括囟门闭合迟、出牙迟、站立迟、走路迟、说话迟；"五软"症见颈软、口软、手软、腿软、身子软；"五硬"是指脖子硬、口唇硬、手硬、腿硬、身子硬。多因先天不足、肝肾亏损或后天脾胃失养、气血虚弱，导致骨弱、筋软、肉痿。

小儿脑瘫以肢体运动功能障碍为主症，有弛缓型瘫痪（肢体肌张力软弱无力、肌肉萎缩、肌张力减低、腱反射减弱）、痉挛型瘫痪（肢体肌张力强、腱反射亢进）、运动障碍型瘫痪（锥体外系损伤出现不自主和无目的的运动、手足徐动或舞蹈样动作）；共济失调型瘫痪（小脑受损出现步态不稳、指鼻试验易错、肌张力减低、腱反射减弱）；兼见上述任何两型或两型以上症状的为混合型瘫痪。常伴有智力障碍、视力异常、听力减退、语言障碍或癫痫等。

当今世界，脑瘫患儿普遍比较多见。如同截瘫和中老年人中风后遗症一样，治疗难度也很大。医院治疗需要打持久战，家长们没有那么多时间，所以非常苦恼和烦心；每逢刮风、下雨下雪，孩子本身也不堪其苦。那么，向家长们介绍一些实用的家庭保健及护理知识就显得十分重要。

【穴位解读】

穴位保健治疗小儿脑瘫肢体功能障碍要把握两条经脉：一是上肢的大肠经，二是下肢的胃经。我们知道，胃和大肠都是同进食、排泄直接相关的脏腑，它们是获取食物、汲取营养和排出废物的。这些瘫痪的病变，一定要把食欲改善，只有能吃饭、消化吸收好，气血才有生化之源；废物、毒素排出了，才能推陈出新；气血旺盛了，再加上经常做穴位保健、疏通经络、行气活血，瘫痪肢体的气血就会日益旺盛、肢体的功能活动就会逐渐地恢复。所以，中医学也就将大肠经和胃经称为"多气多血之经"。

补益肝肾、益气养血、疏通经络、强筋壮骨为所有肢体瘫痪疾病的治疗大法，能起到"先天生后天，后天养先天"、相互促进、相互化生的作用。

小儿脑瘫的穴位治疗取穴偏多，尤其是腰背部和四肢部。治疗措施也适合其他各种瘫痪的康复保健，算是对肢体治疗瘫痪穴位的一个总归纳。可以分组轮换选用。

1. 头部　百会、四神聪、风池。有醒脑开窍、健脑益智作用。

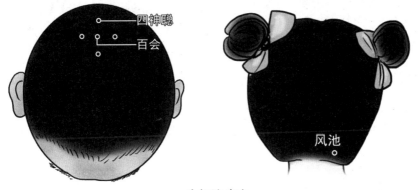

头部治瘫穴

> 百会：前发际正中上5寸，两耳尖直上与头顶正中线交点
>
> 四神聪：百会穴前后左右各1寸
>
> 风池：后发际正中上1寸、枕骨下两侧凹陷中

2. 腰背部　大椎、身柱、夹脊、肝俞、脾俞、胃俞、肾俞等穴。起改善脏腑功能、滋养脾胃肝肾、益气养血、强筋壮骨作用。

3. 上肢　上肢瘫（穴）、曲池、合谷、外关、手三里。疏经通络、行气活血、强筋壮骨、恢复功能。

4. 下肢　环跳、风市、伏兔、足三里、阳陵泉、三阴交、悬钟、太冲等穴。疏筋通络、行气活血、强筋壮骨、恢复功能。

在诸多的四肢穴位中，最重要的上肢穴位是上肢瘫（穴）、曲池；下肢穴位是环跳、足三里、阳陵泉、三阴交、太冲。

上肢瘫穴位于三角肌正中央，曲池穴位于上下臂交接处，二穴是带动上肢活动的主穴；环跳位于臀大肌上（站立的姿势下，胳膊微微弯曲，双手握拳，捶打臀部外上 1/4 的地方，这就是环跳所在的部位），足三里是胃经乃至全身第

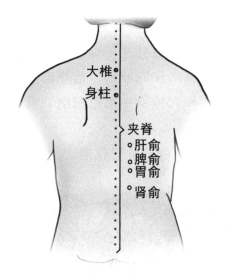

| 大椎：肩背部正中第7颈椎下凹陷中 |
| 身柱：背部第3胸椎下凹陷中 |
| 夹脊：从第3颈椎以下、胸椎、腰骶椎两边各旁开5分处 |
| 肝俞：第9胸椎下旁开1.5寸 |
| 脾俞：第11胸椎下旁开1.5寸 |
| 胃俞：第12胸椎下旁开1.5寸 |
| 肾俞：第2腰椎下旁开1.5寸 |

腰背部治瘫穴

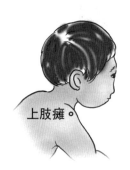

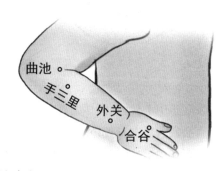

上肢治瘫穴

上肢瘫：上臂外侧肩峰下三角肌正中央	外关：腕背横纹中点上2寸
曲池：屈肘，肘横纹拇指侧纹头端	合谷：手背第1、2掌骨之间略偏第2掌
手三里：曲池穴下2寸	骨中点

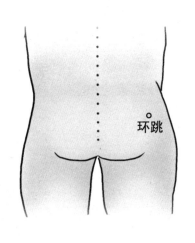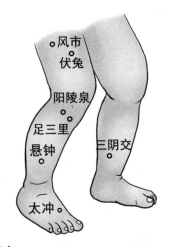

下肢治瘫穴

环跳：臀部外上1/4处的中点，握拳敲
　　　打所及处

风市：大腿外侧正中膝关节上7寸，立
　　　正时中指尖所抵达之处

伏兔：膝关节髌骨外上缘上6寸

阳陵泉：膝关节外下方腓骨小头前下方
　　　　凹陷中

足三里：外膝眼正中直下3寸，小腿骨
　　　　前崎外侧旁开1中指宽

悬钟：足外踝高点上3寸

太冲：足背第1、2跖骨结合部前方凹
　　　陷中

三阴交：足内踝高点上3寸

一补益气血的要穴，阳陵泉位于膝关节宗筋聚集之处，为"筋之会"，三阴交是
脾肝肾（三脏腑、三经脉）的交会穴，脾主肌肉、肝主筋、肾主骨，刺激三阴
交穴通过补脾、养肝、益肾来长肌肉、润筋脉、壮骨骼；太冲位于足背肌肉最
丰满处，针灸穴有一句歌诀："行步难移，太冲最奇"，说的就是对于走路比较
困难甚或瘫痪之人，就要经常刺激太冲穴，太冲是肝经第一要穴，肝是主筋的，
筋也就是肌腱、韧带，只有肌腱的收缩，肢体才能产生运动。

【操作方法】

　　诸穴均可指压、按摩、艾灸、皮肤针叩刺，每穴每次 2～3 分钟；腰背部
及大腿穴还适合拔火罐（坐罐或推罐）5 分钟左右。对肢体瘫痪的刺激强度要
比其他小儿病症适当加强一些，施术时间也要比其他小儿病症适当延长一些。
以足够的刺激兴奋麻痹的神经、唤醒"沉睡"的肌肉组织。

　　如果我们能将一些补益气血、芳香走窜的中西药物如中药当归、人参、黄芪、

川芎、麝香等制成的注射剂，与西药维生素 B$_{12}$ 等制剂按常规轮番注入上述穴位，每穴每次 1～2 毫升，隔日 1 次，将能收到更好的行气活血、强筋壮骨的治疗效果。

【小儿特色推拿手法】

主要是补肾经、补脾经，以壮先天之本，以补后天之气。

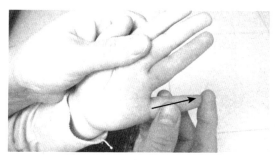

补肾经　　　　　　　　　　　　　　　补脾经

小儿脑瘫推拿法

> 补肾经：施术者用拇指指腹自小儿小指掌面指根向指尖方向直推100次左右。
>
> 补脾经：施术者用拇指指腹旋揉小儿拇指螺纹面，或者用拇指指腹或桡侧面自患儿拇指
> 　　　　指端外侧缘（少商穴）旋推至指根近大鱼际边缘200次左右。

小儿脑瘫穴位保健注意事项

1. 穴位保健对于本病有一定的疗效，年龄小、病程短者效果较好，但是总体疗程很长。所以，作为家长，一定要有"打持久战"的保健治疗意识。以不怕苦、不怕累的乐观向上精神和意志激励患儿树立战胜疾病的信心。

2. 保健治疗期间，家长和患儿一定要配合医院的治疗加强肢体的功能活动锻炼、语言和智能训练。除了医院的常规治疗之外，家长在家里经常给孩子按揉、搓擦肢体穴位，初期多帮助孩子做肢体伸屈、抬高的"被动性运动"，后期随着孩子肢体功能的逐渐恢复，多搀扶孩子在房间、走廊练习行走和上肢的一些"主动性运动"，如握手、拿东西、翻书、扣纽扣、系鞋带等。

3. 对于伴有认知障碍、视力异常、听力减退和语言障碍的患儿，除了积极找专科医生进行针对性治疗以外，还要耐心地对他们进行智力训练，教他们发音、说话、认字、写字、数数等。

第三篇

女性篇

痛经——穴到痛止有奇效；保养卵巢，做魅力女人；战胜干燥，做一个滋润女人；穴位按摩让妊娠反应烟消云散；产后恢复，穴位按摩安全靠得住；穴位提升乳下垂。

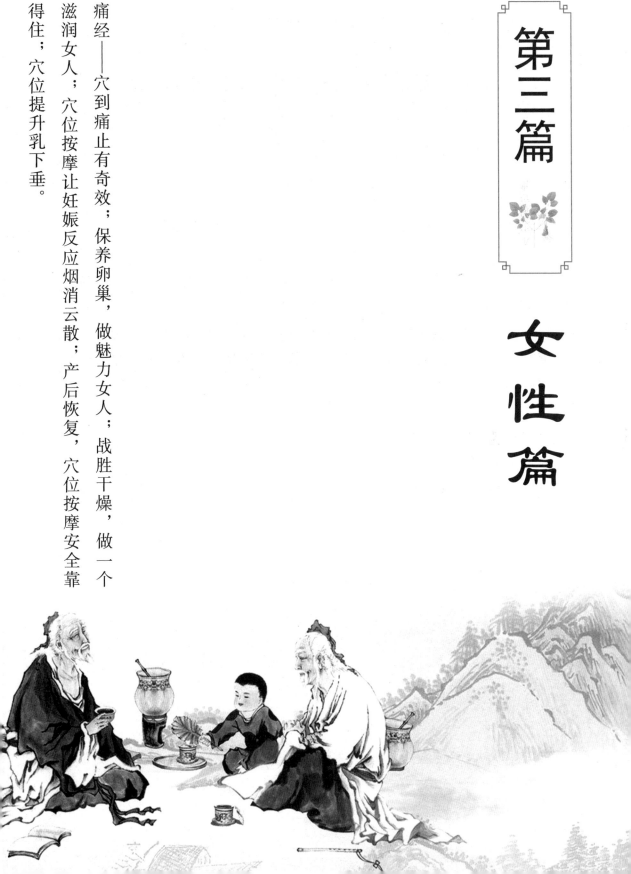

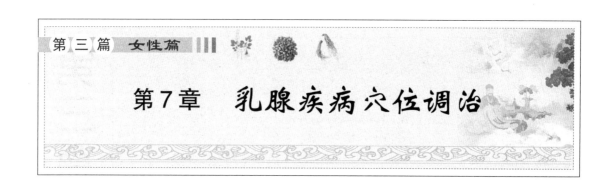

第7章　乳腺疾病穴位调治

第一讲　疏肝理气消乳胀

女性在怀孕期间和产后都会出现乳房发胀，这本来都应该属于是正常现象，但是如果乳房胀得很厉害，甚至连及两侧胸胁，出现胀痛或刺痛，挤压时感觉更加明显，有的还能触摸到硬块，产后还伴有乳房内硬块或乳汁减少，那就应视为病态了。主要原因是缘于孕产妇营养过盛或情志不畅、肝气郁结，致使乳络不通、乳汁运行受阻，不通则胀痛不已。

【治疗法则】

疏肝和胃、理气通络、畅行乳汁。

【选穴处方】

膻中、乳根、期门、肩井、膈俞、肝俞、胃俞、光明、太冲。

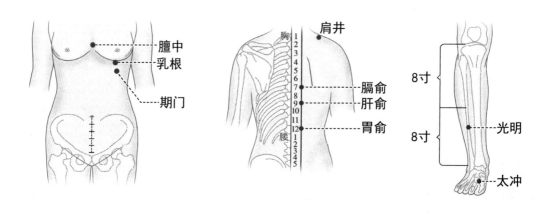

膻中：两乳头连线中点，女性因乳头下垂，应该托起乳房取穴，或者根据乳头下垂的程度酌情上移1～2寸

乳根：乳头直下1个肋间隙，即第5肋间隙

期门：乳头直下2个肋间隙，即第6肋间隙

肩井：肩背部第7颈椎下的大椎穴与肩峰连线的中点

膈俞：背部第7胸椎下旁开1.5寸

肝俞：背部第9胸椎下旁开1.5寸

胃俞：下背部第12胸椎下旁开1.5寸

光明：足外踝高点上5寸

太冲：足背第1、2跖骨结合部前方凹陷中

中医学根据经络的理论，认为：乳房属胃，乳头归肝。膻中、乳根、期门都位于乳房周围，膻中属胸部正中线的任脉，为"气之会"穴，乳根属于胃经，期门属于肝经，有疏肝理气、通调乳络的共同作用；膈俞、肝俞、胃俞在后背与乳房遥相呼应，疏肝理气、活血通络；肩井、光明均属于胆经，有退乳作用，是消除乳房胀痛的经验效穴；太冲是肝经第一要穴，疏肝理气，功专力宏。

【操作手法】

1. 指压按摩

（1）坐位或仰卧位，用拇指或示指、中指指腹重力按揉膻中穴、乳根、期门穴各2～3分钟。

（2）一只手掌控乳房下侧面，另一只手按在乳房上缘向外侧转动乳房，并向乳头方向拨动2～3分钟。

（3）一只手捏住乳房根部，向上下左右抖动数次；双手捧住乳房，从乳根部向外上方提拉数次。

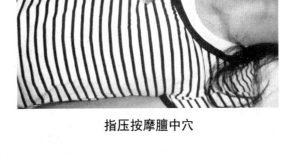

指压按摩膻中穴

（4）一只手用虎口卡住乳房（露出乳头），围绕乳房均匀地按摩；再以拇指、示指、中指捏住乳头颈作上下左右牵拉数次。

（5）用拇指或中指指腹点压、按、揉光明、太冲2穴各2～3分钟。

（6）最后由他人点揉肩井、膈俞、肝俞、脾俞、胃俞等穴，每穴1～2分钟。

2. 灸法　在膻中、乳根、膏肓（背部第4胸椎下旁开3寸）、膈俞、胃俞等

穴进行艾条温和灸或艾灸器灸，每穴每次灸5分钟，或以局部有温热感、皮肤潮红为度。每日1次。

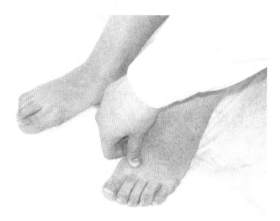

点按太冲穴

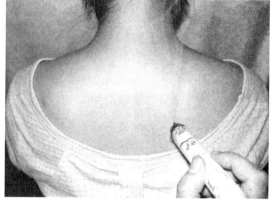

灸膏肓穴

3. 拔罐　膻中穴先向两侧乳房部位推罐3分钟左右，再坐罐5～8分钟；期门穴先沿着肋间隙弧形推罐2～3分钟，再坐罐5～8分钟；肩井坐罐10分钟左右；背部从膈俞到胃俞穴先反复推罐2～3分钟，再各自坐罐5～8分钟。每日1次。

4. 皮肤针叩刺　所选各穴均适合皮肤针叩刺，常规消毒，用无菌皮肤针轻度叩刺，每穴2～3分钟，或以皮肤潮红为度。隔日1次。

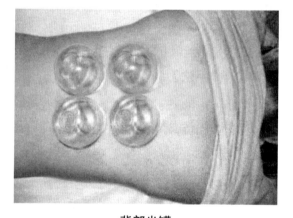

背部坐罐

5. 刮痧　用无菌刮痧板或其他代用品蘸上按摩油或其他油脂类润滑剂，反复点刮膻中穴；乳根、期门2穴分别沿肋间隙呈弧形刮拭；背部从上到下刮拭膈俞到胃俞一线；每处刮1～2分钟。3日1次。

温馨提示

1. 畅达情志，不生气，保持心情愉快，避免精神紧张，以利乳汁畅行。

2. 少吃糖、巧克力，不饮浓茶、咖啡；可适当吃一些辛辣香燥食品，如葱、姜、蒜、辣椒、胡椒、韭菜、香菜、薄荷等；同时，要注意饮食控制，防止营养过盛，适度进行运动，以利肝气疏泄宣散；或用干黄花菜 25 克，鲜猪蹄 1 对，加水适量，小火慢炖，至肉熟汤浓食用，每日 1 次。

3. 产后未能及时哺乳，容易引发乳房胀痛。因此，产妇产后应在 30 分钟以内及早喂奶。主张并坚持母乳喂养婴儿，按需和定时喂奶相结合，婴儿肚子饿了或乳母感到乳房充满时就进行哺乳，不硬性规定喂奶时间和次数。死板地定时喂养，往往使乳房蓄奶过多。喂奶时双侧乳房交替进行，每次尽量使双乳排空。如果婴儿实在不能吃空奶水，多余的奶汁一定要用吸奶器吸净。

第二讲　穴位可消乳腺炎

产妇在哺乳期发生的乳腺急性化脓性感染，称为"急性乳腺炎"，中医学称之为"乳痈"。好发于产后 2～4 周的哺乳妇女，尤其是初产妇。主要原因是哺乳期忽视了乳房卫生，每次喂奶前后没有及时清洗乳头，加之婴儿强力吸吮或者咬破乳头，细菌入侵而引发炎症。情志不畅、肝气郁结也是发病因素之一。主要表现为乳房的红肿热痛，排乳不畅甚至化脓，并伴有恶寒、发热等全身症状。

乳腺炎整个病程分三个阶段：初期属气滞热壅，可见患侧乳汁淤积，乳房局部皮肤微红、肿胀热痛、触有肿块，并伴有发热、口渴、食欲缺乏，舌红、苔黄；进入成脓期，则为热毒炽盛，患侧乳房肿块渐大，皮肤灼热焮红，持续性、波动性疼痛加剧，触痛更甚，伴高热、大渴引饮、小便短赤、大便秘结，舌红、苔黄腻；第三阶段为溃脓期，成脓期经过 10 天左右，脓肿形成，触之有波动感，经切开或自行破溃出脓，则发热渐退，肿消痛减，疮口逐渐愈合。如脓肿破溃后排脓不畅则易形成瘘管。

【治疗法则】

清热解毒、疏肝理气、消肿止痛、通调乳络。

【选穴处方】

膻中、乳根、期门、肩井、天宗、梁丘、太冲。

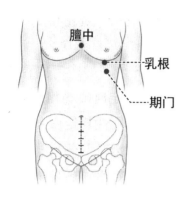

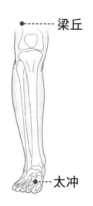

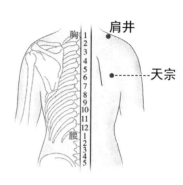

膻中：两乳头连线中点，女性因乳房
　　　下垂，应该托起乳房取穴，或
　　　者根据乳房下垂的程度酌情上
　　　移1～2寸

乳根：乳头直下1个肋间隙，即第5肋
　　　间隙

期门：乳头直下2个肋间隙，即第6肋

间隙

肩井：肩背部第7颈椎下的大椎穴与肩
　　　峰连线的中点

天宗：肩胛骨冈下窝正中央

梁丘：膝关节髌骨外上方上2寸

太冲：足背第1、2跖骨接合部前方凹
　　　陷中

根据中医学的脏腑、经络学说，乳房属胃，乳头归肝。膻中、乳根、期门都位于乳房周围，膻中属胸部正中线的任脉，为"气之会"穴，乳根属于胃经，期门属于肝经，有疏肝理气、通调乳络的共同作用；肩井、天宗分别属于胆经和小肠经，是消除乳房胀痛的经验效穴；梁丘是胃经止痛专穴，胃经经过乳房，有通络止痛作用；太冲是肝经第一要穴，疏肝理气、通调乳络。

【操作手法】

1. 指压、按摩

（1）产妇取坐位或仰卧位，自己用示指、中指、环指指腹点压、按揉乳房局部的膻中、乳根、期门三穴各2～3分钟。膻中穴朝患侧乳房横向摩擦，乳根和期门穴均由下向上朝乳房摩擦。

（2）在患侧乳房撒少量滑石粉或者涂抹少许润滑剂，用掌前手指在乳

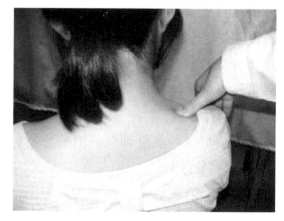

按压肩井穴

房周围或红肿胀痛处轻轻按揉 2 分钟，有硬块的地方反复揉压，使硬块变软；再将乳头向上拉扯、揪动数十次，以疏通、扩张乳头部位的输乳管。

（3）由他人用拇指重力点压、按揉肩背部的肩井、天宗和下肢梁丘、太冲诸穴各 2 ～ 3 分钟。

2. 隔葱蒜灸法　选膻中、乳根、期门和阿是穴（乳房局部红肿疼痛处或压痛点），将葱白或大蒜适量捣烂，敷于乳房患处。艾条点燃后对准患处熏灸（也可以将艾条剪成数段，分散平放在葱蒜上，同时点燃施灸）5 分钟左右，以局部有温热感、皮肤潮红为度。每日 1 次。适用于乳痈初起未成脓时。

3. 拔罐　选取膻中、期门、肩井、天宗、梁丘等穴，坐罐 10 分钟左右，或者在刺血的基础上拔罐 5 ～ 8 分钟，以增加出血量，提高治疗效果。每日或隔日 1 次。

4. 皮肤针叩刺　所选穴位均适合皮肤针叩刺。常规消毒，用无菌皮肤针重力叩刺，以局部皮肤出血为佳，并可在出血的基础上加拔气罐。隔日 1 次。

5. 刮痧　常规消毒，用无菌刮痧板或其他代用品蘸上按摩油或其他油脂类润滑剂，乳房局部穴位从上到下按膻中→乳根→期门的顺序刮拭；肩背部从肩井刮向天宗；下肢梁丘、太冲行点刮术。每处反复刮 20 ～ 30 次，以皮肤出现紫红色痧痕为度。每周 2 次。

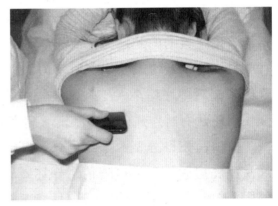

刮天宗穴

温馨提示

1. 穴位保健适用于急性乳腺炎的初期和中期，后期应在医院以外科手术排脓为主要治疗措施。

2. 分娩前后要注意乳房卫生，每次哺乳之前和结束之后都要及时用温热水清洗奶头。

3. 采用合理的哺乳方法，每次哺乳结束，要将乳房内没有吃完的奶水捏挤（或者使用吸奶器吸拔）干净。

4. 畅达情志，保持愉悦的心情。

第三讲 乳腺增生穴来消

乳腺增生病又称"乳腺小叶增生症"，中医则称之为"乳癖""乳痰""乳核"。是以乳房内出现肿块、疼痛或有压痛为主要特点的内分泌障碍性疾病。可发生于青春期以后任何年龄的女性，与月经周期和情志变化密切相关。主要由于女性激素代谢障碍，尤其是雌激素、孕激素比例失调，使乳腺实质增生过度和复旧不全，或部分乳腺实质成分中女性激素受体的质和量的异常，使乳房各部分的增生程度参差不齐所致。

中医学认为，肝、肾、胃三经和冲、任二脉与乳房的关系最为密切，本病多因忧愁或思虑过度、情志不舒，气滞血瘀、痰湿闭阻乳络而成；或因久病、多产、房劳过度，损及肝肾，致阴虚血少，冲任失调，经脉失养而成。气滞痰瘀，则生肿块；乳络不通，不通则痛。

本病的临床表现以单侧或双侧乳房周期性出现大小不等、形态不一、边界不清、推之可动的肿块为特征。伴胀痛或触痛（以乳房外上方或中上方为主），且与月经周期及情志变化密切相关，往往在月经前疼痛加重，肿块增大、变硬，月经来潮后肿块缩小、变软，症状减轻或消失，但是严重者经前、经后可呈持续性疼痛，有时疼痛还会向腋窝、肩背部以及上肢等处放射。

按中医妇科分型，本病可分为肝郁气滞、痰湿阻络、冲任失调三型：肝郁气滞型乳房肿块和疼痛随情绪好坏减轻或加重，性情急躁、心烦易怒、胸胁满闷胀痛、口苦咽干、爱叹气、月经不畅，苔薄黄；痰湿阻络型乳房肿块坚实、胸闷不舒、恶心欲呕、头重身重，舌苔厚腻；冲任失调型多见于中年妇女，乳房肿块和疼痛在月经前加重，经后缓解，神疲倦怠、腰酸乏力，伴月经失调、色淡、量少。

极少数青春期单纯乳腺小叶增生2年左右可以不治而愈，但是绝大多数患者都需要经过治疗。

【治疗法则】

肝郁气滞、痰湿阻络者疏肝理气、化痰散结；冲任失调者调理冲任、软坚散结。

【选穴处方】

膻中、乳根、期门、关元、膈俞、痞根、丰隆、三阴交、太冲。

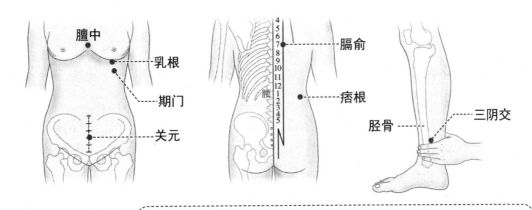

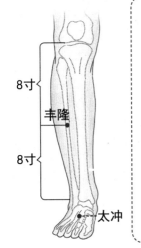

膻中：两乳头连线中点，女性因乳头下垂，应该托起乳房取穴，或者根据乳头下垂的程度酌情上移1～2寸

乳根：乳头直下1个肋间隙，即第5肋间隙

期门：乳头直下2个肋间隙，即第6肋间隙

关元：腹部正中线脐下3寸

膈俞：背部第7胸椎下旁开1.5寸

痞根：第1腰椎下旁开3.5寸

丰隆：外膝眼与足外踝连线中点、胫骨外侧旁开2中指宽

三阴交：足内踝高点上3寸、胫骨后缘

太冲：足背第1、2跖骨结合部前方凹陷中

本病病位在乳房，涉及肝、肾、胃三经。膻中、乳根、期门均位于乳房局部，膻中正在两乳之间，属任脉，为气之会穴，乳根位于乳房之下，属于胃经，二穴均可宽胸理气、消除乳房气血之瘀阻；期门也在乳房之下，是肝经要穴，从乳房局部疏肝理气、化滞散结；关元为任脉与脾、肝、肾三条经脉的交会穴，配脾、肝、肾三经的交会穴三阴交，乃补益肝肾、调理冲任的最佳组穴；膈俞属于"血之会"穴，又在背部与左右乳房前后相应，行气活血、化瘀止痛；痞根为专门消体内肿块的经验效穴；丰隆是胃经与脾经的联络穴，为人体化痰第一要穴，擅长于除湿化痰、通络消肿；太冲是肝经第一要穴，能疏肝理气、解郁止痛。

【操作手法】

1. 指压、按摩

（1）患者取坐位或仰卧位，自己用示指、中指、环指指腹点压、按揉乳房局部的膻中、乳根、期门、关元等穴各 2 ～ 3 分钟。膻中穴朝患侧乳房横向摩擦，乳根和期门穴均由下向上朝乳房摩擦。

（2）在患侧乳房撒少量滑石粉或者涂抹少许润滑剂，用掌前手指在乳房周围或红肿胀痛处轻轻按揉 2 分钟，有硬块的地方反复揉压，以硬块变软或局部发热为佳。

（3）围绕乳房以小鱼际或大鱼际沿乳腺分布，由乳根向乳头推抹或震动推进 3 ～ 5 分钟；再用一只手的五指从乳头的上方抓起患侧乳房，以揉捏手法一抓一放，反复施术 10 ～ 15 次。

（4）再用拇指重力点压、按揉下肢丰隆、三阴交、太冲诸穴各 2 ～ 3 分钟。

（5）改侧卧或俯卧位，由他人先分别按压背部膈俞、痞根二穴各 1 ～ 2 分钟，再从膈俞向痞根搓擦 10 ～ 15 遍。

2. 灸法

（1）在膻中、乳根、期门、膈俞、痞根、丰隆、三阴交等穴实施艾条温和灸 5 分钟左右，或温灸器灸 20 ～ 30 分钟，使皮肤有较强的温热感。

（2）隔葱蒜灸法：选膻中、乳根、期门和阿是穴（乳房有硬块、压痛处），将葱白或大蒜适量捣烂，铺于乳房患处。艾条点燃后对准患处熏灸（也可以将艾条剪成小段，平放在葱蒜上点燃施灸）5 分钟左右，以局部有温热感、皮肤潮红为度。每日 1 次。

3. 拔罐　选用膻中、乳根、期门、膈俞、痞根等穴，胸部穴先在膻中、乳根、期门之间反复来回推罐 3 ～ 5 分钟，再各自坐罐 5 ～ 8 分钟；背部穴先在膈俞、痞根之间反复推罐 3 ～ 5 分钟，再在刺血的基础上各自坐罐 5 ～ 8 分钟。每日或隔日 1 次。

4. 皮肤针叩刺　所选穴位均适合皮肤针叩刺。常规消毒，用无菌皮肤针重力叩刺，以局部皮肤出血为佳，并可在出血的基础上加拔气罐。隔日 1 次。

5. 刮痧　常规消毒，用无菌刮痧板或其他代用品蘸上按摩油或其他油脂类润滑剂，乳房局部穴位从上到下按膻中→乳根→期门的顺序反复刮拭；背部由膈俞向痞根反复刮拭；下肢各穴施行点刮术。每处反复刮 20 ～ 30 次，以皮肤出现紫红色痧痕为度。每周 2 次。

温馨提示

1．穴位保健对本病有较好的效果，能使乳房的肿块缩小或消失。还可以配合使用通络安乳贴外用，以增强疗效。

2．应及时治疗月经失调及子宫、附件的慢性炎症；少数患者有癌变的可能，必要时应手术治疗。

3．保持心情舒畅，不吃或少吃肥甘厚味食物。

第四讲　穴位提升乳下垂

乳腺萎缩、乳房下垂、乳房大小不一，女性朋友们常为自己的身材变形而苦恼。乳房下垂有碍女性体形的曲线美，有的人由于一侧或两侧的乳房下垂程度较重，乳房失去在胸壁向前凸出耸立的正常外形，不但影响胸部体态，给妇女着装造成很大困难，还会造成生活和工作的诸多不便，甚至导致疾病，诸如胸颈肩背疼痛、酸胀感、易疲劳、两侧乳房皱褶处糜烂或患湿疹。以至于影响人的心理健康，使人产生自卑感，可出现各种各样的心理及生理上的问题。

一、乳房下垂的因素

脂肪与乳腺形成的柔软胸部，因重量与年龄的增长而出现的乳房松弛、下垂是一种无可避免的生理现象，常见于历经多次妊娠并授乳之后的中老年妇女。由于乳房内的腺体和脂肪结缔组织先极度增生使乳房增大，哺乳停止后，因激素水平的减低，乳腺泡管、腺体及脂肪组织自然萎缩，随着乳房屡次增大而被牵伸扩展的皮肤和悬吊支撑结构等弹性降低，终于不再回缩复原，因而导致乳房松弛而向下呈布袋状垂坠。下垂程度与妊娠、哺乳的次数有关。所以说，下垂的乳房就是授乳的象征，也是一个伟大的母亲为自己的后代做出的伟大牺牲。

除了哺乳后乳房下垂的最主要因素以外，还有老年性乳房下垂。随着年龄的增长，老年人各种功能都有所衰退，内分泌功能同样下降。老年性松弛的乳房中脂肪比例大，而乳房皮肤中胶原蛋白的含量却在不断减少，乳房皮肤、支持组织、脂肪和腺体都明显退化、萎缩，最终导致乳房呈现空囊状松弛下垂。

其他还有中青年女性过度节食瘦身，蛋白质摄取不足；或瘦身速度过快，也能造成胸部及乳房皮肤和脂肪组织松弛而下垂。

饮食中高脂肪、高蛋白、高热量摄入的增加导致营养的不平衡，加强了雌激素对乳腺上皮细胞的刺激，从而也会增加乳腺癌的患病概率。

另据日本医学界报道：女性过多吃酸梅、稀饭或泡菜稀饭，也会产生乳房下垂的现象，甚至连眼睑、脸颊和上臂或腹部等，都会发生同乳房下垂一样的现象。因为酸梅的酸和盐分、稀饭的水分都会使人体的细胞弛缓。

喜欢用很热的水洗乳房，尤其喜欢用喷头从上往下喷洗乳房。

平时喜欢趴着睡觉。长期面朝下睡觉，乳房组织会受到过大、过多的挤压，导致乳房血液循环不良，很容易使乳房皮肤松弛、乳房变形外扩、下垂。

胸罩尺码不符，过小的胸罩会影响胸部的发育，而过大的胸罩又可能导致胸部下垂。

运动时尤其是跑步、跳绳、跳高、跳远等跑跳运动时不穿运动型内衣，胸部会不由自主地大幅度摆动，使乳房内的弹性纤维组织受到永久性伤害——胸大的人会下垂，胸小的会越来越小。

二、乳房下垂分度

轻度下垂，乳房下极超过乳房下皱襞 1～2cm；中度下垂，乳房下极超过乳房下皱襞 2～3cm；重度下垂，乳房下极超过乳房下皱襞 4～10cm；特重度下垂，乳房下极超过乳房下皱襞 10cm 以上。

三、改善乳房下垂的方法

乳房下垂这么影响女性的生理和心理健康，大家一定会很关心有没有什么方法可以改善和治疗呢？答案是有的，可以通过手术隆胸达到比较理想的效果。但是手术危害性比较大，花费也比较高。本着"能内勿外"的养生原则，我们还是来看看有哪些行之有效的非手术治疗方法吧！

【选穴处方】

膻中、库房、屋翳、膺窗、乳根、百会、关元、气海、足三里。

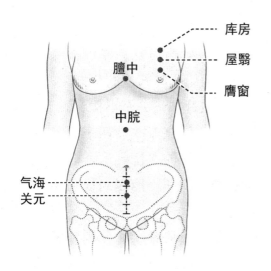

膻中：胸部正中，平第4肋间隙

库房：胸部第1肋间隙，前正中线旁开4
　　　寸，正对乳中线

屋翳：胸部第2肋间隙，前正中线旁开4
　　　寸，正对乳中线

膺窗：胸部第3肋间隙，前正中线旁开4
　　　寸，正对乳中线

关元：腹部正中线脐下3寸

气海：肚脐与关元穴连线中点

中医经络学认为，乳房属胃，乳头归肝。乳房病症应重点取用胃经穴位。膻中、库房、屋翳、膺窗、乳根均位于乳房局部，膻中是"气之会"穴，库房、屋翳、膺窗、乳根均属于多气多血的胃经，都有疏调乳房局部经络、补益气血的功能；百会位于头顶，提升阳气；关元、气海位于"下丹田"，滋养肾精、补益肾气；足三里是胃经第一要穴，全方位补气养血。

【操作手法】

膻中、乳根局部先分别用指压、按摩 1 ～ 2 分钟，或者在一只手向上托起乳房的状态下各自朝乳房方向搓摩 1 ～ 2 分钟，然后双手掌同时从乳根将下垂的乳房托起，并不断地、规律地向上托动、挤压 3 ～ 5 分钟，最后以双手示指、中指、环指由膻中穴朝外下方经过乳根穴有规律地将乳房向上托动、挤压 3 ～ 5 分钟；也可以采用艾灸和拔罐法；百会最好用艾条隔姜灸或艾灸器灸 10 ～ 20 分钟；关元、气海用双手示指、中指、环指点压、旋揉，或者用艾灸器温灸 10 ～ 20 分钟；足三里指压、按摩、艾灸均可，每次 10 分钟左右。

四、饮食起居

1. 少吃或不吃酸梅、稀饭或泡菜稀饭，适当多吃猪蹄、肉皮等含胶原蛋白的食物；乳房主要由结缔组织和脂肪组织构成。而结缔组织的主体就是胶原纤维组织。补充胶原蛋白对整个乳房实体有营养保健作用，使乳房能合理地膨大隆起，更重要的作用是能上提下垂的乳房及绷紧松弛的乳房。胶原纤维是将乳房维系、固定在身体上避免下垂的"绳索"，补充胶原蛋白是从根本上营养乳房的关键所在。服用胶原蛋白后，乳房上的皮肤得到养护，弹性增强，色泽改善。

2. 瘦身期间为了防止瘦身时胸变小、下垂，应该配合高蛋白质食物，并辅助维生素 A、B 族维生素、维生素 C、维生素 E，矿物质钙、镁、铁等，来供给胸部足够的营养，以及维持平衡的激素水平，就能让胸部饱满坚挺。

3. 睡觉时避免俯卧位，采用仰卧姿势睡眠或在背部垫一个小枕头。

4. 保护好两个肩膀部位提拉胸部的韧带，不要用直流水冲两个肩膀部位提拉胸部的韧带，能预防和延缓下垂现象；不要用过热的水洗乳房，尤其不宜用喷头从上往下喷洗乳房，可以用喷头从下向上冲洗胸部，能起到让胸部坚挺提升的效果。

5. 要根据胸形选择大小适合自己的内衣，全杯的适合全面包围乳房，它可以将扩散或松弛的乳房收紧，适合胸部丰满或松弛的女性；半杯可以直接承托乳房的下半部分，垂直的胸带可以将胸线抬高，使胸部丰满有球形感，比较适合胸部下垂的女性；侧杯可以将乳房由两边向中间推挤，使双乳丰满，适合胸部外扩或扁平的女性；3/4 杯则适合胸部丰满但下垂的女性。

6. 运动时尤其是跑步、跳绳、跳高、跳远等跑跳运动时一定要穿上运动型内衣，保护你的胸部。

第五讲　乳腺癌早治早好

乳腺癌是女性最常见的恶性肿瘤之一，据资料统计，发病率占女性全身各种恶性肿瘤的 10% 左右，仅次于子宫癌。乳腺癌起病隐匿，多数患者确诊时已经是中晚期了。

一、易患人群

乳腺癌的病因目前尚未完全阐明，但流行病学研究发现，本病与遗传基因、饮食以及环境因素不无相关。

1. 有良性乳腺肿瘤史的患者。

2. 患某些慢性乳腺病（如导管上皮不典型增生、乳头状瘤病等）。

3. 有乳腺癌家族史者，尤其是直系一级亲属（母亲、姐妹）中有患过乳腺癌者以及有乳腺癌相关基因突变者。

4. 月经初潮年龄在 12 岁以前或停经在 55 岁以后的妇女。

5. 第一次妊娠年龄大于 30 岁的妇女，患乳腺癌的危险稍多于从未生育过的妇女。

6. 进食过多的动物脂肪，绝经后体重超重的妇女。

7. 应用雌激素以控制更年期症状的妇女，在许多年后，乳腺癌发生的危险性中度增加。

二、早期发现

目前倡导的乳腺癌早期发现手段包括乳房摄片、临床体检以及自我检查。乳房摄片检查是目前唯一经临床验证有效的乳腺普查工具，尤其适用于绝经后的患者，它可以在出现临床症状前 1～2 年发现亚临床乳腺癌，并可使人群中乳腺癌的病死率下降 30%。临床体检是乳腺摄片普查的有效补充，适于各年龄层妇女，并且能够解决一些实际问题。乳房自我检查简便易行，适用于各年龄层妇女，但其准确度受患者的教育程度以及传授者的教授情况而异。

三、预防策略

乳腺癌仅用局部治疗难以有满意的效果，手术、放疗、化疗是目前乳腺癌常规治疗的"三板斧"，中医药的配合可以在很大程度上减轻这"三板斧"的不良反应，有效地提高患者的存活期以及生存质量。

中医学从整体观念出发，作为一种全身性治疗方法，在乳腺癌的治疗中有着独特的优势——既能延长生存期，又能提高生存质量。既然乳腺癌与情绪、饮食和环境因素密切相关，那么，畅达情志、通过适当的控制饮食中热量的摄入，加强锻炼，改善不良的生活习惯就可以降低乳腺癌的发生危险。

1. 定期体检，咨询专科医师　是否存在乳腺癌的高危因素以及在未来发生乳腺癌的概率有多大？然后根据危险性的高低选择相应预防措施。对于大多数妇女来说，严密监测争取早期发现乳腺癌显得特别重要。应做到每月一次乳房自我检查，每 6 个月左右做一次临床体检，从 40 岁起每 1～2 年做一次乳房摄片检查。

2. 预防性服药　已有研究证实，每日 2 次服用三苯氧胺 10 毫克，持续 5 年，可以将乳腺癌的发生率减少 50% 左右。有无必要服药请咨询专科医师。

四、穴位防治

【选穴处方】

可以选用膻中、库房、屋翳、膺窗、乳根、膈俞、痞根、丰隆、合谷、太冲等穴。

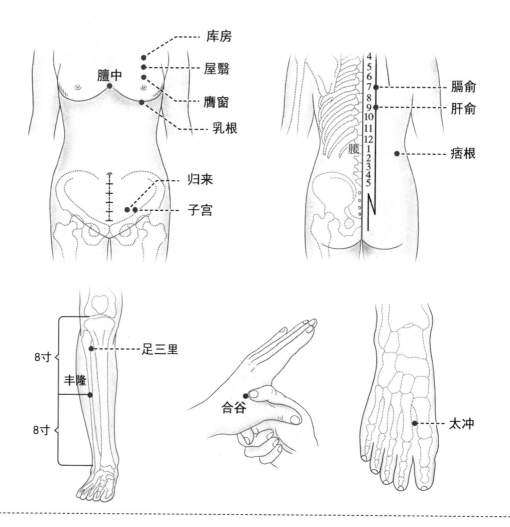

膻中：两乳头连线中点，女性因乳头下垂，应该托起乳房取穴，或者根据乳头下垂的程度酌情上移1～2寸

库房：胸部第1肋间隙，前正中线旁开4寸，正对乳中线

屋翳：胸部第2肋间隙，前正中线旁开4寸，正对乳中线

膺窗：胸部第3肋间隙，前正中线旁开4寸，正对乳中线

乳根：乳头直下1个肋间隙，即第5肋间隙

膈俞：背部第7胸椎棘突下旁开1.5寸

肝俞：背部第9胸椎棘突下旁开1.5寸

痞根：第1腰椎棘突下旁开3.5寸

丰隆：外膝眼与足外踝连线中点、胫骨外侧旁开2中指宽

太冲：足背第1、2跖骨接合部前方凹陷处

足三里：在小腿外侧，当外膝眼下3寸，距胫骨前缘一横指（中指）处

合谷：手背第1、2掌骨间，当第2掌骨桡侧的中点处

　　膻中、库房、屋翳、膺窗、乳根均位于乳房局部，膻中是"气之会"穴，库房、屋翳、膺窗、乳根均属于多气多血的胃经，都有疏调乳房局部经络、活血化瘀、消肿止痛功效；膈俞是"血之会"穴，擅长活血化瘀、消肿散结；痞根是古今治疗体内结节和癌肿的经验穴；丰隆是化痰第一要穴，能化痰通络、消肿散结；合谷、太冲分别属于大肠经和肝经，合谷主气，太冲主血，合而用之，称为"四关"，行气活血、活血化瘀、化瘀消肿、消肿止痛。

　　当放疗和化疗导致白细胞减少、患者免疫力下降时，就要灸肺俞、心俞、厥阴俞、膏肓、肝俞、脾俞、肾俞、足三里等穴补益气血。

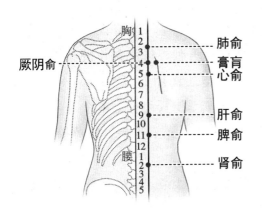

　　肺俞：背部第3胸椎棘突下旁开1.5寸

　　心俞：背部第5胸椎棘突下旁开1.5寸

　　厥阴俞：背部第4胸椎棘突下旁开1.5寸

　　膏肓：背部第4胸椎棘突下旁开3寸

　　肝俞：背部第9胸椎棘突下旁开1.5寸

　　脾俞：背部第11胸椎棘突下旁开1.5寸

　　肾俞：腰部第2腰椎棘突下旁开1.5寸

【操作手法】

　　膻中、库房、屋翳、膺窗、乳根均先单穴点揉 1 ～ 2 分钟，然后再朝病变乳房的方向按摩、搓擦 1 ～ 2 分钟；膈俞、痞根、合谷、太冲分别点压、按揉 3 ～ 5 分钟。

　　上述胸背部穴位也都可以采用艾灸、拔罐和刮痧、皮肤针叩刺、皮肤滚针滚刺法操作 5 ～ 10 分钟；合谷、太冲只适合刮痧、皮肤针叩刺和皮肤滚针滚刺法刺激 3 ～ 5 分钟；升高白细胞的腰背部穴位全部采用艾条或艾灸器灸，每次 20 ～ 30 分钟，每日 1 ～ 2 次。

五、饮食调理

　　1. 乳房肿胀疼痛、乳头回缩者宜吃薏苡仁、赤豆、丝瓜、芋艿、葡萄、荔枝、荸荠、榧子、柚子、橘饼、茴香、葱花、海带、虾、鲫鱼、泥鳅、田螺等。

　　2. 乳腺癌放疗、化疗期饮食主张以高蛋白、高维生素、高糖类、高热量的滋补食物，如牛奶、大豆、瘦肉、猪蹄、鱼、海参、动物肝脏及大枣、花生、核桃、黑木耳、胡萝卜、赤小豆等。以供给乳腺癌患者足够的热能，减少蛋白质消耗，保护肝细胞，防止低血糖。病人此时消化能力弱，饮食以粥类为主，少吃多餐。如排骨海带汤、乌鸡大枣糯米粥、莲子百合龙眼粥、山药薏米大枣粥、大枣银耳羹等。

3. 乳腺癌手术后，可给予益气养血、理气散结之品，诸如山药粉、菠菜、丝瓜、海带、山楂等，巩固疗效，以利康复；乳腺癌术后放疗时，易耗津伤阴，故宜服甘凉滋润食品，诸如白梨、莲藕、香蕉、枇杷、乌梅、橄榄、杏仁霜等；若出现消化道反应及骨髓抑制现象，可食用和胃降逆、益气养血的食物，如鲜果汁、鲜姜汁、白扁豆、黑木耳、向日葵子等。

4. 出现白细胞减少、脱发症状，宜进食瘦肉、牛肉、黑鱼、黑米、黑豆、红豆、薏苡仁、黑枣、黑芝麻，或用鸡血、鸭血、鹅血、猪血制作的菜肴，牛、羊、猪的骨髓炖汤等，均有补肾填髓、提升白细胞的作用。

5. 恢复期以清淡平衡饮食为主，每天半斤牛奶、1斤豆浆、1个鸡蛋，每周3～4次肉食，蛋白质基本就够了。出现便秘，多吃蔬菜、水果，如芦笋、红薯、海带、海藻、蘑菇等。

6. 对于部分喜欢重口味食物的患者，可以食用姜炒饭，乃至少量咸菜、腐乳、佐餐小菜等，对于患者改善食欲大有益处。

7. 另外，乳腺癌与肝气郁结有关，常吃些佛手瓜、丝瓜、木瓜、红萝卜、白萝卜，通过这些蔬菜的疏肝理气作用达到抗肿瘤目的。

8. 如阴虚手脚心发热的人适合吃豆腐、冬瓜炖鸭汤，阳虚怕冷的人适合吃鸡肉，喝羊肉汤。

9. 平时适当多吃大豆、喝绿茶、麦胚芽，有预防乳腺癌的功能作用。

10. 乳腺癌患者术后的饮食要适当忌口，忌食生葱姜蒜、公鸡和母猪肉、南瓜以及烟、酒、咖啡、可可，还有辛辣、煎炒、油腻、荤腥厚味。

最后的建议：一旦真的患上了乳腺癌，那就应当面对现实，不苦闷，不紧张，不恐惧，不害怕，保持愉快的心境和开朗的情绪。因为乳腺癌患者最怕肝气郁结、情志压抑，这样不但于事无补，反而更会加重病情。相反，只要心情舒畅，正确面对，积极治疗，安心调养，仍然有2/3的患者是可以被治愈的。

第8章 月经病穴位调治

第一讲 调理月经、防治妇产科病症的基本穴——关元、三阴交

根据"天人相应"的自然规律,女性的正常月经周期是每隔28～30天1次,每次月经的行经时间是3～5天。单就月经周期而言,在28～30天这个范围内如果提前或推迟2～3天或者3～5天也还算是正常情况。如果经常提前或者推迟超过1周甚至1周以上,就属于月经周期不正常。

一般的月经失调和妇科病症多由于生活环境改变、气候变化、营养状态及精神因素等不良刺激,导致内分泌紊乱而发病。中医学认为,月经的生理、病理同脾、肝、肾三脏以及任、冲二脉的功能正常与否关系最为密切。

凡月经周期提前或推迟,行经时间过长或过短、经色时淡时红或夹有血块,经量时少时多(过少则闭经,过多则崩漏)、经质过于清稀或过于浓稠,都属于月经不调。均可以用穴位予以调理。

【选穴处方】

针灸调经有比较好的效果。常用穴有关元、气海、天枢、膈俞、肝俞、脾俞、肾俞、合谷、太冲、血海、三阴交、隐白、大敦。

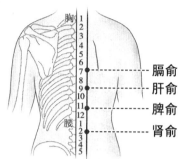

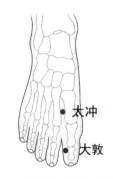

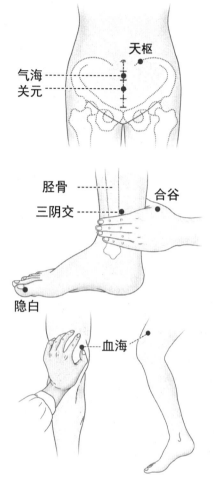

关元：腹部正中线脐下3寸

气海：在下腹部前正中线上，当脐中下1.5寸

天枢：脐旁2寸

膈俞：背部第7胸椎下旁开1.5寸

肝俞：在背部，当第9胸椎棘突下，旁开1.5寸

脾俞：背部第11胸椎下旁开1.5寸

肾俞：在腰部，当第2腰椎棘突下，旁开1.5寸

合谷：手背第1、2掌骨间，当第2掌骨桡侧中点

太冲：足背第1、2跖骨接合部前方凹陷处

隐白：内侧端趾甲旁开1分许

血海：膝关节内上缘上方2寸

三阴交：足内踝高点上3寸、胫骨后缘

大敦：在足蹬趾末节外侧，距趾甲角0.1寸

【操作手法】

如属实证（经色深红夹有血块、心烦、口渴、胸胁乳房胀痛），宜用重力指压、按摩、皮肤针重叩出血，不灸；如属虚证（经色淡红、质地清稀、面色苍白、腰膝酸软），则宜轻轻指压、艾灸、皮肤针轻刺至皮肤发红。其中，天枢、合谷、太冲、大敦等穴用于实证；其他穴位多用于虚证。

第二讲　穴位保健，让你经前期不紧张

女性每个月来1次月经，本来是一种正常的生理现象，但是有的女性特别是刚开始经历月经现象时间不长的青少年女性，经前往往会出现精神不安的紧张现象，谓之"经前期紧张综合征"。这是女性在经期来临之前出现的一系列精神和躯体紧张不安的症候群，并随月经来潮而消失的疾病。发病率可达行经者的 50% 左右。表现症状各异，病情轻重有别，轻者可以忍受，重者影响生活、学习和工作。

以月经来潮前 1～2 周精神紧张、神经过敏、烦躁易怒、乳房胀痛、全身乏力、疲劳、失眠为主症，伴见头痛、眩晕，甚者不能站立；部分病人可见发热、吐血、鼻出血、腹痛、腹泻、肢体水肿等，随着月经来潮而消失。涉及的脏腑以肝、脾、肾为主，常表现为两脏或三脏同时发病或气血同病。

肝郁气滞者烦躁易怒、乳房胀痛连及两胁；气血亏虚者心悸气短、失眠多梦、乏力、易疲劳、食欲不佳、月经量少、色淡质稀、舌淡苔薄；肝肾阴虚者两乳作胀、腰膝酸软、两目干涩、咽干口燥、五心烦热、舌红少津。

【治疗法则】

调和气血、镇静宁神。

【选穴处方】

百会、太阳、合谷、内关、神门、太冲、三阴交。

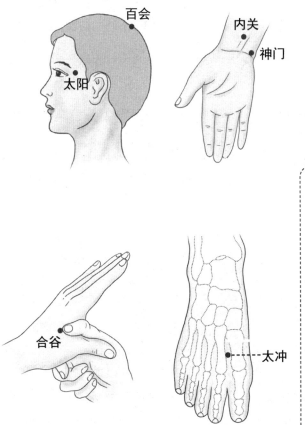
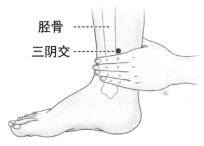

百会：两耳尖直上与头顶正中线交点，入前发际5寸

太阳：眉梢和外眼角之间，向后约1寸的凹陷处

合谷：手背第1、2掌骨间，当第2掌骨桡侧中点

内关：掌面腕横纹中点上2寸、两筋之间

神门：掌面腕横纹小指侧凹陷中

太冲：足背第1、2跖骨结合部前方凹陷中

三阴交：足内踝高点上3寸、胫骨后缘

百会位于头顶，为督脉入脑之处，与太阳穴合用安神定志；内关属心包经，联络三焦，宽胸理气、镇定情绪；神门属心经，镇静宁神；合谷主气，配肝经第一要穴；太冲为"四关"配穴法，有疏肝理气、解郁除烦、镇静宁神作用；三阴交是脾、肝、肾三经交会穴，可健脾摄血、补肝益肾，为治疗妇科疾病的要穴。

乳房胀痛加膻中、期门行气止痛；烦躁易怒加人中安神定志。

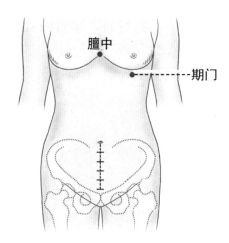

膻中：两乳头连线中点，女性因乳头下垂，应该托起乳房取穴，或者根据乳头下垂的程度酌情上移1～2寸

期门：托起乳房，乳头直下2个肋间隙也即第6肋间隙，如果不托起乳房，只向下1个肋间隙即可

【操作手法】

1. 指压、按摩　诸穴均可用指压和按摩法，其中百会、太阳、膻中3个穴位还适宜用手指叩击和掌根按揉法；期门穴还可以用手指顺着肋间隙反复搓擦，直至局部有温热感向体内渗透为度。

2. 灸法　除了内关、太冲二穴以外，其他穴位均可实施艾条温灸法，神门以外的穴位还可以用温灸器施灸。每穴每次5～10分钟，或者以施灸处出现热力渗透、局部皮肤潮红为度。

3. 拔罐　在腰背部脊柱两侧夹脊穴从第1胸椎至第5腰椎，推罐5分钟左右。

4. 皮肤针叩刺　皮肤针叩刺适用于腰背部脊柱两侧夹脊穴、肝俞至肾俞和

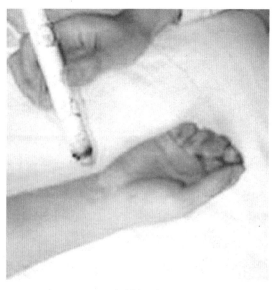

灸神门穴

上述所有穴位。常规消毒，用无菌皮肤针轻度叩刺，以皮肤潮红为度。

5.刮痧　将腰背部脊柱两侧的夹脊穴以及肝俞穴（第9胸椎下旁开1.5寸）至肾俞穴（第2腰椎下旁开1.5寸）常规消毒，用无菌刮痧板或其他代用品蘸上按摩油或其他油脂类润滑剂，从上到下反复刮拭，用力重而均匀，直至局部皮下出现（紫）红色痧痕为止。3天1次。

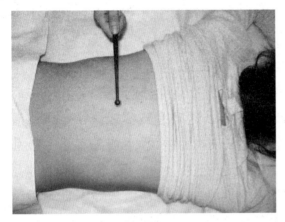

叩刺下背部夹脊

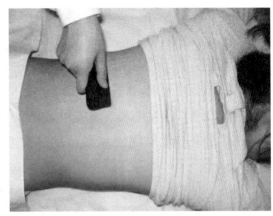

下背部刮痧

温馨提示

1.上述治疗，要求在月经来潮之前3～5日症状尚未出现时开始实施，每日1～2次，直至月经来潮。

2.穴位保健对本病有较好的疗效，可以从整体上调节神经内分泌的平衡。

3.本病受心理因素影响较大，必须对患者做好解释工作，消除紧张情绪，保持心情舒畅；同时注意生活起居的调适。

第三讲 月经不调穴来调

月经不调是以月经周期不正常为主要表现，同时还伴有行经时间、经量、经色、经质等几个方面的异常改变的月经病，临床有月经先期、月经后期和月经先后无定期几种情况。

月经先期又称"经早"或"经期超前"，每次月经提前 1 周左右，甚至 1 个月来 2 次月经；月经后期又称"经迟"或"经期错后"，每次月经推迟 1 周左右而至，甚至 2 个月才来 1 次月经（无病 2 个月才来 1 次月经称为"并月"，3 个月才来 1 次月经称"居经""按季"，1 年才来 1 次月经称"避年"）；月经先后无定期又称"经乱"，经期或早或迟，经量或多或少，经色或红或淡，经质或清或稠，进一步发展则成崩漏。故《景岳全书·妇人规》中说："崩漏不止，经乱之甚也。"

本病多由于生活环境改变、气候变化、营养状态及精神因素等不良刺激，导致内分泌紊乱而发病。中医学认为，月经的生理、病理同脾、肝、肾三脏以及任、冲二脉的功能失调最为密切。

气血不足者月经量少、行经期短、色淡、质稀，面色苍白，头晕目眩，心慌，失眠，神疲倦怠乏力，舌淡、脉弱无力；气滞血瘀者行经不畅、量多、色深红或紫红并夹有血块、质浓稠，面色青紫，胸胁及乳房、小腹胀痛或刺痛，舌紫暗，脉不流畅；虚寒者经期推后、行经期短、月经量少且清稀色淡，畏寒肢冷，腹部冷痛，喜暖喜按，得热痛减，舌淡苔白；实热者经期提前、月经量多、色深红、经质黏稠，面红口干，心胸烦热，小便黄赤，大便干结，舌红、苔黄；虚热者经期提前、月经量少、色红、质黏，心烦不眠，潮热盗汗，手足心热，舌红、苔少。

【治疗法则】

气血不足者补益肝肾、调和气血；虚寒者温经散寒、补肾调经；实热者疏肝理气、清热调经；气滞血瘀者行气和血、化瘀调经；虚热者养阴清热、滋肾调经。

【选穴处方】

关元或气海、子宫穴、肝俞、脾俞、肾俞、血海、足三里、三阴交。

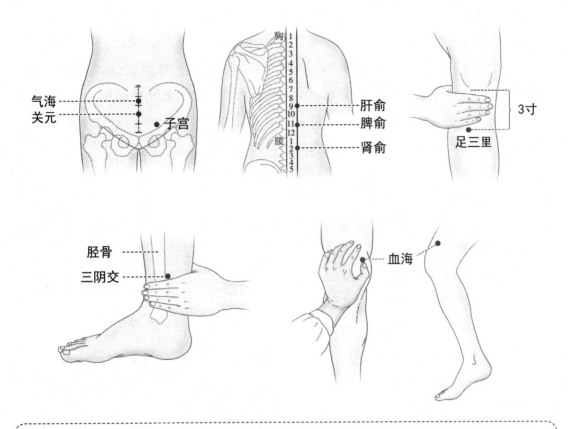

关元：腹部正中线脐下3寸

气海：腹部正中线脐下1.5寸，即肚脐
　　　与关元穴连线中点

子宫：脐下4寸的中极穴旁开3寸

肝俞：背部第9胸椎下旁开1.5寸

脾俞：背部第11胸椎下旁开1.5寸

肾俞：腰部第2腰椎下旁开1.5寸

血海：膝关节髌骨内上方上2寸

足三里：外膝眼正中直下3寸、胫骨前
　　　　嵴外侧旁开1中指宽

三阴交：足内踝高点上3寸、胫骨后缘

　　关元、气海均为任脉要穴，位于下腹部丹田之处，主一身之元气，调冲任血脉，理胞宫气血；关元还与足三阴经交会，调理肝脾肾；气海为元气之海，气为血帅，气行则血行，气盛则足以统摄经血；子宫为针对性局部取穴；肝俞、脾俞、肾俞直接调理肝、脾、肾；血海属脾经，足三里属胃经，与气血的生化、运行密切相关，灸能益气养血，且对全身脏腑、经脉气血都有良好的调节作用；三阴交是脾经第一要穴，有理脾调经之功，又为三阴经之会穴，兼调肝肾之气血，脾肝肾三经气血充盛，气机通畅，则冲任调达，月经复常。

【操作手法】

所有的穴位都可以用指压、按摩、灸疗（实热者不灸）、拔罐、皮肤针叩刺。于月经来潮前3～5日开始灸疗（若行经时间不能掌握,可于月经干净之日开始）,直至月经干净为止。每日或隔日1次,连续治疗2～3个月经周期。

1.指压、按摩　患者取仰卧位,以示指、中指和环指指腹按揉关元、气海、子宫穴各2分钟左右;再将手掌置于小腹部,以关元穴为中心摩揉小腹3分钟,以腹内有温热感为佳;指压并按揉血海、足三里、三阴交各1～2分钟;最后改俯卧位,由他人代为指压、按揉肝俞、脾俞、肾俞等穴,下床后自己双手置于身后,用手掌掌面反复竖擦腰骶部1～2分钟结束。

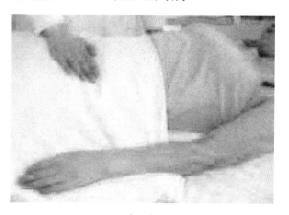

摩　腹

2.艾灸　除了实热型不用灸法以外,其他各种情况的月经不调和上述所有穴位均可实施艾条温和灸或者温灸器灸,每穴每次艾灸3～5分钟,艾灸器每个部位可灸20～30分钟。

3.拔罐　腹部和腰骶部穴位最适合拔罐疗法,腹部宜用坐罐法（关元、气海用大罐1罐拔2穴）;腰背部先从肝俞经脾俞到肾俞推罐3～5分钟,再各自坐罐5分钟左右。

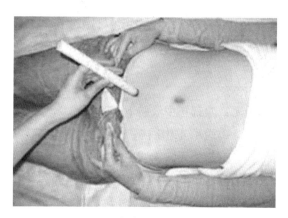

艾条灸关元穴

4.皮肤针叩刺　皮肤针叩刺适用于所有穴位,先以中等力度叩刺肝俞、脾俞、肾俞以及腰骶部,再轻轻叩刺腹部和四肢部穴位,至皮肤潮红为度。

5.刮痧　肝俞、脾俞、肾俞以及腰骶部、血海、三阴交等处常规消毒,用无菌刮痧板或其他代用品蘸上按摩

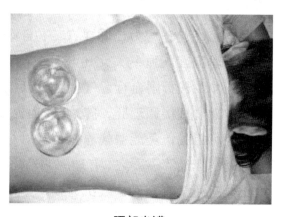

腰部坐罐

油或其他油脂类润滑剂，从上到下反复刮拭，直至局部皮下出现（紫）红色瘀痕为止，3天1次。

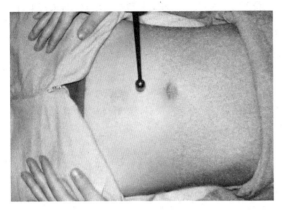

叩刺气海穴

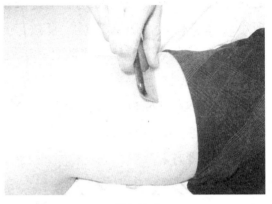

刮血海穴

温馨提示

　　1．穴位保健对功能性月经不调有较好的疗效。如果是因生殖系统器质性病变引起者应针对原发病采取综合治疗措施。

　　2．注意生活调养和经期卫生，调节寒温，畅达情志；经期适当休息，不下冷水，少吃生冷及辛辣食物。

第四讲　痛经——穴到痛止有奇效

　　痛经是指经期或行经前后出现的周期性小腹疼痛，有时还会向乳房和腰骶部放散，并且还会出现恶心或呕吐、面色苍白、肢体发冷等虚脱症状，以致影响正常的生活、学习和工作。以青年女性最为多见。

　　现代医学将其分为原发性和继发性两种：原发性痛经于初潮后即开始，多为功能性的，生殖器官无明显器质性病变，多见于未婚未育年轻女性；继发性则在行经一段时间后出现，以已婚妇女为多见，多继发于生殖器官的某些器质性病变，如子宫肌瘤、卵巢囊肿、慢性盆腔炎、子宫内膜异位症等疾病。

　　因寒邪、血热、气滞血瘀引起的实证痛经，表现为经前和经期小腹剧痛，疼痛可放射到胁肋、乳房、腰骶部、股内侧、阴道或肛门等处，经行不畅，经血色深红或暗红，甚至夹有血块；寒性腹痛喜暖、喜按、得温则减，经量较少；血热和气滞血瘀型腹痛拒按、爱生气、喜叹息，舌暗或有瘀斑；疼痛随着经血的排出而减轻或消失。而气血不足引起的虚证痛经，一般是月经开始以后才出现小腹隐隐作痛，腹痛喜暖、喜按，经色淡、质地清稀、量少，月经结束后疼痛不会随之消失，还会持续数日。

【治疗法则】

血热者清热凉血，寒湿凝滞、气滞血瘀者温经散寒、化瘀止痛，气血不足者益气养血、调补冲任。

【选穴处方】

关元或中极、十七椎下、地机、三阴交、足三里。

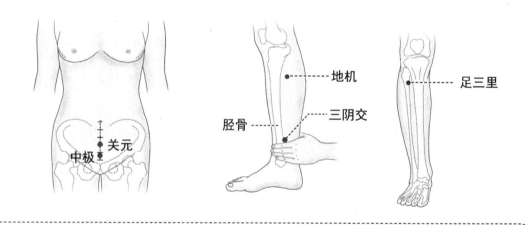

关元：腹部正中线脐下3寸　　　　　三阴交：足内踝高点上3寸、胫骨后缘
中极：腹部正中线脐下4寸　　　　　足三里：外膝眼正中直下3寸、胫骨前
地机：膝关节内下方高骨下3寸　　　　　　　　嵴外侧旁开1中指宽

关元、中极属任脉，通于胞宫，与脾、肝、肾足三阴经交会，灸之温经散寒、化瘀止痛；地机是脾经治疗急性发作性疼痛的专穴，可以通经络、调气血、止痛经；三阴交也属于脾经的穴位，并与肝、肾经脉交会，调理脾、肝、肾和冲、任二脉；"肚腹三里留"，痛经也是腹部疼痛的病症，很适合足三里的主治目标；十七椎是治疗痛经的经验效穴。

【操作手法】

指压、按摩、皮肤针叩刺，除了血热以外的痛经，都可以实施灸疗。月经来潮前3～5天开始治疗，发作期每日治疗2次为宜，间歇期每日或隔日1次。

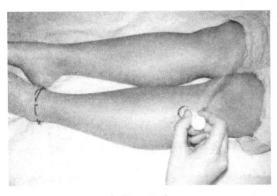

灸足三里穴

1. 指压、按摩　患者取仰卧位，自己先用示指、中指、环指指腹按揉关元、中极穴各 2～3 分钟；再用手掌摩揉小腹部 5 分钟左右，使腹部有温热感；最后用拇指或中指指端重力点压按揉地机、三阴交、足三里穴，每穴 1～2 分钟；改俯卧位，由他人重力按压十七椎下 2～3 分钟。

2. 灸法　除了血热证不宜施灸以外，其他证型各穴均可采用艾条灸、艾炷灸、艾灸器灸等多种常规灸法，每穴每次 2～3 分钟，以局部潮红、有温热感为度。

3. 穴位敷贴　取关元、中极、肾俞（腰部第 2 腰椎下旁开 1.5 寸）、阿是穴（腹部压痛点）、三阴交等穴。经前或经期用 1 厘米见方的"痛舒宁"药膏敷贴，每日换 1 次。

4. 拔罐　取神阙、天枢、关元和腰背部的膈俞、肝俞、脾俞、肾俞。腹部穴用坐罐法 10 分钟左右，腰背部穴先用推罐法 3～5 分钟，再改用坐罐 5 分钟左右。

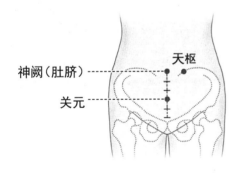

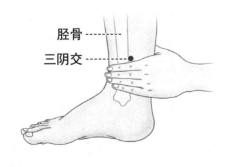

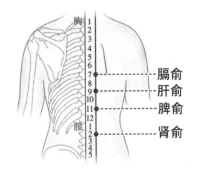

神阙：肚脐

天枢：脐旁2寸

关元：腹部正中线脐下3寸

膈俞：背部第7胸椎棘突下旁开1.5寸

肝俞：背部第9胸椎棘突下旁开1.5寸

脾俞：背部第11胸椎棘突下旁开1.5寸

肾俞：腰部第2腰椎棘突下旁开1.5寸

三阴交：足内踝高点上3寸、胫骨后缘

5. 皮肤针叩刺 用无菌皮肤针从上到下反复叩刺腹部脐下正中线至中极穴一线、腰背部膈俞至肾俞以下的腰骶部、下肢地机至三阴交一线。虚寒型叩至皮肤发红,实热和气滞血瘀者叩至局部皮肤出血为宜。每2日1次。

6. 刮痧 用无菌刮痧板或其他代用品蘸上活络油或其他油脂类润滑剂,从上到下反复刮拭腹部脐下正中线至中极穴一线、腰背部膈俞至肾俞一线、下肢地机至三阴交一线,直至局部皮下出现(紫)红色痧痕为止。每3日1次。

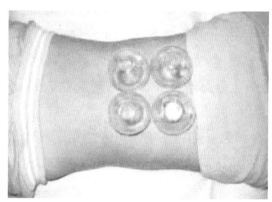

腰背部坐罐　　　　　　　　　　　　　　叩刺地机穴

【典型病例】

笔者在农村巡回医疗期间,有一天和几个学生背着药箱走在乡间的小路上,农田里人们都在忙着插秧,只见田边的路上有一个20多岁的姑娘双手捂着肚子蹲在地上,满面通红,大汗淋漓,呻吟不止。一问方知,她素有痛经病史,这几天正值月经来潮,因为下水田干活引起痛经发作。我立即让学生就地给她按压小腿上的三阴交穴,马上肚子就不痛了。临别又在关元、三阴交各埋小针1枚,以防复发。同时叫来生产队的干部,说明情况让这位女青年回家休息。下一个月经周期后随访,未发痛经。

2010年下半年,笔者在无锡的一个继续教育培训班讲课时,一位基层女医生对笔者说:她14岁的女儿痛经,用针灸治疗很难收到效果。笔者问清楚了她女儿痛经的具体情况后才明白,原来她女儿的痛经是属于气血不足型,而她却是按气滞血瘀型选穴予以针刺治疗的。笔者让她今后改关元、三阴交、合谷、太冲的针刺法为艾灸关元、血海、足三里、三阴交的方法,并且要求她一定要将治疗结果告诉笔者。结果,第一次治疗就能当即止痛,连灸4个月经周期而愈。由此可见,准确分析病情的寒热虚实,正确选穴处方(即中医所说的"辨证论治")是何等的重要!

温馨提示

1．穴位保健对原发性痛经有显著疗效。治疗时机宜在经前 3～5 天开始，直到月经结束。连续治疗 2～3 个月经周期。一般连续治疗 2～4 个周期能基本痊愈。

2．对继发性痛经，运用针灸疗法减轻症状后，应及时确诊原发病变，施以相应治疗。

3．经期应避免精神刺激和过度劳累，注意防止受凉、淋雨、涉水、过食生冷。

第五讲　穴能通闭经，虚实要分清

女子年逾 18 周岁月经尚未来潮，或已经有过正常月经，却又连续中断 3 个月经周期以上者即为"闭经"。现代医学将前者称"原发性闭经"，后者称"继发性闭经"。至于青春期前、妊娠期、哺乳期以及绝经期没有月经属生理现象，不作病论。日常生活中有的女性由于生活环境的突然改变，偶尔一二次月经不来潮，如果无其他不适者，也可不作病论。

中医学认为，本病的病因不外虚、实两端：虚者因肝肾不足，气血虚弱，无血可下；实者由寒湿闭阻、气滞血瘀，经血不通。病位主要在肝，与脾、肾也有关联。

由于病因不同，临床表现各不相同，一般是月经初潮来迟、超龄未至，或本来已有正常月经来潮，继而出现月经周期延长，经量少，终至停闭 3 个月经周期以上。可伴有体格发育不良、肥胖、多毛或结核病等。

肝肾亏虚者面色晦暗，眼睛干涩，耳鸣，咽干，心烦失眠或梦多，手足心热，舌质暗红、少苔、少津，脉细而偏快；气血不足者面色苍白或萎黄，头晕目眩，心慌，失眠，肢软无力，食欲欠佳，大便稀溏，舌淡、苔白，脉弱无力；寒湿闭阻者面色㿠白，形体偏胖，形寒肢冷，带下量多，舌胖大而淡、苔白；气滞血瘀者胸胁满闷，小腹胀满或刺痛、拒按，舌暗红或青紫、有瘀点或瘀斑，脉涩不利。

妇科检查可见子宫体细小、畸形或过早退化，第二性征缺乏，附件炎性粘连或肿块等异常改变。

【治疗法则】

肝肾亏虚、气血不足者滋养肝肾、补益气血；寒湿凝滞、气滞血瘀者温经散寒、活血化瘀。

【选穴处方】

关元、子宫、天枢、归来、膈俞、肝俞、脾俞、肾俞、合谷、血海、三阴交、足三里。

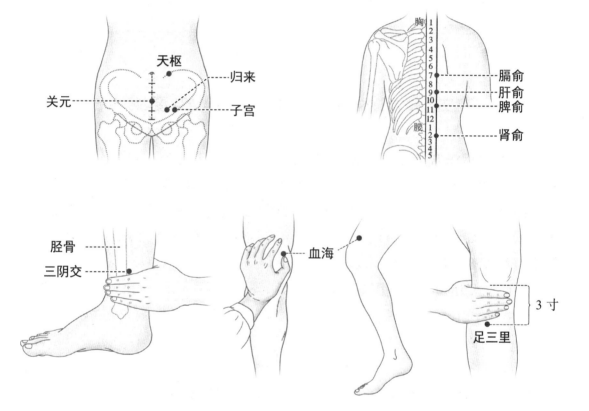

关元：腹部正中线脐下3寸

子宫：脐下4寸的中极穴旁开3寸

天枢：脐旁2寸

归来：脐下4寸的中极穴旁开2寸

膈俞：第7胸椎下旁开1.5寸

肝俞：背部第9胸椎下旁开1.5寸

脾俞：背部第11胸椎下旁开1.5寸

肾俞：腰部第2腰椎下旁开1.5寸

血海：膝关节内上缘上2寸

三阴交：足内踝高点上3寸、胫骨后缘

足三里：外膝眼正中直下3寸、胫骨前　　　　嵴外侧旁开1中指宽

关元、子宫、天枢、归来均位于腹部，虚证温灸能够温经通脉，实证可以行气活血；膈俞为血之会穴，与肝俞、脾俞、肾俞、血海、三阴交同用调理脾、肝、肾及冲、任二脉；天枢位于腹部，灸之温经通络、活血化瘀；合谷配三阴交能调畅冲任、理胞宫气血；足三里使气血生化有源，经血自下。

【操作手法】

1. 指压、按摩　患者仰卧位，先用示指、中指和环指指腹按揉关元、子宫、归来各 2 分钟；再用示、中指指腹从肚脐向下直推至耻骨联合处，反复推 30 次左右；最后用手掌摩揉小腹部 10 分钟左右，使局部有温热感。

以拇指指端点揉血海、足三里、三阴交，每穴约 2 分钟。

起身下床，将双手置于身后，用手掌重力竖擦腰骶部约 5 分钟，以局部温热深透为度。上述治疗每日 2 次。

2. 灸法　虚寒证和气血不足者，上述所有穴位均可用艾条温和灸、温灸器灸，每穴每次 3 ～ 5 分钟，使皮肤有较强的温热感。每日 1 ～ 2 次。

3. 拔罐　在腹部穴行坐罐法，腰背部穴先采用推罐法 3 ～ 5 分钟，再各自坐罐 5 分钟左右。每日 1 ～ 2 次。

4. 皮肤针叩刺　肝肾亏虚、气血不足、寒湿凝滞者用皮肤针中度刺激，至局部皮肤发红即可，气滞血瘀证则宜重叩出血（重点是天枢、归来、膈俞穴），甚至还可以再加拔火罐，以增加出血量。隔日 1 次。

5. 刮痧　用无菌刮痧板或其他代用品蘸上红花油或其他油脂类润滑剂，由上而下从膈俞至肾俞反复刮拭，直至局部皮下出现（紫）红色痧痕为止。3 日 1 次。

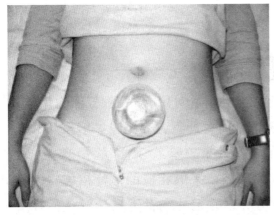

气海穴坐罐

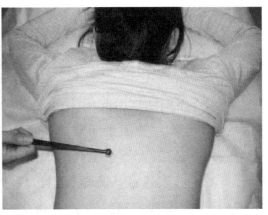

叩刺肝俞穴

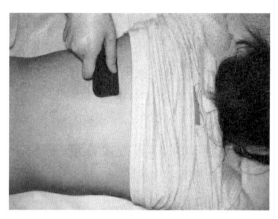

腰背部刮痧

【典型病例1】

　　笔者在武汉工作期间，曾经治疗过一位43岁的王姓女教师。笔者接诊时她诉说：自己的月经周期向来很有规律，后因患胃下垂在湖北中医学院附属医院针灸科住院治疗，经期未停针，而致月经闭止，数月未潮。伴有腰酸背痛、胸腹满闷、口渴不欲饮。查看舌尖有散在红色斑点，舌体左侧有一长紫色瘀斑。提示：胞中（子宫）经脉气血失调而致血瘀经闭。当即针刺双侧天枢穴，中强刺激，动留针（即留针过程中每隔几分钟就捻动几下针体）20分钟。针治当天下午，患者喜告月经来潮，色暗红，夹有瘀块，量较多。3日而净，以上诸症也随之消失。继续治疗胃下垂，并嘱咐今后注意经期停针休息。1个月后月经再至，一切如同往常。

【典型病例2】

　　前几年，有一个来自北欧挪威的28岁的女学生到笔者所在南京中医药大学进修学习。有一天，她通过翻译对笔者说自己到中国来后就闭经了，已经连续2个月没有来月经了，同时感觉到小腹有些胀痛，饮食、睡眠都不怎么好。通过了解病情，排除受孕的可能。笔者认为她的情况可能与来到异国他乡水土不服有关。于是，针刺其天枢、合谷、三阴交3穴，强刺激并动留针30分钟。经过2次穴位治疗，第3次她见到我非常兴奋地告诉我：月经已经来潮了，肚子也不胀痛，感到非常轻松了。还说本来她自己对针灸的治疗作用没有一点认识和体会，这一次亲自体会到针灸穴位的治疗效果，表示一定要学好针灸。

温馨提示

　　1．不同病因引起的闭经，穴位保健效果各异。对感受寒邪、气滞血瘀、气血不足和精神因素所致的闭经疗效较好，而对严重营养不良、结核病、肾病、子宫发育不全等其他原因引起的闭经效果较差。

　　2．必须进行认真检查，以明确发病原因，采取相应的治疗措施。因先天性生殖器官异常或后天器质性损伤所致的无月经者不属于针灸治疗范围。

3．生活起居要有规律，经期切忌受凉、淋雨、涉水和过食冷饮。注意情绪调节，保持乐观心态。

第六讲　穴治"宫血"有妙招

"宫血"，是"功能性子宫出血"的简称，是女性在非行经期间阴道突然大量出血或淋漓不断，中医学称之为"崩漏"。此病出血突然、来势急骤、血量多者为"崩"；淋漓下血、来势缓慢、血量少者为"漏"。由于临床上二者常交替出现，故统称"崩漏"。以青春期或更年期、产后最为多见。现代医学的无排卵型功能失调性子宫出血、生殖器炎症和某些生殖器肿瘤引起的不规则阴道出血与本病类似。

临床表现为月经周期紊乱，出血时间长短不定，有时持续数日甚至数十日不等，出血量多如注或淋漓不断。中医学认为：常见病因有血热、血瘀、肾虚、脾虚等，也可由月经失调（月经无定期即"经乱"）发展而来。常伴有白带增多、不孕等证候。

中医学认为：本病是由于脾肾两虚、血热血瘀等引起。脾肾两虚者血色淡而质稀，面色苍白或晦暗，精神不振，神疲乏力，头晕心慌，食欲欠佳，腰酸腿软，肢凉怕冷，小便清长，大便稀溏，舌胖大且边有齿痕，舌淡苔白，脉弱无力；血热者血色鲜红或深红，质黏稠，夹有少量血块，面赤目赤，口干舌燥、渴喜冷饮，心烦易怒，小便黄赤，大便干结，舌红、苔黄；血瘀者经色深红或紫暗，质黏稠，夹有血块，小腹疼痛，或有包块，舌紫黯或有瘀斑、瘀点，脉涩不利。

【治疗法则】

肾阳亏虚、气血不足者温肾助阳、补气摄血；气滞血瘀者活血化瘀、推陈出新；血热内扰清肝火。

【选穴处方】

关元、子宫、膈俞、脾俞、肾俞、血海、三阴交、隐白；血热内扰加大敦、行间或太冲穴。

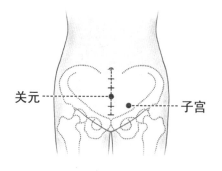

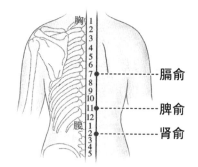

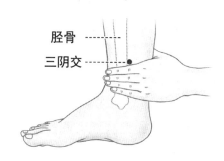

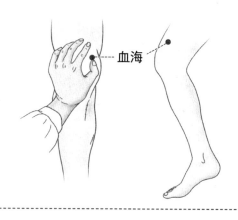

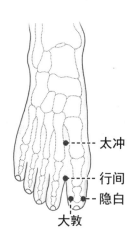

关元：腹部正中线脐下3寸

子宫：脐下4寸的中极穴旁开3寸

膈俞：背部第7胸椎下旁开1.5寸

脾俞：背部第11胸椎下旁开1.5寸

肾俞：腰部第2腰椎下旁开1.5寸

血海：膝关节髌骨内上缘上2寸

三阴交：足内踝高点上3寸、胫骨后缘

隐白：足大踇指内侧趾甲角旁开1分许

大敦：足大踇指外侧趾甲角旁开1分许

行间：足背第1、2趾间纹头端

太冲：足背第1、2跖骨结合部前方凹陷中

　　关元属任脉，又与足三阴经交会，有调冲任、理经血的作用；子宫穴正在下腹部，接近子宫，直接调理子宫的血络；膈俞乃"血之会"穴，调理经血，力专效宏；脾俞、肾俞专调脾（统血）肾（主理子宫血脉）的功能；隐白、血海为足太阴脾经要穴，止血调经；三阴交为足三阴经交会穴，可疏调足三阴之经气，以健脾胃、益肝肾、补气血、调经水；大敦是肝经的起点穴，有较为明显的清肝火作用；行间、太冲也属肝经要穴，清肝泻火以制崩漏。

【操作手法】

　　除了血热内扰者以外，其他证型都可以施行艾灸法；肝火旺血热内扰者，腹部穴指压、按摩，其他穴位均用皮肤针叩刺法。病势急者每日 2 次，病势缓者每日 1 次。

　　1. 指压、按摩　患者仰卧位，先用示指、中指、环指指腹中强度指压、按揉关元、子宫各 2 分钟；再以手掌摩揉小腹部 5 分钟左右，使局部有温热感。

　　改坐位，以拇指或中指指腹点揉血海、三阴交，每穴 2 分钟；血热血瘀用拇指指甲重掐大敦、断红穴（手背第 2、3 指掌关节前方纹头端，也即"手八邪之一"）各 1 分钟。

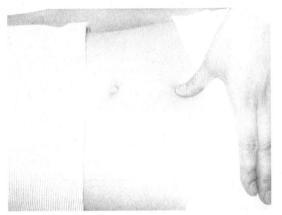

指压关元穴

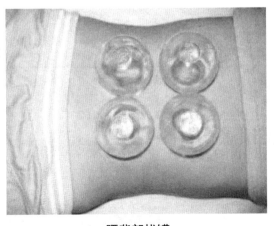

断红穴

　　2. 灸法　脾肾两虚者宜用艾条点灸或温灸器大面积片灸关元、子宫、血海、三阴交、隐白等穴（隐白穴最好用艾条点灸或麦粒大小的艾炷灸），每穴灸 3～5 分钟，或使皮肤有温热感为度。每日 2 次，一直灸治到出血量减少乃至恢复正常为止。

　　3. 拔罐　在肚脐、关元或气海穴（腹部正中线脐下 1.5 寸，即肚脐与关元穴连线中点）、膈俞、脾俞、肾俞拔罐，腹部穴坐罐 10 分钟，腰背部穴先行推罐 3～5 分钟，再分别坐罐 5 分钟左右。

腰背部拔罐

4.皮肤针叩刺　皮肤针叩刺适用于所有穴位,先以中等力度叩刺肝俞、脾俞、肾俞以及腰骶部,再轻轻叩刺腹部穴(如果正值出血期间就不要叩打腹股沟和下腹部)和四肢部穴位,至皮肤潮红为度;肝火旺血热内扰者大敦、行间或太冲穴要重叩出血,隔日 1 次。

5.刮痧　从肝俞到肾俞常规消毒,用牛角刮痧板或其他代用品蘸上按摩油或其他油脂类润滑剂,单方向反复快速刮拭,用力均匀,中度刺激,直至局部皮下出现(紫)红色痧痕为止。3 天 1 次。

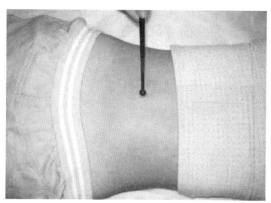
叩刺肾俞穴

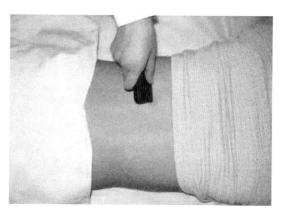
腰背部刮痧

温馨提示

1．穴位保健对本病有一定疗效。但对于血量多、病势急者,应急送医院采取综合治疗措施。

2．绝经期妇女如反复多次出血,应做妇科检查,排除肿瘤致病因素。

3．患者应注意饮食调摄,加强营养,忌食辛辣及生冷饮食,防止过度劳累。

第9章 子宫、外阴疾病穴位调治

第一讲 子宫肌瘤不用愁

子宫肌瘤，又称"子宫平滑肌瘤"，中医学称为"腹部癥瘕"，是女性生殖器官最为多发的一种良性肿瘤。资料显示：在 35 岁以上的妇女中，约有 20% 的人患有子宫肌瘤。

子宫肌瘤形成的确切病因目前尚未明确，可能与体内雌激素水平过高，长期受雌激素刺激有关。中医学认为与脏腑功能尤其是肝脾的气机不畅、痰湿气滞血瘀而成。

由于子宫肌瘤发展缓慢，多数可能没有临床症状，故许多人可终生未被发现，也无须治疗。有临床症状者可出现月经过多、经期延长、周期缩短；下腹部包块，下腹部坠胀或腰背酸痛等；肿瘤压迫膀胱，会出现尿频、尿潴留或尿失禁；压迫直肠则会导致大便不畅；一旦肌瘤感染、坏死可有大量脓血性白带；如溃烂坏死，或见阴道断续出血，血性白带有恶臭；长期月经血量增多，不及时治疗容易导致贫血、乏力、面色苍白、心慌、气短。

子宫肌瘤如果不及时治疗，随着肌瘤的增大，会改变子宫腔形态，或堵住子宫颈口或输卵管内口而影响精子通行或受精卵着床，从而导致不孕；即使受孕，也常因影响胚胎发育而流产；到了妊娠晚期，可由于子宫收缩力的异常，而引起早产、阻碍分娩或造成产后大出血；肌瘤恶变发生率仅为 0.5% ～ 1%。

一、子宫肌瘤的证候分型

1．**气滞** 小腹胀满，积块不坚，推之可移，或上或下，痛无定处。

2．**血瘀** 胞中积块坚硬，固定不移，疼痛拒按，伴面色晦暗，肌肤乏润，月经不调（月经量多或经期延后），痛经，口干不欲饮。舌紫暗、有瘀点或瘀斑。

3．痰湿　下腹部包块，时有作痛，按之柔软，带下较多。偏寒则带下色白质黏腻，形体畏寒，胸脘满闷，小便多，舌胖大、苔白腻；偏热则发热口渴，胸闷烦躁，尿少色黄，带下色黄质黏腻，甚则如脓且有臭气，舌胖大、舌红、苔黄腻。

临床发现，子宫肌瘤患者的膀胱区会有发硬，耻骨联合正中上缘触之有凉硬、肿块的感觉，尾骶骨的长强穴有肿胀感。若在这些阳性反应点或反应区拔罐或刮痧，会有较重的痛感，能出现红色丘疹，有的还会闻到臭气。

部分子宫肌瘤是由第1～2腰椎错位引起，如果肌瘤在左边，则腰椎就向左侧错位。

二、治疗方法

【治疗法则】

气滞型疏肝理气、行气导滞、软坚散结、消肿止痛；血瘀型行气活血、活血化瘀、化瘀散结、消肿止痛；痰湿型偏寒者温化痰湿，偏热者清热化痰，共同起到化痰通络、软坚散结、消肿止痛的作用。

【选穴处方】

中脘、石门、关元、天枢、子宫、膈俞、痞根、丰隆、合谷、太冲、三阴交。

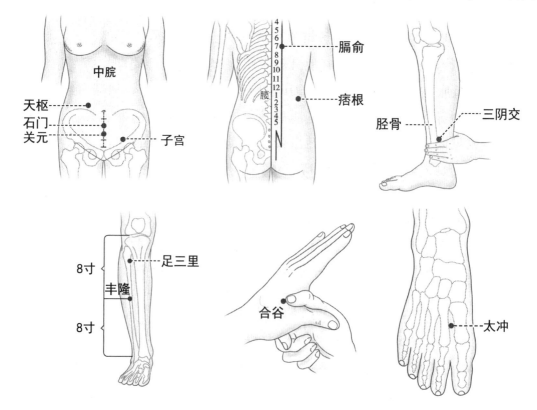

中脘：腹部正中线脐上4寸

石门：腹部正中线脐下2寸

关元：腹部正中线脐下3寸

天枢：脐旁2寸，即肚脐与乳中线垂直
　　　线的中点

子宫：脐下4寸的中极穴旁开3寸

膈俞：第7胸椎下旁开1.5寸

痞根：第1腰椎下旁开3.5寸

丰隆：外膝眼与足外踝连线中点

合谷：手背第1、2掌骨之间略靠第2掌骨
　　　中点

太冲：足背第1、2跖骨接合部前下方凹
　　　陷中

三阴交：足内踝高点上3寸，胫骨后缘

　　中脘、石门、关元、天枢、子宫均位于腹部子宫周围，作用于子宫，能行气活血、活血化瘀、消肿止痛；膈俞是"血之会"穴，擅长活血化瘀、消肿散结；痞根是古今治疗体内结节和癌肿的经验穴；丰隆是化痰第一要穴，能化痰通络、消肿散结；三阴交调理脾、肝、肾，配关元穴为治疗一切妇产科病症的要穴；合谷、太冲一个主气，一个主血，合而用之，行气活血、活血化瘀、化瘀消肿、消肿止痛。

　　当放疗和化疗导致白细胞减少、患者免疫力下降时，就要增加肺俞、心俞、厥阴俞、膏肓、膈俞、肝俞、脾俞、肾俞、足三里等穴补益气血。

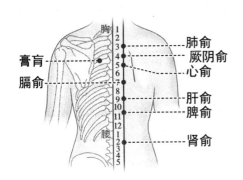
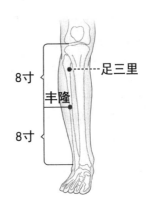

肺俞：胸部第3胸椎下旁开1.5寸

心俞：胸部第5胸椎下旁开1.5寸

厥阴俞：胸部第4胸椎下旁开1.5寸

膏肓：胸部第4胸椎下旁开3寸

膈俞：胸部第7胸椎下旁开1.5寸

肝俞：胸部第9胸椎下旁开1.5寸

脾俞：胸部第11胸椎下旁开1.5寸

肾俞：腰部第2腰椎下旁开1.5寸

足三里：外膝眼正中直下3寸、胫骨前
　　　　嵴外侧旁开1中指宽

【操作手法】

腹部和腰部诸穴指压、按摩、艾灸、拔罐、刮痧、皮肤针叩刺或皮肤滚针滚刺均可，泻法，针法以能出血为佳；合谷、太冲分别指压、点揉、刮痧、皮肤针叩刺或滚刺，泻法，力度宜强；三阴交和升高白细胞的腰背部穴位全部采用艾条或艾灸器灸，每次 20 ～ 30 分钟，每日 1 ～ 2 次。

此外，还可在膀胱区、耻骨联合正中上缘和长强穴这些阳性反应点或阳性反应区拔罐或刮痧。由第 1、2 腰椎错位引起者，则应该先行整脊调理术，再行刮痧。

【中药治疗】

中医中药对子宫肌瘤也有非常好的治疗效果，多以活血化瘀、消瘀散结、清热解毒、疏肝解郁、理气止痛为主，能改善增生的子宫内膜的血液循环，使肌层的单纯性肥大逐渐消失，增生的结缔组织变软，从而起到调经、止血、镇痛、恢复卵巢功能的作用，能有效地控制子宫肌瘤瘤体生长，使瘤体逐渐软化，最后消散。

常用中（成）药有：复方丹参片、三七片、加味桃红四物汤（桃仁、红花、丹参各 20 克，生地黄、川芎、当归尾、赤芍各 15 克，水煎服，每日 2 次）。

按照上述治疗方案，5 厘米以内的子宫肌瘤 0.5 ～ 1 年可见疗效。

三、饮食调养

1. 饮食宜清淡，坚持低脂肪饮食，多食瘦肉、绿色蔬菜、新鲜水果、五谷杂粮等。诸如鸡肉、鸡蛋、鹌鹑蛋、鲫鱼、甲鱼、白鱼、白菜、芦笋、芹菜、菠菜、黄瓜、冬瓜、香菇、豆腐、海带、紫菜、发菜、裙带菜、花生、芝麻、瓜子、玉米、豆类等；如果月经量过多，要多吃富含铁质的食物，以防缺铁性贫血。

2. 禁食大热、辛辣刺激性食物以及凝血性、含激素成分的补品，诸如狗肉、羊肉、辣椒、麻椒、生葱、生蒜、白酒、龙眼、大枣、阿胶、蜂王浆等；不食咸鱼、黑鱼、鳗鱼、虾蟹等发物。

3. 子宫肌瘤术后饮食不宜过于精细，应营养丰富、易于消化，以高蛋白、高热量、高维生素的饮食为主。对于体质虚弱者，应适当延长吃流质、半流质食物（如藕粉、橘汁、瘦肉或鲜鱼汤）的时间，既保证营养又增进食欲，还有利于消化，就会很快康复。

四、注意事项

1. 平时应做好子宫肌瘤的预防工作，注意身体状况，早发现早治疗。

2. 畅达情志，性格要开朗、豁达，切忌心情压抑、焦虑。

3. 不熬夜，避免过度劳累，经期尤其需要注意休息。

4.节制房事，注重房事卫生，保持外阴清洁、干燥，内裤宜宽大；每日清洗外阴。

5.确诊为子宫肌瘤后，应每月到医院检查 1 次；如肌瘤增大缓慢或小于 3cm，没有症状可以继续观察，每 3～6 个月复查一次 B 超；不要额外摄取雌激素，绝经以后尤应注意，以免子宫肌瘤长大。如增大明显，则应考虑手术治疗，以免出现严重出血或压迫腹腔脏器；需要手术治疗又要保留生育能力者，可采用肌瘤挖除术。

6.患子宫肌瘤的妇女在做人工流产后，子宫恢复差，常会引起长时间出血或慢性生殖器炎症，故应避免再次怀孕。

第二讲　回阳固脱，让脱垂的子宫"归来"

子宫脱垂是指子宫从正常位置沿阴道下降，子宫颈外口达坐骨棘水平以下，甚至全部脱出于阴道口外，中医学称之为"阴挺"。常由于产妇素来体质虚弱、雌激素缺乏、分娩损伤或产伤处理不当、产后过早参加体力劳动而腹压增加，或其他能导致肌肉、筋膜、韧带张力降低和腹压增加等因素引起。

子宫脱垂根据病情分为 3 度。

轻度（Ⅰ度）表现为子宫体下降，子宫颈外口位于坐骨棘水平以下，但仍在阴道口内，腹压增加时脱出，休息或卧床后能自动回缩。

中度（Ⅱ度）：子宫颈及部分子宫体脱出阴道口外，不经手还纳不能复位回缩。

重度（Ⅲ度）：整个子宫体脱出于阴道口外，还纳困难，脱出的子宫黏膜因与衣裤摩擦，可出现糜烂、溃疡、感染、脓性分泌物渗出。

中医学认为，本病初发主要因脾肾气虚，病久则生湿化热，湿热下注，形成虚实夹杂（本虚标实）之候。脾肾气虚者子宫下垂，小腹及会阴部下坠感，过劳则加剧，平卧则减轻；伴头晕、耳鸣，腰酸腿软、四肢乏力、少气懒言，带下色白、量多质稀，小便频数、色清，舌淡、苔白滑，脉沉细而弱。湿热下注者子宫脱出日久，黏膜表面糜烂，黄水淋漓，外阴肿胀灼痛，伴口干口苦，小便黄赤，舌红、苔黄腻，脉滑数。

【治疗法则】

脾肾气虚者补益脾肾、升阳固脱；湿热下注者清利湿热、举陷固胞。

【选穴处方】

百会、关元、气海、子宫、维道、肝俞、归来、脾俞、肾俞、足三里、三阴交。湿热下注者再加阴陵泉穴。

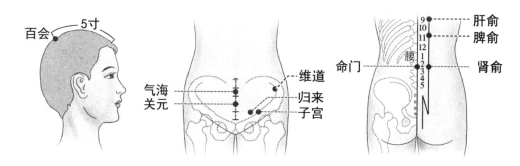

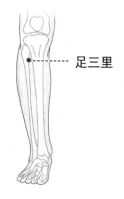

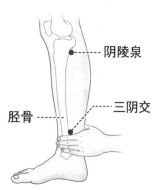

百会：两耳尖直上与头顶正中线的交点，入前发际5寸

关元：腹部正中线脐下3寸

气海：腹部正中线脐下1.5寸，即肚脐与关元穴连线中点

子宫：腹部正中线脐下4寸的中极穴旁开3寸

维道：髂前上棘前下方5分

归来：腹部正中线脐下4寸中极穴旁开2寸

肝俞：背部第9胸椎下旁开1.5寸

脾俞：背部第11胸椎下旁开1.5寸

肾俞：腰部第2腰椎下旁开1.5寸

足三里：外膝眼正中直下3寸、胫骨前嵴外侧旁开1中指宽

三阴交：足内踝高点上3寸、胫骨后缘

阴陵泉：膝关节内下方高骨下凹陷中

百会位于头顶，属于督脉，督脉起于子宫内，上行至头顶，通过百会与诸阳经交会，故百会穴有升阳举陷、固摄子宫的作用；关元、气海位于脐下，属于任脉，通于子宫，任脉也起于子宫内，故关元、气海二穴有调理冲任、益气固胞作用；子宫穴是专治子宫病的经验效穴；归来归于胃经，属于多气多血的穴位，能让子宫回位，故名"归来"；维道位于腰腹，交会于带脉，能维系、约

束任、督、冲、带诸脉，固摄子宫；肝主筋，脾主肌肉，肾系于胞宫，肝俞、脾俞、肾俞三穴分别加强对子宫维系、支撑系统的作用；足三里补中益气、固摄子宫；阴陵泉清热化湿；三阴交调理脾、肝、肾，维系胞脉。

【操作手法】

1. 指压、按摩

（1）患者坐位或仰卧位，自己或他人用示指、中指、环指点压、按揉百会穴1～2分钟。

（2）用示指、中指、环指点压、按揉关元、气海、子宫、归来、维道诸穴各1～2分钟；再用手掌摩腹3～5分钟。

（3）按揉双侧足三里5分钟，力量以能耐受为度。

（4）将双手掌紧贴两侧腰眼，推腰部肾俞及腰骶部，使热感向腹部渗透。

（5）改俯卧位，由他人用拇指端点揉肝俞、脾俞、肾俞，每穴2分钟左右；或者自下而上搓擦肾俞、脾俞、肝俞15遍左右。

2. 灸法　脾肾气虚最宜施灸，百会艾条灸、艾炷隔姜灸和温灸器灸均可；腹部和腰背部穴位施行艾条灸或温灸器；足三里、三阴交可行艾条灸和艾炷灸法。每次共灸20～30分钟，每日1次。

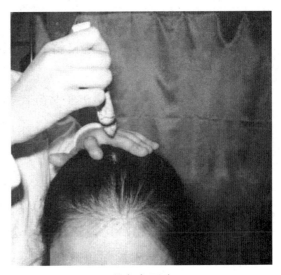

艾条灸百会

3. 拔罐　胸腹部和腰背部穴位最适合拔罐（湿热下注型拔气罐），胸腹部坐罐10分钟左右，腰背部先自下而上行推罐术3～5分钟，而后再各自坐罐5～8分钟。

4. 皮肤针叩刺　所选穴位都适合用皮肤针叩刺，脾肾气虚轻刺激，以皮肤发红为度；湿热下注重刺激，可以出血。隔日1次。

5. 刮痧　刮痧可用于湿热下注型。常规消毒，用无菌刮痧板或其他代用品蘸上按摩油或其他油脂类润滑剂，重点横刮下腹部中极、归来、子宫一线，腰背部肝俞至肾俞一线，下肢阴陵泉至三阴交一线。每处反复刮20次左右，到皮下出现（紫）红色痧痕为止。每周2次。

温馨提示

1．穴位保健对Ⅰ度子宫脱垂疗效明显，Ⅱ度也有一定效果，对Ⅲ度患者宜配合药物综合治疗。可选用归脾丸、补中益气丸、十全大补丸等中成药；或者益母草、枸杞子各15克，红糖30克，每天水煎服。

2．积极治疗引起腹内压增高的病变，例如慢性支气管炎、习惯性便秘等。

3．治疗期间应注意休息，切勿过于劳累；不宜久蹲及从事担、提重物等体力劳动；平时病人应多做收腹、提肛练习。

第三讲　穴治盆腔炎，疗效看得见

盆腔炎是指女性内生殖器官包括子宫、输卵管、卵巢及其周围结缔组织、盆腔腹膜等部位所发生的炎症。炎症可在一处或多处同时发生，按部位不同分别有"子宫内膜炎""子宫肌炎""附件炎"等。根据病势缓急、病程长短又可分为急性和慢性两种。急性盆腔炎多发于行经期或分娩中产道损伤、出血等情况，慢性盆腔炎多由急性盆腔炎迁延而成。

本病多见于中年妇女。常常由于分娩、流产、宫腔内手术消毒不严，或经期、产后不注意卫生，或者附近其他部位的感染，使病原体侵入所致。致病菌有葡萄球菌、链球菌、大肠埃希菌等，每多杂合感染。

中医学认为，本病病变部位主要在肝、脾、肾三脏，涉及冲、任二脉。病变初期以实证为主，多见湿热壅盛、瘀热内结。如若病久邪气滞留，损伤正气，则出现气滞血瘀、脾肾不足的虚实夹杂证。

急性盆腔炎发病时下腹部疼痛，伴发热。病情严重时可有高热、寒战、头痛、食欲缺乏、尿频、排尿困难、大便坠胀感、阴道分泌物增多且呈脓性腥臭。患者呈急性病容，下腹有肌紧张、压痛及反跳痛，肠鸣音减弱或消失。妇科检查阴道可能充血，并有大量脓性分泌物，子宫较软、稍增大、有压痛，宫旁组织增厚，有明显触痛。输卵管可增粗，有时可触及包块。

慢性盆腔炎由于瘢痕粘连及盆腔充血，可引起下腹部坠胀、疼痛，腰骶部酸痛。有时伴肛门坠胀不适、月经不调、带下增多。部分患者可有全身症状，如低热、易于疲劳、周身不适、失眠等。妇科检查可见阴道分泌物增多，子宫多呈后位，活动受限或粘连固定。

【治疗法则】

清热利湿、行气活血、化瘀止痛。

【选穴处方】

中极或曲骨、带脉、腰骶部正中线两侧夹脊穴、阴陵泉、三阴交。

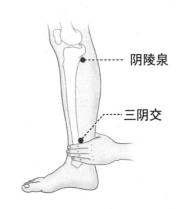

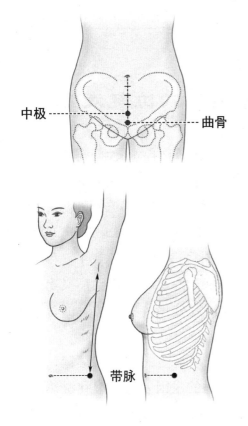

中极：腹部正中线脐下4寸
曲骨：腹部正中线脐下5寸
带脉：侧腹部第11肋骨端直下的延长线
　　　与肚脐的水平延长线的交点
阴陵泉：膝关节内下方高骨下凹陷中
三阴交：足内踝高点上3寸

中极和曲骨均为任脉经穴，位于下腹部，通于子宫，有调理冲任、理气活血的作用；带脉穴是胆经与奇经八脉中的带脉的交会穴，可调冲任、理下焦；腰骶部夹脊穴可以促进盆腔血液循环，能够发挥较好的理气止痛效果；阴陵泉是脾经要穴，擅长清利下焦湿热；三阴交为脾、肝、肾三条阴经经脉的交会穴，有健脾胃、益肝肾、理气血、祛湿热之功效。

【操作手法】

中极和曲骨穴在排空小便的情况下指压、按摩，并施行艾条灸或艾灸器温灸；

带脉和腰骶部以灸法和皮肤针叩刺为主，中度刺激，以皮肤潮红为度；阴陵泉、三阴交用皮肤针叩刺出血。

> **温馨提示**
>
> 1.穴位保健对于慢性盆腔炎效果较好。急性盆腔炎病情较急，较少单独用针灸治疗，可针药并治，以提高疗效，缩短疗程，防止转为慢性。
>
> 2.针刺时应避免直接刺在炎症部位或包块上。
>
> 3.注意个人卫生，保持外阴清洁，尤其是经期、妊娠期和产褥期卫生。

第四讲　"带下"不用怕，穴位赶走它

正常情况下，从青春期开始到绝经期以后一段时间内，女性阴道内经常会有少许（乳）白色、透明如涕、较黏稠、无特殊气味的液体，称之为"生理性白带"，一般在经期前后、月经中期、妊娠初期排出量较多，起润泽阴道及外阴、抗御外邪的作用。如果白带量明显增多，并且伴随有色、质以及气味的异常改变，就是"病理性白带"，又称"带证""下白物"（即狭义的"带下"病）。

在中国古代，"带下"曾经一度成为妇科病症的总称、代称（广义上的带下病），妇科医生也被称之为"带下医"。后来才慢慢分化，将狭义上的带下病与整个妇科病分开。

中医学认为，本病多由脾肾阳虚、失于对体内水湿的温煦和健运，导致水湿内停，下注任脉、带脉而引起，湿邪是导致本病的主因（有寒湿和湿热之分）。脾肾功能失常是发病的内在因素，病位主要在前阴、子宫，任脉不固、带脉失约是带下的病机关键所在。

"带下"的临床表现以阴道缠绵不断流出如涕如脓、浑如米泔的浊液为主症。寒湿者外阴潮湿，带下呈白色，质地清稀如水或如泡沫状，无臭气；湿热者带下色黄或赤、或赤白相兼，甚至黄绿如脓，质地黏稠如脓，或如豆渣凝乳，有臭气，或可伴有口苦咽干，小腹及腰骶部疼痛、外阴及阴道灼热瘙痒、坠胀或疼痛，小便短赤、舌红苔黄腻等。常见于现代医学的阴道炎、子宫颈或盆腔炎症、内分泌失调、宫颈及宫体肿瘤等疾病导致的白带增多。

【治疗法则】

健脾益肾、温阳化湿。

【选穴处方】

带脉、关元、脾俞、肾俞、三阴交、阴陵泉。

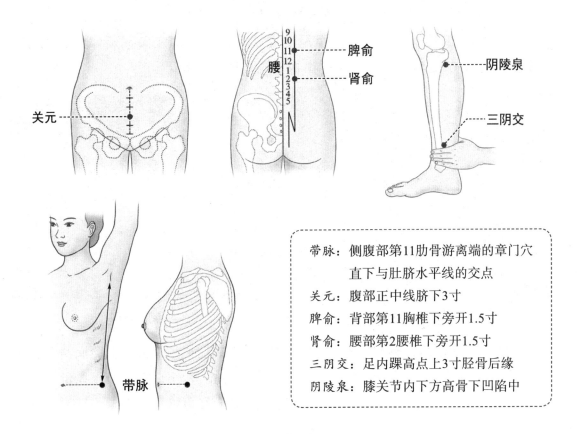

带脉：侧腹部第11肋骨游离端的章门穴直下与肚脐水平线的交点

关元：腹部正中线脐下3寸

脾俞：背部第11胸椎下旁开1.5寸

肾俞：腰部第2腰椎下旁开1.5寸

三阴交：足内踝高点上3寸胫骨后缘

阴陵泉：膝关节内下方高骨下凹陷中

带脉穴属足少阳经，为足少阳、带脉二经交会穴，是带脉经气所过之处，可协调冲任，有理下焦、调经血、止带下的功效；关元、脾俞、肾俞调理脾、肝、肾而利湿止带；三阴交、阴陵泉均为脾经化湿要穴。

【操作手法】

寒湿型胸腹部和腰背部穴最适宜艾条灸或温灸器灸，并可拔火罐；湿热型以指压、按摩、拔气罐、皮肤针叩刺出血为主。每穴每次 5 分钟左右，每日或隔日 1 次。

1. 指压、按摩　患者仰卧位，首先以示指、中指、环指指腹按揉关元、中极、带脉穴各 1 ～ 2 分钟，再将双手叠放于腹部正中线上，用掌心往返推胸腹部正中线的任脉 30 次左右，最后掌心置于肚脐，以其为圆心，摩揉 5 分钟左右，以腹中温热舒适为佳。

2. 灸法 寒湿型用艾条灸、麦粒灸和温灸器灸均可，每穴灸 5 分钟左右，使皮肤有较强的温热感。湿热型不宜灸。

3. 拔罐 胸腹部、腰背部穴位均可拔罐，胸腹部穴单纯坐罐 10 分钟左右，腰背部穴先行推罐 3 ～ 5 分钟，再分别坐罐 5 分钟左右。

4. 皮肤针叩刺 腹部穴轻刺至局部皮肤发红，背部穴向下延伸到腰骶部，中等力度叩刺，湿热型应重力叩刺出血为佳。隔日 1 次。

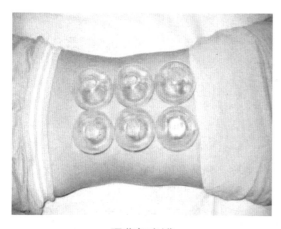
腰背部坐罐

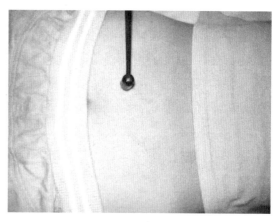
叩刺腰骶部

5. 刮痧 用无菌刮痧板或其他代用品蘸上红花油或其他油脂类润滑剂，从上到下反复刮拭腹部带脉至关元，背部脾俞至肾俞并向下延伸到腰骶部，下肢内侧阴陵泉至三阴交穴，直至局部皮下出现（紫）红色痧痕为度。3 日 1 次。

温馨提示

1. 穴位保健对带下有较好的疗效。病情较重者可配合药物内服及外阴部药物洗浴等法，以增强疗效。

2. 养成良好的卫生习惯，注意经期卫生及孕产期调护，勤洗勤换卫生巾和内裤，经常保持会阴部清洁卫生。

3. 注意调适生活起居，饮食清淡，少食肥甘，清心寡欲，减少房事；注意劳逸结合，多进行户外活动。

4. 病情较重、病程较久者可以配合服用乌鸡白凤丸（按说明书）。

第五讲 外阴瘙痒苦难言，快用穴位来保健

阴痒是指妇女外阴部或阴道内瘙痒，常与带下病交错互见，以更年期妇女较多见。主要由各种阴道炎所致，也有因精神因素引起者。常见于现代医学的外阴瘙痒症、外阴炎、滴虫阴道炎、真菌阴道炎、老年性阴道炎、外阴白斑和外阴营养不良等。

主要症状表现：外阴部或阴道内瘙痒或有烧灼样疼痛，甚则波及肛门周围，奇痒难忍，坐立不安。部分病历伴见外阴及肛门处皮肤颜色变白、增厚、干燥、溃疡。妇科检查可见外阴皮肤色素脱失变白，或增厚或萎缩，或皲裂破溃，阴道内可见大量脓性分泌物或灰黄色泡沫样、豆渣样、凝乳样分泌物。

中医学认为，本病与肝、脾、肾三脏有关，并涉及任、督、带三脉。有因肝经湿热下注、带下蕴结于阴部引起者；有因肝肾阴虚、精血亏损、血虚生风化燥，阴部失养而致瘙痒者；或感染邪毒，聚于肛门。肝经湿热者带下量多、色黄或呈泡沫米泔水样，质稠气臭，伴有口苦咽干、心烦易怒、舌红、苔黄腻；肝肾阴虚者阴部干涩疼痛，带下量少、色黄白相兼，伴有头晕、目眩、耳鸣、咽干喉燥、心烦少眠，舌红、少苔、少津。

【治疗法则】

肝经湿热者清热利湿、杀虫止痒；肝肾阴虚者调补肝肾、养阴止痒。

【选穴处方】

中极或曲骨、阴陵泉、三阴交、太冲或行间、大敦、蠡沟。

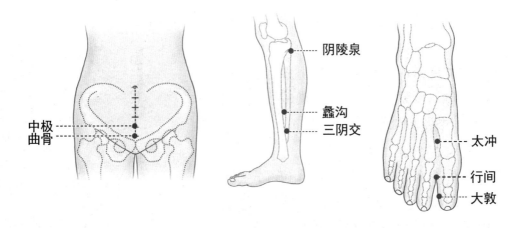

中极：腹部正中线脐下4寸、阴毛边缘

曲骨：腹部正中线脐下4寸、耻骨联合
上缘、阴毛之中

阴陵泉：膝关节内下方高骨下凹陷中

三阴交：足内踝高点上3寸、胫骨后缘

太冲：足背第1、2跖骨接合部前方

凹陷中

行间：足背第1、2趾间纹头端

大敦：足大趾外侧端趾甲角旁开1分许

蠡沟：足内踝高点上5寸、胫骨内侧面
的中央，当手掌托起小腿肚腓肠
肌肌肉时，则会呈现一条沟纹

中医学认为，肝主筋，前生殖器是筋之所聚而成，肝的经脉在从脚向上循行时是环绕阴器而行。中极、曲骨属于任脉，接近外阴，能清利下焦湿热、调带止痒；太冲为肝经第一要穴，既可清肝经湿热，又可补肝肾阴虚；行间是专清肝火湿热的要穴；大敦作为肝经的起点穴，有泻肝热、止阴痒的功效；蠡沟是肝经的一个联络胆经的穴位，能疏泻肝胆湿热、杀虫止痒，为治疗阴痒的常用要穴；三阴交属于脾经而联络肝肾，故能调理脾、肝、肾，清下焦湿热，除外阴瘙痒。

【操作手法】

诸穴均宜应用指压、按摩、拔罐、皮肤针叩刺，每穴每次3～5分钟。少用或不用灸法。

1. 指压、按摩　患者仰卧位，先用示指、中指、环指指腹点压、按揉中极、曲骨穴各2分钟；再用示指、中指指腹从肚脐向下直推腹部正中线任脉至耻骨联合阴毛之中，反复推摩30次左右。

改坐位，用拇指指端点揉下肢太冲、行间、大敦、蠡沟、三阴交等穴各1～2分钟；起身后手掌置于身后，用掌心竖擦腰骶部3～5分钟，以局部温热深透为度。

2. 拔罐　从背部第7胸椎夹脊以及旁开1.5寸的膈俞穴开始，向下经过肝俞、脾俞、肾俞拔气罐，先推罐3～5分钟，再各自坐罐5分钟左右。每日1～2次。

3. 皮肤针叩刺　适合于所有穴位操作，肝肾阴虚证和腹部穴位叩至皮肤发红即可，肝经湿热证和腰骶部以及下肢穴位最好叩刺出血，并可在叩

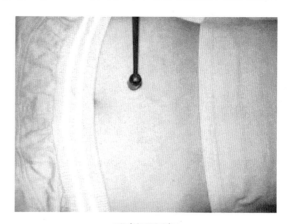

叩刺腰骶部

刺出血的基础上再加拔气罐。隔日1次。

4.刮痧　用无菌刮痧板或其他代用品蘸上红花油或其他油脂类润滑剂，反复刮拭腹部正中线肚脐以下部位、小腿内侧脾经的阴陵泉至三阴交、肝经的太冲至大敦，直至局部皮下出现（紫）红色痧痕为止。3天1次。

5.刺血疗法　太冲、行间、大敦穴可用无菌采血针、三棱针或大号缝衣针点刺出血，每穴5～8滴。隔日1次。

温馨提示

1．剧痒难忍或病程缠绵者可配合局部用药，但忌用刺激性大、有腐蚀性的药物。尤其是搔抓太过、局部皮肤黏膜破损者，更应注意。

2．可用花椒、大蒜头各50克，苦参、蛇床子各30克水煎，趁热熏洗外阴，每日1～2次。

第六讲　多囊卵巢烦恼多，灸疗化解办法好

多囊卵巢综合征是一种生殖功能障碍与糖代谢异常并存的内分泌紊乱综合征。缘于卵巢分泌雄激素过多、持续性无排卵或者多卵泡不成熟及胰岛素抵抗，是20－40岁育龄妇女月经紊乱最常见的原因（22－30岁青年人可达80%以上）。

本病的临床表现，可见双侧卵巢增大呈囊性改变，月经紊乱，无排卵，月经稀少乃至闭经，70%患者毛发增多且黑而粗、有的毛发分布甚至出现男性化倾向（以上唇、两臂、下肢为显著，乳周、下腹中线次之），油性皮肤、痤疮或脂溢性脱发，超重或肥胖者占50%以上，不孕。

中医学认为，肝肾为女性的先天之本、元气之根，肝藏血，肾藏精、主生殖，脾统血、为后天之本、气血生化之源。凡是月经失调、不能孕育之病，多与肾、肝、脾的功能失调有着密切关系。由于脾肾阳虚、不化水湿，肝郁气滞、痰浊血瘀等病理产物的形成,致使"肝肾－冲任－子宫－月经－孕育"生殖轴的功能紊乱；加之肾虚宫寒，冲任二脉及子宫失于温煦，气化、濡养不足，导致卵巢功能低下、卵泡发育不良、月经紊乱或闭经、不孕。其中，脾肾阳虚为本，气滞痰瘀为标。

【治疗法则】

本病的治疗，应直接刺激卵巢等生殖系统，以恢复卵巢正常功能、促使卵泡发育成熟、恢复正常规律的排卵以及正常的月经（周期、经期、经量、经色、经质）。总则宜补肾健脾、疏肝理气、化痰通瘀。

【选穴处方】

天枢、关元、归来、子宫、合谷、丰隆、太冲、三阴交。

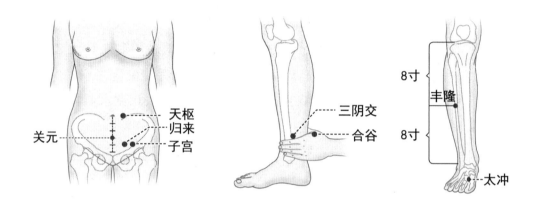

天枢：肚脐旁开2寸
关元：腹部正中线脐下3寸
归来：脐下4寸中极穴旁开2寸
子宫：脐下4寸中极穴旁开3寸
合谷：手背第1、2掌骨之间略靠第2掌

骨中点
丰隆：外膝眼正中与足外踝连线的中点
太冲：足背第1、2跖骨接合部前方凹陷中
三阴交：足内踝高点上3寸、胫骨后缘

【操作手法】

腹部穴位和三阴交穴最适宜用各种灸法，其中，天枢还可以皮肤针叩刺出血；合谷、太冲以指压、按摩和皮肤针叩刺为宜。每穴每次 2～3 分钟。

温馨提示

1. 对于青春期多囊卵巢综合征来说，患者本人一般比较忽视，父母也往往关心不够，以至于成年以后病情会越来越重。所以，患者本人和家长一定要引起重视，争取早发现早治疗。

2. 良好的心态对女子内分泌－生殖系统有着直接的调节作用，所以，畅达情志、保持愉悦的心情极为重要。治疗期间，也应放松心情，树立治病信心，耐心配合医生的治疗。

3.饮食宜清淡，进食一些温润热、平和、营养且易于吸收的食品，尽量避免生冷和寒凉饮食，切忌辛辣、甜腻之品，绿豆、螃蟹、柿子等也不宜吃，以免耗损精血。

4.注意瘦身、调控和节制饮食、进行体育锻炼，以降低体重也都是很必要的防治措施。

第七讲　卵巢有囊肿，穴位调理去无踪

卵巢囊肿，中医学称之为"癥瘕"，是妇科常见病、多发病之一，其种类之多在全身各器官的肿瘤中居首位（如功能性囊肿、出血性囊肿、子宫内膜样瘤、卵巢癌、畸胎瘤、巧克力囊肿也即"子宫内膜异位瘤"等），其中恶性肿瘤约占10%。

卵巢肿瘤可发生在任何年龄，大多数发生在生育年龄，良性卵巢肿瘤大多发生在20－45岁，恶性卵巢肿瘤多发生在40—50岁，幼女、青春期或绝经后期卵巢肿瘤常为恶性。

卵巢囊肿的病因至今仍不十分清楚，一般认为与遗传、心理压力过大、环境因素（电离辐射等）、生活习惯和内分泌影响密切相关。长期的不良饮食习惯和生活习惯（高胆固醇饮食，维生素A、维生素C、维生素E的缺乏、吸烟等）会造成体质过度酸化，整体功能及免疫力下降，内分泌失调，导致卵巢组织异常增生，卵巢囊肿甚至癌变。

中医学认为，卵巢囊肿的发病与外感、内伤以及七情为病密切相关，诸如经期或产后外感风寒、过多生冷饮食所伤、或者肝气郁结、暴怒伤肝等造成正气内损、脏腑失和，肝肾亏虚、下焦代谢变慢，日久形成"癥瘕"，甚至癌变。

【治疗法则】

卵巢囊肿不同于子宫肌瘤，一经确诊，就应该立即治疗。一般采用中医、针灸、饮食等保守治疗。主要是疏肝理气、行气活血、化痰通络、软坚散结、消肿止痛。

【选穴处方】

石门、天枢、子宫、膈俞、痞根、丰隆、合谷、太冲、三阴交。

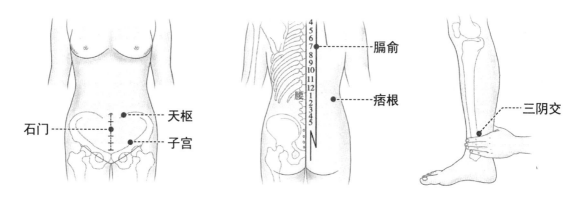

石门：腹部正中线脐下2寸

天枢：脐旁2寸，即肚脐与乳中线垂直线的中点

子宫：脐下4寸的中极穴旁开3寸

膈俞：第7胸椎下旁开1.5寸

痞根：第1腰椎下旁开3.5寸

丰隆：外膝眼与足外踝连线中点

合谷：手背第1、2掌骨之间略靠第2掌骨中点

太冲：足背第1、2跖骨接合部前下方凹陷中

三阴交：足内踝高点上3寸、胫骨后缘

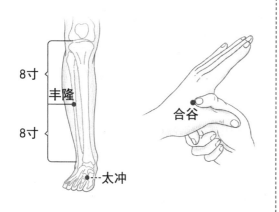

石门、天枢、子宫均位于腹部子宫周围，作用于子宫，能行气活血、活血化瘀、消肿止痛；膈俞是"血之会"穴，擅长活血化瘀、消肿散结；痞根是古今治疗体内结节和癌肿的经验穴；丰隆是化痰第一要穴，能化痰通络、消肿散结；三阴交调理脾、肝、肾，配关元穴为治疗一切妇产科病症的要穴；合谷、太冲一个主气，一个主血，合而用之，行气活血、活血化瘀、化瘀消肿、消肿止痛。

【操作手法】

腹部和腰部诸穴指压、按摩、艾灸、拔罐、刮痧、皮肤针叩刺或皮肤滚针滚刺均可，泻法，针法以能出血为佳；合谷、太冲分别指压、点揉、刮痧、皮肤针叩刺或滚刺，泻法，力度宜强。每次20～30分钟，每日1～2次。

温馨提示

1. 饮食富于营养, 宜清淡, 易消化, 适宜多吃碱性食品, 以改善自身的酸性体质; 同时补充人体必需的有机营养物质, 这样才能在 "饿死" 变异细胞的同时, 恢复自身的免疫力。

（1）适当多喝牛奶, 多吃鱼、虾, 多吃抗肿瘤食物: 龟鳖、海马、山楂、菱角、菌类、海藻类。

（2）腹胀、腹痛宜吃杨梅、橘饼、核桃、栗子、猪腰等。

（3）出血宜吃淡菜、荠菜、藕节、马兰头、石耳、榧子、柿饼、乌贼、螺蛳、羊血等。

（4）感染宜吃文蛤、鲤鱼、鳗鱼、鳝鱼、芹菜、香椿、油菜、麒麟菜、芝麻、荞麦、赤豆、绿豆等。

2. 不宜食用肥甘厚味、过咸、太烫、生冷、油炸、腌制食物, 羊肉、狗肉、葱、姜、蒜、韭菜、辣椒、胡椒、桂皮等高胆固醇、温热动血、辛辣刺激性食物; 不要吃激素类药物。戒烟、忌酒, 烟酒是极端的酸性物质, 长期吸烟喝酒的人, 很容易形成酸性体质。有吸烟嗜好的女性一定要戒烟, 不吸烟的注意在公共场所、家庭避免被动吸烟; 不宜喝酒, 更不可酗酒。

【简易食疗方】

（1）山楂木耳汤: 山楂 100 克, 黑木耳 50 克。将山楂水煎约 500 毫升去渣, 加入泡发的黑木耳, 文火煨烂, 最后再加入红糖 30 克即成。每日服 2 ～ 3 次, 5 日服完, 连服 2 ～ 3 周。有活血化瘀、健脾补血功效, 适用于卵巢囊肿伴有月经不畅、痛经, 伴下腹刺痛拒按、且有血块之气滞血瘀证。

（2）菱角薏米鱼肚粥: 菱角肉 500 克, 薏苡仁 100 克, 鱼肚（花胶）150 克, 陈皮半个, 粳米适量, 盐少许。将各材料分别用清水洗净备用, 鱼肚用清水浸透发开并切块, 瓦罐内加适量清水, 猛火煲至水滚后放入材料, 再煮开后改用中火继续煲至粳米开花成稀粥, 调味即可。有健脾化湿、解毒散结、滋养肝肾作用, 适用于卵巢囊肿并见肥胖、带下量多、黏稠、色黄有异味, 阴痒之脾虚湿盛者。也适合日常食用, 但夜尿多和遗尿者不宜。

（3）山药核桃母鸡汤: 山药 40 克, 核桃仁 30 克, 母鸡 1 只, 火腿、水发香菇、笋片各 25 克, 黄酒 50 毫升, 精盐少许。山药去皮切薄片, 母鸡宰杀后用沸水焯去血秽，放汤碗内，加入黄酒、精盐、鲜汤 1000 毫升。山药、核桃仁、香菇、笋片和火腿片等摆放在鸡肉面上，蒸 2 小时左右，鸡肉酥烂时即成。有健脾补气、活血化瘀功效，适用于卵巢囊肿兼有神疲乏力、劳累倦怠、少气懒言、动则益甚、下腹隐痛喜按、月经后期量少之气虚血瘀证。

【注意事项】

（1）定期做妇科检查，争取早检查，早诊断，早发现，早治疗。若发现卵巢有异常而不能确诊者，必须定期随访；有囊肿病史的人应当定期进行 B 超复查，以便及时发现囊肿的复发，在囊肿较小的时候予以治疗。

（2）经期和产后妇女应特别注意养生保健，保持外阴及阴道的清洁，严禁性生活；做好计划生育，尽量少做或不做人工流产。

（3）保持良好的精神状态和乐观开朗的心情，切忌忧思烦怒，更不能生闷气，以免导致内分泌失调。尤其是经期要畅达情志，调控心态，使机体免疫系统的功能健全强大，内分泌系统的功能平衡协调。

（4）坚持科学的生活方式，减轻生活中的各种竞争压力，保持良好的生活习惯；良好的睡眠对于保证身体健康非常重要，保证睡眠时间和质量，不宜熬夜，更不可经常熬夜。夜晚应该在 10 — 11 时准备睡觉，人在入睡后 1.5 小时即能进入深睡眠状态（午夜 12 时至次日凌晨 3 时），这时人体的体温、呼吸、脉搏及全身状态都已进入最低潮。

（5）经常活动和体育锻炼，增强体质。每天做 30 分钟腹式呼吸，腹肌的收缩对子宫和卵巢有按摩的效果；尤其要多在阳光下作有氧运动，出汗能够将体内酸性物质排出体外，避免形成酸性体质。但患有子宫内膜异位症，卵巢巧克力囊肿大于 6 厘米以上，经期要避免重体力劳动和剧烈体育运动，防止囊腔内张力突然升高，囊壁破裂，形成急腹症。

第八讲　保养卵巢，做魅力女人

现代女性既是职场"白骨精"，又是家庭 CEO，生活节奏紧张，工作压力大，健康状态不佳、更年期提前或有卵巢早衰征象的女性越来越多。

卵巢是女性重要的内分泌腺体之一，其主要功能是分泌女性激素和产生卵子。可以说女性能焕发青春活力，卵巢的作用功不可没。

人类卵巢中，卵泡的发育始于胚胎时期，新生儿出生时卵巢有 15 万～50 万个卵泡，青春期以后，卵泡逐渐减少，到了生育期只有 300～400 个卵泡能发育成熟，其余卵泡均发育到一定程度即自行退化。随着卵巢内残余卵泡数目的减少，雌激素水平逐渐下降，并随之出现更年期症状。

对于广大中青年女性而言，社会角色上正是事业的黄金时期，家庭角色上也肩负着为人母、为人妻的重担，事业、家庭、丈夫、子女都是她们心之所系、情之所牵，她们往往比男人付出了更多的操劳和辛苦，让越来越多的女性已不堪重负！

由于女性特殊的生理结构和承担的孕育生命责任，使年轻女性极易受到各种妇科炎症的侵害。临床上最常见的妇科炎症有阴道炎、盆腔炎、宫颈炎、附件炎等，这些炎性病症多表现为瘙痒、灼痛、分泌物增多、有异味等，若得不到及时治疗就会引起卵巢功能性提前衰退（卵巢早衰）。

吸烟或者受到被动吸烟侵害越多、时间越长，绝经较早；生活及工作节奏快、心理压力过大者，也会使女性提早出现隐性更年期的症状；一些女青年频繁人流也是造成卵巢早衰的重要因素。资料表明，卵巢功能早衰有低龄化趋势，且发病率越来越高。

卵巢功能不健全，会影响雌性激素分泌及性功能、肤质、肤色和女性三围体态，使脸部发黄，体态臃肿，阴道发干，提早进入更年期，预示着衰老的来临。卵巢早衰初期一般表现为皮肤粗糙、暗淡，乳房下垂、萎缩；阴道干涩等，更有甚者可能引起继发性不孕，乃至于导致癌变的危险。

45 岁以下处于性活跃期的女性，要想为以后的健康生活打下基石，都应该注重卵巢的保养。

一、卵巢保养的基本原则

女性要想保养好卵巢，改善内分泌状态，平安顺利度过更年期，延缓衰老，可在医生指导下口服雌激素外，还应多吃蔬菜瓜果，保持营养平衡，加上适当的体育锻炼，才是真正年轻的秘诀。

卵巢保养，一定要针对每个人的身体状况和生理需要而进行。

1. 保养卵巢要根据自己的体质特征　中医学认为，人的体质有阴、阳、寒、热、虚、实、偏盛或偏衰之不同，食物也有寒热温凉、升降补泻之别。有人体质偏热且并不虚弱，为了保养卵巢而长期大量服食核桃、芝麻、阿胶等温补滋腻的食物，就会使体内的火热或湿热更盛，因而出现月经失调和身体"上火"的症状。

2．保养卵巢要顺应卵巢的周期性变化特点　卵巢在一个月经周期中有卵泡期、排卵期和黄体期。中医学认为，月经周期不同的阶段体内阴阳气血处于不同的状态，如月经期过后的时期是阴长为主就不能过分温阳，而应静养阴血，食物上宜吃清淡滋养的食物，如豆类食品、块茎类食品；月经来潮前是阳长的时期，可以适当吃一些温养的食物或药物，并增加运动以使气血流畅，月经按时来潮等。

3．身心健康对于卵巢保养最为重要　健康的生活方式，良好的心态对维护卵巢功能比什么都重要。女性的生殖和内分泌受大脑皮质的影响，长期劳累、精神紧张或抑郁寡欢的人，大脑皮质也受抑制，可直接影响女性内分泌功能。

二、卵巢的穴位保健

【选穴处方】

神阙、关元、气海、血海、太溪、复溜、照海、涌泉、三阴交等。

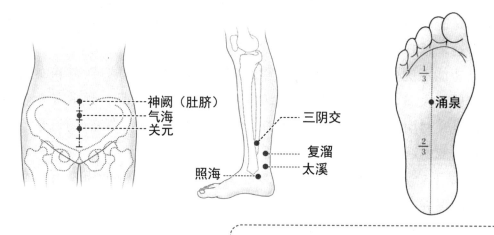

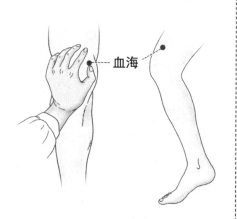

神阙：肚脐

关元：腹部正中线脐下3寸

气海：腹部正中线脐下1.5寸，即肚脐与关元连线中点

血海：膝关节髌骨内上缘上2寸

太溪：足内踝高点与跟腱连线正中

复溜：太溪穴上2寸

照海：足内踝下凹陷中

涌泉：不连足趾，足底的前1/3与后2/3交点

三阴交：足内踝高点上3寸

神阙、关元、气海均位于腹部，属于任脉，直接与子宫相连；太溪、复溜、照海、涌泉 4 穴属于肾经，主管女性的生殖功能；血海、三阴交同属于脾经，三阴交还是脾、肝、肾三经的交会穴，有健脾养血、滋补肝肾的作用。诸穴合用，能促进女性内分泌和生殖系统功能的改善，有益于卵巢的保养。

【操作手法】

诸穴均可以实施点压、按揉、艾灸、拔罐，神阙、涌泉之外的穴位还可以用皮肤针叩刺或皮肤滚针滚刺。每次 20 分钟，每日 2～3 次。

【食疗保养】

经常喝牛奶、豆浆，吃鱼虾；适当多吃菜花、卷心菜、芝麻油、葵花子油等富含维生素 E 的食品和富含 B 族维生素的动物内脏、瘦肉、蛋类、谷类、豆类以及黄瓜、茄子、木耳、香菇、番薯、苹果、山楂、柑橘、百合、茯苓、野葛根等。

红皮花生米、莲子各 250 克，大枣 150 克，猪蹄 3～4 个。将猪蹄去毛洗净，用 1500～2000 毫升水慢火熬 3 小时，放入花生、莲子、大枣，再同煮 1 小时。每天早晨和晚上临睡前空腹喝 1 小碗。

【注意事项和禁忌】

1. 畅达情志，保持愉悦的心境，避免情绪消极化。中医的肝经直接通过乳房和输卵管、卵巢，乳房和卵巢是相通的，女性长期肝气郁结、抑郁不舒，直接影响乳房和卵巢的健康及功能活动。

2. 避免刺激性食物：女性多盆腔炎症病变，刺激类食物直接加重炎症，波及影响卵巢功能。

3. 不吸烟，同时也要减少被动吸烟的机会。

4. 坚持锻炼身体，避免久坐。久坐直接影响盆腔生殖器官包括卵巢的血液微循环，阻碍卵巢组织的营养供给和功能活动。

5. 避免熬夜：熬夜直接耗伤女性经血，损伤肾气，影响卵巢功能。

6. 避免房事过度：房事过度，直接损伤肾精、肾阴、肾阳，导致肾气衰败，从而直接引起卵巢功能衰退。

7. 生育期女性避孕尽量不用口服避孕药的方法。

8. 产后提倡母乳喂养，哺乳时间尽量延长。

9. 切忌乱补：女性不要乱补激素类药物或保健品，不当的激素补充和不良保健，会导致卵巢的过度刺激，结果会事与愿违，适得其反。

1. 艾灸能调节内分泌及卵巢功能已有诸多临床报道。同时保持健康和谐的性生活，可使精神愉快，缓解心理压力，增强对生活的信心，对卵巢功能和内分泌均有助益。

2. 不可服用促排卵药以防卵巢早衰。

第九讲　穴位调养安度更年期

更年期综合征属内分泌 - 神经功能失调导致的一系列综合征，以情绪不稳定、潮热汗出、失眠、健忘、心悸、头晕、性功能减退、女子月经紊乱或绝经等为特征。

过去，在医学界以及人们的浅意识当中，更年期综合征一度被误会成了女性特有的一种疾病，以至于有的人一见到某位女士生个气、发个脾气什么的，就喜欢说人家是"更年期"。其实这是一个很大的误区。更年期综合征男女均可出现，只不过，男性出现较女性晚，且表现症状也比女性轻罢了。这就是以往一直将此病列为妇科病的主要原因，而今应该是正本清源的时候了。

那什么是更年期？更年期是睾丸、卵巢功能逐渐衰退到最后消失的一个过渡时期，上述症状出现的多少和轻重程度不一，其中以女性绝经前后的表现更为突出，绝经的年龄因先天禀赋和后天生活、工作条件及环境而有差异，女性一般在 45 - 55 岁。约有 35% 的妇女在绝经期前后伴发各种不适症状，多数症状较轻，通过自行调节可逐渐消失。约 25% 女性症状较重，影响生活和工作。其病程长短不一，短者 1 ~ 2 年，长者数年至十余年，需要系统治疗。就临床症状而言，男性一般比女性晚出现 10 年左右。

《黄帝内经·素问·上古天真论篇》载：女子"七七任脉虚，太冲脉衰少，天癸竭，地道不通……"男子"八八天癸竭，精少，肾脏衰……"这里的"天癸"，在男子指肾精，在女子指的是月经。任脉虚，太冲脉衰少、天癸竭是男女自然衰老的生理现象。在此期间，肾气渐衰、精血不足、冲任亏虚为其本，而心肾不交、心火内扰、肝肾阴虚、肝阳亢盛、脾虚不运、脾肾阳虚等则为发病的主要病理机制。

【治疗法则】

穴位保健对本病有相当好的疗效，治疗的指导思想是调肾宁心、调和冲任、疏肝健脾、畅达情志。

【选穴处方】

主穴取百会、关元、心俞、肝俞、脾俞、肾俞、合谷、太冲、三阴交等。

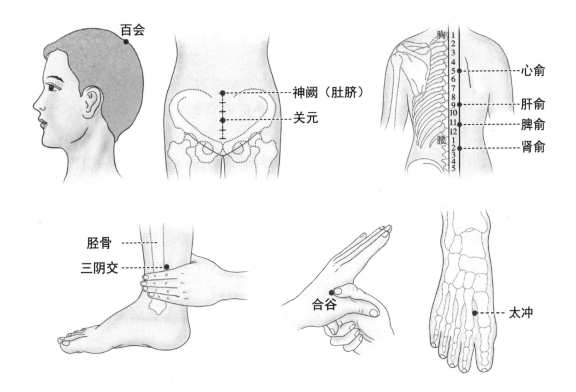

百会：头顶正中入前发际5寸，两耳尖连线与头顶正中线的交点

关元：腹部正中脐下3寸

心俞：背部，第5腰椎下旁开1.5寸

肝俞：背部，第9胸椎下旁开1.5寸

脾俞：下背部，第11胸椎下旁开1.5寸

肾俞：腰部，第2腰椎下旁开1.5寸

合谷：手背第1、2掌骨之间，略偏第2掌骨中点

太冲：足背第1、2跖骨接合部前方凹陷处

三阴交：内踝高点直上3寸

百会位于巅顶，属于督脉，升清降浊、平肝潜阳、清醒头目；关元属于任脉，补益元气，调和冲任；心俞、肝俞、脾俞可以分别从心神、脑神、情绪、饮食

等方面调节心肝脾的功能状态；肾俞为肾之背俞穴，专门调节肾的功能，补肾气，养肾阴，充精血，益脑髓，强壮腰膝；合谷、太冲，一个主气，一个主血，开"四关"、调脑神；三阴交属于脾经，通于任脉和足三阴经，健脾，疏肝，益肾，理气开郁，调补冲任。

【操作手法】

百会用指压、按摩、手指叩击或消毒后皮肤针叩刺；背部穴位指压按摩、艾灸（温灸器灸）、拔罐、皮肤针叩刺；合谷、太冲指压、按摩、皮肤针叩刺（可以叩刺出血）；关元、三阴交指压、按摩、艾灸、拔罐、皮肤针叩刺均可。

1. 捏脊法

（1）二指捏法：沿患者背部脊柱两侧用拇指指腹和示指桡侧（拇指侧）拇指伸直对准背部、示指弯曲）自下而上提捏华佗夹脊 3 ～ 5 遍，经过肾俞、脾俞、肝俞、心俞穴时要重点提捏 3 ～ 5 下。

（2）三指捏法：沿患者背部脊柱两侧用拇指、示指、中指（指尖对准背部）自下而上提捏华佗夹脊 3 ～ 5 遍，经过肾俞、脾俞、肝俞、心俞穴时要重点提捏 3 ～ 5 下；每日 1 次。

2. 穴位敷贴　①关元、肾俞；②肝俞、太冲；③膻中（两乳头连线中点，女性因乳头下垂，应该托起乳房取穴，或者根据乳头下垂的程度酌情上移 1 ～ 2 寸）、心俞；④中脘（腹部正中线脐上 4 寸）、脾俞；⑤三阴交、足三里。每次选一组穴，交替使用：取白芥子适量，捣碎，加少许蜂蜜和醋水调制成黄豆大小的泥丸，置于穴位上，外用胶布固定，当 2 ～ 4 小时后局部出现灼热、瘙痒感时去掉，此时局部皮肤充血但无溃破（若局部瘙痒难忍可外涂清凉油，皮肤发疱溃破者可外涂甲紫溶液保持局部干燥清洁）。隔日 1 次，10 次为 1 个疗程。

3. 配合耳穴　取心、脑、肝、肾、神门、交感、皮质下、内分泌、内生殖器等，每次只选 3 ～ 5 穴，用硬质菜子或磁珠埋耳穴。2 日 1 次，两耳交替，每日嘱患者自行按压所贴耳穴 3 次左右。

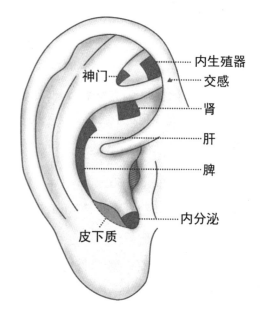

神门　　内生殖器　交感　肾　肝　脾　内分泌　皮下质

【注意事项】

1. 良好的情绪和心态是战胜更年期综合征最好的法宝。穴位保健对本病效果良好，但治疗期间家人应对病人加以精神安慰，畅达其情志，使病人乐观、开朗，避免忧郁、焦虑、急躁情绪。尤其是夫妻之间要互相关爱、体贴，一方进入更年期后，话多、爱唠叨、好发无名火，这都是难免的。另一方应该温存、体谅，千万不能嫌烦。在这方面，男同志要主动承担一些责任和义务。

2. 平时要注意锻炼身体，多做室外活动（如散步、打太极拳），多参加有意义的文体活动，听相声、看小品，观花鸟鱼虫等；劳逸结合，保证充足的睡眠。

3. 以食疗辅助能提高疗效，如伴有高血压、阴虚火旺者，宜多吃芹菜、海带、银耳等。

更年期是一个人特别是女性一生中的特殊时期，正确对待，不背包袱，外加正确实施穴位保健，一般就能平安度过。在此，我祝愿所有的女性朋友们都能快乐健康！幸福一生！

第10章 养颜瘦身穴位作用大

第一讲 战胜干燥，做一个滋润女人

干燥综合征是一种以侵犯泪腺、唾液腺等外分泌腺为主的慢性自身免疫性疾病，又称"自身免疫性外分泌腺体病"，属于中医学的"燥证"范畴。本病可分为原发性和继发性两种，既可以单独存在，也可出现在其他自身免疫疾病中。因主要侵犯泪腺，故以眼和口的干燥为主要临床特征，还可累及其他系统，如呼吸系、消化系、血液系、泌尿系、神经系以及肌肉、关节等，造成多系统、多器官受损。本病任何年龄都可以发生，但以中老年女性为多（约占90%以上）。本病病程进展缓慢，一般预后良好，若伴发恶性淋巴瘤者，预后则差。

本病以眼睛干涩、无泪（甚至外刺激也无流泪反应）、视物模糊，鼻子干燥甚至出血，口干舌燥、咽干喉燥、声音嘶哑或干咳，进食干性食物时咽下困难，五心烦热，便秘，皮肤干燥，或有身体下垂部非血小板减少性紫癜，关节疼痛，女性阴道干涩等为主要表现。原发性除了有口眼干燥以外，多有其他系统损害，继发性者与另一种明确的结缔组织病共存，最常见有类风湿关节炎（类风湿因子呈阳性反应），其次为红斑狼疮、硬皮病、皮肌炎等。

中医认为，本病多因素体阴虚，复感火热温燥之邪；或嗜食辛辣香燥食物或过服补阳燥剂；伤津耗液，致体内阴液不足，脏腑失于濡养，则相应五官得不到滋润。如肝阴不足则眼干涩，肺胃阴伤则咽干喉燥，病程迁延日久则导致气阴两虚或阴阳两虚。

阴虚燥热型两眼干涩、口咽干燥，或伴干咳无痰、五心烦热、小便短赤、大便燥结，舌红、苔少或无苔，脉细数；燥热血瘀型口眼干燥、腮部肿胀热痛、咽喉红赤或有异物感、关节疼痛或伴皮下紫斑，舌黯红或有瘀斑、苔光或薄黄燥，脉细涩；湿毒化燥型眼干涩眵多、腮部肿胀发酸、牙龈肿痛、口臭、口苦、黏而干，但渴不欲饮、脘烦闷、纳呆食少、关节红肿胀痛、小便短赤、大便溏滞或秘结，舌红、苔黄腻，脉滑数；气阴两虚型病程日久、面色苍白、头晕耳鸣、两目干涩、视物模糊、鼻干不适、口干咽燥、声音嘶哑、形倦神疲、少气懒言、手足心热，舌胖大而红、苔少而干，脉细数或细弱。

【治疗法则】

阴虚燥热者养阴清热、生津润燥；燥热血瘀者滋阴润燥、清热凉血；湿毒燥热者清化湿毒、养阴润燥；气阴两虚者益气养阴、润燥补虚。本病不宜施灸。

【选穴处方】

颊车、翳风、承浆、廉泉、肺俞、肾俞、列缺、照海、太溪或复溜、三阴交。

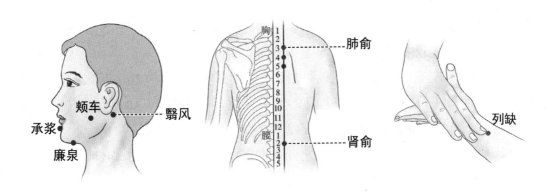

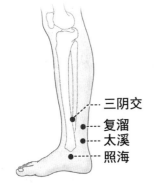

颊车：下颌角前上方1寸左右，当咬牙时咬肌隆起处

翳风：耳垂后下方凹陷中

承浆：下嘴唇与下巴颏尖端连线中点

廉泉：下巴颏尖端与喉结连线中点，手掌面朝上，拇指端朝向喉结，将拇指掌面的横纹紧贴下巴，拇指尖端所抵达之处

肺俞：背部第3胸椎下旁开1.5寸

肾俞：腰部第2腰椎下旁开1.5寸

列缺：腕背横纹拇指侧上1.5寸、桡骨茎突高点，双手虎口交叉，示指端下所及之处

照海：足内踝下凹陷中

太溪：足内踝高点与跟腱水平连线的中点

复溜：太溪穴上2寸

三阴交：足内踝高点上3寸、胫骨后缘

颊车、翳风、承浆、廉泉等均为局部取穴，能刺激腮腺和舌下腺产生唾液；肺俞、肝俞、肾俞滋肾阴、养肝血、润肺窍，以缓解眼睛、口鼻以及皮肤之燥热；列缺属肺经，照海属肾经，二穴相配，专治呼吸系及咽喉病变，重点滋润咽喉和皮毛；太溪为肾经本源之穴，复溜为肾经母穴，肾主水，滋阴润燥；三阴交穴归脾经，乃脾、肝、肾三经交会穴，益气养血、滋养肝肾。

【操作手法】

1. 指压、按摩法

（1）患者坐位，首先用拇指或中指端重压颊车、翳风、承浆、廉泉等穴各 1～2 分钟；

（2）再用拇指（或中指）端掐按列缺、照海、太溪、复溜、三阴交等穴各 1～2 分钟；

（3）改俯卧位，由他人指压、按摩背部肺俞至肾俞一线 3～5 分钟；

（4）每日早、晚搓脚心（涌泉）200 下，配合叩齿（双唇微闭，轻轻叩击上下牙齿 100 下左右）、鼓腮（双唇紧闭，连续鼓腮 100～200 下）、搅海（双唇微闭，用舌头在口腔的上下腭之间、上下牙之间四处搅拌 30～50 下）、咽津（将叩齿、鼓腮、搅海之后口腔产生的大量津液分 3 口缓缓咽下）。

2. 拔罐　在腰背部肺俞至肾俞之间拔气罐，先推罐 3～5 分钟，再各自坐罐 3～5 分钟，使局部皮肤发红。

3. 皮肤针叩刺　在面部各穴和上肢列缺、下肢照海各穴单一叩刺，每穴 1 分钟左右；腰背部肺俞至肾俞一线从上到下叩刺 10 遍以上；下肢在太溪与三阴交之间往返反复叩刺 2～3 分钟。燥热血瘀、湿毒燥热者可以叩刺出血，或再加拔气罐 5～8 分钟。

4. 刮痧　面部穴位和列缺穴实施点刮法；腰背部和下肢从上到下反复刮拭 20～30 遍，或以局部皮肤出现（紫）红色痧痕为度。

本病不宜用灸法。

温馨提示

1. 干燥综合征发病率较高，科学合理地调摄生活，注意日常生活中的一些细节问题，对本病的治疗及康复极为重要。

2. 饮食忌宜：多饮水，适当多吃水分较多、苦寒清热、滋阴生津的新鲜蔬菜和水果，诸如青菜、白菜、萝卜、芹菜、莴苣（叶）、苦瓜、丝瓜、黄瓜、梨子、芦柑、西瓜、荸荠、莲藕、山药、黄花菜等。取用梨汁、藕汁（或甘蔗汁）、荸荠汁、麦冬汁、鲜芦根汁各适量，调和均匀，代茶频饮（谓之"五汁饮"）。避免吃辛辣、油炸、干果、炒货及过咸和过酸的食物，戒烟忌酒。

3．可以配合服用杞菊地黄丸、生脉饮口服液等中成药；或者生地黄、熟地黄、天冬、麦冬、山药、肉苁蓉各 15 克，水煎，过滤取汁，加牛奶250 毫升冲服。适用于口干舌燥、皮肤干燥、大便秘结者。不宜服用温补药物。

4．保护眼睛，减少物理因素的刺激：白天用生理盐水滴眼、睡前用金霉素或红霉素眼药膏点眼，既能防止眼干燥，又可以保护眼角膜。有眼刺激症状者用 2% 乙酰半胱氨酸滴眼液，每日 3 ～ 4 次，1% 环孢素滴眼液滴眼，每日 2 ～ 3 次，可显著增加泪液分泌。

5．注意口腔卫生，保持口腔清洁，每日以淡盐水漱口；平日可用麦冬、沙参、甘草等中药泡水代茶饮，保持口腔湿润；每天早、晚至少刷牙 2 次（选用软毛牙刷为宜）；有龋齿者要及时修补。甘油润唇，白天用生理盐水滴眼，睡前用金霉素或红霉素眼膏点眼。

6．保持心情舒畅，避免长期的恶性情绪刺激；防止劳欲过度，尤其应节制性生活；按照医嘱，定期复查。

第二讲　指压按摩，排毒养颜

《黄帝内经》载："女子五七，阳明脉衰，面始焦，发始堕……"也就是说女人过了 35 岁，无论是事业还是生活，都爬上一个新的台阶。职场的压力和奔波，如陀螺般旋转在工作、亲人和家务琐事之间的女性朋友们，看似一成不变的生活，却让她们积淀了太多的压抑情绪。有人戏说：人过中年，无论是事业型的女人，还是默默退居二线的家庭主妇，脸黄了，头发开始白了并且稀了。似乎一切都付出了，只有皱纹和黄褐斑留给了自己。恼人的眼袋、鱼尾纹、口角纹……原本被忽略的小细纹，此刻已经深深地烙上了岁月和生活的印子。这些被称为"静止性皱纹"的衰老征象，严重影响了她们的外在形象和气质，削减了女人的柔美和秀丽。于是，如何让这些女人重新拥有健康年轻的心态，如何寻回温暖的家庭生活，成了她们迫切要解决的问题。

美容的重点是面容和皮肤，穴位美容就是利用脏腑与皮肤的生理关系以及经络与头面部的有机联系，从局部和整体两种渠道激发和调动脏腑组织的功能，疏通经络、调节气血、滋润皮肤、美容养颜。

【选穴原则】

重点取用面部的穴位和阿是穴（病损局部），以阿是穴治标，循经选配手足远端的相关穴位以期标本同治。总体原则是促进面部皮肤毛细血管扩张，血液循环加快，新陈代谢旺盛，皮肤营养得以改善，增强皮肤的光泽度和弹性，达到美容的目的。

【选穴处方】

1. 头面部

（1）主穴：印堂，这里是印度妇女点吉祥痣的位置，大家都比较熟悉，它既是面部美容的第一要穴，也是面部美容第一个开始接触的穴位，面部的美容操作手法，基本上都要从印堂穴开始；太阳（眉梢与外眼角之间向后 1 寸左右的凹陷中）。也可以这样来取：将外眼角向外延长，眉梢也向外下方延伸，两条延长线的交点。太阳窝这个地方，大家也是比较熟悉的，它可以说是面部美容最终的一个集结点，很多手法都要从印堂开始，到太阳结束。

（2）配穴：迎香、地仓、承浆、颧髎，由于它位于面颊部的中心部位，所以在面部美容中用得很多；攒竹、丝竹空、阳白、睛明在局部美容和整体美容中都具有比较特殊的作用和意义，除了在防治眼袋、黑眼圈中经常会用到它之外，从整体美的角度也很常用，"眼睛是心灵的窗户"，一个人的眼睛有神还是无神，直接关系到他的气质和精神面貌；瞳子髎（外眼角目眶外缘）、头维（头角入发际 5 分）、百会（两耳尖直上与头顶正中线交点、入前发际 5 寸）、风池（后枕部两侧凹陷中、入发际 1 寸）对提升面部皮肤紧致也很重要。

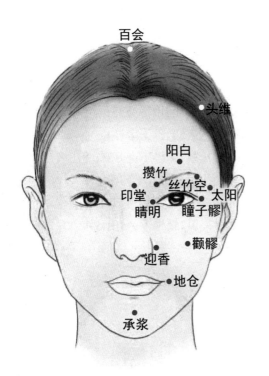

印堂：两眉头连线中点
太阳：眉梢与外眼角之间向后1寸左右
　　　的凹陷中
迎香：鼻翼外缘中点旁开5分的鼻唇沟
　　　中
地仓：嘴角旁开4～5分处
承浆：下嘴唇与下巴颏尖端连线中点
颧髎：面部正中、颧骨下凹陷处，外眼
　　　角垂直线与鼻孔下缘水平线交点
攒竹：眉头
丝竹空：眉尾
阳白：双侧眉毛中点上1寸
睛明：内眼角外上方1分许

2.腹部美容穴位　中脘、天枢、大横、关元、气海、水道。

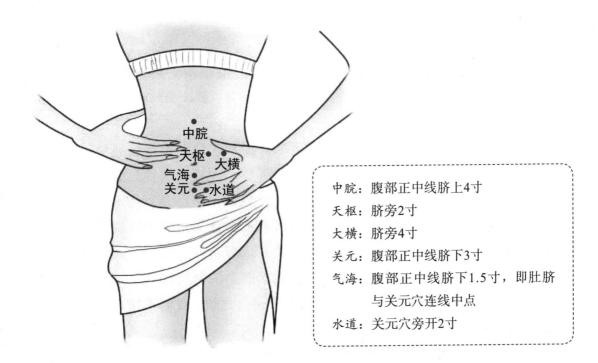

中脘：腹部正中线脐上4寸

天枢：脐旁2寸

大横：脐旁4寸

关元：腹部正中线脐下3寸

气海：腹部正中线脐下1.5寸，即肚脐
　　　与关元穴连线中点

水道：关元穴旁开2寸

3. 腰背部主穴　肺俞、心俞、膈俞、肝俞、脾俞、肾俞等。

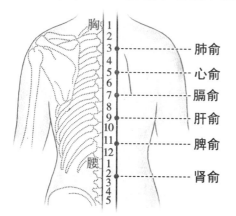

肺俞：第3胸椎下旁开1.5寸

心俞：第5胸椎下旁开1.5寸

膈俞：第7胸椎下旁开1.5寸

肝俞：第9胸椎下旁开1.5寸

脾俞：第11胸椎下旁开1.5寸

肾俞：第2腰椎下旁开1.5寸

4. 四肢美容穴　主要有大肠经的合谷、曲池穴，胃经的内庭。

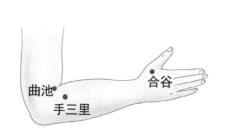

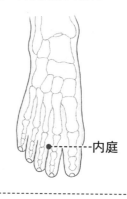

合谷：手背第1、2掌骨之间，略靠第2掌骨中点

曲池：屈肘，肘关节拇指侧纹头端

内庭：足背第2、3趾缝纹头端

　　这些穴位中，曲池是全身美容第一要穴。面部穴位主要是疏通局部经络、畅达和滋养面部气血，起到养颜美容效果；天枢、大横、合谷、曲池、内庭等穴主要是通调胃肠腑气、疏通胃肠经络（胃和大肠的经络都是直接走到面部的），清热、通便、美皮肤；腰背部穴位主要通过五脏的背部相应腧穴调理脏腑气血功能。中医学认为：肺与大肠是相表里的关系，肺又外合皮毛，大便经常不通的人皮肤肯定是不会好的，这才有了"排毒养颜"的美容法则。排什么毒？就是排大便里面的毒。古有"若要长生，胃肠要清"之说，我们不妨再加一句："若要美容，肠道要通"。

　　另外，皮下痰湿过多，就会出现水肿、眼袋，水分、水道、丰隆、三阴交穴利湿化痰，发挥养颜美容、消肿、除皱、去眼袋功效。

总之，运用穴位美容，不是单纯解决皮肤表面的问题，而是疏通脏腑、经络与我们人体特别是头面部的一些内在联系，从总体上改变气血的新陈代谢，调节内分泌状况，从而产生一些美容的效果。

【操作手法】

指压灸疗美容的具体做法有指压或按摩（包括器械按摩）、艾灸法、耳穴疗法、皮肤针叩刺法等。

1. 指压、按摩　多直接用指腹、掌根或大小鱼际在头面部施术，一般从头额部两眉间印堂穴开始，先用中指在印堂穴略做按揉；然后双手拇指交错向上至前发际做提拉式按摩；以后再分别由印堂开始，经过眉毛、目眶下缘、鼻旁及面颊由内朝外、由下向上做横向或弧形按摩；上唇由人中穴开始经过颧骨由内朝外、由下向上做横向或弧形按摩；嘴角由地仓穴开始经过颧骨由内朝外、由下向上做横向或弧形按摩；下唇由承浆穴开始经过耳前由内朝外、由下向上做横向或弧形按摩。上述各按摩程序最后均朝太阳穴或头维穴方向提拉并结束。用力要柔和、均匀，最好能事先在面部涂搽少许按摩膏。

（1）面部按摩：切不可从上往下按，特别是除皱。皱纹是皮肤老化的一个重要标志，它是怎么形成的呢？就是皮肤松了，弹性差了，加上克服不了地球的引力，所以就往下坠。美容的目的是通过穴位的刺激，通过手法，让它往上提，以对抗地球引力。你看，美容院的美容师在给顾客做面部美容的过程中，都是坐在顾客的头部一边，从下往上操作的。如果从上往下按摩，那就适得其反了。我们可以在面部做这样两个动作：一个是用自己的手掌紧按面部并把脸往下拉，一个是用手掌将脸往上托，然后观察面部的形象特征。你就会发现，这两种做法所形成的面容是完全不同的。有什么不一样？一个是笑脸，一个却是苦脸。所以，漫画家画笑脸，嘴唇总是往上翘着的，而画苦脸，嘴唇就要朝下画了。面部美容要求从下往上的手法，道理也就在这里。日常生活中，我们看到许多人不正确的洗脸和干洗脸的方法，就是一个劲地满脸乱搓、乱擦，要注意克服和纠正。

（2）配合顺时针按摩腹部，以通腑气；四肢穴位常规操作。

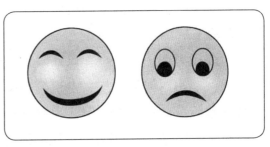

笑脸与苦脸

2. 艾灸　多在胸腹、腰背和肢体穴位采用艾条温和灸、隔姜灸，每穴 3 ～ 5 分钟；面部不灸或少灸，以防引起面部烫伤；若灸则宜采用隔姜灸法，时间也不宜长，1～2分钟而已。

3. **拔罐** 腹部、腰背部穴除了指压、按摩、艾灸以外，还适合拔罐10分钟左右。

4. **皮肤针叩刺** 先行叩刺腰背部夹脊穴（脊柱旁开0.5寸）以及脊柱旁开1.5寸的平行线，然后再在不同病症部位选取相应叩刺部位或穴位叩刺。面部只宜轻度刺激，以叩刺部位皮肤微微发红为度；腰背部和四肢部穴位的刺激力度应该大一些，以皮肤深红或微微渗血为佳。每日或隔日1次。

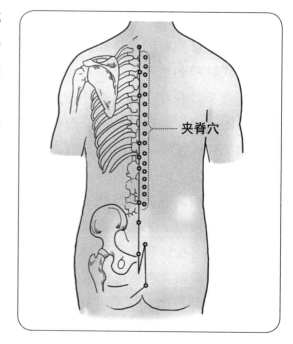

夹脊穴

5. **耳穴疗法** 用硬质菜子、小绿豆或中药王不留行子粘贴在小块胶布上，找准耳穴压痛点后贴压，重点是"面颊"（耳垂正中与耳垂正面后中部即耳垂6区"内耳区"之间）。由于"面颊"是一个椭圆形穴区，根据笔者的经验，可以连排3～4粒药丸。要求患者每日自行按压所贴耳穴3～5次，每次3～5分钟。每周更换1～2次，两耳交替使用。

【**常见皮肤问题的针灸美容窍门**】

1. **减轻皱纹** 皱纹是由于皮肤松弛、不能克服地球引力而形成的，以细小浅表的抬头纹（额纹）、眉间纹、鱼尾纹、口角纹为主。手法要求是：先在面部涂抹少许按摩油膏，用一手示指、中指、环指指腹先顺着皱纹的走向由内向外均匀柔和地平抹，再用另一手的示指、中指、环指指腹用力朝上方提拉。以外眼角鱼尾纹为例：用同侧的示指、中指、环指指腹顺着皱纹的走向朝太阳穴和鬓角均匀柔和地平抹，紧接着用另一侧的示指、中指、环指指腹用力向上朝头维穴方向提拉，反复操作50～100下。

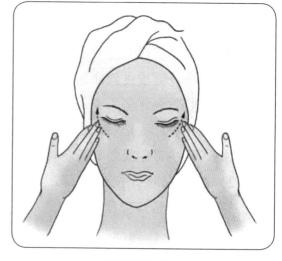

眼角除皱手法

面部皱纹较多者，平时应注意减少一些面部表情，例如抬眉、皱眉、挤眉弄眼、做鬼脸、哈哈大笑、大动作打哈欠等，尽量避免皱纹增加。

2. 消除黑眼圈　双眼微闭，用双手中指指腹从内眼角开始，顺着双眼目下眶上缘（下眼睑）由内向外、经外眼角到目上眶下缘（上眼睑）、再从外向内围绕眼球反复画圈平抹 50 ～ 100 下，要求在目下眶上缘从内向外时要稍微用力，快到外眼角时略向上挑，在目上眶下缘由外向内时轻轻滑过；或者用一只手的中指和示指（或环指）指腹从一侧内眼角开始，顺着一侧的目下眶上缘、经过外眼角到目上眶下缘围绕眼球先画圆圈；再经过内眼角绕过鼻根到另一侧的目下眶上缘以及目上眶下缘画横 8 字（∞），反复 30 ～ 50 次。

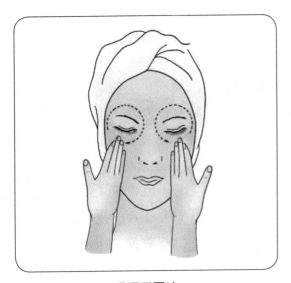

眼眶画圈法

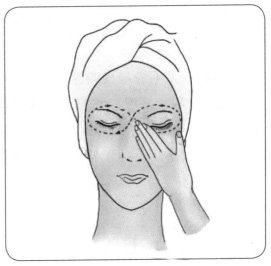

双眼画横"8"字法

另外加按揉腹部关元、气海（脐下 1 寸半，即肚脐与关元连线中点）、背部肾俞穴。

3. 减轻眼袋　双眼微闭，用中指和环指指腹在眼眶下顺着眼袋由内朝外轻柔平抹，到外眼角时朝太阳穴方向提拉，反复操作 30 ～ 50 下；另加按揉腹部的水分、水道穴，下肢的丰隆、三阴交穴。

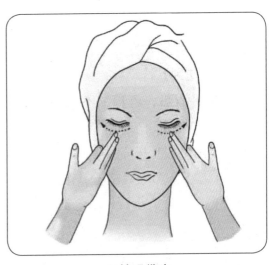

平抹眼袋法

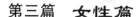

温馨提示

　　面部按摩美容有两点是需要注意的：一是事先最好在面部涂抹少许按摩膏，便于操作中增加润滑度、减少摩擦力；二是修剪指甲，避免操作中划伤皮肤或五官。

　　衷心祝愿所有爱美的女士在穴位保健的呵护下，美容养颜，青春常驻！

第三讲　要青春，不要"青春痘"

　　"痤疮"是毛囊与皮脂腺的慢性炎症性皮肤病，以颜面、上胸、背部等局部皮肤出现粉刺、丘疹、脓疱等皮肤损伤且反复发作为主要表现。由于本病好发于正处于青春发育期的男女青年（男性比率略高于女性），故被人们称之为"青春痘"。发病缓慢，病程长久，30岁以后病情可逐渐减轻或自愈。

　　中医学认为，本病与胃肠道火热之邪或者虚火上炎等因素有关，可分为心肺火旺、痰湿凝滞、湿热蕴结、虚火上炎等证型。心肺火旺者痤疮色鲜红或有痒痛，口干舌燥，喜冷饮，小便黄，大便干，舌尖红、苔薄黄；痰湿凝滞者丘疹以脓疱、结节、囊肿、瘢痕等多种损害为主，伴有食欲缺乏、大便不成形，舌淡、苔腻；湿热蕴结者丘疹红肿疼痛，或有脓疱，伴口臭、尿黄、便秘，舌红、苔黄腻；阴虚火旺者体型偏瘦，丘疹色稍淡或暗红，伴有头晕、耳鸣、五心烦热、心烦失眠、偶尔午后低热，舌瘦长且少苔、少津。

【治疗法则】

　　滋阴、清热、解毒；不宜施灸。

【选穴处方】

　　面部阿是穴（痤疮四周）、大椎、肺俞、膈俞、曲池、合谷、丰隆、内庭、太冲。

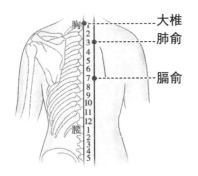

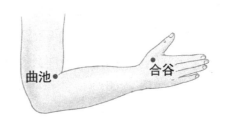

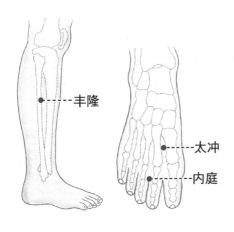

阿是穴：痤疮四周

大椎：肩背部第7颈椎下凹陷中

肺俞：背部第3胸椎下旁开1.5寸

膈俞：背部第7胸椎下旁开1.5寸

曲池：屈肘，肘横纹拇指侧纹头端

合谷：手背第1、2掌骨之间略靠第2掌骨中点

丰隆：外膝眼与足外踝连线中点，胫骨外侧旁开2中指宽

内庭：足背第2、3趾缝纹头端

太冲：足背第1、2跖骨接合部前方凹陷中

　　面部阿是穴针对痤疮直接清泻局部火热毒邪；大椎是人体手三阳经（大肠、小肠、三焦）和足三阳经（胃、胆、膀胱）的交会穴，为"诸阳之会"，也就是阳气最旺的穴位，刺血和拔罐有很理想的清热败火解毒功效；肺合皮毛，肺俞是肺在背部的相应穴，主治各种皮肤病；膈俞为血之会穴，清血中之热、化瘀止痛；曲池、合谷都是大肠经要穴，经脉从手走头面，清大肠的火热之毒；丰隆、内庭均属于胃经，除了清泻胃火之外，丰隆还特具化痰通络作用。

【操作手法】

1. 指压、按摩

（1）患者仰卧位，先在面部涂搽一层白果蛋清面膜（干白果粉加水调成稠糊状，再加鸡蛋清和淀粉各少许，调匀），每次用量以病变范围大小酌情

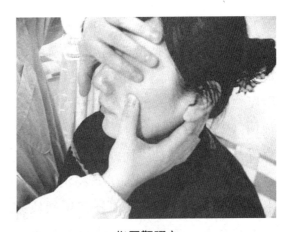

指压颧髎穴

239

而定，涂搽约 1 毫米厚，外用消毒纱布敷盖。

（2）术者用一手的大鱼际在纱布上面轻柔、均匀地来回反复揉摩约 10 分钟。如果不涂敷面膜，就直接指压、按摩两眉间印堂穴、外眼角外上方太阳穴和颧髎（外眼角直下与鼻孔下缘向外的水平延长线的交点）。

（3）改俯卧或侧卧位，由他人代为指压和按摩大椎、肺俞、膈俞等背部穴位 5 分钟左右。

（4）患者坐起，自己用拇指分别按揉两侧曲池、合谷、内庭穴，各 1～2 分钟，力度由轻至重。

（5）按摩结束后，休息 30 分钟，洗去面膜。每日 1 次。

2. 拔罐　先从背部的大椎、肺俞到膈俞推罐 3～5 分钟，再各自坐罐 5～8 分钟；也可以在采血针、三棱针、粗缝衣针刺血或皮肤针叩刺的基础上拔气罐 5 分钟左右，以增加出血量，提高治疗效果。每日或隔日 1 次。

3. 皮肤针叩刺　所选穴位都适合皮肤针叩刺，力度要重，以叩刺出血为佳。痤疮局部用无菌皮肤针的小头围绕其四周轻轻叩刺，叩至皮肤发红或轻度出血点；其他远端穴位重叩出血（大血珠）。

4. 刮痧　刮痧适合于面部以外的其他部位。背部从上到下反复刮拭大椎经肺俞至膈俞一线；上肢从上到下反复刮拭曲池、合谷一线；下肢从上到下反复刮拭丰隆至内庭一线；直至局部皮下出现（紫）红色痧痕为止。每周 2 次。

5. 耳穴　泻火祛痘也不失为一种行之有效的理想方法：取耳尖（或耳垂）、面颊（耳垂中心点与中后区之间）、心（耳甲腔正中央最凹陷处）、肺（心穴外周）、胃（耳轮脚深入耳甲腔与耳甲艇之间的尾端）、肝（胃穴的外上方）、神门（三角窝外上方）、内分泌、便秘点等耳穴，重点是"面颊"。

方法：耳尖（或耳垂）严格消毒后，点刺出血 5～6 滴；其他耳穴用硬质菜子或小绿豆、六神丸、消炎解毒丸等事

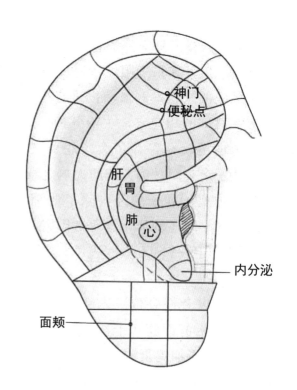

先粘贴在 0.3 毫米 × 0.3 毫米的胶布上，再用耳穴探测笔或者其他不很尖锐的物品（如火柴杆、铅笔头、打毛衣针、大头针帽等）在耳穴局部采用加压探测法探查出压痛明显的反应点，用小镊子将小胶布贴压在耳穴上。由于"面颊"是一个椭圆形穴区，根据笔者的经验，可以连排 3 ～ 4 粒药丸。如果取用六神丸或消炎解毒丸贴压，还可以借助药物的清热解毒作用，发挥更好的作用。要求患者每日自行按压所贴耳穴 3 ～ 5 次，每次 3 ～ 5 分钟，使耳部充血、发胀。每周更换 2 ～ 3 次，两耳交替使用。

温馨提示

1. 注意保持面部清洁，常用温水洗脸（冷水不易去除油脂），不用刺激性肥皂和油脂类的化妆品，以免堵塞毛孔。

2. 严禁用手去挤压痤疮，以免引起感染，形成瘢痕和色素沉着，更加影响美观。

3. 清淡饮食，适当多饮水，多吃新鲜蔬菜、水果，忌辛辣和肥甘厚味，不吃发物如羊肉、狗肉等，不吸烟，不喝酒及浓茶等。

第四讲　穴位战胜黄褐斑

黄褐斑是一种令广大中青年女性相当困扰和烦恼的色素增生性皮肤病，以面部出现的形状及大小不一、边界比较清楚的黄褐色或淡褐色斑块为主要表现。因为色斑多出现于怀孕 3 ～ 5 个月以后，部分可在分娩后逐渐消失，黄褐斑多呈对称性分布于颜面部，其形态犹如展开双翅的蝴蝶，所以又称为"妊娠斑""蝴蝶斑"。患者基本上没有什么自觉症状。

黄褐斑也有可能见于少数未婚、未孕的女性或男性，其真正原因尚不十分清楚，但是初步认为与怀孕期间及分娩之后体内的内分泌失调有关；同时，口服避孕药、强烈的日晒和部分化妆品尤其是劣质化妆品的应用也在极大程度上诱发黄褐斑。也见于部分慢性肝病、胃肠疾病、结核病、癌瘤、慢性酒精中毒等。

中医学认为，本病多因正气亏虚、情志失调、饮食失节，致使气机逆乱，悖逆于上，气滞血瘀，气血不能上荣于面而成。肝肾阴虚者面色及色斑晦暗，头晕耳鸣，咽干口燥，五心烦热，失眠多梦，舌嫩红、苔少；脾虚湿阻者斑色暗淡，面色㿠白，形体肥胖，胸闷泛恶，疲倦乏力，舌胖大而淡、边有齿印；气滞血瘀者斑色青紫，胸胁及乳房胀满而痛，喜欢叹长气，舌暗红、有瘀点或瘀斑。

【治疗法则】

滋养肝肾、健脾利湿、活血化瘀、润肤养颜。

【选穴处方】

面部阿是穴（黄褐斑区）、颧髎、肺俞、膈俞、肝俞、脾俞、肾俞、曲池、合谷、三阴交、太冲。

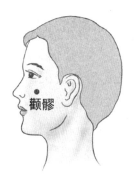

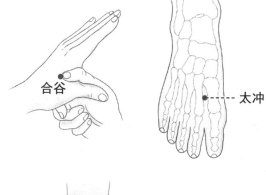

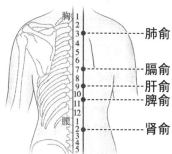

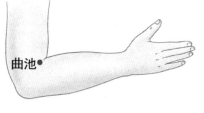

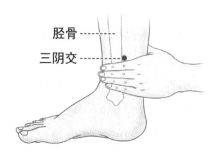

肺俞：背部第3胸椎下旁开1.5寸

膈俞：背部第7胸椎下旁开1.5寸

肝俞：背部第9胸椎下旁开1.5寸

脾俞：背部第11胸椎下旁开1.5寸

肾俞：腰部第2腰椎下旁开1.5寸

曲池：屈肘，肘横纹拇指侧纹头端

合谷：手背第1、2掌骨之间略靠第2掌骨中点

三阴交：足内踝高点上3寸

太冲：足背第1、2跖骨结合部前方凹陷中

面部阿是穴：黄褐斑区

颧髎：外眼角直下与鼻孔下缘向外的水平延长线的交点

　　面部阿是穴、颧髎直接针对黄褐斑活血化瘀、化痰通络；肺合皮毛，肺俞是肺在背部的相应穴，主治各种皮肤病；膈俞为血之会穴，活血通络、化瘀消斑；肝俞、脾俞、肾俞调理脾、肝、肾，以健脾利湿、滋养肝肾、润肤养颜；曲池、合谷都是大肠经要穴，也是面部美容要穴，经脉从手走头面，通行血脉、润肤养颜；三阴交是脾肝肾三经交会穴，也发挥调理脾、肝、肾，以健脾利湿、滋养肝肾、润肤养颜作用；肝经的内行径线也上行头面，太冲是肝经第一要穴，可以疏肝理气、养血润肤。

　　【操作手法】

　　1. 指压、按摩

　　（1）患者仰卧位，先在面部涂沫一层红景天面膜（红景天 60 克，白芷 30 克，当归、川芎各 15 克，共研成粉末，先加水调成稠糊状，再加鸡蛋清和蜂蜜各少许，调匀），每次用量以病变范围大小酌情而定，涂搽约 1 毫米厚，外用消毒纱布敷盖。

　　（2）术者用一手的大鱼际在纱布上面轻柔、均匀地来回反复揉摩约 10 分钟。如果不涂敷面膜，就直接指压、按摩颧髎和黄褐斑局部。

　　（3）改俯卧或侧卧位，由他人代为指压和按摩肺俞、膈俞、肝俞、脾俞、肾俞等背部穴位 10 分钟左右。

　　（4）患者坐起，自己用拇指分别按揉两侧曲池、合谷、三阴交、太冲各 1～2 分钟，力度由轻至重。

　　（5）按摩结束后，休息 30 分钟，洗去面膜。每日 1 次。

　　2. 灸法　选取背部穴位和曲池、三阴交，分别采用艾炷点灸或艾条温和灸，背部穴位最适合用温灸器灸。每穴灸 3～5 分钟，使局部皮肤有较强的温热感。每日 1 次。

　　3. 拔罐　面部颧髎和黄褐斑局部采用闪罐法拔罐 20～30 下，至局部皮肤发红、发热为度；腰背部穴位先从肺俞到肾俞推罐 5 分钟左右，再各自坐罐 5 分钟左右，至局部皮肤出现（紫）红色罐斑为度。

　　4. 皮肤针叩刺　所选穴位都适合皮肤针叩刺，黄褐斑局部和颧髎穴用无菌皮肤针的小头轻轻叩刺，以局部皮肤微红为度；其他远端穴位中度叩刺，至局部潮红为度（膈俞、曲池、合谷、太冲等穴可轻微出血，膈俞还可以在刺血的基础上加拔气罐 5 分钟左右，以增加出血量，提高治疗效果）。每日或隔日 1 次。

5.刮痧 刮痧适合于面部以外的其他部位。背部从上到下反复刮拭肺俞至肾俞一线；上肢从上到下反复刮拭曲池、合谷一线；下肢分别点刮三阴交、太冲穴；直至局部皮下出现（紫）红色痧痕为止。每周2次。

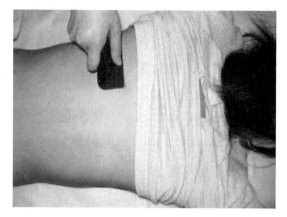

腰背部刮痧

温馨提示

1.日晒可使黑色素活性增加，促发色斑，并使其加剧。所以平日里尤其在夏季应尽量避免长时间日晒。

2.生活起居应有规律，戒掉不良习惯，如抽烟、喝酒、熬夜等，保证充足的睡眠。

3.多吃新鲜蔬菜和水果，如黄瓜、草莓、桃子、西红柿等；尽量避免浓茶、可乐、咖啡等。

4.“冰冻三尺，非一日之寒”，穴位治疗黄褐斑有效，但也有一定难度，必须有耐心。坚持调节保养也很重要，可配合服用逍遥丸、六味地黄丸等中成药。

第五讲 穴位瘦身，健康又有效

随着生活水平的提高，肥胖是一个世界范围内的社会现象，肥胖不但是一种病，而且还是一种十分严重的病。肥胖症患者除体态臃肿外，还会出现嗜睡，稍动则气促、心慌，容易饿、吃得多，怕热，下肢浮肿等表现。进一步发展，则会并发以心脑血管病为主的高血压、高脂血症、动脉硬化、冠心病、肺心病、中风、糖尿病、脂肪肝、胆囊炎、骨关节病、皮肤病、癌症、抑郁症、老年痴呆等多种疾病。女性朋友们还容易患上月经不调、闭经和不孕症。为此，医学上还专门为这一系列的疾病下了个定义——代谢综合征。

当机体内热量摄入大于消耗、造成脂肪在体内堆积（身体脂肪细胞总数增加或脂肪细胞的体积增大），以致体重超过理想体重 20% 以上时才称为"肥胖症"（超过 20%～30% 的为轻度肥胖，超过 30%～50% 的为中度肥胖，超过 50% 的为重度肥胖）。

最简单计算理想体重的方法如下。

1. 体重（千克）= 身高（厘米）－ 105（比较适合于男性）。

2. 体重（千克）=［身高（厘米）－ 100］×0.9（比较适合于女性）。

这些标准一定要把握，因为时下很多女性根本就不胖，但却一个劲地要瘦身，这是违背健康瘦身原则的做法。

【选穴处方】

运用指压灸疗瘦身，是通过调动人体脏腑、经络、气血的功能，调节体内的阴阳平衡——即内分泌的平衡，从而改善新陈代谢过程，是以减脂肪为主的绿色疗法。

1. 腹部瘦身 8 穴　面部是美容的重点，腹部是瘦身的重点。腹部有 8 个最为常用的瘦身要穴，那就是中极、关元、气海、水分、中脘、天枢、水道、大横。此 8 穴既是腹部瘦身主穴，也是全身瘦身要穴。

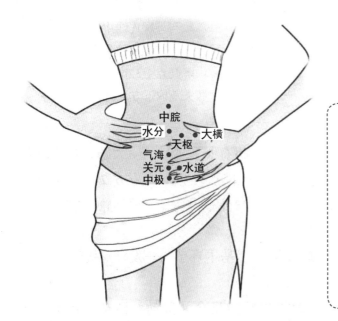

中极：腹部正中线脐下 4 寸

关元：腹部正中线脐下 3 寸

气海：腹部正中线脐下 1.5 寸

水分：腹部正中线脐上 1 寸

中脘：腹部正中线脐上 4 寸

天枢：脐旁 2 寸

水道：关元穴旁开 2 寸

大横：脐旁 4 寸

2.四肢瘦身 8 穴　合谷、曲池、内关透支沟、足三里、丰隆、内庭、三阴交、阴陵泉。

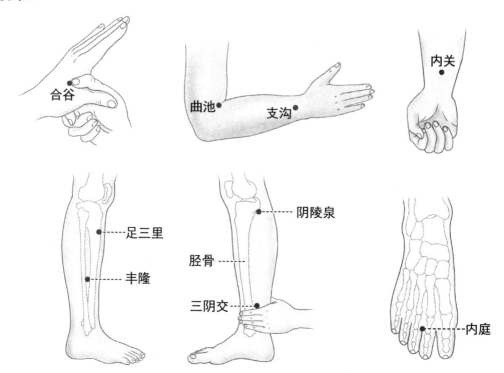

合谷：第 1、2 掌骨之间，略靠第 2 掌骨中点	足三里：外膝眼下 3 寸
曲池：屈肘，肘横纹拇指侧纹头端	丰隆：外膝眼与外踝连线中点
内关：掌面腕横纹中点上 2 寸	内庭：足背第 1、2 趾缝纹头端
支沟：手背腕横纹中点上 3 寸	三阴交：内踝高点上 3 寸
	阴陵泉：膝关节内下方，高骨下凹陷中

3.耳部瘦身 16 穴　心、肺、肝、胰胆（左胰右胆）、脾、胃、大肠、小肠、肾、膀胱、三焦、神门、交感、内分泌、饥点（耳屏中点外鼻穴内下方 2～3 分处，抑制食欲、减轻或消除饥饿感）、便秘点（三角窝外下方直下、对耳轮下脚上缘）。

【瘦身 5 个基本环节】

瘦身要根据病人的实际情况，把握以下 5 个基本环节——发汗、祛湿、化痰、利尿、通便，并按分类选穴。

1.发汗　该出汗的季节（夏天）或该出汗的场合（劳动、活动、运动）不出汗，这是肺的宣发功能故障，通过发汗让体内瘀积的水湿得以宣泄而起到瘦

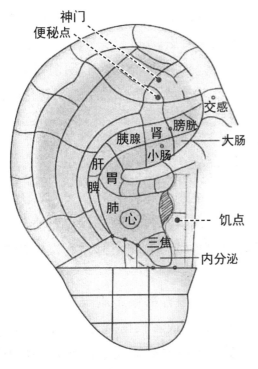

身的作用。主要选穴：指压合谷和尺泽（肘横纹大筋拇指侧），艾灸大椎（肩背正中第 7 颈椎下凹陷中）和肺俞（背部第 3 胸椎下旁开 1.5 寸）。

2. 祛湿　身体有水肿现象，这是脾虚不能运化水湿的结果。病人头重、身肿、身体沉重、舌体胖大有齿印、舌苔白腻或黄腻。主要选穴：水分、水道、脾俞（下背部第 11 胸椎下旁开 1.5 寸）、三阴交、阴陵泉。

3. 化痰　中医学自古就有"肥人多痰湿"之说，痰湿流窜皮肤、肌肉、骨骼、关节、经脉之间，会让人的形体变得臃肿。病人痰多、头重、眩晕、胸闷、时有恶心、舌体胖大有齿印、舌苔白腻或黄腻。通过化痰的渠道让体内的痰湿浊脂得以消除而起到瘦身的作用。主要选穴：中脘、内关、丰隆（化痰第一要穴，还有很好的降血脂作用）、足三里。

4. 利尿　患者尿少、尿黄或排尿障碍，通过排尿起到瘦身的作用。主要选穴：关元、气海、水分、水道、肾俞（腰部第 2 腰椎下旁开 1.5 寸）、三阴交、阴陵泉。

5. 通便　病人大便干结，不能正常排出，或者大便并不干结，但无力排出。主要选穴：中脘、天枢、大横、曲池、支沟、足三里、内庭（清泻胃热、通调腑气、抑制食欲，适用于消谷善饥、食欲亢进和伴有糖尿病的患者）。

【瘦身 5 个小环节】

1. 抑制食欲——针对食欲旺盛的对策　气冲、足三里、上巨虚、下巨虚、内庭、厉兑；耳穴饥点、脾、胃、卉门、神门。强刺激泻法。

2. 通利三焦——针对水液代谢不畅、身体肿胀的对策　中极、水分、阴交、水道、肺俞、脾俞、肾俞、三焦俞、委阳、三阴交、阴陵泉、太溪；耳穴肺、脾、肾、三焦、三感、内分泌。艾灸或温针灸法。

3. 调理月经——针对月经量少、闭经的对策　关元、气海、天枢、膈俞、归来、子宫、血海、合谷、三阴交；耳穴脾、肝、肾、子宫、卵巢、内分泌。经前强刺激泻法。

4. 调节血脂——针对血脂偏高或脂肪肝、胆囊炎的对策　期门、日月、关元、带脉、肝俞、脾俞、膈俞、内关、丰隆、三阴交、阳陵泉、足临泣、太冲、足三里；耳穴肝、胆、脾、肾、三焦、内分泌。艾灸或温针灸法。

5. 提神轻身——针对倦怠、嗜睡的对策　百会、四神聪、心俞、厥阴俞、脾俞、大椎、神道、神堂、神门、内关、申脉、照海。饭后头晕、嗜睡加中脘、膏肓俞；上午针刺加灸大椎，行温针灸法，补申脉、泻照海。

【操作手法】

1. 指压或器械按摩　直接在肥胖部位选穴施术。下腹部是肥胖者脂肪最易堆积之处，如果每天能按顺时针方向分别指压、按摩关元、气海、天枢、大横等穴30分钟以上，就能增强胃肠道的蠕动，通调腑气，消除腹部过盛脂肪。若以家用按摩器在穴位上按摩，每次30分钟以上，连续按摩1个月左右，有效者可以减轻体重1～5千克。

2. 皮肤针叩刺法　按皮肤针操作常规，先叩刺腰背部第1胸椎到第5腰椎旁开5分、1.5寸两排，然后再按肥胖部位局部取穴；或者根据病人的实际情况，当发汗的发汗，当化痰的化痰，当利尿的利尿，当通便的通便。以叩刺部位皮肤微微渗血为佳。每日或隔日1次。

3. 艾灸法　在腹部、背部大椎、肺俞、脾俞、肾俞和小腿三阴交等穴施行艾条灸、隔姜灸或温灸器灸。每次20分钟左右，每日1次。主要适宜于脾肾阳虚，症见肌肤有水肿、怕冷、小便多、大便稀、舌淡而胖大、舌边有牙齿印的肥胖者。

4. 拔罐法　主要是在腹部、背部实施，每次留罐10分钟左右。背部还可以用走罐法，来回推罐20～30次，直到局部皮下出现（紫）红色瘀痕为止（类似刮痧）。每周2次，能收到一定的瘦身效果。在腹部拔罐，还能消除肚子上的妊娠纹呢！

【典型病例】

无锡电视观众姚森君女士，自从生孩子后形体就开始发生变化，慢慢地小肚腩就不知不觉地凸现出来了。自从观看了本讲关于穴位瘦身的方法之后，她选择了在腹部拔罐的方法，每天2次在突起的腹部拔8、9个气罐，每次20分钟左右。不到6个月，原来凸起的肚腩就"瘪"下去了，姚女士十分开心！

5. 耳穴按压法　可根据病人的具体情况，重点选心、肺、肝、脾、胃、大肠、小肠、肾、三焦、神门、内分泌、饥点、便秘点，每次5～8个，先找准耳穴压痛点，消毒，将硬质菜子黏附在0.5厘米见方的胶布中央，用镊子夹贴在耳穴上，略加按压使其有疼痛感。患者每天要自行按压所贴耳穴3～5次，特别是每次进餐前和有饥饿感时要自行按揉2～3分钟。每次贴压天数根据季节而定，夏天

1～2 天一换，其他季节每周更换 1～2 次，两耳交替使用。

需要说明的是，瘦身是个慢过程，没有速效可言。换句话说，你要求速效瘦身，那仅是一种幻想。充斥于市面上的各种所谓"速效瘦身"，保证你一天减多少斤，不减就退款……可以说几乎都是通过"饥饿疗法"或"脱水疗法"来"速效减重"的。瘦身真正的目的是要减脂肪，把多余的脂肪燃烧掉，转化为能量。而速效瘦身减的是水分而不是脂肪，不符合健康瘦身的宗旨。减水分肯定是能减得非常快的，因为水分的重量远远要比脂肪重得多，但这只是暂时的假象，很快就会出现反弹的。

实践证明：慢慢瘦身（比如一周瘦身 1 千克）比所谓的"速效"瘦身更科学、更有效、更持久，也更健康。

瘦身不要将眼睛只盯着体重的增减，更重要的是立足于形体的改变。脂肪比水分要轻得多，所以它的减少对体重的影响并不大，但对形体的影响可不小。穴位瘦身能使原来体内排列无序、杂乱无章的脂肪细胞排列有序，这样体型就会变得苗条起来。许多真正瘦身成功的女性往往都有这样的体会，那就是她的体重并没有减少或减得很少，但是亲朋好友都说她比以前瘦了，而且她过去穿不了的衣服现在又能穿了，这就是形体改变的结果。

【注意事项】

利用穴位瘦身收到一定效果之后，还有两点是应该注意的，那就是饮食结构的调整和适当的有氧运动。

1. 饮食结构的调整　应按照我国制定的《中国居民膳食指南》（俗称"膳食宝塔"）。膳食宝塔共分 5 层：包含我们每天应吃的主要食物种类，这在一定程度上反映出各类食物在膳食中的地位和应占的比重。第 1 层（最底层）主食以谷类、薯类和其他杂粮（玉米、高粱或豆类）为主，每人每天应该吃 300～500 克（生重，以下同），饮水 1200 毫升，量最大，它们是膳食中能量和蛋白质的主要来源；第 2 层副食以蔬菜、瓜果为主，每人每天应分别吃 400～500 克和 100～200 克，量较多，颜色较深的蔬菜和水果含营养素比较丰富；第 3 层蛋白质（鱼、肉、禽、蛋）为主，每人每天应该吃 125～200 克（其中，鱼虾类 50～100 克，禽肉类 50 克，蛋类 25～50 克），量中等，鱼、虾及其他水产品含脂肪很低，有条件可以多吃一些，蛋类含胆固醇较高，一般以每天不超过 1 板为宜；第 4 层奶制品和豆制品，每人每天可分别吃奶制品 100 克（按蛋白质和钙的含量来折合约相当于鲜奶 200 克或奶粉 28 克）和豆制品 50 克（根据其提供的蛋白质可折合为大豆 40 克或豆腐干 80 克等），量较少；第 5 层塔尖是油、盐和糖类，油每人每天不得超过 25 克，量最少。

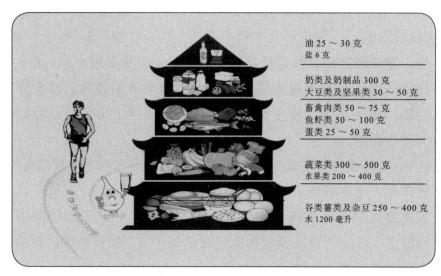

油 25 ～ 30 克
盐 6 克

奶类及奶制品 300 克
大豆类及坚果类 30 ～ 50 克

畜禽肉类 50 ～ 75 克
鱼虾类 50 ～ 100 克
蛋类 25 ～ 50 克

蔬菜类 300 ～ 500 克
水果类 200 ～ 400 克

谷类薯类及杂豆 250 ～ 400 克
水 1200 毫升

《中国居民膳食指南》宝塔

正确的烹调方式与合理的饮食结构同样重要，一般而言，食物尽可能采取蒸、煮、凉拌的方式烹调，尽量少放油、盐、糖。至于食量的把握，瘦身者吃六成饱，保健者吃八成饱为宜。

2. 运动处方　除了管住嘴——注意饮食结构的调整之外，还要迈开腿——适当参加力所能及的体力劳动，积极参与合理的有氧运动。比如快走、慢跑、长跑、接力跑、跳绳、登山、爬楼梯、游泳、踢球、骑自行车以及能锻炼腹部肌肉的一些体育活动。

每次运动时间以 30 ～ 45 分钟为宜，心率控制在 110 ～ 120 次 / 分钟（170 － 年龄），并微微出汗。不能搞得气喘吁吁、上气不接下气、大汗淋漓的，那就过头了。每周进行各种有氧运动 3 ～ 4 次或以上。

英国有个科学家曾经发表过一篇观察、研究文章，说多爬一层楼梯，寿命将会延长 0.04 秒。很多人看了后就笑起来，说 0.04 秒算什么呀！但是你如果长年累月坚持，积少成多，集腋成裘，那可就非同小可了啊！体育锻炼、活动的重要作用由此可见一斑。

彻底清除体内多余的脂肪细胞或减小脂肪细胞的体积绝非易事，这是国内外医学瘦身专家的一致看法，从而得出："真正的瘦身是一个综合工程，是一个艰苦、缓慢过程"的结论。它需要三个"心"来支撑——决心、信心和耐心，千万不能操之过急！

　　衷心希望正在瘦身的爱美女士们能科学瘦身，持之以恒，获得成功！塑造健美人生！

第六讲　养护头皮，秀发茂密

　　头发是人的第二面孔，常年坚持用木质或牛角梳子梳头，或者以手指叩击头皮、五指干梳头、保健掌中宝或者保健养生梳梳头、皮肤针叩刺头皮等，均能有效地防治脱发、白发和斑秃。同时还可以起到养心安神、促进睡眠，防治健忘、促进记忆，滋养肝肾、聪耳明目，调理血压（低血压升高、高血压降低），减轻各种头痛、眩晕症状，促进脑健康、延缓衰老、益寿延年的作用。真可谓：养成习惯勤梳头，健脑益智无忧愁，梳出健康和美丽，抗老防衰益年寿。

　　手指叩击时，五指自然屈曲成爪状，指尖对准穴位快速叩击，至头皮有发热、发麻感为宜；五指"干梳头"，先从前发际向后梳，经过头顶百会、四神聪穴，继而延续到后枕部风池穴（后枕部下入发际 1 寸的两侧凹陷中）上下；再分别从两侧鬓角绕耳后梳至安眠穴（风池穴与耳垂后凹陷中的翳风穴连线中点），每个部位反复操作 100 ～ 200 下或 5 ～ 10 分钟。

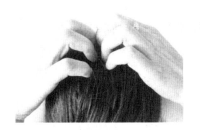
手指叩击

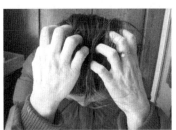
五指干梳头

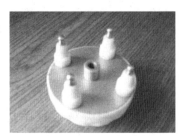
掌中宝

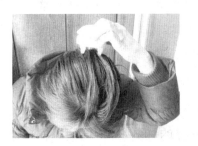
掌中宝梳头

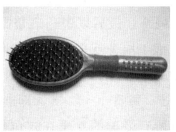
养生梳

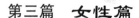

第三篇　女性篇

【典型病例】

笔者的两个侄女，都已年过半百。大侄女从 30 多岁起每到秋季就出现脱发现象，每天早上起床枕头上就有不少头发，梳头和洗头之后也是许多头发缠梳。2012 年 10 月尝试用掌中宝刮梳头发，仅 2 个月时间，头发几乎没有脱落现象了。有的白头发根部也开始变黑了。小侄女用了 2～3 个月之后也反映止脱发效果明显。

江苏金陵老年大学中医养生班学员杨钰，坚持为因脂溢性脱发谢顶 12 年的老公做头部按摩 6 个月余，她老公头上竟奇迹般地生出了许多宝贵的细发，给老公治疗脱发增加了十足的信心。

1978 年，笔者治疗一位因车祸造成严重脑震荡头痛、眩晕的病人，因其不愿意接受针刺，笔者选用皮肤针叩刺百会及其四周，每日 2 次。经过 1 个月的治疗，头痛眩晕症状好转；2 个月后明显减轻；3 个月痊愈出院。因其头部明显谢顶，经几个月皮肤针叩刺头皮，头顶正中竟然还生出了一些类似刚孵出来的小鸡、小鸭身上的绒毛。使他和老伴喜出望外，产生了出院回家后继续用皮肤针叩刺，使毛发再生、返老还童的念头。这虽然是一个男性病例，但是，用皮肤针叩刺头皮生发的道理却是一样的，应该对我们大家有所启发。这个病人还仅仅只是做了一般性皮肤针叩刺而已，如果皮肤针能叩刺出血，那等于是给头上这块地"松松土"，再涂点药水就好像是给土里的庄稼"施施肥"，可以肯定他头发的"长势"会更加可观！

对于脱发，皮肤针主要叩刺腰背部脊柱两侧、头顶百会及其四周、后枕部风池以及局部阿是穴。腰背部叩红即可；百会、风池以及脱发区要均匀密刺。

有一种脱发名为"斑秃"，头发会突然成片脱落得干干净净，显露出肉色头皮。既影响美观，也给患者带来极大的精神压力和心理负担。皮肤针叩刺应对脱发区进行严格消毒，从脱发区中心开始呈螺旋状向脱发区的边缘叩刺出血（当然，也可以反向从脱发区的边缘开始呈螺旋状向中心叩刺出血），擦干血迹后先用鲜生姜片擦局部，最后以中药斑蝥酊（将斑蝥 10 只左右去足及翅膀，放在酒精或白酒中浸泡 1 周）或墨旱莲酊（将新鲜的墨旱莲 1 把捣烂，然后在酒精或白酒中浸泡 2 周）、侧柏叶酊（将鲜侧柏叶 1 把捣烂，然后在酒精或白酒中浸泡 2 周）涂搽患处。每日 1～2 次，即能促进头发的再生长。

衷心祝愿所有爱美的女士在穴位保健的呵护下，拥有一头乌黑发亮的飘逸长发！

第11章　孕产病穴位调治

第一讲　让妊娠反应烟消云散

在妊娠早期，多数孕妇会有食欲不佳、择食（喜食酸辣）、轻度恶心、呕吐、头晕、体倦等"妊娠早期反应"。对生活、健康和工作影响不大者，也无须特殊治疗，在妊娠12周左右会自行消失。如果反应过重，过于频发，那就应该视为病态了。

以妊娠早期反复出现恶心、呕吐、厌食甚至闻食即呕、食入即吐、不能进食和饮水为主症。病轻者呕吐物较多（尤其进食后），伴有头晕、乏力、嗜睡或失眠；中度呕吐者呕吐频发，闻食即吐，全身出现脱水症状，体温略升高，脉搏增快，血压降低，尿酮体阳性；重度呕吐者临床较为少见，主要为持续性呕吐，不能进食和饮水，呕吐物多为黏液、胆汁或咖啡色血渣，尿少或无尿，体温升高，脉搏增快，血压下降，甚至嗜睡、休克、严重脱水和电解质紊乱，尿酮体强阳性，尿素氮增高，血胆红素增高。

中医学认为，妊娠呕吐病变在胃，主要病机是胃失和降，与肝、脾以及冲、任二脉之气血升降失调有关。受孕之后，经血藏而不泄，阴血下聚冲任以养胎，冲、任二脉气血偏盛，脾胃之气相应不足。运化水湿力弱，浊阴不能下降，反随冲脉之气上逆犯胃；加之孕期常过食肥甘厚味，促使痰湿内生，随经上冲，逆犯脾胃；更易导致胃失和降而恶心、呕吐。

脾胃虚弱者食欲缺乏、食而腹胀、头晕、精神疲倦、肢软乏力、舌淡苔白、脉弱无力；肝胃不和者与心情情绪有关，情绪不舒畅时症情加重，胸胁及乳房胀痛、喜欢叹气、嗳气泛酸、干呕或呕吐苦水；痰湿阻滞者胸闷、常呕吐痰涎或黏液、不能进食和饮水，有时闻食即吐，舌胖大、边有齿印、苔白腻。

【治疗法则】

健脾化痰、舒肝和胃、降逆止呕。

【选穴处方】

1. 主穴　中脘、内关、公孙、足三里。

2. 配穴　肝俞、脾俞、胃俞。

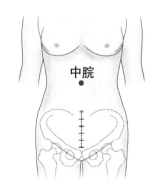
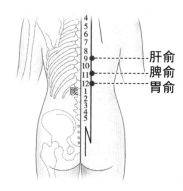
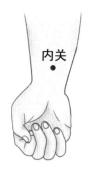

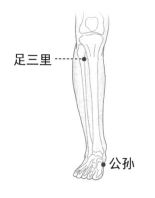

中脘：腹部正中线脐上4寸，即胸骨体下端同剑突结
　　　合的部位与肚脐连线的中点

内关：掌面腕横纹中点上2寸、两筋之间

公孙：足背内侧面第1、2趾跖关节结合部向后2寸

足三里：外膝眼中点直下3寸、胫骨外侧旁开1中指宽

肝俞：背部第9胸椎下旁开1.5寸

脾俞：背部第11胸椎下旁开1.5寸

胃俞：背部第12胸椎下旁开1.5寸

中脘穴在胃脘部，"六腑之会"穴，通调腑气、和胃降逆；内关是心包经的络穴，联络和沟通三焦，宣上导下、和内调外；公孙是脾经的络穴，联络于胃，与内关合用专治"心胸胃"疾病，既能健脾化湿、和胃降浊，又能调理冲任、平降冲逆；肝俞、脾俞、胃俞直接调理肝、脾、胃的升降功能；足三里是胃经第一要穴，既调理脾胃，又疏肝和胃；诸穴合用，既能健脾强胃、生化气血，又能平肝和胃、理气降逆。

【操作手法】

脘腹、背部穴位最宜实施指压按摩、艾条温和灸或温灸器片灸以及拔罐术，肝胃不和宜用皮肤针叩刺。

1.指压、按摩

（1）患者仰卧位，先用拇指或中指指腹点揉中脘穴 1～2 分钟；再用手掌或掌根由胸骨下剑突沿肋弓下缘推擦至腋中线处，再从外向内推擦至剑突下，如此反复 20～30 遍；最后将双掌分别重叠置于上腹部和肚脐，按顺时针方向轻柔缓慢地摩揉各 2～3 分钟，以胃脘部感到温热舒适为度。

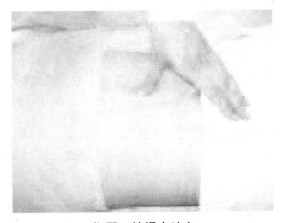

指压、按揉中脘穴

（2）改俯卧位，由他人为之指压、按摩背部的脾俞、胃俞穴 3～5 分钟。

（3）最后孕妇坐起，指压内关、公孙、足三里，每穴 1～2 分钟。

2.灸法　用艾条温和灸或温灸器灸中脘、脾俞、胃俞和公孙、足三里穴各 2～3 分钟，以局部有温热感、皮肤潮红为度。中脘穴灸后再次配合顺时针摩腹；内关穴下有重要血管和神经，一般不宜施灸。

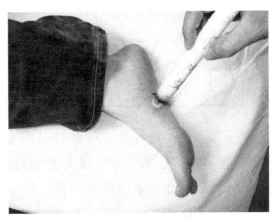

灸公孙穴

3.拔罐　腹部中脘坐罐 10 分钟，背部脾俞、胃俞先采用推罐术、再 1 罐 2 穴各操作 5 分钟左右。

4.皮肤针叩刺　先叩刺背部脾俞、胃俞以及同一水平节段的夹脊穴各 1 分钟，再叩刺中脘、内关、公孙、足三里等穴各 1～2 分钟，使局部皮肤微红即可。

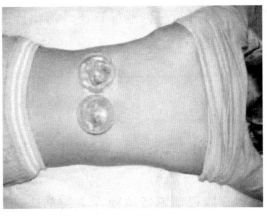

脾俞、胃俞坐罐

5.刮痧　用无菌刮痧板先刮背部肝俞至胃俞穴段，再从上往下轻刮中脘至肚脐一线，最后轻轻点刮内关、公孙、足三里等穴各 3～5 分钟，直至局部皮下出现红色痧痕为度。3 日 1 次。

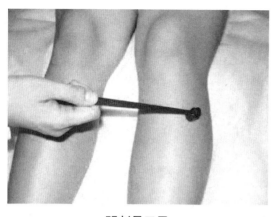

叩刺足三里

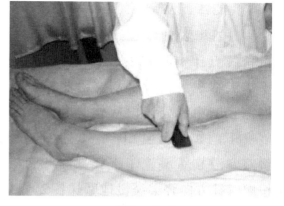

点刮足三里穴

上述治疗每日 2 次或随时施治,均以中等力度刺激为主。对于脾胃虚弱者,不宜刻意用补法,以免助浊气上逆;对于肝气犯胃和痰湿闭阻,也不宜使用泻的手法,以免伤及胎气。

温馨提示

1. 针灸治疗妊娠呕吐疗效明显。但因在妊娠早期,胞胎未固,取穴不宜多,手法不宜重,以免影响胎气。

2. 饮食宜清淡易于消化,宜少吃多餐,避免异味刺激。

3. 剧烈呕吐的重症患者,应记出入量,并给予静脉输液,以防脱水及电解质紊乱。

4. 须与急性胃肠炎、消化性溃疡、病毒性肝炎、胃癌等引起的呕吐相区别。

第二讲　孕期胃部不适,穴位一扫了之

孕期胃部不适体现在上腹部胀满不适,并伴有嗳气、反酸等症状。主要由于饮食伤胃或脾胃湿热引起。

【治疗法则】

疏肝理气、和胃降逆。

【选穴处方】

中脘、梁门、期门、脾俞、胃俞、内关、足三里、公孙穴。

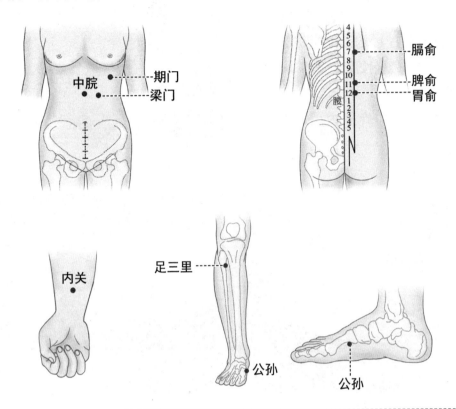

中脘：腹部正中线脐上4寸

梁门：中脘穴旁开2寸

期门：乳头直下2个肋间也即第6肋间隙，女性因乳头下垂，应该托起乳房取穴，或者根据乳头下垂的程度酌情下移1个肋间隙

脾俞：第11胸椎下旁开1.5寸

胃俞：第12胸椎下旁开1.5寸

内关：掌面腕横纹中点上2寸

足三里：外膝眼直下3寸、胫骨外侧旁开1中指宽

公孙：足背内侧第1趾跖关节后方大约2寸左右的赤白肉际处

　　中脘、梁门二穴正在胃脘局部，通腑气、调胃肠，配合肝经期门穴疏肝、理气、和胃；脾俞、胃俞从背部直接联系并调和脾胃；内关宽胸理气、降逆止酸；足三里是胃经第一要穴，专治胃的各种病症；公孙穴属于脾经、联络于胃，擅长治疗各种胃的病症，尤其是在与内关穴配合使用的情况下功效更好。

【操作手法】

指压按摩、灸法、拔罐和皮肤针叩刺均可酌情使用。

1.指压、按摩　孕妇取仰卧位或坐位，用示指、中指和环指轻轻点揉中脘、梁门、期门穴各1～2分钟；再各拔火罐或气罐5分钟左右；最后用单手或双手叠加按顺时针方向轻轻按摩上腹部3～5分钟。每天1～2次。

用拇指点按并旋揉内关、足三里各2～3分钟。

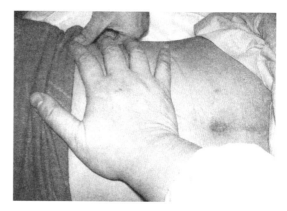

摩胃脘部

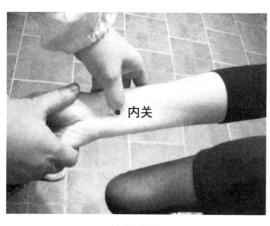

按揉内关

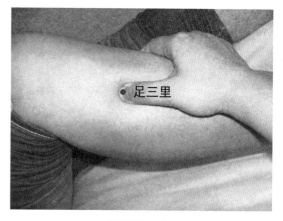

按压足三里

改俯卧位（妊娠早期）或侧卧位（怀孕中后期），由他人用拇指或手掌轻轻推擦背部脾俞、胃俞穴3～5分钟，以局部皮肤发热为度。

2.灸法　改善孕期胃部不适，最适合灸中脘、脾俞、胃俞、足三里4穴，艾条灸、麦粒灸、温灸器灸都是很好的选择。每穴每次5～10分钟不等。每日1～2次。

3.拔罐　中脘、梁门交替拔罐10分钟左右（即拔中脘就不拔梁门，拔梁门就不拔中脘），如果同用，则适合用推罐法，左右梁门穴互推（经过中脘穴），最后在中脘穴坐罐5～8分钟；期门既可坐罐5分钟，也可沿肋间隙弧形推罐5分钟；脾俞、胃俞即可1罐2穴坐罐10分钟左右，也可以推罐（上下直推或左右横推）5分钟左右。

4.皮肤针叩刺　适合上述所有选穴，既可单独叩刺，也可联合实施。其中，中脘、梁门适合左右横叩；期门可以顺着肋间隙移动叩刺；脾俞、胃俞既可上下直叩，又可左右横叩；内关、足三里以单独叩刺为主。每穴或每个部位叩刺 3 ～ 5 分钟，以皮肤发红为度。每日 1 次。

温馨提示

1. 畅达情志，保持愉悦的心境，保持良好的生活规律。
2. 纠正不良的饮食习惯，饮食要有规律，少吃多餐。

第三讲　穴位让孕妇胃口大开

妇女在妊娠期食欲下降、挑食、厌食甚至拒食也是很常见的，本来孕妇要承担自身和胎儿两人的气血营养，但是胃口不好却会让孕妇纳食不足，营养就会显得缺乏。故而面色少华或萎黄，形体偏瘦，精神欠佳，肢软无力，少气懒言，舌淡，脉弱无力。主要由脾胃虚弱、失于健运引起。

【治疗法则】

调和脾胃、促进食欲。

【选穴处方】

中脘、大横、肝俞、脾俞、胃俞、足三里。

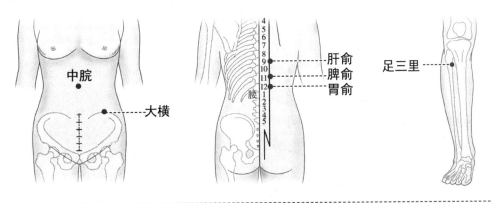

中脘：腹部正中线脐上4寸

大横：肚脐正中旁开4寸，也即肚脐水平线与乳头垂直线的交点

肝俞：背部第9胸椎下旁开1.5寸

脾俞：下背部第11胸椎下旁开1.5寸

胃俞：背部第12胸椎下旁开1.5寸

足三里：外膝眼正中直下3寸、胫骨外侧旁开1中指宽

中脘穴正在胃脘部,局部选穴直接调整胃的功能;大横属于脾经,位于腹部,有助于脾的消化功能;肝俞、脾俞、胃俞在背部直接联系肝脾胃,疏肝、健脾、和胃;足三里属于胃经,是健运脾胃、帮助消化的常用主穴。

【操作手法】

1. 指压、按摩

（1）孕妇先取坐位或仰卧位,自己或他人用拇指或中指指腹点按腹部中脘、大横穴各3～5分钟;再按揉足三里穴各3～5分钟。

（2）改俯卧位（妊娠早期）,裸露其腰背部,由他人为其捏脊,可以分别用二指捏法或三指捏法进行操作。二指捏法手法如下:术者用双手拇指、示指（拇指伸直、示指弯曲紧贴拇指）沿孕妇背部脊柱从尾骶骨两侧开始由下而上直线向上提捏夹脊穴（先把皮肉拉起来,然后松开,如此一捏一放地向上移动）,每次在经过胃俞、脾俞穴时,都要停留片刻,并将穴位处的皮肉向上提3～5次,起到重点刺激的作用,一直捏到第7颈椎下大椎穴两侧为止,反复操作3～5遍。

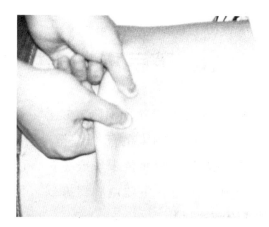

二指捏法

（3）三指捏法:体位同上,术者将双手拇指与示指、中指呈撮捏状,沿孕妇背部脊柱从尾骶骨两侧开始由下而上直线向上提捏夹脊（手法同上）,每次在经过胃俞、脾俞穴时,都要停留片刻,并将穴位向上提3～5次,起到重点刺激的作用,一直捏到第7颈椎下大椎穴两侧为止,反复操作3～5遍。

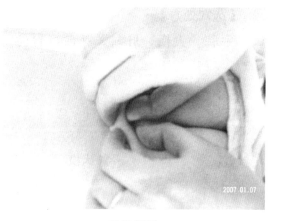

三指捏法

（4）侧卧位（妊娠中后期）,由他人用大小鱼际轻擦背部肝俞、脾俞、胃俞三穴2～3分钟,以发热为度。

2. 灸法　在腹部、背部和下肢所选的穴位（下肢可加三阴交穴）进行艾条或温灸器温和灸，每穴 5 分钟左右，或以局部有温热感、皮肤潮红为度。每日 1 ～ 2 次。

3.拔罐法　在腹部中脘、大横坐罐 10 分钟左右，背部肝俞、脾俞、胃俞先推罐 3 ～ 5 分钟，再各自留罐 5 ～ 8 分钟。每日 1 次。

4.皮肤针叩刺法　用无菌皮肤针轻度叩刺上述腹部、背部和下肢穴位，以皮肤潮红为度。每日或隔日 1 次。

5.刮痧法　将肝俞、脾俞、胃俞一直到腰骶部常规消毒，用无菌刮痧板或其他代用品蘸上按摩油或其他油脂类润滑剂，从上向下反复快速刮拭，直至局部皮下出现红色痧痕为止。每 3 日 1 次。

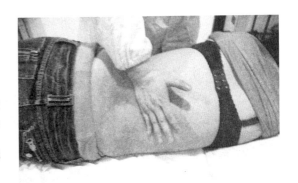

小鱼际擦法

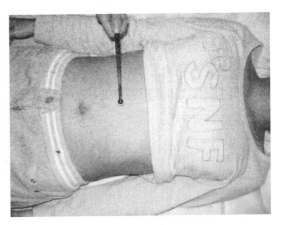

叩刺腹部中脘穴

温馨提示

1.保持良好的生活规律，纠正不良的饮食习惯。餐前可以适当进食酸甜开胃以及维生素含量高的食品，如酸黄瓜、山楂片、腌酸菜、青菜椒、西红柿等佐餐菜肴。

2.治疗期间，可用炒扁豆、炒白术各 10 克，莲子 12 克，山药 30 克，粳米或糯米 50 克，煮粥，每日 1 次。

第四讲　孕产排尿异常，穴位能帮你忙

女性在妊娠早期和中期，随着胎儿的不断增大，增大的子宫体在盆腔中占据了大部分空间，会逐渐加大对膀胱的压迫和刺激，很容易出现尿频、尿急等。

妊娠后期，胎儿降至骨盆腔，进一步压迫膀胱，使膀胱容积减少，贮尿量明显减少，排尿次数增多。这种尿频现象，属于正常情况，如果尿频严重，甚至日夜可达数十次之多，同时伴有尿痛、尿不尽（小便后仍有尿意），或有发热、腰痛等症状时，应到医院找医生治疗。分娩以后，胎儿对膀胱的压力虽然解除，但是由于产后气虚，肾对膀胱的气化力量减弱，膀胱对尿液的控制能力一时还难以恢复正常，仍旧会出现产后排尿障碍。表现为尿意频数或淋漓不尽，也有小便不通者。

中医学认为，孕产妇排尿异常主要因肾气不足、湿热下注两方面的原因。肾气不足者小便清长、色白，面色㿠白，腰膝怕冷，舌淡苔白；湿热下注者小便黄赤或浑浊，外阴潮湿，白带黄赤、黏稠、有气味，舌红、苔黄腻。

【治疗法则】

补益肾气、清利湿热、振奋膀胱。

【选穴处方】

肺俞、肾俞、膀胱俞、阴陵泉；产妇可加用关元、三阴交。

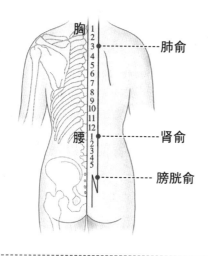
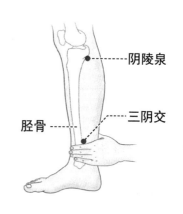

肺俞：背部第3胸椎下旁开1.5寸
肾俞：第2腰椎下旁开1.5寸
膀胱俞：第2骶椎下旁开1.5寸

阴陵泉：膝关节内下方高骨下凹陷中
三阴交：足内踝高点上3寸、胫骨后缘

肺俞调节肺"通调水道、下输膀胱"的功能；肾俞、膀胱俞直接调理肾和膀胱对尿液的管理功能；阴陵泉是脾经的要穴，擅长清下焦湿热而调理小便；关元、三阴交调养脾、肝、肾，主治一切泌尿系病变，孕妇虽不可用，但产妇可用。

【操作手法】

1. 指压、按摩　指压、按摩适合于虚实两种证型。

（1）孕妇取坐位，用拇指或中指指腹点压、按揉阴陵泉穴 2～3 分钟。如果取仰卧位，则由他人代为操作。

（2）改俯卧位（妊娠早期）或侧卧位（妊娠中后期），术者用拇指指腹从上到下按揉脊柱旁开 1.5 寸的肺俞

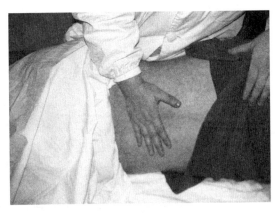

按揉肾俞穴

穴、肾俞、膀胱俞等穴；最后，孕妇起身，再用手掌上下自擦肾俞穴 3～5 遍，以局部出现发热感为度。

2. 灸法　选用关元、气海、中极、肺俞、肾俞、膀胱俞、三阴交（足内踝高点上 3 寸、胫骨后缘）等穴，用艾条灸、麦粒灸或温灸器灸均可，以局部有温热感且皮肤潮红为度。只适用于肾气不足型，湿热下注不宜灸。

3. 拔罐　拔罐法适合于虚实两种证型，只不过，肾气不足型以拔火罐为好，湿热下注型以拔气罐为佳。除了曲骨、阴陵泉以外，上述所取之穴也均可实施拔罐法。腹部穴用坐罐法；腰背部穴位先从上向下行推罐法 2～3 分钟，再分别坐罐 5～8 分钟。

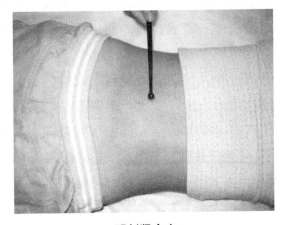

叩刺肾俞穴

4. 皮肤针叩刺　上述腹部、腰背部以及下肢所选穴位都可以实施皮肤针叩刺术，也适合于虚实两种证型。只不过，肾气不足型宜轻度叩刺，使局部皮肤红就可以了，每日 1 次；而湿热下注型则应重力叩刺，至局部皮肤叩刺出血为佳，隔日 1 次。

5. 刮痧　刮痧主要适用于湿热下注型，部位重点在腰背部和下肢穴位。

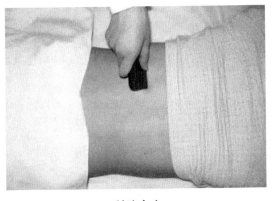

刮肺俞穴

常规消毒，用无菌刮痧板或其他代用品蘸上按摩油或其他油脂类润滑剂，从上至下单方向地反复刮拭腰背部肺俞至膀胱俞一线，下肢阴陵泉宜用点刮法。用力要适中，直至局部皮下出现红色痧痕为止。每周2次。

温馨提示

注意妊娠卫生，每日要换洗内裤；大便之后和洗浴下身要注意由前向后揩擦肛门及会阴部，以防止泌尿道感染的发生。

第五讲　孕期水肿穴可消

女性在妊娠期间，如果孕妇仅仅只是小腿或足略有微肿，而无其他异常和不适者，可视为妊娠期的正常现象，无须做任何处理，在分娩后就会自行消失。如若面部、眼泡、肢体都出现肿胀，那就不正常了，应及时就医。

中医学认为，孕妇水肿，当责之于脾气不足、失于健运，肾阳亏虚、水湿聚集。脾失健运者以腰以上水肿为主，尤其是面部及眼泡为盛，伴见食欲不佳，倦怠乏力，少气懒言，形寒肢冷，腹胀或便溏；肾阳不足者以腰以下水肿为主，尤其是足踝部为盛，伴见形寒肢冷，头晕耳鸣，腰膝酸软。

【治疗法则】

补中益气、健运水湿，温阳化气、利水消肿。

【选穴处方】

水分、水道、肺俞、脾俞、三焦俞、肾俞、足三里。

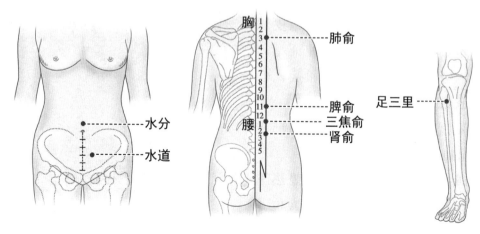

水分：腹部正中线脐上1寸

水道：腹部正中线脐下3寸的关元穴旁
　　　开2寸

肺俞：背部第3胸椎下旁开1.5寸

脾俞：背部第11胸椎下旁开1.5寸

三焦俞：腰部第1腰椎下旁开1.5寸

肾俞：腰部第2腰椎下旁开1.5寸

足三里：外膝眼正中直下3寸、胫骨外
　　　　侧旁开1中指宽

　　水分、水道都是利水消肿要穴，故均以"水"来命名；肺俞、脾俞、肾俞、三焦俞直接调节肺、脾、肾、三焦的健运水湿、温阳化气、通调水道的功能；足三里补中益气、助脾化湿。

　　【操作手法】

　　1. 指压、按摩　先取坐位或仰卧位，用示指、中指、环指轻轻点压、按揉腹部水分、水道穴、足三里等穴各 1～2 分钟；再改俯卧位，由他人用拇指指腹按揉脾俞、三焦俞、肾俞各 1～2 分钟；最后患者起身，自己用手掌竖擦肾俞及腰骶部 2～3 分钟，以局部温热深透为度。

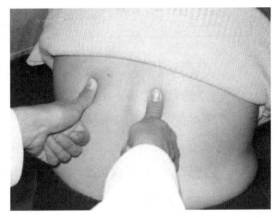

按揉脾俞穴

　　2. 灸法　脾肾阳虚以及上述所选用的穴位都很适合用艾条灸法或温灸器灸（下肢可增加三阴交穴），每穴灸 5 分钟左右，或以局部有温热感、皮肤潮红为度。每日 1～2 次。

　　3. 拔罐　各类水肿和上述胸腹、腰背部穴位均适合拔罐治疗。腹部穴位坐罐 10 分钟左右；腰背部穴位先从肺俞到肾俞反复推罐 5 分钟左右，再分别坐罐 5 分钟左右。

　　4. 皮肤针叩刺　各类水肿和上述胸腹、腰背部穴位均适合皮肤针叩刺，常规消毒后用无菌皮肤针中度叩刺，以皮肤潮红为度。甚至还可以在水肿明显的部位重叩，然后再拔罐，拔出水液。可每日或隔日 1 次。

　　5. 刮痧　用无菌刮痧板或其他代用品蘸上按摩油或其他油脂类润滑剂，反复点刮足三里等穴，背部穴从肺俞到肾俞单向刮拭 3～5 分钟。每周 2 次。

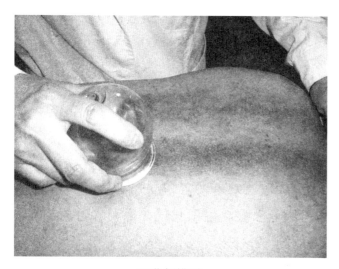

腰背部推罐

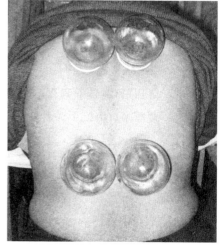

腰背部坐罐

温馨提示

　　1. 保证足够营养，适当多喝牛奶，多吃新鲜蔬菜、瓜果，控制食盐用量，不要吃过咸的食物。

　　2. 可配合服用中成药金匮肾气丸，或者取玉米须 30 克，赤小豆（打碎）50 克，冬瓜皮适量，水煎代茶饮用。

　　3. 保持心情愉快，避免精神刺激，保证充足睡眠。

　　4. 适当活动和运动，以改善身体的血液循环，减轻水肿发生。

第六讲　孕产便秘应润下

　　女性在妊娠期由于胎儿压迫直肠，使得大便次数明显减少，常常 3 天以上甚至更长时间才大便一次，或者虽然每日大便 1 次，但粪质干燥坚硬，排出困难；或粪质并不干硬，也有便意，但排出困难等。这种状况，在分娩后也时而可见，因为十月怀胎，增大的子宫压迫着直肠，就算是分娩后压迫因素解除了，但是长久处于松弛和麻痹状态下的直肠一时还难以恢复其正常的敏感性和排便功能。加之分娩中用力耗气，无力排便；产后失血伤阴，使津液亏耗，肠道失于滋润而无力传送粪便。

　　按照中医学辨证，孕产妇便秘有胃肠火盛、脾胃虚弱、肝气郁结和血虚肠燥几种情况。孕期或产后过食肥甘厚味，容易导致胃肠火盛，腑气不通而大便不畅，症见口干渴、喜冷饮，口中秽臭，粪质干燥坚硬、排出困难，甚至于状如羊屎，腹部胀痛拒按，舌红苔黄燥，脉洪大而快；脾胃虚弱者大便数日一排，时有便意，但临厕无力排便，大便先干后稀，便后倦怠疲惫，食欲欠佳，食后腹胀，舌淡或舌边有齿痕、少苔，脉弱无力；肝气郁结者情绪欠佳，心烦易怒，两胁胀满甚至连及乳房，嗳气或矢气多，排气后腹胀减轻；血虚肠燥者大便偏干、虽然数日无便但腹部却无胀痛之感，面色萎黄、皮肤不润、心悸、失眠。孕产妇便秘时常还会伴有腹胀、腹痛或便血等症状。

【治疗法则】

　　补中益气、疏肝解郁、滋阴清热、润肠通便。孕产妇便秘不同于普通人，孕妇有身孕在身，不可随意在腹部操作以及用强刺激手法，也不宜使用那些清泻胃肠火热毒邪的穴位，以免伤及胎气；产妇分娩后气血虚弱，也不宜使用那些清泻胃肠火热毒邪的穴位和采用强刺激手法，以免更进一步伤及正气。两者都只能选用具有滋阴润下作用的穴位，并采用轻刺激手法施术。

【选穴处方】

　　中脘、天枢、大横、肺俞、脾俞、肾俞、足三里、上巨虚、太溪或复溜、照海。

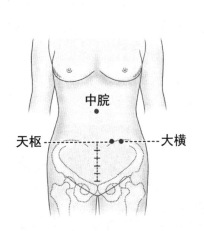
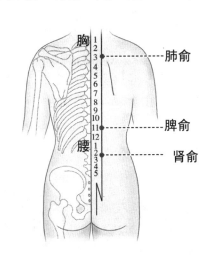
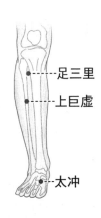

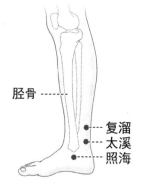

胫骨

复溜
太溪
照海

中脘：腹部正中线脐上4寸

天枢：脐旁2寸

大横：脐旁4寸

肺俞：背部第3胸椎下旁开1.5寸

脾俞：背部第11胸椎下旁开1.5寸

肾俞：第2腰椎下旁开1.5寸

足三里：外膝眼正中直下3寸、胫骨外侧旁开1中指宽

上巨虚：外膝眼正中直下6寸、胫骨外侧旁开1中指宽

太溪：足内踝高点与跟腱连线中点

复溜：太溪穴上2寸

照海：足内踝下凹陷中

中脘、天枢、大横均位于腹部，调节脾胃和肠道功能，尤其是脾经的大横穴，补中益气、润肠通便；肺与大肠互为表里，脾与胃互为表里，肾为水液之脏，肺俞、脾俞、肾俞分别发挥对胃肠的调节功能；足三里、上巨虚属于胃经穴，分别作用于胃和大肠；太溪、复溜、照海都是肾经穴位，对肠道有增液润下作用。

【操作手法】

1. 指压、按摩

（1）孕妇取坐位或仰卧位，自己或由他人用示指、中指、环指指腹轻轻摩揉中脘、天枢、大横等穴各1～2分钟；再以手掌按顺时针方向轻轻摩腹2～3分钟；轻轻按揉下肢足三里、上巨虚各1～2分钟。

（2）取坐位或侧卧位，由他人用手掌贴于背部，用轻缓手法推擦肺俞、脾俞至肾俞穴一线3～5分钟。

2. 灸法　除了胃肠火热旺盛引起的便秘以外，其他各型以及所有选穴都可以用艾条、艾炷或温灸器实施灸法治疗。每穴灸2～3分钟，或以局部有温热感、皮肤潮红为度。每日1次。

3. 拔罐　孕妇取侧卧位、产妇取俯卧位，从肺俞经脾俞到肾俞先推罐2～3分钟，再各自坐罐3～5分钟；下肢可以拔丰隆穴（外膝眼正中下8

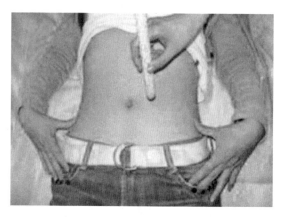

艾条灸天枢穴

寸、胫骨外侧旁开 2 中指宽，也即外膝眼与足外踝连线中点）10 分钟。每日 1 次。

4.皮肤针叩刺　用无菌皮肤针中度叩刺腰背部穴位和下肢足三里、上巨虚、丰隆、太溪、复溜、照海，以皮肤明显潮红为度。隔日 1 次。

5.刮痧　用无菌刮痧板或其他代用品蘸上按摩油或其他油脂类润滑剂，从上到下刮背部肺俞至肾俞一线；下肢足三里至丰隆一线，直至局部皮下出现（紫）红色痧痕为止。每周 2 次为宜。

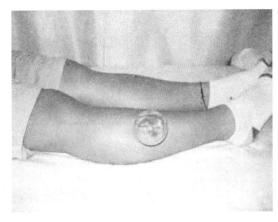
丰隆穴拔罐

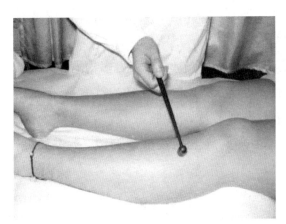
叩刺足三里

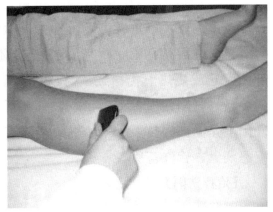
丰隆穴刮痧

温馨提示

1.穴位保健对于防治便秘有较好效果。如经多次治疗无效者，应查明病因。

2.平时应多饮开水或蜂蜜水，多吃新鲜蔬菜、水果；忌食肥甘厚味、油炸及香燥辛辣之品。

3.孕产妇每天都要养成定时排便的良好习惯，产后应早期下床活动，适当进行体育活动，以促进肠蠕动；不要久坐沙发或躺在床上看书、看电视；更不要在大便时长时间看书报。

4.孕妇有身孕在身，产后失血伤津、身体自然虚弱，便秘均不宜使用苦寒泻下之药。可以配合服用脾约麻仁丸、麻仁润肠丸之类润肠轻泻之中成药（按说明书服用）；或取党参 30 克，麦冬 10 克，大枣 10 枚，水煎取汁，加糯米 100 克煮成稀粥，加红糖适量食用。

第七讲　妊娠高血压，穴位控制它

妊娠高血压又称"妊娠高血压综合征"，简称"妊高征"，是妊娠期女性血压 ≥ 140/90 毫米汞柱，或血压较妊娠前或妊娠早期升高 ≥ 25/15 毫米汞柱。一般在妊娠中后期（20～24 周）以后，出现血压升高，可伴随有水肿，尿液检查常有蛋白尿，严重者可发生昏迷、抽搐等。

引起妊娠高血压的原因很多，至今还未完全清楚。中医学认为多由肾阴亏损、肝阳上亢或痰热上扰导致，与遗传、年龄、体态、职业、情绪、饮食等有一定的关系。肾阴亏损者头晕目眩，耳鸣耳聋，失眠心悸，腰膝酸软，舌瘦红少津；肝阳上亢面部红热，头晕头痛，心烦易怒，失眠；痰热上扰者头晕如蒙，头重如裹，呕恶痰涎，舌红苔腻。

【治疗法则】

滋阴潜阳、化痰通络。

【选穴处方】

百会、曲池、丰隆、太冲、涌泉。

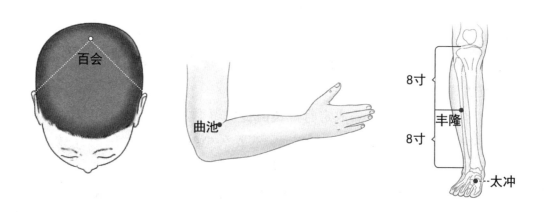

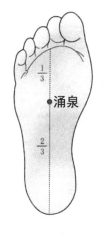

百会：头顶正中线上前发际上5寸，两耳尖直
上与头顶正中线交点
曲池：屈肘90°，肘横纹拇指侧纹头端
丰隆：外膝眼正中与足外踝连线的中点
太冲：足背第1、2跖骨结合部前方凹陷中
涌泉：不连足趾，足底的前1/3与后2/3交点

百会位于头顶，与肝经直达头顶的经脉交会，从古到今都是治疗（高血压）头痛、眩晕的主穴；曲池也是降压的经验效穴；丰隆为全身化痰通络第一要穴；太冲属于肝经要穴，平降肝阳、降低血压；涌泉是肾经的起始穴，滋肾水而平降肝阳。

【操作手法】

1. 指压、按摩

（1）孕妇坐位，用双手中指指端点压并按揉头顶百会，或者将双手五指做成爪状，快速叩击百会穴1～2分钟；再用双手五指拿捏头顶1～2分钟。

（2）由上至下推左右"桥弓"（与胸锁乳突肌前面平行的颈部条形区，经过位于颈动脉窦、具有降压作用的人迎穴）各5～6遍。

（3）左右手交替稍重按揉双侧曲池穴各1～2分钟（如果由他人实施，则双侧同时操作）。

（4）双手拇指或中指同时按压下肢的丰隆、太冲、涌泉穴，丰隆穴还可以握拳，用第5指掌关节反复捶打；太冲和涌泉二穴最好同时操作，一手拇指按压住足背的太冲穴，中指在足

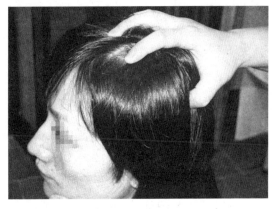

拿捏头顶

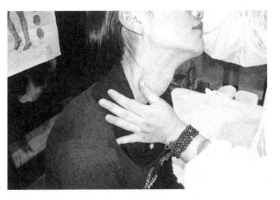

推"桥弓"

271

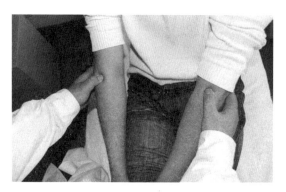

按揉曲池穴

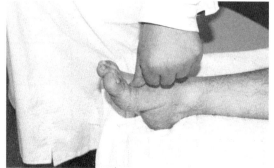

单压太冲穴

底按压住涌泉穴，相对用力旋揉，肝肾同治；最后再用同侧手的中指推擦太冲穴、对侧掌心搓擦涌泉穴200下左右，或以脚心发热为度。

2. 灸法　用艾条、艾炷或温灸器灸下肢足三里和丰隆穴各5分钟，或以局部有温热感、皮肤潮红为度，以引火下行。每日1次。

3. 拔罐　先在下肢足三里与丰隆穴一线推罐3分钟左右，再在丰隆穴坐罐5分钟。每日1次。

4. 皮肤针叩刺　所选穴位除了涌泉穴以外，都很适合皮肤针叩刺。常规消毒，用无菌皮肤针中度叩刺，以皮肤潮红为度。每日或隔日1次。

5. 刮痧　所选穴位都适合刮痧。常规消毒，用无菌刮痧板或其他代用品蘸上按摩油或其他油脂类润滑剂，点刮百会、曲池、丰隆、太冲等穴，中等力度，直至局部皮下出现红色痧痕为度。每周2次。

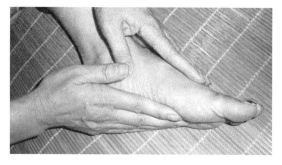

推擦太冲、涌泉

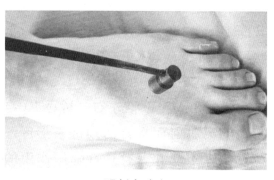

叩刺太冲穴

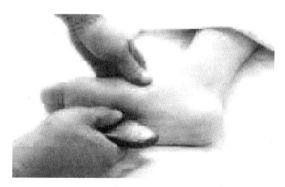

刮足心涌泉穴

温馨提示

1. 穴位保健对妊娠早期轻度高血压有较好的降压及改善症状的效果。在治疗期间应注意每天检测血压，随时调整治疗方案。对病情较重者应配合中西降压药物治疗或食疗：冬瓜 500 克，冰糖 20 克，加水适量，煎汤食用；白扁豆、薏苡仁各 50 克，大米 60 克，同煮成稀烂稠粥食用，每天服用 1 次。若血压仍持续不降者，应及时到医院治疗。

2. 减少心理压力，保持心情舒畅十分重要。

3. 注意孕期饮食结构的调整，减少脂肪和盐的摄入，加强妊娠中、晚期营养，尤其是蛋白质、多种维生素的补充。

第八讲　胎位不正灸可正

胎位不正多由孕妇腹肌松弛或起居失常、气血不和，累及胞胎所致，尤其以经产妇较为多见。临床上孕妇虽然基本没有什么自觉症状，但却是引起难产的重要原因。如不及时纠正，常常会危及母子二人的生命安全（胎位不正围生儿的死亡率比胎位正常者高 3 ～ 10 倍）。剖腹产虽然可以大大减少难产死亡率，但却会增加产褥期发病率。

中医学认为，本病常与脾肾阳虚、寒凝湿滞或肝气郁结有关。肾主生殖、发育，内系胞宫，肾气不足，虚寒凝滞，转胎无力；脾虚湿滞，胎体肥大，转胎受限；肝气郁结，气机不畅，胎体不能应时转位，均可导致胎位不正。

肾虚寒凝者可见形弱体瘦、面色㿠白、腰酸腹冷、神疲倦怠、舌淡；脾虚湿滞者形盛体胖、四肢乏力、神疲嗜睡，舌淡体胖大、苔白腻或黄腻；肝气郁结者精神抑郁，或性急、烦躁易怒，嗳气不舒、胁肋胀痛、大便不调，舌红、苔薄黄。

【治疗法则】

对于胎位不正，西医妇产科常用手法复位，而中医针灸则主要用艾灸至阴穴。

益肾暖胞、健脾化湿、疏肝解郁、调理胞宫气血。肾虚寒凝、脾虚湿滞者以灸法为主；肝气郁结者可行皮肤针叩刺法。

【选穴处方】

至阴、太溪、公孙、三阴交。

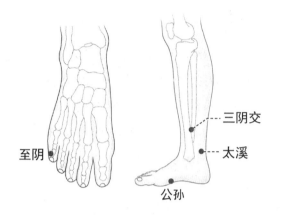

至　阴：足小趾外侧端趾甲角旁开1分许
太　溪：足内踝高点上2寸
公　孙：足背内侧，第1趾跖关节后约2寸
　　　　的凹陷中
三阴交：足内踝高点上3寸、胫骨后缘

至阴穴是膀胱经的最后一穴，经气由此交肾经，能助肾水、调肾气，自古就是矫正胎位的经验效穴；太溪为肾经要穴，补肾理胞；公孙、三阴交均为脾经要穴，三阴交还是脾、肝、肾三经交会穴，可健脾、疏肝、益肾、化瘀滞、理胞宫，有辅助转胎之效。

【操作手法】

1. **纠胎时机**　灸至阴穴纠正胎位的最佳时机，当在妊娠7～8个月（即28～32周）。此时胎儿大小适宜，羊水最多，纠转率高（成功率可达90%以上），且复发率低。在妊娠28周以前过早纠正，因为胎体较小，羊水相对较多，胎儿远未入盆，尚在羊水中漂浮不定，胎儿在子宫腔内的活动范围较大，胎儿的位置和姿势容易改变，即或被纠正了，也无法巩固疗效；32周以后过晚纠正，由于胎儿生长快，羊水相对减少，胎儿与子宫壁更加贴近，胎儿业已入盆固定，胎儿的位置及姿势相对固定，此期纠胎则疗效稍差，大多难以奏效。

2. **纠胎程序**　要想获得艾灸至阴穴纠正胎位的最佳效果，孕妇必须在治疗之前先排空小便，以减少充盈的膀胱对子宫的干扰刺激；然后松开裤带，以解除腹部的外在压力。

（1）指压、按摩法：孕妇采取半靠卧位，由医护人员或亲朋好友用拇指端指压、按揉双侧至阴穴10分钟左右，以酸胀为度；改侧卧位，用手掌摩揉腰背部脾俞（第11胸椎下旁开1.5寸）、命门（第2腰椎下凹陷中）、肾俞（命门穴旁开1.5寸），每穴2分钟左右。

（2）艾灸法：因孕妇腹部膨隆，自灸有一定困难，所以最好由医护人员或其家属代为施灸。孕妇坐于靠背椅上或半仰卧于床上，暴露两侧至阴穴，用艾条先在一侧至阴穴用固定灸法或雀啄灸法温灸15分钟，再换另一侧续灸15～20分

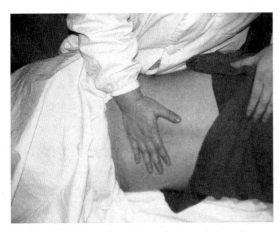

摩揉命门、肾俞

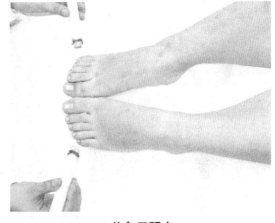

艾灸至阴穴

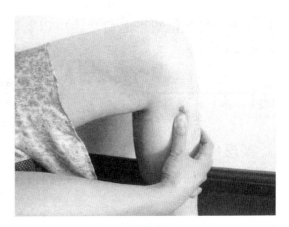

阴陵泉

钟（也可以用两根艾条或小艾炷在双侧至阴穴同时施灸）；之后再灸双侧足三里（外膝眼正中下 3 寸、胫骨外侧旁开 1 中指宽）各 5 分钟，以局部有温热感、皮肤潮红为度。每日 1～2 次，直至胎位恢复正常为止。

　　肾虚寒凝加灸气海（腹部正中线脐下 1.5 寸）、肾俞各 2～3 分钟，益肾暖胞以助胎气；脾虚湿滞加灸阴陵泉（膝关节内下方高骨下凹陷中）和丰隆（外膝眼正中下 8 寸、胫骨外侧旁开 2 中指宽，也即外膝眼与足外踝连线中点）、足三里健脾化浊以导湿滞。

　　（3）皮肤针叩刺法：肝气郁结者用皮肤针叩刺至阴、太溪、公孙、三阴交等主穴各 3～5 分钟，另再加期门（乳头直下 2 肋间隙，也即第 6 肋间隙）、太冲（足背第 1、2 趾跖关节结合部前方凹陷中）二穴，以疏肝解郁、理气行滞。

　　（4）针灸结束，孕妇最好能在医护人员的指导下配合做胸膝卧位（俯伏卧位，双膝跪在床上，胸部紧贴床面，膝关节尽量向胸腹部靠拢，臀部抬高）

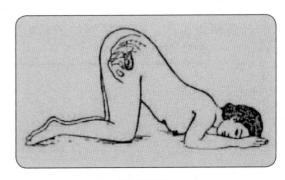

胸膝卧位

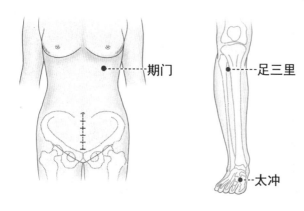

期门：乳头直下2肋间隙，也即第6肋间隙

太冲：足背第1、2趾跖关节接合部前方凹陷中

10～20分钟；家属可站于一侧，一手放于孕妇腰骶部，另一手放于孕妇腹部，尽量置于胎臀部位，轻柔地摩揉10分钟左右。每日2次，以增强和巩固疗效。

（5）当胎位纠正之后，还应以宽腹带固定腹部。一般经治3～5次，即可达纠正胎位之目的。

温馨提示

1. 艾灸至阴穴纠正胎位，是古代医家给我们留下的十分宝贵的经验。经现代临床观察，确有效验。现代并由原来单一的艾灸至阴穴发展为刺灸太溪或公孙、三阴交。在操作手法上，除了传统的艾灸，还可以实施针刺等方法。

2. 针灸矫正胎位不正疗效确切，且成功率极高（多数人观察统计其成功率达80%以上，一般3次左右即可纠正），可以大大减少难产的发生率，成为穴位特殊治疗作用的典型代表。疗效的关键是掌握好治疗时机。故孕妇在妊娠7个月（28周）以前，如果检查发现胎位不正时，不要急于处理，至妊娠后期，大多可自行转成正常胎位。

3. 因骨盆狭窄、子宫畸形、盆腔肿瘤等因素导致的胎位不正，不属针灸纠正范围，应尽早转妇产科处理，以免发生意外。

第九讲　胎动不安穴能安

胎动不安即孕妇在妊娠中后期出现胎动及下坠感、阴道少许出血，并伴有轻度腹胀、腹痛、腰酸等现象（如果仅有胎动及下坠感、阴道少许出血，没有腹胀、腹痛、腰酸现象者称为"胎漏"或"漏胎"）。多因素体虚弱，或者血热妄行、损伤胎气，或者因劳力伤身或跌打损伤等外来因素的影响而致。可分为肾虚、气虚、血虚、血热、劳损等证型。

肾虚者先天不足，身体素弱，或孕后房事不慎，耗伤肾气，症见身体瘦弱、头晕、眼花、耳鸣、腰酸腿软、小便频数甚至失禁；气虚者身体虚弱、精神萎靡、少气懒言、食欲缺乏、腹胀或腹泻、阴道下血；血虚者面色苍白、阴道下血量少色淡如黄水、头晕、眼花、虚烦失眠；血热者面红目赤、口感渴喜冷饮、阴道下血色红、小便黄、大便干、舌红苔黄；劳损者有劳力伤身或跌打损伤病史可查。

【治疗法则】

肾虚、气虚、血虚者补中益气、强身固胞；血热者清热安胎。

【选穴处方】

关元、气海、脾俞、命门、肾俞、足三里、三阴交。

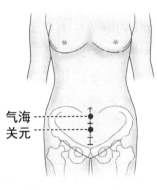
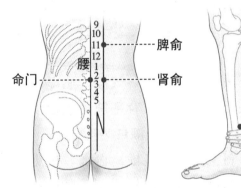
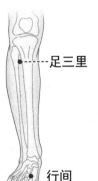

关元：腹部正中线，脐下3寸

气海：腹部正中线，脐下1.5寸

脾俞：背部第11胸椎下旁开1.5寸

命门：第2腰椎下凹陷中

肾俞：命门穴旁开1.5寸

足三里：外膝眼正中直下3寸、胫骨外侧旁开1中指宽

三阴交：足内踝高点上3寸、胫骨后缘

脾俞、足三里、三阴交调理脾胃、补中益气；关元、气海、命门、肾俞、三阴交补益肾气、强身固胞。血热者加期门（乳头直下2个肋间，即第6肋间隙）、行间（足背第1、2趾缝纹头端）清肝火、调冲任。

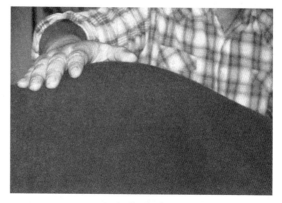

轻轻摩腹

【操作手法】

1. 指压、按摩

（1）孕妇仰卧，由他人先用示指、中指、环指指腹轻轻按揉气海、关元穴2～3分钟，再用手掌轻轻摩腹2～3分钟；血热者期门可中等力度点压、按揉。

（2）用拇指指腹轻轻按揉下肢足三里、三阴交穴，血热者行间穴可中等力度点压、按揉。

（3）改侧卧位，术者用全掌或小鱼际摩擦脾俞、命门、肾俞穴2～3分钟，以发热为度。

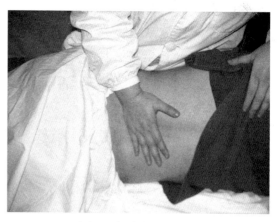

小鱼际摩擦命门、肾俞

2. 灸法　灸法适宜于肾虚、气虚、血虚者，血热者不宜灸。用艾条或艾灸器温和灸腹部关元、气海和腰背部脾俞、命门、肾俞以及下肢足三里、三阴交穴各2～3分钟，以局部皮肤潮红为度。

3. 皮肤针叩刺　肾虚、气虚、血虚、血热者以及除了关元、气海、三阴交以外的其他穴位均可以用皮肤针叩刺。肾虚、气虚、血虚者用力要轻不宜重，血热者期门、行间可加大力度，甚至轻度出血。

温馨提示

1. 按摩、艾灸对于本症有一定效果，腹部穴和三阴交应用轻手法。

2. 如果实施后见效甚微，则应尽快到医院实施保胎治疗。

第十讲　产后出血灸能止

一般而言，产妇正常分娩时失血量可达到 150 ～ 300 毫升。如果产妇在胎儿娩出后的 24 小时内，阴道流血达到或超过 500 毫升，即可视为"产后出血"。现代医学认为产后出血常与产后宫缩乏力、产道损伤、胎盘胎膜部分残留、凝血功能障碍有关。中医学认为多由产妇素体气血虚弱、无力摄血；产时耗气、瘀血不去，新血不得归经，以致血溢。

产后出血主要表现为分娩后持续或断断续续下血、面色苍白、头晕乏力、胸闷心慌、舌淡、脉弱无力等。气虚者出血量偏多、色红，伴有面色苍白、头晕、目眩、心慌、少气懒言、汗出肢冷、舌淡；血瘀者下血量大、色紫暗且夹有血块、小腹疼痛拒按、血块下后腹痛减轻、舌紫黯或有瘀点瘀斑；产伤者产道有裂伤、出血量大、持续不止，色红。

【治疗法则】

气虚者补中益气、固脱摄血；血瘀者行气活血、化瘀止血；产伤者益气养血、修复止血。

【选穴处方】

百会、关元、气海、子宫、膈俞、肝俞、脾俞、血海、足三里、三阴交。

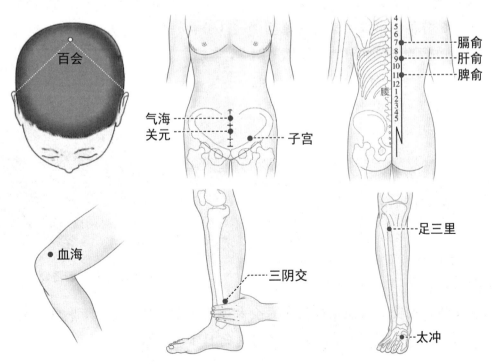

百会：两耳尖直上与头顶正中线的交
　　　点，入前发际5寸
关元：腹部正中线脐下3寸
气海：腹部正中线脐下1.5寸，即肚脐
　　　与关元穴连线中点
子宫：腹部正中线脐下4寸的中极穴旁
　　　开3寸
膈俞：背部第7胸椎下旁开1.5寸
肝俞：背部第9胸椎下旁开1.5寸
脾俞：背部第11胸椎下旁开1.5寸
血海：膝关节髌骨内上缘上2寸
足三里：外膝眼正中直下3寸、胫骨前
　　　　嵴外侧旁开1中指宽
三阴交：足内踝高点上3寸、胫骨后缘

百会位于头顶，属于督脉，督脉起于子宫内，上行至头顶，通过百会与诸阳经交会，故灸百会穴有升阳举陷、固摄止血的作用；关元、气海位于脐下，属于任脉，通于子宫，任脉也起于子宫内，故关元、气海二穴有调理冲任、益气止血作用；子宫穴直接调理子宫气血；膈俞为血之会穴，灸能益气补血，针可活血化瘀；肝藏血，脾统血，肝俞、脾俞均有养血止血作用；血海属于脾经要穴，擅长养血止血；足三里补中益气、固脱摄血；三阴交调理脾、肝、肾，维系胞络气血。

【操作手法】

1. 指压、按摩

（1）产妇仰卧，术者先用示指、中指、环指指腹按揉关元、气海、子宫等穴各2～3分钟；再以手掌轻轻摩腹2～3分钟，使有温热感向腹内渗透。

（2）改侧卧或俯卧位，术者先用示指、中指、环指指腹按摩背部膈俞至脾俞（可以向下延伸到第2腰椎下得命门穴以及旁开1.5寸的肾俞穴）2～3分钟，再以小鱼际横擦命门、肾俞穴，最后用全掌摩擦腰骶部3～5分钟；或以发热为度。

（3）产妇坐位，术者用拇指指腹按揉头顶百会，下肢血海、足三里、三阴交等穴各2～3分钟。

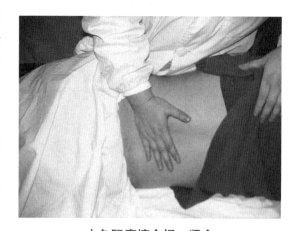

小鱼际摩擦命门、肾俞

2. 灸法　用艾条或温灸器温灸百会和所有腹部、腰背部、下肢穴位各3～5分钟，以局部皮肤潮红并有温热感为度。每日1～2次。

3. 拔罐 拔罐适合于腹部和腰背部穴位，腹部穴用坐罐法 10 分钟左右，腰背部穴先行推罐 3～5 分钟，再坐罐 5～8 分钟。每日 1～2 次。

4. 皮肤针叩刺 皮肤针叩刺适用于所有证型，常规消毒后，用无菌皮肤针轻度叩刺，以皮肤潮红为度；血瘀者甚至可以叩刺出血。每日或隔日 1 次。

5. 刮痧 刮痧适用于所有证型，尤其是血瘀者更为适宜。常规消毒，

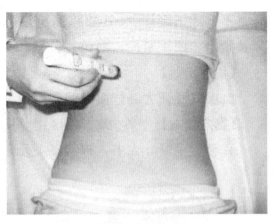
艾条灸背部穴位

用无菌刮痧板或其他代用品蘸上按摩油或其他油脂类润滑剂，反复缓慢轻度刮拭，头部和下肢穴用点刮法，腹部穴从上向下刮气海→关元→子宫一线；腰背部穴刮膈俞→肝俞→脾俞一线。每处刮 15～20 遍，以局部皮下出现红色痧痕为度。每周 2 次。

温馨提示

穴位保健适用于比较缓慢的产后出血，如果是产后大出血（比如血崩），其病情发展极快，可以在短时间内发生休克，甚至死亡，必须尽快送往医院救治。

第十一讲 产后血晕灸来治

产后血晕是指产妇分娩后由于阴道继续出血而出现的突然头晕眼花、不能起坐，或心胸满闷、心悸、恶心欲呕，甚至面色苍白、汗出肢冷、心烦不安、突然晕倒、神志不清、不省人事。与产妇素体气血虚弱、或分娩过程中失血过多，气随血脱，气虚血虚；或者产后感受寒凉，情志不舒，寒凝、气滞、血瘀，气逆于上而引起。

血虚气脱证多见于分娩中失血过多、头晕眼花、面色苍白、心悸胸闷、渐至晕厥不省人事、冷汗淋漓、四肢厥冷，舌淡无苔；血瘀气闭证多因于新产后

恶露不下或下之甚少、小腹疼痛拒按，甚则心胸满闷、气粗喘促、神昏不省人事、牙关紧闭、两手紧握，面色、口唇和舌色紫暗。

【治疗法则】

血虚气脱证大补气血、回阳固脱；血瘀气闭证活血化瘀、醒脑启闭。

【选穴处方】

百会、素髎、人中、神阙、关元、气海、中冲或劳宫、涌泉。

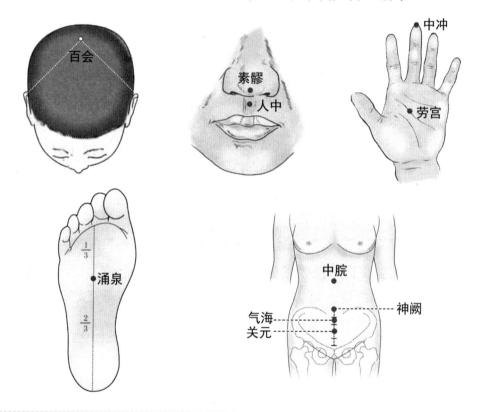

百会：两耳尖直上与头顶正中线的交点，入前发际5寸	**气海**：腹部正中线脐下1.5寸，即肚脐与关元穴连线中点
素髎：鼻尖正中	**中冲**：中指顶端
人中：人中沟正中央	**劳宫**：掌心第2、3掌骨之间、握拳状态下中指尖端触及处
神阙：肚脐	
关元：腹部正中线脐下3寸	**涌泉**：足底不连脚趾前1/3与后2/3交点

　　百会、素髎、人中属于督脉，是醒脑开窍、振奋阳气要穴；神阙、关元、气海属于任脉，系于元气，阴中有阳；任脉维系一身之阴，督脉总督一身之阳，取任、

督二脉经穴为主通行阴阳，以防阴阳二气决离；中冲为心包经的末梢穴，醒神启闭；劳宫穴位于掌心，属心包经，为救治晕厥的"五心穴"（即顶门心百会、两手心劳宫、两足心涌泉）之一；涌泉为肾经的末梢穴，醒脑开窍，也为救治晕厥的"五心穴"之一。诸穴相配治疗产后血晕，其醒神苏厥之功相得益彰。

【操作手法】

1. 指掐、按摩

（1）产妇仰卧，术者先用拇指或中指指甲重力掐揉百会穴1分钟左右；神志欠清者重力指掐人中或鼻端素髎穴各1分钟左右。

（2）术者先用示指、中指、环指指腹按揉下腹部气海、关元等穴1～2分钟；再将双手搓热叠按于肚脐，轻柔摩腹2分钟左右。

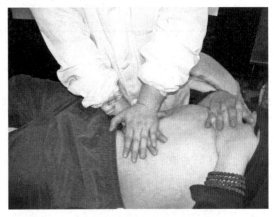

摩 腹

（3）重力指掐中冲、手心劳宫、足心涌泉穴各1分钟左右；双手搓热后，贴于患者足底，前后往返搓擦，使病人足心发热向里渗透为度。

2. 灸法 将艾条点燃，急灸百会、神阙、气海、关元等穴各3～5分钟；血虚气脱证可用2～3根艾条同时点燃重灸；神阙用隔盐灸，有很好的回阳固脱复脉作用。每日可2～3次。

3. 皮肤针叩刺 血虚气脱和血瘀气闭两种证型以及所选穴位都适合皮肤

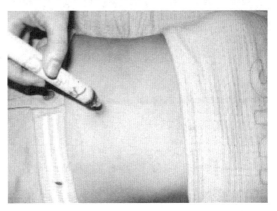

艾条灸神阙

针叩刺。穴位常规消毒，用无菌皮肤针从上到下分别叩刺。百会、中冲可重叩出血，其他穴位中强力度叩刺，至皮肤发红或者微微渗血为度。每日可2～3次。

温馨提示

1．产后血晕是危急证候，若不及时抢救可致阳气暴脱而危及生命。指掐、按摩对产后血晕的救治有较好的效果，能比较快地让病人清醒复苏。特别危重的病人应送往医院采取中西医综合疗法救治。

2．产后一段时间，每天可用龙眼肉 30 克，莲子、糯米各 50 克，加适量水煮粥，煮熟后加红糖适量，每晚临睡前食用 1 小碗。

第十二讲　产后会阴撕裂痛，指压灸疗能轻松

产后会阴撕裂痛，即产妇分娩后会阴部因为擦伤、裂伤，或会阴切开术愈合欠佳而引起的疼痛，在局部受压时疼痛会加重。

【选穴处方】

会阴、关元、肾俞、合谷、太冲、三阴交、蠡沟、中都。

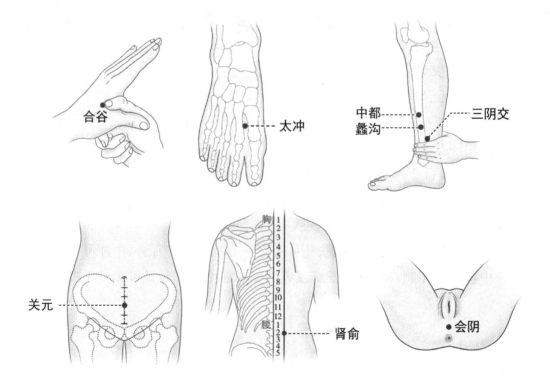

会阴：会阴部正中央，前后二阴连线中点

关元：腹部正中线脐下3寸

肾俞：腰部第2腰椎下旁开1.5寸

合谷：手背第1、2掌骨之间、略靠第2
　　　掌骨中点

太冲：足背第1、2跖骨接合部前方凹陷中

三阴交：足内踝高点上3寸、胫骨后缘

蠡沟：足内踝高点上5寸、胫骨内侧面
　　　的中央，当手掌托起小腿肚腓肠
　　　肌肌肉时，则会呈现一条沟纹

中都：足内踝高点上7寸、胫骨内侧面
　　　的中央

会阴穴就在会阴部位的正中央，属于局部取穴，疏调局部经络而止痛；肝肾开窍于前后二阴，关元、肾俞、三阴交三穴均与肝肾、子宫相通，调肝肾、止疼痛；合谷、太冲分别属于大肠经合肝经，前者主气，后者主血，配合应用谓之"四关"，有通经活络、行气活血、化瘀止痛的功效；蠡沟、中都均是肝经要穴，通肝胆经络，止会阴之痛。

【操作手法】

1. 指压、按摩

（1）产妇仰卧，自己先用中指指腹点揉会阴穴2～3分钟，再用示指、中指、环指指腹按揉关元2～3分钟；最后以掌根揉腹3～5分钟。

（2）稍重点压、按揉合谷、太冲、三阴交、蠡沟、中都等穴各2～3分钟。

（3）改俯卧位，由他人代为操作：先用示指、中指、环指指腹按揉两侧肾俞穴各2～3分钟，再用全掌或掌根按揉、摩擦腰骶部3～5分钟。

2. 灸法　用艾条或温灸器温灸会阴、关元、肾俞、三阴交等穴各10～20分钟。每日1～2次。

3. 拔罐　分别在关元、肾俞、三阴交、蠡沟、中都等穴坐罐8～10分钟（关元、肾俞用大号罐具，三阴交、蠡沟、中都用小号罐具）。每日1～2次。

4. 皮肤针叩刺　用无菌皮肤针在"会阴穴"以外的其他各穴叩刺2～3分钟，以局部皮肤发红为度（太冲、蠡沟、中都3穴可以叩刺出血）。每日或隔日1次。

温馨提示

产后多做盆底肌肉锻炼和提肛、收肛动作，可以刺激局部组织血液循环，促进伤口愈合并减少肿胀疼痛。

第十三讲 产后腹痛，穴位能控

产妇在产褥期，发生与分娩或产褥有关的小腹疼痛，称为"产后腹痛"，多见于初产妇。产妇分娩后，由于胎儿、胎盘的娩出，一度增大的子宫顿时空虚了，需要逐渐收缩而恢复到妊娠前的正常状态。这个时期小腹部有些隐隐作痛是正常现象，但这种腹痛一般较轻，可以忍受，也无须处理。但是如果疼痛较重，影响到产妇的生活、休息和情绪，那就不正常了，应视为病态。

本病主要由于气血虚弱或气滞血瘀、寒湿闭阻、气血运行不畅而导致。气血虚弱者小腹隐隐作痛，喜温暖、喜按揉，伴见面色苍白或微黄，头晕，目眩，心慌，舌淡苔白，脉弱无力；气滞血瘀证者小腹疼痛明显，或胀痛或刺痛，拒按，疼痛甚至连及胸胁、乳房，恶露（分娩后子宫内的残留物）色黯或夹有血块，舌紫暗，脉涩不利；寒湿闭阻者小腹冷痛、热敷后痛减，形寒肢冷、手足不温，舌淡、苔白滑。

【治疗法则】

气血虚弱者益气养血、补虚止痛；气滞血瘀者行气活血、化瘀止痛；寒湿闭阻者温中散寒、暖宫止痛。

【选穴处方】

关元或气海、天枢、子宫、足三里、三阴交。

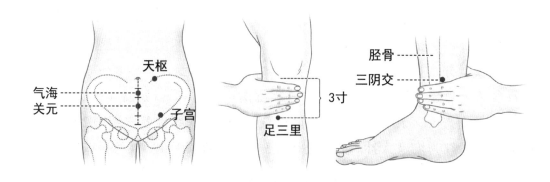

关元：腹部正中线脐下3寸

气海：腹部正中线脐下1.5寸

天枢：脐旁2寸

子宫：腹部正中线脐下4寸又旁开3寸

足三里：外膝眼中点直下3寸、胫骨外侧旁开1中指宽

三阴交：足内踝高点上3寸、胫骨后缘

关元、气海、子宫位于小腹部，既能补益气血，又能温暖子宫，对各种证型的产后腹痛都很适宜；天枢也位于腹部，灸能暖腹，针能化瘀；"肚腹三里留"，治腹痛当然离不开足三里穴；三阴交属于脾经第一要穴，调脾肝肾而止腹痛。

【操作手法】

1．指压、按摩

（1）产妇坐位或仰卧，先用示指、中指、环指指腹为着力点，点压、按揉肚脐、关元、气海、天枢等穴，再将手掌搓热，摩揉小腹部 5 分钟左右，使有温热感向腹内渗透。

（2）用拇指或中指指腹点揉下肢足三里、三阴交穴各 2 ～ 3 分钟。

（3）改俯卧位，术者先用拇指、示指、中指捏脊 3 ～ 5 遍，再将手掌搓热，搓擦腰部命门（腰部第 2 腰椎下凹陷中）、肾俞穴（命门穴旁开 1.5 寸）3 ～ 5 遍，使局部有明显发热感为佳。

2．灸法　各个证型和所选定穴位都适合用艾条、艾炷或者温灸器施灸。每次每穴灸 5 分钟左右，以局部有温热感、皮肤潮红为度。每日 1 ～ 2 次。

3．拔罐　适合于腹部穴位，用闪火法吸拔，并留罐 10 分钟左右。每日 1 次。

4．皮肤针叩刺　各个证型和所选定穴位都适合皮肤针叩刺，气血虚弱、寒湿闭阻轻中度叩刺，以皮肤潮红为度；气滞血瘀者可重力叩刺，天枢和子宫二穴可以重叩出血。隔日 1 次。

5．刮痧　寒湿闭阻和气滞血瘀两型适合于刮痧疗法：各穴位常规消毒，用无菌刮痧板或其他代用品蘸上按摩油或其他油脂类润滑剂，反复缓慢轻度刮气海至关元、天枢至子宫各 2 ～ 3 分钟；足三里和三阴交宜用点刮法。每周 2 ～ 3 次。

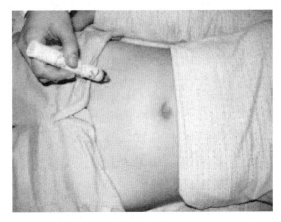

灸子宫穴

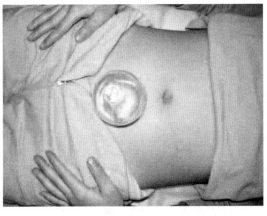

关元拔罐

温馨提示

　　1. 穴位保健对产后腹痛效果理想满意，要及时治疗，并充满信心。

　　2. 临产前后注意防寒保暖，不要吃生冷饮食。

　　3. 可以配合服用当归生姜羊肉汤：当归 10 克，生姜 15 克，羊肉 100 克，小火煲汤，调味佐餐服食。每日 1 次。

第十四讲　产后尿闭穴来通

　　产后尿闭也即"产后小便不通"，多发生于产后 3 日之内，也可能发生在产褥期中，以初产妇、滞产以及剖腹产术后多见。症见产后小便点滴而下甚至完全闭塞不通，伴见小腹胀满不适、疼痛，病人往往会感到恐惧和烦躁不安。

　　中医学认为，本病是由于平素身体虚弱，分娩过程中又劳力伤气，或失血过多，耗气伤血；或者产程过长，膀胱受压过久，气血运行不畅，导致膀胱气化不利，小便不通。

　　本病临床上有肾气虚弱和气滞血瘀两大类别：肾气虚弱者可见面色苍白少华或萎黄晦暗，头晕、目眩、耳鸣，倦怠乏力，少气懒言，舌淡；气滞血瘀者产程往往不顺，或手术分娩过程中损伤膀胱，可见情志抑郁，胸胁胀痛，下腹部急痛、拒按，舌紫暗、苔薄黄，脉涩不利。

【治疗法则】

　　肾气虚弱者补益肾气,气滞血瘀者行气活血,共同达到利水通淋的治疗目的。

【选穴处方】

　　中极或关元、气海、水分、水道、肺俞、肾俞、膀胱俞、三阴交、阴陵泉。

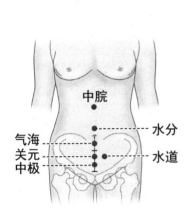
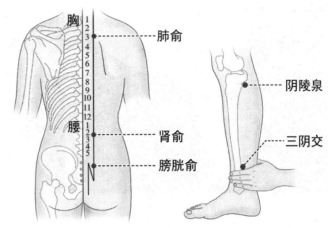

中极：腹部正中线脐下4寸　　　　　肺俞：背部第3胸椎下旁开1.5寸

关元：腹部正中线脐下3寸　　　　　肾俞：第2腰椎下旁开1.5寸

气海：腹部正中线脐下1.5寸　　　　膀胱俞：第2骶椎下旁开1.5寸

水分：腹部正中线脐上1寸　　　　　三阴交：足内踝高点上3寸、胫骨后缘

水道：关元穴旁开2寸　　　　　　　阴陵泉：膝关节内下方高骨下凹陷中

中极、关元、气海 3 穴均属于任脉，接近膀胱，能振奋膀胱的排尿功能；水分、水道都是通淋利尿要穴，故都以"水"来命名；肺俞调节肺"通调水道、下输膀胱"的功能；肾俞、膀胱俞直接调理肾和膀胱对尿液的管理功能；三阴交、阴陵泉都是脾经的要穴，三阴交是脾、肝、肾三脏的交会穴，理脾、调肝、益肾；阴陵泉擅长清下焦湿热而通利小便。

【操作手法】

1. 指压、按摩

（1）产妇取仰卧位，自己或由他人先用示指、中指、环指指腹按揉中极、关元或气海、水分、水道等穴各 1 ～ 2 分钟，然后再用手掌轻轻按摩小腹部 2 ～ 3 分钟，以透热为度。

（2）用手掌搓擦腹股沟、经大腿内侧至膝关节，以有温热为度；再用拇指或中指指腹点压、按揉阴陵泉、三阴交，每穴 2 分钟左右。

（3）改俯卧位，术者用双手点按脊柱两侧的肺俞、肾俞、膀胱俞等穴各 2 ～ 3 分钟。再用手掌从上到下推擦肺俞至膀胱俞 10 ～ 15 遍。

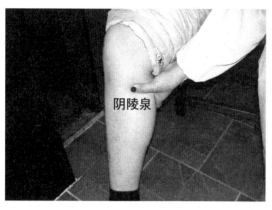

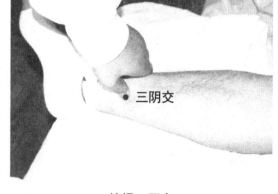

按压阴陵泉　　　　　　　　　　　　　　　按揉三阴交

2.隔葱盐灸　取食盐1.5克，填平肚脐，再取粗葱白1根捣烂后覆盖于食盐上，将艾条点燃后，在肚脐上进行雀啄灸3～5分钟，直至热气入腹内并有尿意为止；再用艾条或温灸器在关元、气海、中极、水分、水道、肺俞、肾俞、膀胱俞、三阴交各穴施行温和灸，每穴2～3分钟。

3.拔罐　腹部穴宜用坐罐法（关元、气海用大罐1罐拔2穴）；腰背部先从肺俞经脾俞到肾俞、膀胱俞推罐3～5分钟，而后再各自坐罐5分钟左右。

4.皮肤针叩刺　各个证型和所选定穴位都适合皮肤针叩刺，气血虚弱者轻中度叩刺，以皮肤潮红为度；气滞血瘀者可重力叩刺，局部皮肤可见微微出血。隔日1次。

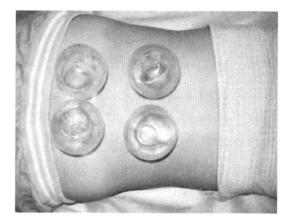

肾俞、膀胱俞坐罐

5.刮痧　腰背部和下肢穴位适合于刮痧疗法：各穴位常规消毒，用无菌刮痧板或其他代用品蘸上按摩油或其他油脂类润滑剂，先从肺俞经肾俞到膀胱俞反复刮腰背部，再从上往下重刮阴陵泉至三阴交一线，以皮下出现（紫）红色痧痕为度。

1. 本病应重视预防，对既往有慢性尿路感染病史者，应注重预防性治疗，以防复发。

2. 产妇产后要尽早下床活动，实在不能下床活动者，也应在床上做四肢运动，促进身体各方面功能的恢复，最好做产后保健操，促进盆底组织的修复。

第十五讲　产后尿失禁，穴位能搞定

产后尿失禁是孕妇分娩后在清醒状态下小便不能控制而自行流出的一种病症。常在负重、用力、咳嗽、喷嚏、大笑或高声呼叫、直立、行走、急躁、激动、突然受到惊吓甚至于听到滴水声时小便难以自控而溢出。多由于肺肾气虚（分娩疲劳）或剖腹产手术损伤冲、任之脉，使膀胱固摄无权、失于对尿液的约束能力而致。

肺气虚型尿液清白，面色㿠白，倦怠无力，少气懒言，语音低微，舌淡、苔白，脉微无力；肾气虚型尿色清，面色晦暗，头晕耳鸣，腰膝酸软，畏寒肢冷，舌淡，脉微细；产伤型尿液或可由阴道漏出，尿中夹有血丝，舌紫暗，脉涩不利。

【治疗法则】

肺肾气虚者补益肺肾之气、固摄尿液；手术损伤者修复冲任二脉，振奋膀胱之气。

【选穴处方】

会阴、中极或关元、气海、肺俞、肝俞、肾俞、膀胱俞、足三里、三阴交。

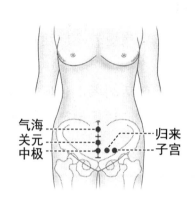

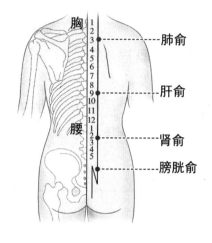

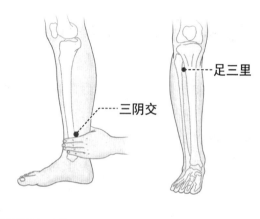

会阴：会阴部正中央，前后二阴连线中
    点
中极：腹部正中线脐下4寸
关元：腹部正中线脐下3寸

气海：腹部正中线脐下1.5寸
肺俞：背部第3胸椎下旁开1.5寸
肝俞：背部第9胸椎下旁开1.5寸
肾俞：第2腰椎下旁开1.5寸
膀胱俞：第2骶椎下旁开1.5寸
足三里：外膝眼正中直下3寸、胫骨外
       侧旁开1中指宽
三阴交：足内踝高点上3寸

    会阴、中极、关元、气海4穴均属于任脉，会阴管理前后二阴对二便的调控，中极、关元、气海主管对小便的调控，4穴相配，振奋膀胱，相得益彰；肺俞直接调节"通调水道"的机制，肝主筋，肝俞能振奋膀胱括约肌对尿液的约束能力；肾俞、膀胱俞直接发挥温煦膀胱、振奋膀胱的作用；足三里补益气血，从整体调节肾和膀胱对尿液的控制能力；三阴交健脾、补肝、益肾，从先天、后天两个角度调控尿液。

【操作手法】

1. 指压、按摩

（1）产妇取坐位或仰卧位，先用示指、中指、环指指腹点压、按揉会阴、中极、关元、气海等穴各 1～2 分钟，再用手掌按摩小腹部 5 分钟左右。

（2）用拇指或中指指腹按揉足三里、三阴交穴各 2～3 分钟，并点压或搓擦脚心涌泉穴 200 下左右。

（3）改俯卧位，术者用手掌摩擦第 3 胸椎至第 2 腰椎夹脊以及旁开 1.5 寸的膀胱经脉循行线 8～10 遍，使皮肤发热并能向深层渗透。在经过肺俞、肝俞、肾俞、膀胱俞 4 穴的时候，应重点施术，重力按揉。

2. 灸法　各个证型和所选定穴位都适合用艾条、艾炷或者温灸器施灸。每次每穴灸 5 分钟左右，以局部有温热感、皮肤潮红为度。每日 1～2 次。

3. 拔罐　腹部穴用坐罐法 10 分钟左右，腰背部穴先用推罐法 3～5 分钟，再改用坐罐 5 分钟左右。

4. 皮肤针叩刺　仰卧位，用无菌皮肤针反复叩刺腹部关元、气海、中极一线；改俯卧位，再叩刺第 3 胸椎至第 2 腰椎夹脊以及肺俞、肝俞、肾俞、膀胱俞一线；最后坐位，分别叩刺足三里、三阴交穴各 1～2 分钟。

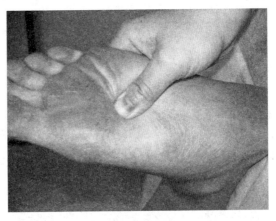

点压涌泉穴

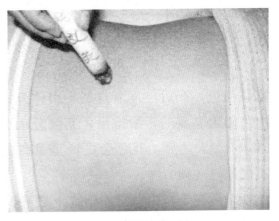

艾条灸肾俞穴

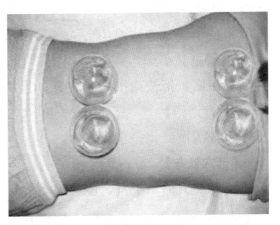

腰背部穴位坐罐

温馨提示

1．穴位保健对本病有较好的疗效，但应注意对原发病的治疗。

2．经常做仰卧起坐、收腹、提肛练习；骨盆放松练习也有助于防治，方法是：四肢着地呈爬行状，背部伸直，收缩臀部肌肉，将骨盆推向腹部；再弓起背，持续几秒钟后放松。

3．可配合服用金匮肾气丸或补中益气丸等中成药。

第十六讲　穴位清恶露，安全靠得住

"恶露"即产妇在胎儿娩出后，子宫内遗留的残余血液或浊液。正常的恶露呈红色，产后应逐渐自然排出体外。红色的恶露一般只应持续到产后 4 天以内，随着恶露的不断排出，其颜色也会逐渐淡化，由红色转化为淡红色，经过 10 ～ 12 天之后，其色会更淡呈黄白色，其间大约需要 3 周的时间（红色最长不能超过 3 周）。

恶露在子宫内留滞不下或下之甚少，称之为"恶露不下"。恶露本属瘀浊败血之物，如果不逐渐排空，滞留在体内，可以导致产后腹痛，甚至于形成腹中痞块、肿瘤。

根据中医学的认识，产后恶露不下的原因，无外乎气滞血瘀，气血运行不畅。凡小腹部胀甚于痛、痛点不固定、有时会连及胸胁者，多为气滞；反之，小腹部痛甚于胀、拒按或按之有块者，当属血瘀。

【治疗法则】

行气活血、化瘀止痛。

【选穴处方】

关元、天枢、子宫、膈俞、合谷、太冲、三阴交。

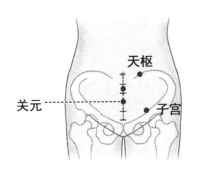
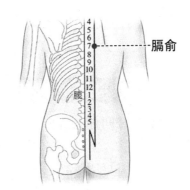
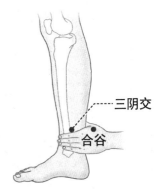

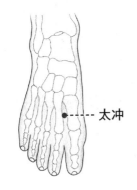

关元：腹部正中线脐下3寸

天枢：脐旁2寸

子宫：腹部正中线脐下4寸的中极穴旁开3寸

膈俞：背部第7胸椎下旁开1.5寸

合谷：手背第1、2掌骨之间、略偏第2掌骨中点

太冲：足背第1、2跖骨结合部前方凹陷中

三阴交：足内踝高点上3寸

　　关元、天枢、子宫 3 穴均位于下腹部，接近子宫，通调子宫气血；膈俞是血之会穴，活血化瘀而止痛；合谷、太冲二穴相配，谓之"四关"，行气活血、化瘀止痛；三阴交交通脾、肝、肾，合关元穴为妇产科各种病变的基本配穴。

【操作手法】

1. 指压、按摩

（1）产妇取坐位或仰卧位，先用示指、中指、环指指腹按揉腹部关元、天枢、子宫等穴各 2～3 分钟，再搓热双手，分别按顺时针、逆时针摩腹 5 分钟左右。

（2）用拇指点压、按揉合谷、太冲、三阴交等穴各 2～3 分钟。

（3）改俯卧位，由他人代为按摩背部膈俞穴，先分别点压、按揉左右穴各 1～2 分钟，再横擦左右穴 3～5 分钟。

2. 灸法　用艾条、艾炷或温灸器温灸腹部穴、背部穴和下肢的三阴交各 5 分钟左右，温灸器灸可以延长到 15～20 分钟。每日 1～2 次。

3. 拔罐　在腹部和背部穴坐罐 10 分钟左右。每日 1～2 次。

4. 皮肤针叩刺　气滞型和血瘀型、所有选穴都可以实施皮肤针叩刺法。气滞型叩刺时间稍微短一些，以皮肤发红为度；血瘀型时间可长，可以重叩出血。

5.刮痧　用无菌刮痧板点刮上述所有穴位,至局部皮下出现紫红色痧痕为度。每周2次。

温馨提示

1.如果红色的产后恶露时间超过15日以上,或者有恶臭之气,应及时到医院就诊,排除恶变。

2.产后恶露不下或下之甚少,如果全身情况良好,没有下腹部和腰部胀痛等情况出现,也可以不必在意和治疗,听其自然,可慢慢好转。

第十七讲　产后恶露不尽,穴位彻底来清

分娩后恶露持续1个月以上仍淋漓不断者,称为"恶露不尽"或"恶露不绝"。常由于气虚失摄、血热内扰、气血瘀滞等因素而造成。

气虚证恶露量大,质稀、色淡,无异味,小腹空坠,少气懒言,气短自汗,面色㿠白,舌淡、苔白;血热证恶露量多,色红、质稠,有臭秽之气,面色潮红,口燥咽干,身有微热,舌红、苔薄黄;血瘀证恶露量少,淋漓不爽,色暗、有血块,小腹疼痛,舌黯、苔白。

【治疗法则】

气虚者补气固摄;血热者清热化湿;气血瘀滞者行气活血、化瘀除湿。

【选穴处方】

关元、气海、子宫、脾俞、肾俞、阴陵泉、三阴交。

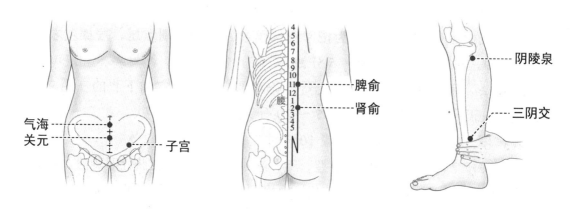

关元：腹部正中线脐下3寸

气海：腹部正中线脐下1.5寸，即肚脐与
　　　关元穴连线中点

子宫：腹部正中线脐下4寸的中极穴旁
　　　开3寸

脾俞：背部第11胸椎下旁开1.5寸

肾俞：腰部第2腰椎下旁开1.5寸

阴陵泉：膝关节内下方高骨下凹陷中

三阴交：足内踝高点上3寸

关元、气海、子宫 3 穴均位于下腹部，接近子宫，通调子宫气血；脾俞、肾俞调理脾肾二脏，补虚化湿；阴陵泉、三阴交均为脾经要穴，三阴交化寒湿，阴陵泉化湿热。

【操作手法】

1. 指压、按摩

（1）患者坐位或仰卧，先用示指、中指、环指指腹点压、按揉关元、气海、子宫等穴各 2 ～ 3 分钟；再将双掌搓热，叠放于小腹部，分别按顺时针和逆时针方向摩腹 5 分钟左右，使有温热感向腹内渗透。

（2）用拇指指端按揉双侧阴陵泉、三阴交穴各 3 ～ 5 分钟。

（3）改坐位或俯卧位，由他人代为推按背部脾俞至肾俞一线，并延伸到腰骶部，往返操作 5 分钟左右，使有热感向深层渗透。

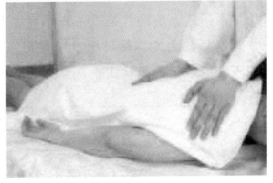

推按背部穴

2. 灸法　气虚和气血瘀滞者用艾条、艾炷或温灸器温灸所选诸穴各 5 ～ 10 分钟，或以局部有温热感、皮肤潮红为度。每日 1 ～ 2 次。血热者不灸。

3. 拔罐　腹部穴各自坐罐 10 分钟左右；背部先从脾俞到肾俞推罐 3 ～ 5 分钟，再各自坐罐 5 ～ 8 分钟。每日 1 次。

4. 皮肤针叩刺　本病的 3 种证型以及所选穴位都适合用皮肤针叩刺。各穴位常规消毒，用无菌皮肤针叩刺。气虚者叩至局部皮肤发红即可；血热

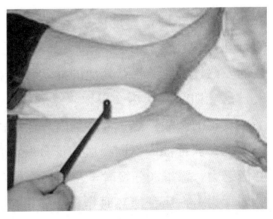

叩刺三阴交穴

和气血瘀滞型可叩刺出血。隔日 1 次。

5. 刮痧　刮痧适宜于血热型和气血瘀滞型。常规消毒，用无菌刮痧板或其他代用品蘸上按摩油或其他油脂类润滑剂，从上到下反复单向轻轻刮拭。腹部按气海→关元→中极（关元下 1 寸）→子宫→子宫的顺序刮，腰背部从脾俞到肾俞一线，下肢从阴陵泉到三阴交一线。每处刮 15 ～ 20 次。每周 2 次。

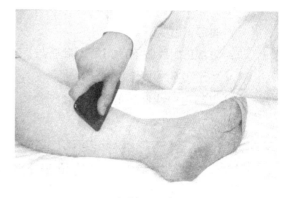

点刮三阴交

温馨提示

1. 产后注意休息，不宜过劳，禁忌房事。

2. 清淡饮食，忌食生冷瓜果和肥甘厚味及辛辣之品。

3. 为提高疗效，可以配合用山楂 50 克，黄酒 100 毫升，红茶叶 6 克，加水适量，煎汤代茶饮；赤小豆、冬瓜皮各 100 克，薏苡仁 40 克，加水煮至豆熟为度，每日服食；益母草 50 克，黑木耳 10 克，水煎取汁，调入红糖适量，每日饮服。

第十八讲　穴位能清产后热

产后发热即产褥期内突然高热（体温超过 38℃）、寒战，或者是持续不退的发热，往往伴有小腹疼痛。如果是在产后 1 ～ 2 天，由于失血体虚，出现轻微的发热，而且不兼有其他的症状，属于生理性发热，不是病态；或者产后 3 ～ 4 天，泌乳期间有低热（俗称"蒸乳"），这种现象会自然消失，也不属病理范围。

真正的产后发热，常常是因为产后体虚、复感外邪而致。有血虚证、血瘀证、风寒证、邪毒证的不同。血虚证分娩时或产后失血较多，低热不退，头晕目眩，心慌乏力，恶露（分娩时子宫内尚未排尽的残留物）量少，色淡质稀，舌淡苔白，脉弱无力；血瘀证寒热时作，腹痛拒按，恶露较多且排出不畅，色黯有块，舌黯苔白，脉涩不利；风寒证发热恶寒，头痛无汗，四肢酸痛，鼻塞流涕，咳嗽咳痰，脉浮紧偏慢；感染邪毒者高热，寒战，小腹疼痛拒按，恶露有血块，色紫黯如败酱，有臭秽之气，心烦口渴，小便短赤，大便燥结，舌红、苔黄，脉洪大而快。

【治疗法则】

血虚证补益气血，血瘀证活血化瘀，风寒证祛风散寒，邪毒证清热解毒。

【选穴处方】

关元、天枢、大椎、肺俞、足三里、三阴交。

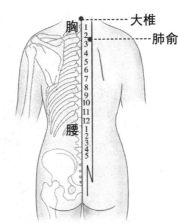

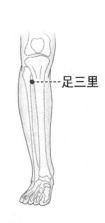

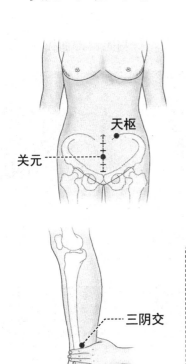

关元：腹部正中线脐下3寸

天枢：脐旁2寸

大椎：肩背正中第7颈椎下凹陷中

肺俞：背部第3胸椎下旁开1.5寸

足三里：外膝眼正中直下3寸、胫骨旁开1中指宽

三阴交：足内踝高点上3寸、胫骨后缘

产后发热是由于产后体虚、复感外邪引起，同时还兼有小腹疼痛，关元、三阴交这一对妇产科病症常规主穴用之理所当然；天枢位于腹部，对于妇产科病症灸可补虚，针能泻实；大椎为"诸阳之会"穴，通阳化气，刺血能清热，灸之能温寒；肺俞充实皮毛的卫外功能，调节毛孔的开合；足三里补益气血，强壮体质，以鼓邪外出。

【操作手法】

1. 指压、按摩

（1）产妇坐位或仰卧，先用示指、中指、环指指端点压、按揉关元、天枢各2分钟；再用手掌缓慢轻柔地摩腹5分钟，使有温热感向腹内渗透。

（2）在坐位情况下按揉双侧足三里、三阴交穴各2～3分钟。

（3）改俯卧位，由他人代为按揉大椎、肺俞穴各2～3分钟，使有温热感向内渗透。

2.灸法　血虚、血瘀、风寒证都可以实施灸法治疗。胸腹部和背部穴位用艾条旋灸或温灸器片灸15～20分钟；下肢穴位用艾条温和灸或艾炷点灸3～5分钟。每日1～2次。

3.拔罐　胸腹部和背部穴位均可实施拔罐法。腹部穴坐罐10分钟左右；背部穴先推罐5分钟，再分别坐罐5分钟左右；邪毒证要求大椎穴先行刺血，再加拔气罐，以增强清热解毒之力。

4.皮肤针叩刺　所有证型和所选穴位都适合用皮肤针叩刺，每穴每次2～3分钟，以皮肤潮红为度；邪毒证大椎和肺俞二穴最好是能重叩出血，再加拔气罐，以增强清热解毒之力。隔日1次。

5.刮痧　常规消毒，用无菌刮痧板或其他代用品蘸上按摩油或其他油脂类润滑剂，反复缓慢轻度刮拭：腹部从一侧天枢穴刮至另一侧天枢穴（经过肚脐时将刮痧板轻轻越过），再分别从两侧天枢穴刮向关元穴，反复20～30次；背部从大椎穴分别刮向两侧肺俞穴，再从一侧肺俞刮向另一侧肺俞穴，反复20～30次；下肢足三里、三阴交二穴点刮即可，至皮肤出现（紫）红色痧痕为止。3日1次。

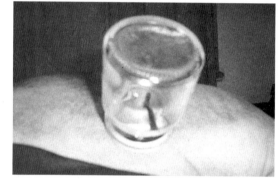

大椎穴刺血拔罐

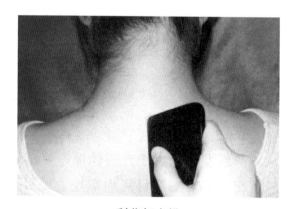

刮背部大椎

温馨提示

1.分娩后注意补充营养，尤其是高蛋白饮食，但不宜肥甘厚味。

2.谨慎起居，防寒保暖。

3.注意产褥卫生，严禁房事。

第十九讲　产褥期感染不用烦

　　产妇在分娩后的产褥期一段时间内，由于致病菌侵入生殖道的破损处或胎盘分离后的创面处，从而引起局部或全身出现的炎症病变，称为"产褥期感染"，又称"产褥热"。主要症状表现为产后高热、口渴、烦躁、小腹疼痛拒按，或阴部红肿热痛，小便短赤，大便燥结。本病发病急、死亡率高，如果治疗不及时，会严重威胁产妇生命。

　　本病的临床表现，根据中医妇科的观察，除了上述主症以外，感染邪毒者高热寒战，恶露的颜色多紫黯如败酱、有血块，其气臭秽，舌红、苔黄；瘀热互结者高热寒战，会阴及阴部红肿而痛，恶露的颜色紫暗如败酱，有臭气，舌质红、苔黄；热瘀成脓者高热汗出，持续不退，恶露量少，淋漓不畅，腹部可触及包块，或见会阴损伤，破损成脓，斑疹隐隐，舌质红绛、苔黄燥。

【治疗法则】

清热解毒、活血化瘀。

【选穴处方】

关元、曲骨、大椎、膈俞、曲池、合谷、阴陵泉、蠡沟、三阴交、太冲。

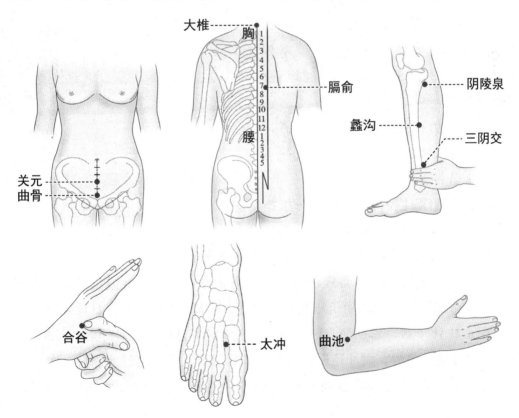

关元：腹部正中线脐下3寸

曲骨：腹部正中线脐下5寸、紧挨耻骨上缘中点

大椎：肩背正中第7颈椎下凹陷中

膈俞：背部第7胸椎下旁开1.5寸

阴陵泉：膝关节内下方高骨下凹陷中

蠡沟：足内踝高点上5寸、胫骨内侧面

的中央，当手掌托起小腿肚腓肠肌肌肉时，则会呈现一条沟纹

三阴交：足内踝高点上3寸、胫骨后缘

合谷：手背第1、2掌骨之间、略靠第2掌骨中点

太冲：足背第1、2跖骨结合部前方凹陷中

曲池：屈肘，肘横纹拇指侧纹头端

关元、曲骨二穴属于任脉，邻近外阴和子宫，调冲任之脉、消子宫炎症；关元配三阴交还是女科最基本的要穴；大椎合曲池泻阳邪、清火热毒邪；膈俞为血之会，活血化瘀；合谷配太冲谓之"四关"穴，行气活血、清解热毒；阴陵泉、三阴交归属脾经，清热化湿；蠡沟属于肝经要穴，擅长治疗前阴病症。

【操作手法】

以指压、按摩、皮肤针叩刺、刮痧法为主，忌用灸法。

1. 指压、按摩

（1）产妇取坐位或仰卧位，先用示指、中指、环指指腹点压、按揉关元、曲骨穴2～3分钟。再以全掌或掌根揉摩下腹部3～5分钟，使有温热感向腹内渗透。

（2）重力按揉上肢曲池、合谷，下肢阴陵泉、蠡沟、三阴交、太冲等穴1～2分钟。

（3）改俯卧位，由他人用拇指指端点压、按揉大椎、膈俞和腰骶部各

指压腰骶部

2～3分钟，再用掌根反复按揉腰骶部2～3分钟。

2. 拔罐 大椎、膈俞常规消毒，用无菌采血针、三棱针或粗缝衣针快速点刺出血，然后加拔气罐，利用负压增加出血量。留罐10分钟，每日或隔日1次。

3. 皮肤针叩刺 本病所有证型以及所选穴位都适合皮肤针叩刺，大椎、膈俞、曲池、阴陵泉、蠡沟、太冲还适合重叩出血后加拔气罐。每日或隔日1次。

4. 刮痧 各种证型以及所选穴位都适合刮痧。常规消毒，用无菌刮痧板或

其他代用品蘸上按摩油或其他油脂类润滑剂，从上到下反复刮拭。腹部从关元向下刮曲骨一线；背部从大椎向下刮至第 7 胸椎下的至阳穴转向膈俞一线；上肢从曲池向下刮至合谷一线；下肢从阴陵泉向下经过蠡沟、三阴交一线；太冲穴单独点刮；每处反复刮 20 遍左右。每周 2 次。

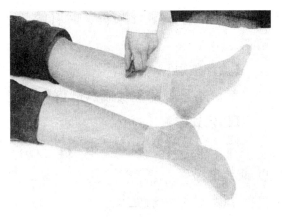

刮小腿内侧至三阴交一线

温馨提示

1. 穴位保健对本病有一定的疗效，必要时应配合抗生素治疗。

2. 做好产前检查，防治贫血、滴虫或真菌阴道炎。

3. 产前注意饮食营养，临产时应尽量进食和饮水，注意休息，避免疲劳，以免身体抵抗力降低。

4. 妊娠最后 1 个月，禁止盆浴和房事。

5. 注意产后卫生，保持外阴清洁；尽量早期下床，以使恶露尽早排出。

第二十讲　产后缺乳，穴位能补

产后乳少以产后哺乳期初始乳汁分泌量就显得不足，或乳汁全无，不能满足婴儿需要为主症（但乳房发育正常）。到了哺乳中期，月经复潮后乳汁相应减少，则属于正常生理现象；产妇因不按时哺乳，或不适当休息而致乳汁相对减少，经纠正不良习惯后，乳汁又能自然回复充足者也不能作病论。

产后乳少可分虚、实两端：虚者气血不足，常因产妇素来体虚，或分娩过程中失血过多、产后营养缺乏、气血亏虚，乳汁化生不足而量少，症见乳房柔软无胀感、乳汁清稀、面色无华、头晕目眩、心慌、气短、神疲乏力、食欲缺乏、舌淡、少苔，脉弱无力；实者肝郁气滞，多由分娩前后情志不舒、气机不畅，导致肝郁气滞、乳络不通、乳汁不行而乳少，症见乳汁不通、乳房胀满而痛甚或连及两胸胁、乳汁浓稠、时有嗳气、喜欢叹气、且症情程度与心情好坏关系密切。

【治疗法则】

气血不足者补益气血，肝郁气滞者通络下乳。

【选穴处方】

膻中、乳根、膈俞、脾俞、胃俞、血海、足三里、三阴交。肝郁气滞需要再加太冲穴。

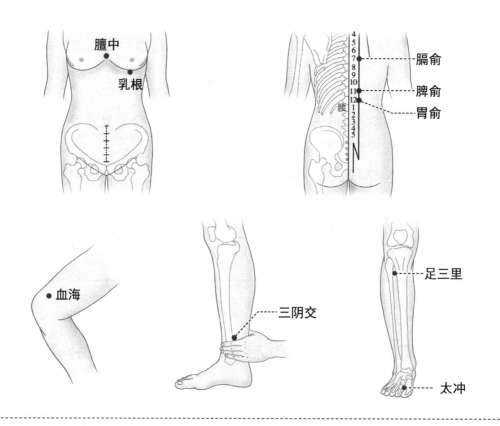

膻中：两乳头连线中点，女性因乳头下垂，应该托起乳房取穴，或者根据乳头下垂的程度酌情上移1～2寸

乳根：乳头直下1个肋间，即第5肋间隙

膈俞：背部第7胸椎下旁开1.5寸

脾俞：背部第11胸椎下旁开1.5寸

胃俞：背部第12胸椎下旁开1.5寸

血海：膝关节髌骨内上缘上2寸

足三里：外膝眼正中直下3寸、胫骨前嵴外侧旁开1中指宽

三阴交：足内踝高点上3寸、胫骨后缘

太冲：足背第1、2跖骨结合部前下方凹陷中

膻中位于两乳之间，为"气之会"穴，温灸能益气养血生乳、按摩能理气开郁通乳；乳根属多气多血的胃经穴，位于乳下，既能补益气血、化生乳汁，又能行气活血、通畅乳络；期门属于肝经并且位于乳房附近的要穴，具有很好的疏肝理气、通络下乳作用；膈俞为"血之会"穴，能补血养血、活血通乳；脾俞、胃俞补脾益胃、化生气血；血海属脾经，能健脾生血；足三里是胃经第一要穴，既能增进食欲、化生气血，又能疏肝解郁；三阴交为脾肝肾三经交会穴，补脾、疏肝、益肾，化生气血精微乳汁。太冲是肝经第一要穴，肝郁气滞再加太冲就是为了更进一步加强疏肝理气、通络下乳的力量。

【操作手法】

1. 指压、按摩

（1）产妇坐位或者仰卧，先用拇指或示指、中指、环指指腹点揉膻中、乳根、期门等穴各 2 分钟左右（膻中向左右朝乳房方向搓擦，乳根、期门向上朝乳房方向搓擦）；再将双手搓热，分别放在两侧乳房上面（掌心压住乳头），均匀柔和地按揉 3 ～ 5 分钟，直至两乳温热舒适，气血不足的虚证，乳房最好能出现微胀感。

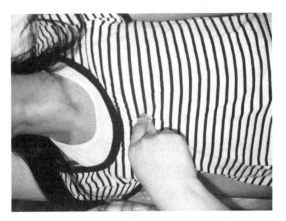

点按膻中穴

（2）在患侧乳房撒少量滑石粉或者涂搽少许润滑剂，用掌前手指在乳房周围按揉 2 分钟；再将乳头向上拉扯、揪动数 10 次，以疏通、扩张乳头部位的输乳管。

（3）由自己（坐位）或他人（仰卧）用拇指指端点压、按揉下肢的血海、足三里、三阴交、太冲等穴，每穴 1 ～ 2 分钟。

（4）改俯卧位，由他人按揉膈俞、肝俞（背部第 9 胸椎下旁开 15 寸）、脾俞、胃俞等穴，每穴 1 分钟。

2. 灸法 上述所选穴位均可实施灸法，尤其是气血虚弱型患者最为适合。胸腹部和腰背部穴位用艾条旋灸或温灸器片灸 20 分钟左右；下肢穴宜用艾条温和灸或艾炷直接灸 3 ～ 5 分钟，使局部有温热感和皮肤潮红，气血不足的虚证，乳房最好能出现微胀感。每日 1 ～ 2 次。

3. 拔罐 主要适合在胸腹部、腰背部穴位上实施。胸腹部穴位直接用坐罐法，腰背部穴位先推罐 3 ~ 5 分钟，再分别坐罐 5 分钟左右。每日 1 ~ 2 次。

4. 皮肤针叩刺　产后乳少无论虚实以及所选穴位都可以用皮肤针叩刺法治疗，每穴每次 2 ~ 3 分钟。胸部乳根、期门二穴可以顺着肋间隙从内向外移动叩刺；背部加补血要穴膏肓（第 4 胸椎下旁开 3 寸），并从膏肓穴向下经过膈俞叩至脾俞、胃俞。以皮肤潮红为度，肝郁气滞可以叩刺出血。隔日 1 次。

5. 刮痧　用无菌刮痧板或其他代用品蘸上按摩油或其他油脂类润滑剂，反复缓慢轻度刮拭所选穴位，胸部先点刮膻中，再向下刮至乳根、期门，并顺着肋间隙由内向外刮拭 8 ~ 10 下；背部从膈俞向下刮至脾俞、胃俞，反复刮 3 ~ 5 分钟。每周 2 次。

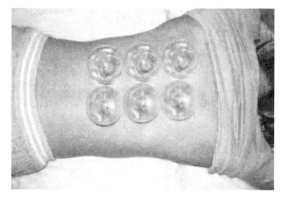

背部穴坐罐

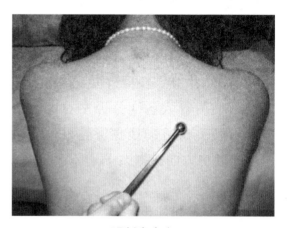

叩刺膏肓穴

温馨提示

1. 穴位保健对产后乳少疗效明显，且对人体没有任何不良反应，应当树立信心，坚持使用。

2. 属于身体虚弱的产妇在哺乳期应加强营养，适当多吃富有营养且容易消化的食物。鲜鲤鱼煮汤、黄花菜（根）炖猪蹄、老母鸡煨汤（可酌情将党参、黄芪、当归、川芎、熟地黄、木通、益母草等中药各 5 ~ 10 克用布包好并封口，放入鸡腹内）等都是较为理想的生乳、催乳食品。

3. 纠正不正确哺乳方法，每次必须将乳汁全部排尽，这样反而生乳更多。对因乳汁排出不畅而有乳房胀满者，应促其挤压排乳，以免并发乳腺炎。

第二十一讲　孕产抑郁不用愁

孕产抑郁是孕妇在临产前或产妇在产后（尤其是产褥期）发生的一种以精神、心理障碍为主的疾病。多发于阴性体质、性格内向、心胸狭窄、气量偏小的女性。主要表现为产前焦躁不安、多愁善感，产后心情郁闷、情绪低落、自责悲观、失眠、对周围的事情麻木不仁、丧失兴趣，不愿意与亲朋好友接触和参加社交活动等，严重者可出现自杀念头和行为。

中医学认为，引起本病的主要原因是脏腑功能低下和情志内伤，产前思虑过度、精神紧张、过于焦虑，产后心情烦闷、气郁不畅，致使脏腑阴阳气血失调，脾虚生痰蒙蔽心窍，心神失养、气血逆乱上犯于脑、脑神受扰。病机在于肺气不足、失其宣降，肝气郁结、失于疏泄，脾失健运、痰蒙清窍。其中，肺失宣通是重要因素，痰湿闭阻为中心环节。

【治疗法则】

宣通肺气、疏肝解郁、理脾化痰、养心宁神。

【选穴处方】

百会、人中、大椎、身柱、肺俞、合谷、内关、丰隆、太冲。

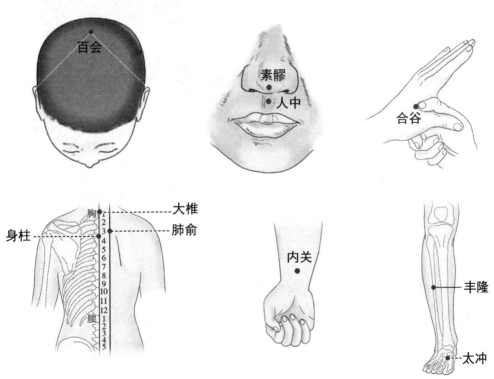

百会：头顶正中线前发际上5寸、两侧
　　　耳尖直上与头顶正中线交点

人中：人中沟正中央

大椎：肩背正中第7颈椎下

身柱：背部第3胸椎下

肺俞：背部第3胸椎下旁开1.5寸

合谷：手背第1、2掌骨之间略靠第2掌

骨中点

内关：掌面腕横纹中点上2寸

丰隆：外膝眼正中下8寸、胫骨外侧旁
　　　开2中指宽，也即外膝眼与足外
　　　踝连线中点

太冲：足背第1、2趾跖关节结合部前方
　　　凹陷中

百会、人中、大椎、身柱四穴都属于督脉的穴位，督脉内通于脑，四穴均有养心宁神、醒脑开窍的直接作用；肺俞调节肺的宣通功能；内关是心包经要穴，能宽胸理气、养心宁神；丰隆属于脾经，又是化痰第一要穴，化痰解郁；合谷、太冲分别属于大肠经（主气）和肝经（主血），二穴相配，称之为"四关"，通行气血。对于宣通肺气、疏肝解郁、理脾化痰、养心宁神的治疗法则无一不能。

【操作手法】

1. 指压、按摩

（1）患者坐位，术者先用拇指或中指重力按压头顶百会穴1～2分钟；再以拇指指端点揉人中穴1分钟左右。

（2）用拇指点揉肩背部正中的大椎穴；再改用掌根继续向下按摩，经过第3胸椎下的身柱穴，再横擦两旁的肺俞；反复操作3～5分钟。

（3）重力按压内关1～2分钟，丰隆穴3～5分钟；产妇抑郁还可以实施"开四关"法：即用偏重力度按揉手背的合谷以及足背的太冲4穴5分钟左右（孕妇不宜）。

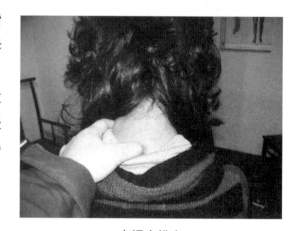

点揉大椎穴

2. 灸法　除了合谷、内关、太冲以外的穴位，都可以施灸，每穴每次3～5分钟，使局部有较强的温热感、皮肤发红。每日1次。

3. 拔罐　背部大椎、身柱、肺俞和下肢的丰隆穴适合拔罐，每穴坐罐10分钟，背部还可以从大椎推罐到身柱，再从身柱向左右肺俞穴来回推罐，至皮肤发红为度。每日1次。

4. **皮肤针叩刺**　本病所有证型和所选穴位都适宜于皮肤针叩刺，每穴每次2～3分钟，或者以局部皮肤发红为度。每日可1～2次。

5. **刮痧**　除了人中和上肢穴位不用或少用刮痧外，其余穴位都可以使用刮痧法。常规消毒，用无菌刮痧板或其他代用品，蘸上按摩油或其他油脂类润滑剂，从上到下反复刮拭，直至局部皮下出现（紫）红色痧痕为止。每周2次。

温馨提示

1. 穴位保健对本病有良好的效果，能明显改善症状，对年龄轻、病程短的孕妇疗效更佳。当然，对抑郁症的治疗是一个长期的过程，治疗措施也应当是综合性的，包括心理、生活、运动、娱乐和药物的共同作用，这样才能取得较为理想的治疗效果。因此，病人要保持平稳心态，要有信心和耐心，配合医生坚持长期科学合理的治疗。

2. 对病人进行心理卫生知识教育，鼓励多参加一些社交活动。保持心情舒畅和乐观情绪，消除顾虑及精神负担。有利于改善人的心理状态，消除忧郁等不良情绪。用平静的心态应对社会竞争，正确处理和淡化个人得失，避免因挫折而致心理失衡。

3. 生活起居和作息时间要有规律，劳逸结合，保证充足的睡眠。适当进行体育锻炼，多参加户外活动，避免整天将自己"封闭"在屋子里。每天要安排一定的运动和娱乐时间，使生活充满乐趣。

4. 治疗期间，可配合服用逍遥丸、温胆丸、柴胡舒肝散等中成药；并取白梅花、玫瑰花各10克，放入水杯中，用沸水冲泡，每天代茶饮用。

5. 家人要高度重视孕产抑郁症，适当采取一些干预措施，防止患者出现自杀等极端的念头和行为。

第二十二讲　孕产失眠穴来安

失眠的病因病理十分复杂，治疗也有不小的难度。孕产失眠是以孕妇和产妇不能获得正常睡眠为主要表现的病症。孕妇初次怀孕的欣喜、兴奋和激动，产妇分娩不顺利、恐惧心理持续时间较长，分娩中失血过多、致使身体虚弱，或分娩后情志不舒畅、心情不愉快等原因，都容易导致失眠。如果偶尔因为环境吵闹或环境的改变、卧榻不适（所谓的"择床"）等原因引起失眠，则不属病理范围，只要解除有关因素即可恢复正常。

失眠的表现轻重不一，轻者入睡困难，或睡而不酣，时睡时醒，醒后不能再睡；严重者可整夜不能入睡，日间则精神萎靡不振，头晕、脑胀，心悸、健忘，神疲乏力。常常会严重影响孕产妇的正常生活和工作，若长期失眠会给患者带来心理上的压力和身体上的痛苦，甚至形成对安眠药的依赖。

中医学认为，本病涉及心、脾、肝、胆、肾等诸多脏器，有心脾两虚、心胆气虚、脾胃不和、痰热内扰、肝郁化火、阴虚火旺等多种证型。心脾两虚者难以入睡，睡中易醒，面色无华，神疲乏力，记忆下降，饮食无味，舌淡苔白；心胆气虚者平日胆小、遇事善惊，睡眠时心情紧张，睡中容易惊醒，舌淡；脾胃不和者有饥饱失常的经历，过饥者胃中嘈杂不安，过饱者脘腹胀满而痛，嗳腐吞酸；痰热内扰者头重如裹，眩晕，胸腹满闷，恶心或见呕吐，苔黄腻；肝郁化火者心烦易怒，口苦咽干，小便黄赤，大便干结，舌红苔黄，且症情轻重与情绪密切相关；阴虚火旺者五心烦热、难以入眠，耳鸣，口干少津，舌红少苔。

【治疗法则】

心脾两虚、心胆气虚者补益心脾、强心壮胆；肝郁化火、阴虚火旺者滋阴降火、交通心肾；脾胃不和、痰热内扰者调和脾胃、化痰宁神。

【选穴处方】

百会、安眠穴、神门、内关、心俞、肝俞、胆俞、脾俞、足三里、涌泉；产妇可加用三阴交。

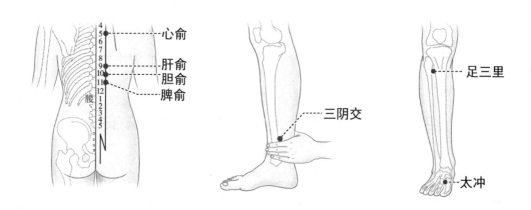

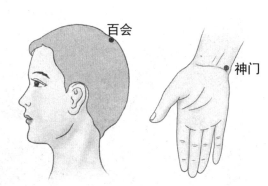
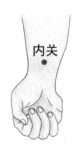
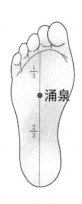

百会：头顶正中线上前发际上5寸，两
　　　耳尖直上与头顶正中线交点

安眠穴：耳垂后翳风穴与后枕部风池穴
　　　连线中点

神门：掌面腕横纹小指侧凹陷中

内关：掌面腕横纹中点上2寸

心俞：背部第5胸椎下旁开1.5寸

肝俞：背部第9胸椎下旁开1.5寸

胆俞：背部第10胸椎下旁开1.5寸

脾俞：背部第11胸椎下旁开1.5寸

足三里：外膝眼正中直下3寸、胫骨外
　　　侧旁开1横指宽

涌泉：足底不连脚趾前1/3与后2/3交点

三阴交：足内踝高点上3寸、胫骨后缘

　　百会属督脉穴，入脑，本来就有很直接的镇静宁神作用，加上安眠穴的配合，功效更宏；神门、内关分别属于心经和心包经，养心安神、促进睡眠；心俞、肝俞、胆俞、脾俞直接调整心、肝、胆、脾的功能状态；足三里补益心脾、疏肝和胃；涌泉滋阴降火、交通心肾；三阴交调和脾、肝、肾，养心安神，虽然孕妇不能用，但产妇可用。

【操作手法】

1. 指压、按摩

（1）患者坐位，先用中指指端点压并按揉头顶百会穴，点压、拿捏后枕部安眠穴，或者将双手五指做成爪状，快速叩击百会穴1～2分钟；再用五指"干梳头"，方法是：先从前发际向后梳至后枕部风池穴（后枕部下两侧凹陷中、入后发际1寸），再从鬓角绕耳后梳至风池穴，反复操作

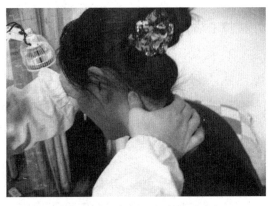

点压、拿捏安眠穴

311

20 ～ 30 遍；最后用双手五指拿捏头顶 1 ～ 2 分钟，至头皮有发热、发麻感为宜。

（2）用手指指腹点压、按揉内关、神门、足三里、三阴交（产妇用）、涌泉穴，每穴 2 分钟左右，力度均以能耐受并感觉舒适为度。涌泉还可以采用手心搓脚心法，更能增加交通心肾的安眠效果。

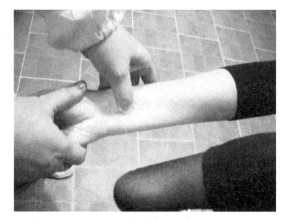

按揉内关

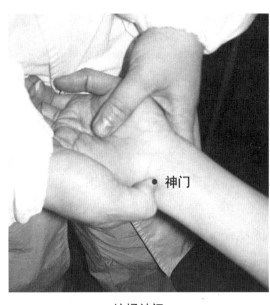

按揉神门

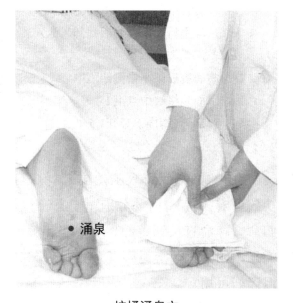

按揉涌泉穴

（3）改俯卧位（妊娠早期）或侧卧位（妊娠中后期），术者以拇指指腹轻揉并搓擦心俞、肝俞、胆俞、脾俞 3 ～ 5 分钟。

2. 灸法　除内关以外的穴位均可施灸，每穴 3 ～ 5 分钟，使皮肤有较强的温热感。每日 1 次。肝郁化火、阴虚火旺、痰热内扰者不宜灸。

3. 拔罐　腰背部穴位用拔罐法，先从心俞向下经过肝俞、胆俞、脾俞并延伸到肾俞（第 2 腰椎下旁开 1.5 寸）推罐 3 ～ 5 分钟，再各自坐罐 5 ～ 8 分钟。每日 1 次。

4. 皮肤针叩刺　所有证型和所选穴位都适用皮肤针叩刺，常规消毒，用无菌皮肤针叩刺，至皮肤局部潮红为度。每日 1 次。

5. 刮痧 常规消毒，用无菌刮痧板或其他代用品蘸上按摩油或其他油脂类润滑剂，反复刮拭。头部和四肢穴位用点刮法，腰背部从心俞向下经过肝俞、胆俞、脾俞一直刮到肾俞穴为止，反复 10 ～ 15 遍，直至局部皮下出现红色痧痕为止。

温馨提示

1. 穴位保健失眠有较好的效果，最好能在睡觉前 1 小时左右开始实施治疗。一旦睡意来临，就应该及时就寝，不可再人为地自找影响睡眠的干扰因素。

2. 创造良好的睡眠环境，卧室的光线要柔和，温度不宜过高，保持卧室环境的清洁、整洁和安静，远离噪声。

3. 畅达情志，愉悦心境，避免精神刺激或紧张，睡前切忌与人争执、吵闹。

4. 尽量不要随便服用催眠药，可酌情服用脑乐静、归脾丸、当归养血膏、安神补脑液、六味地黄丸等中成药；或者每天晚上睡前吃一个苹果，饮一小杯热牛奶，用首乌藤 20 ～ 30 克煎水，冲服何首乌粉 8 ～ 10 克；上床前用温度较高的热水泡脚。

第二十三讲　清除产后妊娠纹

90% 左右的女性在分娩后，由于十月怀胎时期膨隆的肚子一下子瘪了下去，原来紧绷的腹部皮肤也就一下子变松弛了，腹部自然就会出现许多扩张性银白色条纹（即"妊娠纹"，也称"妊娠斑"）。

有些妊娠纹不仅出现在腹部，还会延伸到腰背部、臀部，甚至胸部、大腿。这些皮肤裂纹犹如蜘蛛网一般地爬满了肚皮，让自己的肚子活像一个西瓜皮，惨不忍睹，故被女性朋友们自己揶揄为女性"三大丑"之一（腰腹部赘肉、妊娠纹、剖腹产瘢痕）。这种妊娠纹虽然不会给产妇带来什么不舒适的感觉，但却也影响着她们的皮肤美。所以，我们在一些医院的皮肤科和美容（医）院经常看到很多生过小宝宝以后的年轻妈妈们做激光消除妊娠纹治疗。

这里我们将要介绍穴位消除妊娠纹的方法。

【操作手法】

1．指压、按摩

（1）坐位或仰卧位，自己用双手拇指与其余四指拿捏中脘、天枢、大横、关元、气海等穴 3 ～ 5 分钟。

（2）用掌根按顺时针方向揉腹 3 ～ 5 分钟。

（3）重力指压、按揉血海（膝关节髌骨内上缘上 2 寸）、梁丘（膝关节髌骨外上缘上 2 寸，与血海穴相对）、足三里（外膝眼正中直下 3 寸、胫骨外侧旁开 1 中指宽）、丰隆（外膝眼与足外踝连线中点、胫骨外侧旁开 2 中指宽）、三阴交（足内踝高点上 3 寸、胫骨后缘）等穴各 1 ～ 2 分钟。

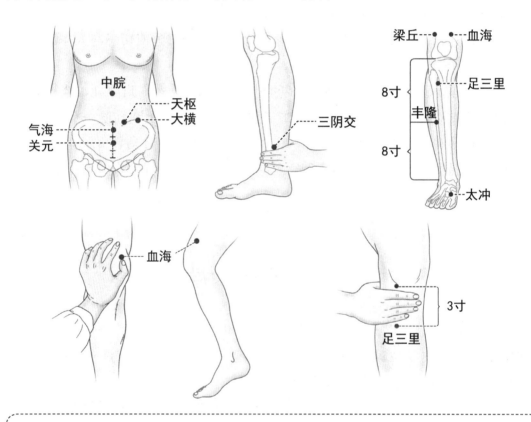

中脘：腹部正中线脐上 4 寸	与关元穴连线中点
天枢：脐旁 2 寸	血海：膝关节髌骨内上缘上 2 寸
大横：脐旁 4 寸	梁丘：膝关节髌骨外上缘上 2 寸，与血海穴相对
关元：腹部正中线脐下 3 寸	
气海：腹部正中线脐下 1.5 寸，即肚脐	足三里：外膝眼正中直下 3 寸、胫骨外

侧旁开1中指宽	外侧旁开2中指宽
丰隆：外膝眼与足外踝连线中点、胫骨	三阴交：足内踝高点上3寸、胫骨后缘

2. 拔罐法　主要是在腹部、侧腰部、臀部等妊娠纹较深或浓密的部位（即"阿是穴"）实施，每次先用推罐法来回滑动 20 ～ 30 次，或者以局部皮下出现（紫）红色瘀痕为度，再留罐 5 分钟左右。既能消除妊娠纹，还能收到一定的瘦身效果。每日或隔日 1 次。

3. 皮肤针叩刺　用无菌皮肤针或皮肤滚针在妊娠纹较深或浓密之处顺着纹路叩刺、滚刺，以局部皮肤发红或者微微出血为度。可隔日 1 次。

4. 刮痧　用无菌刮痧板在妊娠纹较深或浓密之处顺着纹路刮拭（所刮之处事先常规消毒并涂以润滑剂），以局部皮肤发红或出现（紫）红色瘀痕为度。每周 2 次。

温馨提示

1. 在怀孕 3 个月就可以进行预防妊娠纹的指压、按摩。

2. 适度调控饮食结构和进行适度的活动、运动，以防过度肥胖。注意控制体重，每个月体重增加不宜超过 2 千克，整个怀孕过程应控制在 11 ～ 14 千克。

第二十四讲　穴位攻克不孕症

育龄女性结婚后，夫妇同居 2 年以上，配偶生殖功能正常，且未采用避孕措施而不能受孕者，则可视为不孕症。其中，从未受孕者称"原发性不孕症"，曾有生育或流产又连续 2 年以上不孕者，称"继发性不孕症"。

造成不孕的原因很多、很复杂，西医认为有生殖系统发育不全或异常等器质性病变、内分泌失调、输卵管堵塞不通等；中医则认为是由于脏腑、经络、气血失调所导致，主要有肾气虚弱、肝郁气滞、寒邪闭阻、痰湿壅滞、血瘀阻络等因素，导致冲、任二脉气血失调，胞宫不能摄精成孕所致。

肾气虚弱者月经经常推后，量少色淡，性欲淡漠，面色晦暗，形寒肢冷，小便清长，大便不成形，舌淡苔白；肝郁气滞者经期先后不定，经前或经期乳房胀痛、腹痛，月经量少色黯、有血块，心情不舒，精神抑郁，烦躁易怒；寒邪闭阻者月经推后，下腹冷痛，经色暗、有血块，形寒肢冷，手足不温；血瘀阻络者月经推后，下腹刺痛拒按，经色暗、有血块，胸闷口干但欲漱水不欲咽，舌紫暗或见瘀斑，脉涩不利；痰湿壅滞者形体肥胖，经行推后而不畅，夹有血块，甚或闭经，带下量多，头晕头重，胸胁胀满，食欲缺乏，恶心欲呕，苔腻。

【治疗法则】

肾气虚弱者补益肾气；肝郁气滞者疏肝理气；寒邪闭阻者温经暖宫；血瘀阻络者活血通络；痰湿壅滞者化痰除湿。

【选穴处方】

关元、气海、归来、子宫、肾俞、三阴交。

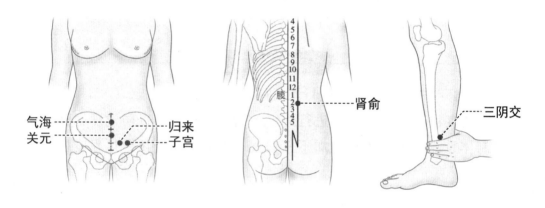

关元：腹部正中线脐下3寸
气海：腹部正中线脐下1.5寸，即肚脐与
　　　关元穴连线中点
归来：腹部正中线脐下4寸中极穴旁开2寸

子宫：腹部正中线脐下4寸的中极穴旁
　　　开3寸
肾俞：腰部第2腰椎下旁开1.5寸
三阴交：足内踝高点上3寸、胫骨后缘

关元、气海位于脐下，属于任脉，通于子宫，任脉也起于子宫内，故关元、气海二穴有调理冲任、益肾促孕作用；归来归于胃经，属于多气多血的穴位，自古就是调补气血、促进受孕的名穴；子宫穴是专治子宫病的经验效穴，能调节子宫受孕的内环境；肾系于胞宫，肾俞直接调控子宫的受孕因素；三阴交调理脾、肝、肾，促使受孕。血瘀阻络者加天枢（脐旁2寸）活血化瘀；肝郁气滞者加肝俞（背部第9胸椎下旁开1.5寸）疏肝理气；痰湿壅滞者加丰隆（外膝眼与足外踝连线中点、胫骨外侧旁开2中指宽）化痰除湿、通络促孕。

【操作手法】

1. 指压、按摩

（1）患者坐位或仰卧位，用示指、中指、环指指腹按揉关元、气海、子宫、归来、天枢穴各 2 分钟左右，再以手掌轻轻摩 3 ～ 5 分钟，使有温热感向腹部深处渗透。

（2）以拇指指端点压、按揉三阴交和丰隆穴各 1 ～ 2 分钟。

（3）改俯卧位或侧卧位，由他人用掌心擦肝俞、肾俞以及腰骶部约 5 分钟，以局部有温热深透为度。

2. 灸法　用艾条或艾灸器在所选穴位分别实施温和灸各 3 ～ 5 分钟，使皮肤有较强的温热感。每日 1 次。

3. 拔罐　腹部穴位先按气海→关元→归来→子宫的次序推罐 2 ～ 3 分钟，然后再各自坐罐 8 ～ 10 分钟（天枢穴根据具体证型决定是否选用）；背部穴位根据证型需要，先在肝俞→肾俞之间推罐 3 ～ 5 分钟，然后再各自坐罐 5 ～ 8 分钟。每日 1 次。

4. 皮肤针叩刺　穴位常规消毒，用无菌皮肤针叩刺。腹部穴位按气海→关元→归来→子宫的次序叩刺 3 ～ 5 分钟（天枢穴根据具体证型决定是否选用）；背部穴位根据证型需要，从肝俞、肾俞一直延伸到腰骶部，以皮肤轻微出血为度；下肢常规叩刺丰隆、三阴交穴 2 ～ 3 分钟。隔日 1 次。

5. 刮痧　腹部穴位从上到下按气海→关元→归来→子宫的次序刮拭 3 ～ 5 分钟（天枢穴根据具体证型决定是否选用）；背部穴位根据证型需要，从肝俞经过肾俞一直刮至腰骶部；丰

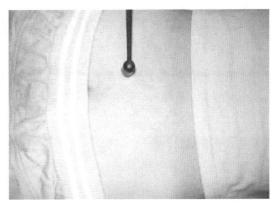

叩刺腰骶部

温馨提示

1. 月经不调是难以受孕的病理基础和信号，若患月经不调时，要及早请中医调治；西医妇科检查有器质性病变时，应做相应处理，以促使受孕。

2. 保持心情舒畅，减少心理压力，消除顾虑、紧张情绪和自卑感，有利于受孕。

3. 可每日服食羊肉枸杞汤（鲜羊肉 200 克，枸杞子 20 克，加水适量，用砂锅炖煮 1 小时）、龙眼枸杞奶（龙眼 60 克，枸杞子、冰糖各 30 克，鲜牛奶 500 毫升，加水 250 毫升，同煮 20 分钟）或者配合服用当归益母汤（当归、益母草、白芍各 15 克，川芎、木瓜各 12 克，柴胡 9 克，水煎，黄酒为饮，每日 2 次调服）。

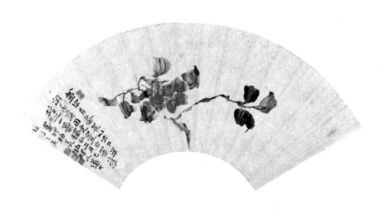

第四篇

中老年篇

本篇围绕中老年人容易罹患的各脏腑病症、筋脉骨骼关节病以及如何强身健体、益寿延年需求，量身定制了巧按穴位助睡眠、防治颈椎病、赶走『五十肩』、制服高血压、降脂通脉、降糖消渴、心脏保健、解除前列腺疾病、安度更年期、对付身体虚弱、强身保健、益寿延年等方法，真正给中老年读者的健康以最贴心、最实用的帮助。

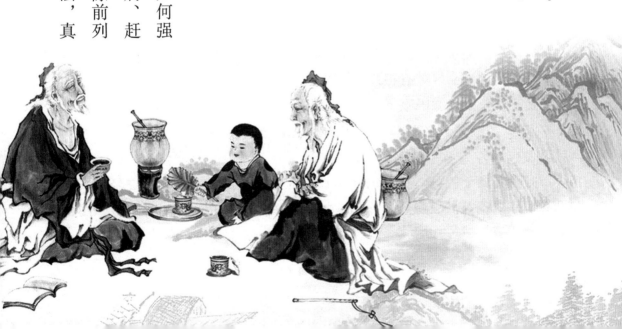

隆、三阴交行点刮法；至局部皮下出现（紫）红色痧痕为止。每周 2 次。

第12章 强健体质穴位保健

第一讲 对付虚弱"四天王"——关元、足三里、三阴交、涌泉

【医理分析】

所谓强壮穴，通俗地说，就是对人体有补益作用的穴位。这些穴位从治病的角度而言，能够治疗一系列慢性虚弱性病症，如体虚感冒、肺结核久咳不愈、虚喘、贫血、乳汁不足、低血压、神经衰弱、久泄、久痢、遗尿、遗精、阳痿、内脏下垂等。从防病的角度而言，可以强身壮体、防病保健、抗衰防老、益寿延年。

人体具有强壮作用的穴位很多，有关元、气海、中极、神阙、中脘、膻中、百会、大椎、身柱、命门、风门、肺俞、心俞、膈俞、肝俞、脾俞、胃俞、肾俞、膏肓、神门、内关、血海、足三里、三阴交、太溪、复溜、涌泉等。其中，最主要、最常用、效果最好的当数关元、足三里、三阴交、涌泉穴"四天王"了。

【穴位解读】

关元在腹部正中线脐下 3 寸，是储存肾阴、肾阳的关键部位，也是任脉与肝、脾、肾三经的交会穴，有很好的调补肝、脾、肾的作用。

足三里位于外膝眼直下 3 寸、胫骨前嵴旁开一个中指的宽度，既是胃经"第一要穴"（胃经多气多血），也是人体强身保健"第一要穴"，能补益气血、旺盛后天之本。

三阴交属于脾经，在足内踝高点上 3 寸，是脾经与肝、肾二经的交会穴，也有很好的调补肝、脾、肾作用，如果与关元穴合用，强身保健效果更加相得益彰。

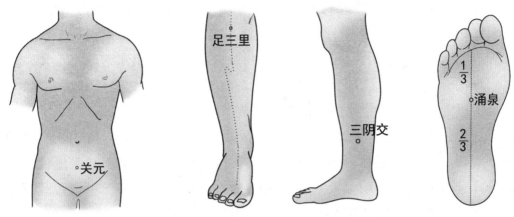

对付虚弱"四天王"——关元、足三里、三阴交、涌泉

涌泉位于足底部前 1/3 与后 2/3 的交点，是肾经的起始穴，被誉为"肾经之根"。

【操作手法】

对关元、足三里、三阴交穴，通常采用指压、按摩、艾灸、拔罐、皮肤针叩刺的方法。指压、按摩每日可随时进行，每次每穴 3 ～ 5 分钟，使局部有酸胀感；艾灸、拔罐和皮肤针叩刺可每日或隔日 1 次，每次每穴 5 ～ 10 分钟，以局部皮肤发红为度；涌泉穴最好采用搓法，可每日早晚搓足心 200 下左右，使足底发热为度。

第二讲　强身保健第一穴 —— 足三里

【医理分析】

在人体 400 多个穴位中，具有强壮保健作用的穴位很多，像肚脐下的关元、气海，腰背部的命门、肾俞，下肢的足三里、三阴交，足板心的涌泉穴等。若是给它们排个"座次"，那么，足三里穴无疑应该是其中的第一要穴了。

为什么足三里能坐上强身保健穴中的"头把交椅"呢？它在强身健体、防病保健方面究竟有什么神奇功效呢？今天笔者就来给大家说说这强身保健第一穴——足三里的妙用。

【穴位解读】

古人以足三里强身健体、防病保健，可以追溯到两千年前的东汉末年，华佗就以本穴疗"五劳羸瘦、七伤虚乏"（即身体虚弱和各种慢性虚弱病症）。到了唐宋时代，由于艾灸疗法的盛行，用艾灸足三里防病保健就更为广泛了。

宋代医书《医说》中有："若要安，三里常不干"，意思是说一个人想要平安无恙，就必须长年不断灸足三里穴。因所灸处经常会灸出水疱，故以"常不干"言之。现代有人还戏言说针灸1次足三里，就等于喝一碗"老母鸡汤"呢！

足三里穴最擅长治疗哪些方面的病症呢？

第一，主治各种消化系统病症。如食欲缺乏、恶心呕吐、胃痛、腹痛、腹胀、肠炎、腹泻、痢疾、便秘、肝胆疾病等。在这方面，可以毫不夸张地说，足三里的治疗速度和效果，明显要超过中西药物。所以在针灸医学中自古就有"肚腹三里留"的歌诀。这里的"肚腹"，系泛指一切消化系统病症。

第二，用于防治各种慢性虚弱性病症。例如由于后天之本亏虚、气血生化无源引起的贫血、眩晕、肢软无力、神经衰弱、产妇乳汁减少，以及由于中气不足、脾虚下陷引起的久泄、久痢、遗尿、脱肛、子宫脱垂（尤其是胃下垂）等，刺灸足三里都能收到较好的治疗效果，从而为人们探索刺灸本穴防病保健拓宽了思路。

足三里穴的强身健体功效已被古今大量的临床实践所证明，验之临床，疗效确切。例如1952年第1期的《针灸医学杂志》刊登的一篇"足三里的保健作用与灸法的改进"的文章，介绍了这样一个真实的病例：患者汪某，有胃溃疡病史多年，曾先后5次发生胃出血和大便下血，致使面黄肌瘦，贫血严重，身体极度虚弱。后经灸足三里穴1个月，病情显著好转。灸3个月后，饮食增加，面色红润，身体日渐强壮起来，再未发生过出血。可见，前人所云，并非戏言。

在笔者40年的行医生涯中，用足三里防治疾病取得良好效果的病例很多。2009年5月，笔者回湖北老家探亲，一个老同学因患直肠癌，先是放疗、化疗，导致白细胞下降、头发掉得很多，后来做了手术又不能进食，身体瘦弱，体重下降了近10千克。笔者让他每天用艾条灸足三里1或2次。灸1个月后，饮食、睡眠、精神开始好转，4个月后，白细胞恢复正常，人也长胖了，体重增加了8千克。

第三，提高免疫力，防治感冒、咳嗽、哮喘、肠炎等。解放战争时期，陕甘宁边区的解放军医务人员在环境艰苦、药品缺乏的情况下，在医院开设了针灸门诊，以足三里穴为主，防治感冒、疟疾、肠炎等疾病，为保障广大军民的身体健康、支援解放战争做出了巨大贡献。

据报道，中华人民共和国成立初期，全国各地都以刺灸足三里开展预防流行性感冒、麻疹、肠炎、细菌性痢疾的工作。例如陕西省原延安县医院曾在感冒流行区域为 818 名未病者针刺足三里 1 次（用补法），2 个月内，被针刺者无一人发病；对已病者刺灸足三里、大椎等穴，其治疗效果也超过口服复方阿司匹林。1959 年 5 月哈尔滨市流行小儿痢疾，病死率较高。医务人员在一家幼儿园为 144 名幼儿针刺足三里穴，患病率仅为 0.7%，而未针刺的幼儿园患病率却高达 8%。

第四，预防中风。早在宋代《针灸资生经》一书中就记载了前人灸足三里等穴预防中风的经验："但未中风时，二月前或三四月前，不时胫上发酸、麻、重，良久方解，此将中风之候也。宜急灸足三里、绝骨四穴。"说的是素有头晕目眩（相当于高血压）的病人，在还没有中风的前 2 个月或 3、4 个月，如果一侧上下肢不时发酸、发麻、发软，手持物容易掉，下肢沉重、容易摔倒，这是将要发生中风之先兆。应该急灸双侧足三里、绝骨（足外踝高点直上 3 寸）4 穴。因为灸足三里可以预防中风，使人推迟衰老、延年益寿，故被后人誉为"长生灸""长寿灸"。这对于研究老年医学是极有价值的。

第五，克服水土不服，消除旅途疲劳。唐代医书《千金方》中记载："凡宦游吴蜀，体上常须三、两处灸之，勿令疮暂瘥，则瘴疠温疟毒气不能著人。"足三里就是其中的主要穴位。说的是唐朝盛世，一些达官贵人喜欢到江浙一带和天府之国四川旅游，注重养生者身上总是要带上一些艾，休息的时候就在足三里等穴上施灸，则瘴疠温疟毒气就不能伤人。现在我们国家已是国富民强了，旅游事业日益兴盛，但是不少人在旅游过程中由于水土不服、旅途劳累，很容易感冒或者腹泻，影响旅游的愉悦感。如果在旅途中能每天灸灸足三里穴，就能提高免疫力和对外界环境的适应性，调节胃肠，从而适应旅游中的气候、饮食等，防止各种疾病的发生，保障旅游的顺利和愉快。

由于刺灸足三里既能强身防病，又能消除疲劳，所以，在日本也有"不灸足三里，勿为旅行人""旅行灸三里，健步快如飞"等说法。在旅游事业如此发达的今天，这些史料所记，不能不对热衷于旅游的人们给予一定的启示！

足三里为什么具有如此显著的强壮保健作用呢？原来，足三里是胃经的穴位，脾胃乃后天之本，气血生化之源。刺灸足三里穴，可以旺盛后天之本，调节和振奋脏腑功能，使气血生化有源，增强卫外功能，从而提高机体的免疫防卫能力。现代研究证明，刺灸足三里对消化系统、呼吸系统、运动系统、神经系统、泌尿系统、生殖系统、内分泌系统、循环系统、血液成分、体温调节、防卫免疫反应等方面都有一定的影响。

其中在对消化系统的影响方面，能提高多种消化酶的活力，增进食欲，帮助消化；在对神经系统的影响方面，可以促进脑细胞功能的恢复，提高大脑皮质细胞的工作能力；在对循环系统、血液成分的影响方面，可以改善心功能，调节心律，增加红细胞、白细胞、血红蛋白和血糖量；此外，还能调节内分泌的平衡，提高机体免疫防卫和应激能力等。凡此种种，对增进机体防卫功能和抗御病邪的能力具有重要意义，从而有效地达到强身壮体、防病保健、推迟衰老、益寿延年的目的。

通过以上古今中外大量的实例，我们已经知道了足三里在养生保健中的重要作用。要想用足三里保健，首先得学会如何正确找到足三里这个穴位，只有把穴位找对了、取准了，无论是指压，还是艾灸，才能获得满意的疗效，否则其防治疾病效果就会大打折扣。

【操作手法】

下面就简要介绍足三里的定位取穴以及操作方法。

1. 取穴方法　足三里穴究竟该怎么找呢？笔者教大家 4 种方法，以便临症使用。

（1）分寸法：患者取坐位或卧位，屈膝，外膝眼距足背横纹 16 寸，足三里在外膝眼直下 3 寸，胫骨前嵴外缘 1 指（中指）宽处。我们可以用折量法定位取穴，我们把松紧带测穴尺找到 16 个格子的这个地方，上端放在外膝眼正中间，下端放到足背横纹中点这个地方，足三里在外膝眼正中下 3 寸、胫骨前嵴外缘 1 横指的地方。

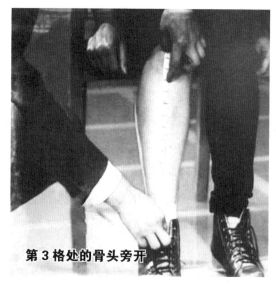

第 3 格处的骨头旁开

分寸法

（2）四指横量法（"一夫法"）：患者取坐位或卧位，屈膝，将一手拇指以外的四指并拢，示指第 2 指节置于外膝眼正中，四指向下横量，小指下缘距胫骨前嵴外缘 1 横指（中指）处是穴。

（3）中指直量法：患者取坐位或卧位，屈膝，将一手掌心盖在膝关节髌骨上，四指向下伸直（示指紧靠在小腿胫骨前嵴外缘），中指尖所抵达处即是。

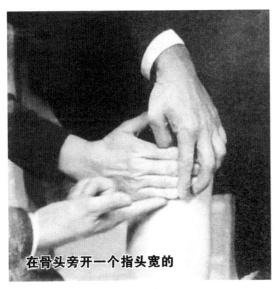

在骨头旁开一个指头宽的

一夫法

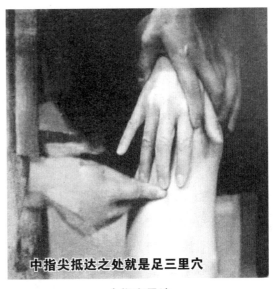

中指尖抵达之处就是足三里穴

中指直量法

（4）骨标志法；（手推胫骨法）：患者取坐位或卧位，屈膝，以一手拇指顺着小腿胫骨前嵴由下往上或由上往下推至胫骨粗隆下方，再向外侧旁开 1 横指处即是。

怎么样？学会了吧？朋友们可以根据自己的喜好和习惯，来准确地找到足三里的正确部位。

这里还要向大家说明一点，那就是针灸学中的分寸法、指量法都是指的"同身寸"——也就是每个人的手指只能测量自己身上的穴位，不能用

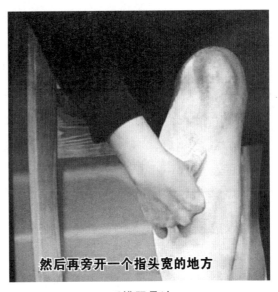

然后再旁开一个指头宽的地方

手推胫骨法

在其他人身上。如果高矮胖瘦和手指长短粗细差不多的人可以互用，否则，就得根据实际情况增加或减少。

2.操作方法　我们知道了足三里的穴位所在,学以致用,足三里的操作方法：用拇指或中指指端点压、按揉；双手握拳，以小指侧捶打；皮肤针叩刺；艾条灸、艾炷灸或艾灸器温灸。

怎么样？操作起来不难吧？我想每个读者都应该能掌握了。那么，上述各种方法具体应该怎么运用呢？每种方法需要操作多长时间？间隔多少天做

一次？几种方法是单独用？还是结合用？

一般情况下，每次操作时间，一侧穴位为 3 ～ 5 分钟，艾灸器可适当延长 5 ～ 10 分钟。几种方法用于保健可单独选用；用于治病应结合使用。用于治病每天 1 ～ 2 次，用于保健每日或隔日 1 次。关键是持之以恒，长年坚持，必见奇效。

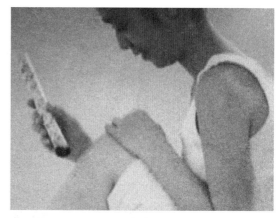

艾条灸法

[典型病例 1]

无锡观众姚淼君女士的老父亲姚永生，今年 84 岁，身患"间质性肺炎"（肺纤维化），这种病属于世界卫生组织所列的疑难病症之一，被称为"亚癌"。姚女士的父亲在住院期间下了病危通知书，等病情稍稍稳定就回家休养。看到老人不能进食、骨瘦如柴，姚女士心急如焚，但又束手无策。当她收看了笔者的《穴位保健》讲座后，就开始为老父亲艾灸足三里、膏肓等穴，一直坚持。6 个月过去了，老人胃口好了，一餐竟然能吃一碗饺子，气色和精神也随之好转。"三里灸"让老人能吃能喝，"后天之本"旺盛了，寿命延长了，心情也开朗起来。直到本书完稿时，姚女士来电称老父亲各方面情况都很稳定，而她为老父亲的治疗还在继续……

[典型病例 2]

南京观众王晓红女士来电反映：她近二三年，每年冬季或天气变冷的时候，吃完早饭后就会胃部不适、反酸，持续 3 小时左右，感觉很难受。自从学会了足三里穴位保健之后，她从 2010 年初夏开始每天坚持用拇指指关节突起处捶打足三里穴 2 或 3 次，坚持了半年多，现在反酸现象竟然奇迹般消失了！现在，她还教会了几位邻居利用足三里祛病强身。

第三讲　益寿延年话"丹田"——关元、气海

【医理分析】

健康长寿可以说是我们人类的一个永恒的话题，随着生活水平和物质文明

的不断提高，人们的健康意识和希望长寿的愿望越来越强烈。今天，笔者要同大家谈的话题是：益寿延年话"丹田"。

【穴位解读】

爱好练习气功的朋友都知道，"丹田"是我们人体腹部肚脐以下 3 寸方圆的一个小小的区间，这里是男子藏精、女子蓄血、元气聚集的地方，也是调节、控制人体阴阳之气血运行的中心部位。元气也就是先天的肾气，一个人在胎儿时期，还在母体里的时候最先拥有的就是元气——爹妈给的。"元"是最早的意思，就像我们一年中间第一天叫做元旦一样。这个元气关系到婴幼儿的生殖、生长和发育，青年男女的第二性征（内外生殖器以及男性的喉结、胡子和女性的乳房和月经等）和成年人的性生活以及生儿育女。

经常按摩或艾灸丹田部位，能够提高我们的身体素质，强身健体，起到益寿延年的作用，有效地防治与"肾"有关的病变。当然，我们这里所说的"肾"病，并非只是西医解剖学中的肾——"腰子"的病，而是中医学的肾病。西医学的肾仅仅只是主管泌尿系统功能，而中医学的肾病包括范围很广，除了泌尿系统以外，还有生殖系统、内分泌系统的病变、男性病、妇科病、耳疾病、头发方面的病症、前后二阴病症等。可以说在中医的脏腑学说中，肾的功能是最广泛，也是最复杂的。

丹田还具有很强的养生保健、益寿延年作用。因为这个部位有 2 个十分重要的强身保健穴，那就是关元和气海。关元位于小腹部正中线脐下 3 寸，是人体元阴、元阳交关之所；气海位于脐下 1.5 寸，也就是肚脐与关元连线中点，顾名思义，它是人体元气汇集之处。

关元和气海，都是任脉与脾、肝、肾三经的交会穴，它们关系到人体的先天之根和后天之本。先天之根是肝肾，肾是藏精的，男性主要是以肾为先天之本的；肝是藏血的，女性一般是以肝为先天之本。后天之本是脾和胃，这就决定了它们在人体强身健体中的重要地

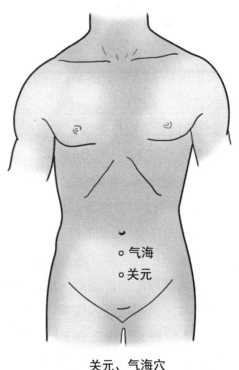

关元、气海穴

327

位。有滋养肝肾、补益脾胃、回阳固脱、强身保健之功效，在人体的强身保健穴位中，是仅次于足三里的排行老二。

人过中年，随着岁月的推移、年龄的增长，生活的操劳、结婚、性生活、生儿育女……从父母亲身上获取的精血、肾阴、肾阳即"先天之本"都在不断地消亡。后天之本，可以通过饮食不断地得到补充，但是爹妈给我们的精血是有限的，逐渐亏虚，六脏六腑的功能日益衰退，尤其以肝、肾这两个先天之根的功能衰退为主。出现一系列老化征象，诸如头晕眼花、耳鸣耳聋、健忘多语、须发变白或脱落、牙松动或脱落、弯腰驼背、反应迟钝、行动迟缓、肢体震颤、甚至早期老年性痴呆等。如果人们能在步入中老年之前，就开始艾灸或按摩关元、气海穴，持之以恒，就可以行之有效地预防或减缓上述衰老征象的出现，对于抗老防衰、益寿延年是大有好处的。

养生保健、益寿延年以灸法最好。宋代针灸名医窦材在他的《扁鹊心书》中指出："人于无病时，常灸关元、气海……虽未得长生，亦可保百余年寿矣。"说得多好啊！既科学，又现实。因为人不可能长生不老，长生不死，但是如果说你能坚持在气海、关元穴施灸，确可益寿延年。窦材本人就是一直实施灸丹田防病保健、益寿延年。他在书中说，他实行灸法第一是坚持，第二是量大，用他自己的话说是"艾火遍身烧"。当然这是夸张的说法，意思是说全身施灸的穴位比较多，以至于年过百岁还耳聪目明、牙完整、满面红光、行动矫健。

唐代的药王孙思邈，也是艾灸养生的实践者，史载享年140多岁，80岁时写出第一部中医巨著《千金要方》，100岁时完成了第二部《千金翼方》。这都给我们后人养生保健树立了榜样。

【穴位搭配与操作要领】

与关元、气海配合应用最多、最好的搭档是位于小腿内侧、内踝高点上3寸的三阴交穴（属于脾经，善调脾、肝、肾），如果再加上腰部的肾俞（第2腰椎下旁开1.5寸）和腿上的足三里穴，那在强身保健、益寿延年方面可就真的是如虎添翼、虎虎生威了。三阴交和足三里用指压、按摩、艾灸均可，每穴3～5分钟；肾俞适合于用手掌搓擦或艾灸盒施灸、拔火罐，以腰部发热为佳。

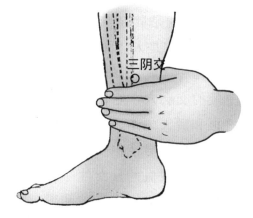

三阴交：小腿内侧，内踝高点上3寸

关元、气海穴的操作方法是：①每天早晚起床、睡觉前用示指、中指、环指指腹点压，同时旋揉3分钟左右（不分顺时针、逆时针方向，最好是双手配合，指腹重叠点按，以增强力度并减轻疲劳）；②电动按摩器按摩10分钟左右；③皮肤针上下移动叩刺3～5分钟，使局部皮肤发红；④艾条温和灸（二穴分别灸或上下移动灸）或雀啄灸3～5分钟，艾灸器或艾灸盒着肤熨灸（较大的艾灸盒可以连同肚脐一起施灸）10～20分钟；⑤拔罐每次10分钟左右（大罐，1罐2穴）；可在每晚睡觉前和每天早上起床前在床上做（同时意守丹田）。

拔火罐，以腰部发热为佳。

泌尿生殖系统病症，诸如老年人夜间尿频、白天小便失控，男子遗精、阳痿，女子月经不调、痛经、闭经、产后血虚腹痛等，我们都可以取关元、气海、三阴交、肾俞、足三里，利用指压、按摩、艾灸、拔罐、皮肤针叩刺等方法来治疗。

慢性肠炎、结肠炎，病人每天会腹泻稀便2～3次，我们可以用关元、气海二穴配合三阴交、足三里，利用指压、按摩、艾灸、拔罐、皮肤针叩刺等方法来治疗。

五更泄，表现为每天清晨5点钟左右腹痛隐隐、排出稀便后就好转，几乎每天都是如此，严重影响中老年人的身体健康。比如说冬天，天气本来就冷，清晨5点左右是正好睡觉的时候，他却要起来上厕所；夏天呢？上半夜天气热，又有蚊子，5点钟左右也是正好睡觉的时候，他腹部又疼起来了。这种病症表现在肠道，其实病变也是在肾（肾阳不足、命门火衰），单纯治肠道也是难以根治的。

中老年人肾虚咳喘，动则气喘，少气不足以息，这种咳喘，又称"老慢支"，症状表现在肺，其实病因在肾（肾不纳气）。对于这种虚咳、虚喘，单纯治肺是难以奏效的，必须加灸关元、气海、肾俞等穴。

有一种腰痛，跟气候变化没关系，不是风湿；又不是腰扭伤，也不是慢性腰肌劳损，就是腰酸、腰部隐隐疼痛、喜暖喜按、喜欢轻轻地捶，伴有头晕、耳鸣、膝关节发软等，这是比较典型的肾虚腰痛。我们可以用关元、气海二穴配合三阴交、肾俞、命门（第2腰

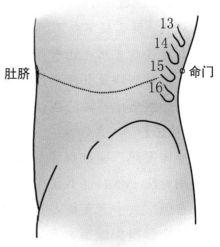

命门：腰部，后正中线上，
第2腰椎棘突下凹陷中

椎下、平肚脐）、足三里，利用指压、按摩、艾灸、拔罐、皮肤针叩刺等方法来治疗。

关元和气海还有升高血压、回阳固脱的急救作用，凡是低血压、低血糖引起的虚脱、休克、出虚汗，我们都可以采用 3 支艾条一起灸的方法，加强力量，促进虚脱、休克病人的苏醒和血压回升，能发挥很好的回阳固脱、醒脑开窍作用。

施灸过程中，可用艾条固定灸，如果燃艾温度过高，局部感觉发烫，可将艾条移开数秒钟后继续施灸，或将艾条一上一下施行"雀啄灸"，或在同一高度围绕穴处旋转施灸。当然也可以采用防病保健灸疗器施灸。灸法和皮肤针叩刺可每日或隔日 1 次，按摩可每日 1 ～ 2 次。

[典型病例]

笔者在农村巡回医疗期间，有一天背着药箱走在乡间的小路上，农田里人们都在插秧，只见路边有一个 20 多岁的姑娘双手捂着腹部蹲在地上。一问方知，她因为月经来潮，又下水田干活引起痛经。笔者立即就地为她按压了小腿上的三阴交穴，马上腹部就不痛了。然后，笔者又叫来生产队的干部，说明情况后，让这位女青年回家休息。

曾经有一个老者腰痛找笔者诊治，笔者通过问诊和检查，认为是"肾虚腰痛"。于是让他侧卧，下腹部施灸，腰部拔罐。老人不理解地问：医生，我是腰痛，不是肚子痛，你怎么在我肚子上治疗啊？笔者说：你这是肾虚腰痛，要补丹田之气，这是治本之法。这也是我们中医针灸用穴位治疗的一种奥妙之处——"前后配穴法"。通过 15 ～ 20 分钟的治疗，老人躺在那里说："医生，我现在感觉非常好啊，腰已经不痛了，而且全身都感到舒服。"治疗结束后，老人还连声说：奇怪！奇怪！当然也还有另外两个字：谢谢！

上述这些涉及肝肾不足病变的穴位保健治疗，都体现了中医学"异病同治"的法则。病情比较轻的往往 1 次就可以见效，3 ～ 5 次就能够治愈。

【禁忌】

身体发热、面红目赤、口干舌燥、小便发黄、大便干结、舌红苔黄者则不宜施用灸法；孕妇也不宜在关元、气海穴进行指压、拔罐、皮肤针叩刺。

希望广大中老年朋友在学会了这两个穴位的养生保健之后，再加上足三里这样一个强身保健第一穴，把我们的先天之根和后天之本都养得棒棒的。这样的话，你的先天之根壮实，后天之本旺盛，就能成为一个胃口好、睡眠好、精神好的"三好"老人，在养生保健中永远都是强者。

第四讲　益气何劳"四君子"

【医理分析】

说到"气"，人们自然会想到空气或其他各种气体。但中医学所说的"气"却有着不同的含义。一是指构成人体和维持人体生命活动的精微物质，如先天之"真气"、呼吸之"清气"、水谷之"营气"；二是指各个脏腑组织的功能作用，如脏腑之气、经络之气。人身之气，由于形成的方式、储存的部位和功能作用的不同，而赋予不同的名称。禀受父母的肾之精气，称为"元气"或"原气"，是人体最基本、最重要的先天之气，是促进人体生长发育的物质基础；由口鼻吸入的大自然之气为"宗气"，聚积于胸中，具有推动肺的呼吸和心血运行的作用；由饮食所化的精微物质称"胃气"或"中气"，有化生血液和濡养其他脏腑组织的作用；由水谷精微物质化生的血液进入血管又称为"营气"或"营血"，起营养周身的作用；水谷精微物质化生的另一种精气分布循行到皮肤，又称"卫气"，有防御外邪从皮肤入侵人体、控制汗腺、调节体温的作用。

综上所述，人体各种气的来源有三：一是先天之肾气；二是后天水谷之气；三是吸入自然界的清气。诸气综合，总称"真气""正气"，是人体生命活动的基本物质和原动力。若先天之元气不足，则影响人的发育和生殖力；肺之宗气不足则影响肺的呼吸功能和心血的正常运行；脾胃中气不足，影响血液的生成，也导致内脏组织下垂；卫气不足则人的抗病能力差，极容易感受自然界各种致病外邪的侵袭。

对于各种气虚证，中医有一个补气的基本处方，由人参、茯苓、白术、甘草四味中药组成，《方剂学》称之为"四君子汤"。针灸疗法中有没有同"四君子汤"一样具有补气作用的腧穴呢？回答是肯定的。在针灸腧穴中，气海、关元、膻中、大椎、肺俞、心俞、脾俞、胃俞、肾俞、足三里等都具有良好的补气作用。

【穴位解读】

气海，顾名思义，本穴犹如诸气聚集之海洋，能补益诸气；关元是人体元阴元阳之气交关之所，为"补肾气的第一要穴"；膻中在胸部两乳头连线之中点，别名"上气海"，针灸学称之为"气之会穴"，同气海一样，也有补益诸气的作用；大椎穴是督脉同六条阳经经脉的交会之处，别称"诸阳之会"；肺俞、心俞、脾俞、胃俞、肾俞分别补养肺气、心气、脾胃中气和肾气；足三里补六脏六腑之气。

以上诸穴，膻中偏重于补心肺之气，主要用于治疗心肺气虚引起的胸痛、胸闷、咳嗽、气喘、心慌、气短、心律不齐等证；大椎穴补益人体阳气，用于治疗阳虚怕冷、肢体寒凉、倦怠乏力之证；肺俞、心俞、脾俞、胃俞、肾俞等穴分别主治肺气虚之咳嗽、少气懒言，心气虚之惊悸、脉律不齐；脾气虚之腹胀、肠鸣、泄泻，肾气虚之腰痛、遗尿、遗精、阳痿、月经不调等证；而气海、关元、足三里则调补六脏六腑全身之气，可以治疗补气穴所适应的综合病症。

【穴位操作】

补气穴的操作方法，以艾灸法为最好，指压、按摩、皮肤针叩刺、拔罐均可。指压、按摩、艾灸可每日 1 次，皮肤针、拔罐隔日 1 次。如若能做到针、灸并用，则补性更强，疗效更佳。

第五讲　补气要穴"双管齐下"——气海、膻中

【医理分析】

所谓补气，就是补益人体的阳气以及六脏六腑之气（如肺气、心气、脾气、胃气、肾气等）。气海、关元、中脘、膻中、肺俞、心俞、脾俞、胃俞、肾俞、命门、足三里等穴就具有不同的补气作用。首推气海、膻中二穴，同时按揉此二穴，可谓补一身之气"双管齐下"。

【穴位解读】

气海位于腹部正中线脐下 1.5 寸，即肚脐与关元穴连线之中点，这里是一身之气（尤其是肾气）聚会的地方，故名"气海"，补气乃其专长。

膻中在两乳头连线中点（女性应结合乳房的大小和下垂的程度适当上移到第 4 肋间水平），穴在两肺之间，集心肺之气于胸中，又名"上气海"。

【穴位搭配与操作要领】

肺气不足者，常常胸闷、少气懒言、久咳、气喘、出虚汗、易感冒，可选用关元（腹部正中线脐下 3 寸）、气海、膻中、大椎（肩背部正中第 7 颈椎下凹陷中）、肺俞（背部第

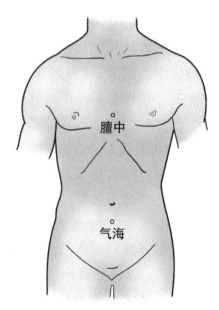

补气要穴——气海、膻中

3 胸椎下旁开 1.5 寸）、足三里（外膝眼直下 3 寸）。

心气不足者，常感胸闷、心慌、惊恐、气短，并有失眠，可选用膻中、心俞（背部第 5 胸椎下旁开 1.5 寸）、足三里。

脾胃气虚者常有不思饮食、腹胀、腹泄、水肿、肢软无力、遗尿、脱肛、内脏下垂等，可选用气海、关元、中脘（腹部正中线脐上 4 寸）、脾俞（下背部第 11 胸椎下旁开 1.5 寸）、胃俞（下背部第 12 胸椎下旁开 1.5 寸）、足三里。

肾气不足者常有遗尿、小便清长、遗精、阳痿、月经不调、耳鸣、虚喘、腰膝酸软、五更泄等，可选用关元、气海、命门（腰部第 2 腰椎下凹陷中）、肾俞（命门穴旁开 1.5 寸）、足三里等穴。

以上穴位可以分别用指压、按摩、艾灸、拔罐和皮肤针施术，强身每日或隔日 1 次，治病每日 1 ～ 2 次。

第六讲　补血无须"四物汤"

【医理分析】

血是人体十分重要的组成部分，是由食物中的精华物质通过脾胃的作用转化而成的。它含有人体必需的营养物质。循行于经脉之中，由气的推动，周流全身，从而供给人体以充足的养分，维持各脏腑组织器官的正常功能。如肺的呼吸，胃的纳食，脾的消化，大小肠对食物的转输和再吸收，肝血注目产生视觉，脑的思维、记忆，肌肉的伸展与收缩，关节的运动，手能握，指能摄，足能步等都有赖于血液的灌注和滋养。血液充足的人精力旺盛、充满活力，面色、口唇、指甲均见红润，思维及行动敏捷矫健。若血液生成不足或因失血过多，即导致贫血，中医学称之为血虚。轻者症见头晕，目眩，心慌，失眠，多梦，目干涩，注意力不集中，精神疲乏，肢软无力，面色、舌头、口唇和指甲淡白无血色。重者出现近视、夜盲、视物昏花、记忆力衰退，月经不调、闭经、痛经、肌肉萎缩、脉搏微弱无力或脉结代（心律不齐或跳几下停一下）等。化验血常规，见血红蛋白（Hb）、红细胞（RBC）、白细胞（WBC）等不同程度减少。

对于贫血，中医的治疗原则就是养血。养血名方是由当归、熟地黄、川芎、芍药共同组成的"四物汤"。而在针灸医学中，也有类似"四物汤"养血作用的腧穴，那就是气海、膻中、肺俞、心俞、膏肓、膈俞、肝俞、脾俞、血海、绝骨、三阴交、足三里等穴。

【穴位解读】

气海为肾气所聚之处；膻中在心肺之间，为"气之会"穴；肺俞有调补肺气的作用，中医学历来有"益气生血"的治法；中医学认为：心主血，肝藏血，脾统血，心、肝、脾三脏都与血液的生成和储存息息相关，故气海、膻中、肺俞、心俞、肝俞、脾俞等穴常常作为养血之要穴；膈俞在心下肝上，是为"血之会穴"，只要是与血有关的病症，均可取用；膏肓与心和心包的关系密切，为古今养血要穴；血海是脾经之穴，以"血海"命名，比喻此穴犹如血液聚汇之海；绝骨为"髓之会穴"，骨髓具有造血功能，针灸临床及实验研究也表明：针灸绝骨穴确有促进血中红细胞生成的作用；三阴交为脾、肝、肾三条经脉的交会穴，通过养肝、补脾、益肾，促进血液再生；足三里是多气多血的胃经穴位，乃全身第一补气补血要穴。针灸中医临床，凡见六脏六腑及全身各组织、器官的血虚证，均可选用上述穴位。

【穴位操作】

养血穴的操作方法，可指压、按摩、艾灸、拔罐、皮肤针叩刺，但以施灸疗效更快、更好、更巩固。每次可选用 3～5 穴，每穴用艾条或艾灸器温灸 3～5 分钟。突击治疗应每日 1～2 次，巩固治疗可 2 日 1 次。若能将一些补血药（如中药当归、人参、黄芪等制成的注射剂，西药维生素 B_{12} 等）按常规注入上述穴位，将能收到更好的补血效果。

第七讲　补血穴位"五朵花"——膈俞、肝俞、脾俞和足三里、血海

【医理分析】

人体具有补血作用的穴位有气海、膻中、膈俞、肺俞、心俞、肝俞、脾俞、胃俞、膏肓、足三里、绝骨、血海、三阴交等。其中，最主要的是膈俞（背部第 7 胸椎下旁开 1.5 寸）、肝俞（背部第 9 胸椎下旁开 1.5 寸）、脾俞（下背部第 11 胸椎下旁开 1.5 寸）和足三里（外膝眼直下 3 寸）、血海（膝关节内上缘上 2 寸）5 穴，笔者习惯称它们为补血穴位"五朵花"。

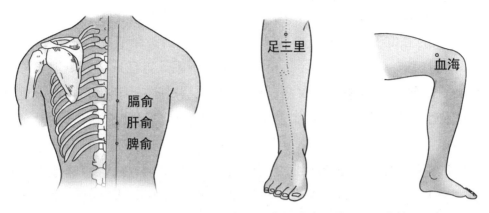

补血穴位"五朵花"——膈俞、肝俞、脾俞和足三里、血海

【穴位解读】

中医学认为，人体的血液由食物中吸收的精华部分转化而成，所以，补血穴大多数同脾（脾俞）、胃（足三里）、肝（肝俞）这几个消化脏器有关；膈肌是联系心肺与肝脾的枢纽，所以代表膈肌的膈俞穴被定为"血之会穴"；血海穴属脾经，健脾生血，能直接起到补血的作用。

【穴位搭配与操作要领】

同时，补气可以生血，许多补气穴也具有补血功能。凡是患有贫血、白细胞减少症、肿瘤放疗、化疗后白细胞减少者，都可根据自己的情况，选择上述有关穴位，运用艾灸法来升高红细胞、白细胞、血红蛋白，以纠正贫血状态。

如属饮食低下、营养不良引起的贫血，可选用脾俞、胃俞（下背部第 12 胸椎下旁开 1.5 寸）、血海、足三里、三阴交（足内踝高点上 3 寸）等穴施灸。

如属气虚血少，可选用气海（腹部正中线脐下 1.5 寸）、膻中（两乳头连线中点）、肺俞（背部第 3 胸椎下旁开 1.5 寸）、心俞（背部第 5 胸椎下旁开 1.5 寸）、脾俞、足三里等穴施灸。

如因造血功能障碍所致贫血，则可选用膈俞、肝俞、脾俞、膏肓（背部第 4 胸椎下旁开 3 寸）、血海、绝骨（足外踝高点上 3 寸）、足三里等穴施灸。

第八讲　细说人体穴位"六味地黄丸"

【医理分析】

说起六味地黄丸，那几乎可以说是家喻户晓、尽人皆知了。这个源于宋代的滋阴补肾名方，是由熟地黄、山药、山茱萸、泽泻、茯苓、牡丹皮六味中药组合而成。主治由于肾阴不足、虚火上炎而引起的头晕目眩、面容憔悴或两颧发红、耳鸣耳聋、口干舌燥、牙齿松动、虚烦不眠、自汗或盗汗、遗精或梦遗、身体瘦弱、腰膝酸软、脚后跟疼痛、舌红少苔、脉搏细小而偏快，以及幼儿"五迟"（出牙迟、站立迟、走路迟、说话迟、囟门闭合迟）"五软"（颈软、口软、手软、腿软、身子软）等脾、肝、肾功能失调方面的病证。

"滋阴潜阳"法是中医治疗阴虚兼有虚火证的基本方法，六味地黄丸中既有熟地黄之滋腻补肾水，又有泽泻之清泻消肾浊；既有山药之收涩摄脾土，又有茯苓之淡渗利脾湿；既有山茱萸之温性补肝肾，又有牡丹皮之寒凉泻肝火。补中有泻、泻中有补。按照中医学的说法叫做"壮水之主，以制阳光"，意思是说，通过滋阴补水的方法来抑制偏亢的阳气。不但能够治疗肝肾不足之证，而且可以肾、肝、脾三脏并治，组方之严谨，堪称典型。

后人在此方的基础上灵活运用、加减化裁，又衍化了诸多治疗各类病证的典型名方，如加枸杞子、菊花成为滋阴降压明目的"杞菊地黄丸"；加知母、黄柏而成治疗阴虚火旺的"知柏地黄丸"；加五味子即为治疗肾虚咳喘的"都气丸"，又在都气丸的基础上再加麦冬，组成"八仙长寿丸"；而另加附子、肉桂就是东汉时代医圣张仲景温补肾阳的名方"（金匮）肾气丸"，仅用两味温肾药物于滋肾药中，通过水火同补，促进阴阳协调。

【穴位解读】

如此备受人们亲睐的典型妙方，我们身体是否也有类似作用的穴位呢？做穴位保健是否能达到服用六味地黄丸的效果呢？回答是肯定的！而且，人体的"六味地黄丸"也是由6个穴位组合而成的，它们是：任脉的关元（腹部正中线脐下3寸）、中极（腹部正中线脐下4寸），肾经的太溪（足内踝高点与跟腱连线的中点），肝经的太冲（足背第1、2跖骨结合部前方凹陷中），胃经的足三里（外膝眼直下3寸四横指宽）和脾经的三阴交（足内踝高点上3寸）。

其中，太溪穴是肾经的本源之穴，类似熟地黄，有滋养肾水的作用；中极穴最接近膀胱，类似泽泻，清下焦湿热；足三里好比山药，健运脾胃；三阴交犹如茯苓，利水化湿，同时还是脾、肝、肾三经的交会穴，能够三脏并治；关元穴也是脾、肝、肾三经的交会穴，如同山萸肉，滋补脾、肝、肾；太冲穴是肝经的本源之穴，就好比牡丹皮，既能滋养肝血，又能清泻肝火。这些穴位相配合，其主治与六味地黄丸有异曲同工之妙。

【穴位搭配与操作要领】

药物处方讲究的是理、法、方、药，还有药物炮制和煎煮方法的严谨，而针灸穴位处方讲究的是理、法、方、穴，强调的刺灸手段和指法技巧的协同。

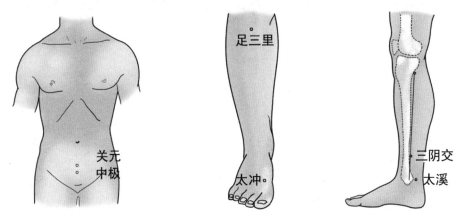

人体"六味地黄丸"——关元、中极、足三里、太冲、太溪、三阴交

中药处方里缺了某一种药物，一是要到处寻找，二是需要换另外一种类似功用的药来代替；穴位处方不用担心会缺少哪个穴位，人人都有，一年四季皆备，时时刻刻相随，随用随取，无比方便。

药物久用可能有不良反应，如六味地黄丸久服或过服必易滞脾碍胃，使脾胃失和，影响食欲，对身体造成伤害。但是，治疗慢性病，同一个穴位刺激的时间长久了，也不会产生不良反应，顶多不过是对刺激的敏感度没那么强了，这时，只要更换主治作用相近的另外穴位继续治疗，避免产生"耐针性"即可。

拿人体穴位中的"六味地黄丸"来说，关元穴用久了，可以换用功能作用近似的气海穴（腹部正中线脐下 1.5 寸，也即肚脐与关元穴连线的中点）；中极穴用久了，可以改用曲骨穴（腹部正中线脐下 5 寸耻骨联合上缘中点）；太溪穴用久了，可以用复溜穴（太溪穴直上 2 寸）替代；太冲穴用久了，可以行间穴（足背第 1、2 趾缝横头端）取代；足三里可以换中脘、脾俞，三阴交可以改用阴陵泉（膝关节内下方高骨下凹陷处）。

正所谓"对证用穴巧思量，法有定而方无穷"！

就穴位操作而言，指压、按摩、皮肤针叩刺、艾灸、拔罐均可，比较随意。每穴每次 2 ～ 3 分钟为宜。

第13章　助眠健脑促记忆穴位保健

第一讲　养心、镇静、宁神 ——百会、大椎、神门

【医理分析】

安神穴即具有一定镇静宁神作用、能够治疗神经衰弱、失眠、多梦、健忘、癔症、梦游、癫狂等病症的穴位。

中医学认为：人的神志不但与脑组织有关，与心也有一定联系。当脑、心的功能活动健全、正常时，人的意识、思维、记忆和睡眠等就处于积极、稳定的状态；反之，脑、心功能活动紊乱、失常，则容易发生上述病症。

【穴位解读】

百会属于督脉，位于头顶正中线前发际5寸，也可以将两耳尖向上引直线，与头顶正中线的交点，仔细摸一下，应该有一个小小的凹陷。穴位直接与大脑相连，镇静宁神乃其专长。

大椎位于肩背部正中第7颈椎棘突下凹陷中，是督脉要穴，诸阳之会。它既通脑，又通阳。

神门在掌面腕横纹小指侧凹陷中，属于心经，穴名本身就寓意为"心神出入之门户"。

对于神经衰弱、失眠、多梦、健忘等症，可选用百会、安眠（耳垂后凹陷中的翳风穴与后枕部两侧发际1寸的风池穴连线中点）、心俞（背部第5胸椎下旁开1.5寸）、神门、内关（掌面腕横纹中点上2寸，两筋之间）、三阴交（足内踝高点上3寸）、太溪（足内踝与跟腱连线中点）、涌泉（足底前1/3与后2/3之交点）等穴，施以指压、按摩、艾灸或以皮肤针轻轻叩刺（用于安眠，最好在夜晚临睡前进行，

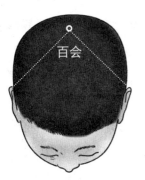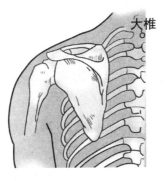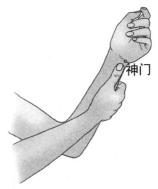

养心、镇静、宁神——百会、大椎、神门

涌泉穴最好用搓法)。

　　对于癔症、抑郁、梦游、癫狂等，则可选用人中（人中沟正中点）、百会、大椎、内关、神门、合谷（手背第 1、2 掌骨之间，略靠第 2 掌骨中点）、后溪（握拳，第 5 指掌关节后纹头端）、太冲（足背第 1、2 跖骨结合部前方凹陷中）、丰隆（外膝眼与足外踝高点连线中点）等穴，其中梦游和夜晚发作的癫痫，还应加用照海穴（足内踝下凹陷中），狂症和白天发作的癫痫，还应加用申脉穴（足外踝下凹陷中）。施以艾灸或以指压重掐穴位，皮肤针重叩出血。

第二讲　头痛医头"三要穴"——百会、印堂、太阳

【医理分析】

　　常言道："患者头痛，医生也头痛"，说明头痛难治。但如果运用针灸穴位指压灸疗方法保健治疗，往往能手到病除，灸至痛消。今天笔者就向大家介绍三个防治头痛、眩晕的特效穴——百会、印堂、太阳。

　　头痛、眩晕是一种常见的自觉症状，见于多种急性、慢性疾病。据统计，在神经科门诊以头痛为主诉的病人占 40% 左右。外感或内伤均可引起头部气血不和、经气阻滞而导致头痛、眩晕。外感头痛、眩晕多由风袭经络所致，内伤头痛、眩晕多因肝阳上亢、痰湿内阻或气血不足、气滞血瘀所引起。

　　外感头痛、眩晕又与感受风寒或风热有关，多伴有感冒症状，恶寒、怕风等；肝阳上亢与高血压或情绪有关，以头顶疼痛为多，有时可触及血管搏动，除了

头痛以外，眼睛红肿、满脸通红、遇事冲动、好发脾气；痰湿内阻者头晕、头重、如同顶着一个大包裹一样，兼有胸闷或恶心呕吐，舌体胖大有齿印，舌苔厚腻，犹如奶油状；气血不足者面色苍白、头晕眼花、气短乏力、脉弱无力；气滞血瘀多见于跌打损伤之后，头部有固定的压痛点，舌头青紫或舌面上可见瘀点、瘀斑。

穴位保健治疗头痛，主要是根据头痛的部位而决定的。前头痛在前额部及眉棱骨等处，多由头面、五官疾病如青光眼、鼻窦炎、各种牙病等引起；偏头痛在头之两侧，并连及耳部，类似于血管神经性头痛和中耳炎导致的头痛；后头痛在后枕部，下连于项，多见于感冒和落枕、颈椎病引起的头痛；头顶痛在巅顶部，多见于高血压病患者。

【穴位解读】

我们先来看看百会穴治疗头痛的神奇效果吧：东汉三国时期，一代枭雄曹操经常犯头痛病，疼痛难忍，每次发作都得请名医华佗为他针刺百会等穴，方能好转。因此，曹操才要华佗到他的身边做他的私人保健医生。只因华佗生性刚烈，不愿意将自己的医术仅为曹操一个人服务而失去为广大平民百姓治病疗疾的机会，后惨遭曹操的杀害。

唐高宗李治也是穴位保健的受益者，据《旧唐书·高宗纪下第五》唐代文人胡子温写的《谭宾录》中记载：一日，高宗头痛、眩晕，眼睛红肿，不能睁开，众御医诊治均无良效，急召针灸太医秦鸣鹤前来诊治。秦太医诊后认为系风热之毒上攻头目，加上国事烦心，引动肝火所致，必须在头部点刺出血才能治愈。武则天皇后在帐后听到后怒气冲冲地跑出来，呵斥太医竟胆敢在皇上头上刺血，心怀叵测，罪该问斩！将太医吓的战战兢兢，跪地求饶。高宗开明，喝退皇后说：妇人之见！我现在是病人，病人就应该服从医生的治疗。乃安抚太医，同意让太医针治。太医便在皇上头顶正中的百会穴点刺出血，高宗顿感头痛消失，眼睛也睁开了。武则天皇后也转忧为喜，感慨地说：这真是上天的恩典！并以厚礼赠予太医。

除百会之外，治疗头痛、头晕还有两个重要穴位，那就是印堂穴和太阳穴。印堂穴在两眉头连线中点（印度妇女点吉祥痣的地方），对单纯前额头痛、眉棱骨痛、眼睛红肿疼痛、鼻窦炎和牙病引起的头痛等都有比较好的治疗作用。太阳穴在外眼角外上方1寸处、眉梢与外眼角延长线的交点凹陷，对偏头痛、头晕目眩、目赤肿痛有明显疗效。日常生活中，人们有了头痛脑热的毛病，都习惯用手揉揉太阳穴，就会感到头脑很清醒，头痛、头晕都会减轻或消失。

对于在头部有明显压痛点出现的头痛，我们还应该把压痛点作为最好的治疗部位。压痛点在针灸学中又称为"阿是穴""天应穴""不定穴""反应点"，按揉阿是压痛点，是古代医生"以痛治痛"的经验之谈，能疏通局部经络气血、化瘀止痛。那为什么压痛点又称为"阿是穴"呢？说起来这还同南京的方言有一定的关系呢！"阿是穴"的提法首先见于唐代医书《千金方》，说"阿是"系"吴语方言"，即江苏地方话"是"的意思。医生在为病人查找疼痛部位时，常常会问："是不是（这里）呀？"如果找对了，病人就会回答："阿是"（江浙一带的人讲话，往往习惯在句首加一个"阿"字，如阿爸、阿妈、阿婆、阿哥、阿姐、阿妹……就像上海人说"我"为"阿拉"一样）。所以，南京人至今还一直流行着"啊是的呀"这个方言。

【穴位搭配与操作要领】

百会是治疗头痛的第一要穴，它之所以叫"百会"，就是因为头部各个方位的经脉都会聚在这个地方。那么，你在这个地方指压、按摩、艾灸、皮肤针叩刺，其治疗作用都可以达到头部的任何部位。所以说不管是前头痛、后头痛、偏头痛、头顶痛、全头痛，都可以取用。

百会穴位于头顶正中线前发际上 5 寸。针灸学将人的前发际至后发际定为 12 寸，我们把松紧带测穴尺定在 12 寸的地方，一端放在前发际处，拉直了，另一端放到后发际处，然后找到距离前发际 5 寸的地方，这个百会穴就找到了。

这个分寸法，从前发际到后发际这个 12 寸是固定的数目。但是在临床上还有一些特殊的情况，例如有很多人是高额、秃顶，这样他的前发际就不好定了。这种情况古人已经为我们考虑到了：前发际没有或者不明显的人，要延长到两个眉毛中间的印堂穴，加 3 寸。你减去 3 寸，前发际就能确定了；如果后发际不明显，就向后下方的第 7 颈椎下的大椎穴延长 3 寸，减去 3 寸，就是后发际了。

有人说了，要是这个人前发际、后发际都没有那该怎么办呢？那可就更惨了，这个时候你就把两个眉毛之间的印堂穴到第 7 颈椎下的大椎穴之间看成 18 寸，这样也就能找到前发际上 5 寸那个部位了。就算是连眉毛都没有的人，我们也可以通过摸眉棱骨找出前发际的定穴标志。

还可以用简便取穴法：就是把左右两只耳朵的耳尖对折，垂直向上，两个耳朵这样一上来，与头顶正中线交界的地方即是。最后还是要摸一下，是不是有一个凹陷。此处绝大多数人有一旋儿，古书上说"可容豆"，意思是说穴处应该有一个小小的凹陷，若放上一粒小豆，则不会滚下来。

百会穴治头痛、头晕，虚证（如贫血、低血压、神经衰弱引起者）宜用单手指压法、双手五指叩击法和艾灸法、皮肤针叩刺法。指压法、叩击法、皮肤针轻轻叩刺3～5分钟；头顶因为有头发，施行灸法不是很方便，我们可以借助艾灸器温灸10～20分钟或施行隔姜灸。实证（如高血压、脑外伤引起者）可用手指重力按压、指尖叩击或握拳捶打，皮肤针重叩出血。

印堂穴和太阳穴都可以采用指压、叩击、按揉和皮肤针叩刺来操作，印堂穴还可以用拇指和示指用力撮捏。贫血、低血压引起的虚痛手法力度应小一点，可用灸法，皮肤针轻、中度叩刺，使局部发红即可；高血压、跌打损伤导致的实痛手法用力重一些，皮肤针可以重叩出血。

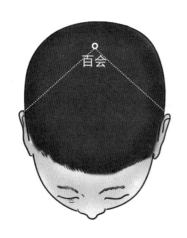
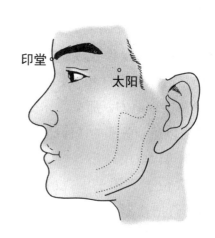

防治头痛、眩晕的特效穴——百会、印堂、太阳

百会：在左右两只耳朵的耳尖垂直向上，与头顶正中线交点处
印堂：在两眉头连线的中点
太阳：在外眼角外上方1寸处、眉梢与外眼角延长线的交点凹陷处

[**典型病例1**]

1978 年，笔者治疗一位因车祸造成严重脑震荡头痛眩晕的武汉某大学党委书记。他眼睛里面有碎玻璃嵌入，在眼科把玻璃取出来以后就在针灸科住院，治疗脑震荡后遗症。因其不愿意接受针刺，笔者就选用皮肤针叩刺百会及其四周，每日2次。经过1个月的治疗，头痛眩晕症状好转；2个月后明显减轻；3个月痊愈出院。因其头部明显谢顶，经几个月皮肤针叩刺头皮，头顶正中竟然还生出了一些类似刚孵出来的小鸡、小鸭身上的绒毛。使他和老伴喜出望外，产生

了出院回家后继续用皮肤针叩刺，使毛发再生、返老还童的念头。

[**典型病例 2**]

有一次笔者在上课时，一个男生头晕、头痛、眼睛也有些红肿。下课后给他针了印堂和太阳两个穴位，并有意识地挤出几滴血。等到第二节课还没有上完，头晕、头痛消失了，眼睛的红肿也明显减轻了许多。

◎前头痛　可以配局部攒竹穴（眉头）和阳白穴（每侧眉毛中点上 1 寸），远端合谷穴（虎口）和内庭穴（足背前端第 1、2 趾缝纹头）。

◎偏头痛　配局部角孙穴（侧头部正对耳尖处）和率谷（侧头部耳尖直上 1.5 寸），远端的外关穴（腕背横纹中点上 2 寸）和侠溪穴（足背前端第 4、5 趾缝纹头）。

◎偏正头痛　配局部的阳白穴和头维穴（额角入发际 5 分），远端的合谷、外关。

◎后头痛　配局部的天柱穴（后发际正中旁开 1.3 寸）和风池穴（后枕部入发际 1 寸两侧凹陷中），远端的后溪穴（第 5 指掌关节后纹头端）和昆仑穴（外踝与跟腱之间凹陷中）。

◎头顶痛　配局部的四神聪（百会前后左右各 1 寸）和远端的太冲穴（足背第 1、2 跖骨结合部前方凹陷）和涌泉穴（足底正中前 1/3 与后 2/3 交点凹陷中）。

◎全头痛　酌情取配用头维、阳白、风池、合谷、外关、太冲等穴。指压、按摩、皮肤针叩刺出血均可。

◎外感头痛　可加大椎、风池穴。

◎肝阳上亢头痛　可加太冲、涌泉穴。

◎痰湿内阻头痛　加内关、丰隆（外膝眼与足外踝连线的中点）。

◎气血不足头痛　应重灸百会穴，并加灸按足三里。

头痛可见于临床各科疾病中，指压、按摩、艾灸、皮肤针叩刺治疗都有较好的效果，尤其是对偏头痛、血管性头痛及神经官能症所致的功能性头痛效果更为明显。但应通过医院检查，注重对原发病的治疗，同时还要排除颅脑占位性病变（颅内出血、肿瘤等）。

百会、印堂、太阳 3 个穴位除了可以用来防治头痛、头晕之外，对于失眠、健忘等也都有一定的治疗作用。只要我们能经常做一些指压、按摩、艾灸或皮肤针叩刺，不但能解决头痛、头晕的毛病，而且还可以减少脱发、白发，促进睡眠，增强记忆，女性朋友经常做，还有一定的美容、美发效果呢！

第三讲　巧按穴位助睡眠 ——百会、安眠、神门

【医理分析】

人的一生，有1/3的光阴是在床上睡过去的，可见睡眠同我们人类的关系非常密切。但是日常生活中，许多人却饱受失眠之苦：轻者不易入睡，或入睡并不困难，但容易惊醒，醒后不能再睡，或者是梦境纷纭，有时候是噩梦不断；重者整夜在床上翻来覆去的不能入睡，被人们戏言是"烙烧饼"，到了第二天却头痛眩晕、萎靡不振、无精打采、昏昏沉沉，就是说当工作的时候他又想睡了，睡眠质量不高，严重影响人们的生活质量、工作质量和身体健康。于是乎人们在"千金难买老来瘦"的基础上又加了一句：千金难买美睡眠！表明睡眠对一个人是何等的重要！

失眠或者说睡眠质量不好，主要是受什么影响呢？多因思虑忧愁、操劳过度、气血虚弱、心神失养、心脾两虚（患者面色比较苍白，精神疲惫，少气懒言，脉搏弱而无力）；肝气郁结、情志不畅、心胆气虚（平时爱生气、发脾气、心烦易怒，病情跟情绪有关，或胆小、晚上睡觉特别容易醒、怕猫、怕老鼠、一点响声他就搞得心惊肉跳的）；或房劳伤肾、心肾不交（这种人心烦、多梦，多见于早婚、性生活偏多、多子女者）；或饮食所伤、脾胃不和（有的是吃多了撑的，有的则是过于饥饿、饥肠辘辘地睡不着觉，中医学统称之"胃不和则卧不安"）。可见，失眠主要与心、肝胆、肾、脾胃等脏腑关系密切。而心在这中间起着最主要的作用。中医学认为：心不但统血脉，而且还主神明。"神明"类似于现代医学所说的大脑功能活动。明代著名医学家李时珍在其《本草纲目》中说："心有血肉之心，有神明之心。""血肉之心"即指实质性心脏，"神明之心"乃指大脑的功能。

从阴阳失调方面来认识失眠，应当归咎于阳盛阴衰。中医学认为：阳盛则寤，阴盛则寐。夜晚属阴，睡眠需要阴气相助才能较快地入睡，并保证较高的质量。反之，夜晚阳气旺盛了，人就会处于兴奋状态，显然是无法入睡的了。

【穴位解读】

中医治疗失眠，重在滋养心脾、宁心安神、疏肝理气、交通心肾。而从调节阴阳平衡的角度，我们就要补阴泻阳。今天笔者就来跟大家谈一谈如何用穴位指压、按摩、灸疗来促进我们睡眠的问题。首先介绍三个穴位：第一个是头

顶的百会穴，第二个是后枕部的安眠穴，第三个是心经的神门穴。

百会在入前发际 5 寸、两耳尖直上与头部正中线的交点，一定要低头取穴，如果不低头取穴，那么，手指也一定要有意识地往后移动，摸到有一个凹陷处，古书上说这个地方的凹陷处"可容豆"。治疗失眠，可以分别采用指压、按摩、叩击、艾灸（隔姜灸或艾灸器灸）、皮肤针叩刺等方法。另外可借助于干梳头二法：将双手五指弯曲成爪状，一法是从前发际正中通过百会穴向后直达风池穴；一法是从耳前绕耳后直到安眠穴。反复梳至头皮有明显的发热、发麻感为止。

安眠穴在耳垂后凹陷（翳风穴）与枕骨下两侧凹陷（风池穴）连线中点，正好在发际边缘。可以分别采用指压、按摩、磁疗、皮肤针叩刺等方法。

神门穴在掌面腕横纹小指一侧紧挨着小鱼际的凹陷中，是心经的要穴，寓"心神出入门户"之意。有通心脉、调神志、养心安神的作用，体现在对神经衰弱、失眠、健忘、心慌、心痛、精神失常等病症的防治方面。中度按揉、艾灸，或用皮肤针轻叩，有比较明显的催眠作用。对于白天精神不振、昏昏欲睡者却可以醒脑开窍，让你有精神。

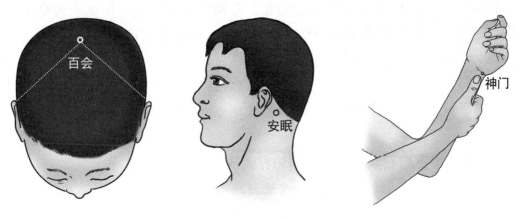

巧按穴位助睡眠——百会、安眠、神门

[典型病例]

1986 年初春，一位从事兽医工作的女病人因为胃下垂住院针灸治疗。诉说自己长期失眠，每晚大约只能睡 3、4 个小时的觉。有一次笔者利用值夜班的机会，在她准备睡觉之前，先给她针了百会、神门穴，又给她在脑后的安眠穴上埋了 2 个小小的如同图钉一般的"揿针"（又称"皮内针"，针头很短，像按图钉一样按进穴内，很安全）。结果，当晚她美美地睡了 7 个多小时才醒，诉说她 10 多年睡眠没有像这样香甜过。笔者说这个针可以留在身上 3、5 天时间，但后来的几天她连大白天都想睡，毛衣也打不起来，就让笔者提前给她把针取出来了。

【穴位搭配与操作要领】

治疗失眠的配穴有内关（掌面腕横纹中点上2寸）、足三里（外膝眼直下3寸）、三阴交（足内踝高点上3寸）、太溪（足内踝与跟腱连线中点）、涌泉（足底前1/3与后2/3交点。指压、艾灸或皮肤针叩刺都可以，涌泉最好采用搓法。

三阴交是属于脾经的，太溪是归于肾经的，一个是后天之本（脾），一个是先天之根（肾）。三阴交搓太溪法，脾、肝、肾都得到了调节，调补先后天之气血，既补气又养阴，还强壮泌尿、生殖功能，而且还生津止渴、润肠通便，对中老年人习惯性便秘、糖尿病也有一定的治疗作用。

搓涌泉法：据文献记载，搓涌泉法源于宋代大文学家苏东坡的养生方法。苏东坡有一次上寺庙去拜望自己的老朋友——佛印和尚，两人谈天说地直到深夜，东坡也就留宿在寺庙与佛印对榻而眠。和尚每天晚上睡觉之前是要盘腿打坐念佛经的，当他闭眼正念着的时候，听到对面床上似乎有动静。睁眼一看，只见苏东坡也是盘腿而坐，一只手的手心正对着另一只脚的脚心不停地上下搓动。佛印心想：你们文人平时不念佛经，看我们僧人念经，你也来装模作样凑热闹，还搞出新花样的姿势和动作。于是就脱口而出念了四句顺口溜：

> 学士打禅坐，
> 默念阿弥陀，
> 心想随观音，
> 奈何有老婆。

苏东坡搓完脚心，也回应了四句打油诗：

> 东坡搓脚心，
> 并非随观音，
> 只为明双目，
> 事事看分明。

正确的搓涌泉法应该是每晚睡前先用温度比较高的热水泡泡脚，然后坐在床上，弯曲膝关节，用对侧手掌斜向搓足心，反复100～200下，两侧交替。手掌的着力点最好偏重于手心或小指一侧的小鱼际，如此则心包经的劳宫穴、心经的少府穴能够对应涌泉穴，进而交通心肾。如果累了，可以将手掌改换成半握拳，用弯曲后的指关节搓擦，如此则力度大一些；与此同时，另外一只手也不要闲着，拇指和其余四指自然分开，虎口轻轻护住小腿下端，随着搓足心的节律，拇指指腹从脾经三阴交穴向下搓至肾经太溪穴。如此则助眠效果更佳。

　　由情志忧郁、气滞不畅引起的抑郁症，也是导致失眠的重要原因。治当疏肝理气、调理心神，也取百会、大椎（肩背正中第 7 颈椎下）、神门、内关、丰隆、太冲等穴治疗。百会、大椎、神门镇静宁神；内关宽胸理气；丰隆化痰解郁；太冲疏肝理气。诸穴均用手指重力按压或皮肤针重叩出血，每穴 2 ～ 3 分钟。同时配合心理治疗、语言疏导。

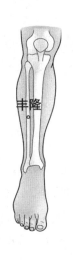 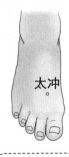 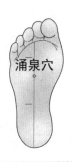

> 丰隆穴：外膝眼与足外踝连线中点
> 太冲穴：足背第1、2跖骨结合部前方凹陷处
> 涌泉穴：足底前1/3与后2/3交点处

　　耳穴贴压是利用耳朵上反映出的全身各个不同部位的信息（全息论）选取相对应的耳穴治病的方法。操作简单、方便，容易学习和掌握，疼痛轻，且不会感染，不会引起耳软骨膜炎症，尤其适用于中、老年妇女、儿童和怕痛的患者。治疗失眠可取心、脾、肝、肾、神门、皮质下等耳穴，按压耳穴所用物品可选择各种硬质菜子、小绿豆（先用开水烫后晒干备用，不能炒用）。操作时先找准耳穴压痛点，消毒，将菜子黏附在 0.5 厘米见方的胶布中央，用镊子夹贴在耳穴上，略加按压使其有疼痛感。患者每天要自行按压所贴耳穴 3 ～ 5 次，特别是准备睡觉前 1 小时左右要自行按揉 3 ～ 5 分钟。每次贴压天数根据季节而定，夏天 1 ～ 2 天一换，其他季节每周更换 1 ～ 2 次，两耳交替使用。

　　笔者在美国讲学的时候，一个外国医生告诉笔者，苹果可以助眠。因为苹果里面除了含有大量的维生素 C 以外，还有很多微量的矿物质，特别是锌，锌对于调节我们大脑皮质、增强我们大脑的思维能力、镇静安神作用很强。笔者从国外回来以后，亲自体会，的确如此。笔者自己由于突发性耳鸣、耳聋，没有得到及时治疗，很长一段时间睡眠受到很大影响。每晚睡觉 1 ～ 2 小时才能入睡，中途也容易醒，醒后也就再难以入睡了。现在经过每天早晚叩击百会及其上下左右各 1 寸的四神聪穴，还有搓脚心各 200 下左右，并坚持睡觉前吃 1 个苹果，笔者的睡眠质量大大提高了。一般上床 10 分钟左右即可入眠，如果睡前不大量饮水，可以连睡 5 ～ 6 小时不醒。就是醒了，也很快又能入睡。

失眠是一个老大难的问题，如果穴位保健还不能改善你的睡眠状况，还可以配合吃一点中药。心脾两虚者每天晚上吃一点当归养血膏补益气血；心肾不交者取中药夜交藤 15 ～ 20 克，煎水冲何首乌粉（夜交藤与何首乌是"一家人"，一个是藤子，一个是根茎，能交通心肾，专治失眠，特别是梦多）；肝气郁结服逍遥丸；至于胃不和、卧不安者，你不要吃太饱，别撑着了就行。如果是因为饿得心里难受睡不着，那你起来吃点东西，比如说煮 1 个鸡蛋，喝 1 杯牛奶也就行了。

针灸治疗失眠注意事项

一是施术手法轻重问题，由于失眠是阳盛阴虚，所以在手法上要求补阴泻阳——阴经经脉的穴位（心经神门、心包经内关、脾经三阴交、肾经太溪）手法要轻一些（指压、按摩用力小，皮肤针叩刺穴位局部微微发红即可），阳经经脉的穴位（督脉百会、大椎，胃经足三里、丰隆）刺激要强一些（指压、按摩用力大，皮肤针重叩，甚至可以叩出血来）。二是时间性的问题，一般要求在睡觉前 1 小时左右进行，有的病人在治疗的过程中就能渐生睡意或直接进入梦乡。如果在睡前或醒后不易再入睡的时候吃上 1 个苹果，那就更会助你有一个好的睡眠了。

第四讲　健脑益智促记忆 ——三组穴位最给力

【医理分析】

健脑益智同健康长寿一样，也是人们所向往和追求的。一个人从脱离母体呱呱落地的婴儿时代起，望子成龙、望女成凤的父母就希望自己的孩子能够聪明活泼、健康成长；进入学生时代，无论是读小学、中学，还是上大学，每一个学生也都希望自己能有一个聪明善记的头脑、机智灵敏的思维；到了中年，人们又希望自己能青春常在、记忆力不减；步入老年之后，人们更希望耳聪目明、保持正常的思维能力。

　　然而，遗憾的是，人们的美好心愿往往并不是那么尽如人意。在各个年龄层次的人群中，婴幼儿大脑发育不全、智力低下；青少年学生思维欠敏捷；中年人记忆力减退、健忘，常常会哀叹自己年纪大了，记忆力一天不如一天了；老年人中间，由于心脑血管病的高发，特别是受脑动脉硬化、脑供血不足、脑梗死的影响，他们感觉到自己的智力和记忆力非常的差，老年痴呆症都非常多。按"耳聪目明"的标准，那真是"好汉不提当年勇"了。难道这些现象就没有什么办法使之大大减少，程度也相对减轻吗？有！在针灸腧穴里就能找到答案。

　　随着生活水平的提高，人们对生活质量的要求也比较高了，关注大脑的健康问题，希望尽可能延缓大脑在思维、记忆力这方面的衰老进程。今天笔者就来同大家讲一讲用穴位指压、灸疗促进我们的思维、健脑益智的话题。

　　【穴位解读】

　　经常刺激具有健脑益智作用的百会、四神聪、风池、身柱、心俞、肝俞、脾俞、意舍、肾俞、悬钟（绝骨）、大钟、涌泉等穴，对许多神经、精神病症及五官病症有很好的疗效，对改善、提高乃至恢复大脑的各种功能有积极的作用，从而能使人耳聪目明，提高和增强人的思维能力、记忆力和聪明才智。

　　上述这些腧穴通过相关经络直接或间接同大脑联系，与大脑的发育、思维、记忆息息相关。具有疏通经络气血、增加大脑血流量、调节大脑神经的作用，能振奋精神、消除脑细胞的疲劳、提高大脑的思维和记忆能力。

　　百会、四神聪、风池 3 穴就在头部，与大脑直接相连，头部的诸多经脉都聚于百会；四神聪是防止小儿大脑发育不全、中青年记忆力衰退、老年性痴呆的主穴，能使心神聪慧，故得此名；风池穴位于后项部延髓附近，与大脑、眼睛、耳朵直接相通，聪耳明目、促进思维、防治健忘、增强记忆力乃其专长（风池穴下 5 分又称"健脑穴"，下 1 寸又称"供血"穴）。据黑龙江中医药大学报道：为患有高考综合征的学生针刺上述穴位，能有效地防治考生在考试过程中出现的紧张、头晕、头痛、心慌、健忘、注意力不集中、思维紊乱等竞技综合征，使紧张心理消除、头目清醒、思维有条不紊，且有较好的发挥，普遍提高高考成绩，还让有些平时学习成绩并不怎么好的学生考上了大学。

　　身柱所属的经脉（督脉）通脑；心俞、肝俞、脾俞、意舍、肾俞等穴都属于膀胱经，该经在头部交百会穴入脑。中医学认为：心藏神，肝主谋虑，脾主思、藏意，肾藏志、主骨、生髓、通脑。心、肝、脾、肾的这些功能都与大脑的思维、记忆有关。脾俞和意舍二穴还被日本针灸界戏称为"智慧袋"，脾主思维，能出主意、想办法，这就是智慧的源泉，所以说它是藏主意的地方。

大钟是肾经的腧穴，为古今治疗健忘、痴呆的名穴；绝骨乃"髓会"穴，有生骨髓的功用，骨髓通脑，脑为髓海，髓海充盈，则耳聪目明、精力充沛、思维清晰、记忆力强。许多高龄寿星仍能保持一定的思维、理解、判断和记忆能力，对外界反应并不迟钝，都是髓海充盈、脑细胞功能不衰减的表现。另外，骨髓还是造血器官，能升高红细胞、白细胞及血红蛋白，经常刺激这个穴位，不但贫血的状态可以改变，也可以促记忆，防衰老，是从古到今的一个健脑益智穴。

人的脚上分布着对全身保健都有作用的经脉、穴位，其中，足心涌泉是肾经经气的起点，从足底顺经而上，贯穿脊髓直通大脑；而与大脑、小脑、五官等组织器官有关的都相对集中在脚趾部位（大趾端和足心还分别是脾、肝、肾三条经脉的起始点），对它们进行正确的按摩刺激，能够达到增强记忆力的目的。

另外，一个人的聪明才智还与耳朵有着不可分割的联系。这一点，我们从聪明的"聪"这个字就可以看出：耳朵的"耳"字加上一个"总"字，也就是说，一个人的聪明程度，总是离不开耳朵的作用。由于耳朵是我们从外界获取各种信息的组织器官，如果因为耳朵的疾病让我们无法获取各种信息了，人就会失"聪"。所以，坚持耳朵的自我保健，也是促进健脑益智的一个环节。

【穴位搭配与操作要领】

百会穴在两耳尖直上与头顶正中线交点、前发际直上 5 寸，取穴时要把头低一下，有意识地从头顶高处往后边移动，摸摸那个地方有个窝窝，古书上说这里"可容豆"。

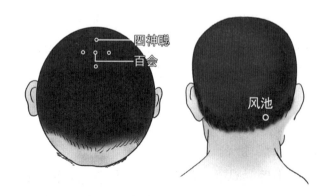

| 百会：在两耳尖直上与头顶正中线交点处 |
| 四神聪：在百会穴前后左右各1寸，共4处 |
| 风池：在后枕部入后发际1寸又旁开约2寸的凹陷中 |

头部健脑益智穴

　　四神聪则在百会穴前后左右各 1 寸，共四处（图），神是指脑神，脑神主管我们大脑的思维、情感、意识、记忆，聪就是聪明才智，顾名思义这个四神聪是我们今天要讲的最为重要的穴位。

　　风池穴在后枕部入后发际 1 寸又旁开约 2 寸的凹陷中，简易取穴方法是：将一只手的拇指和四指分开，分放在后枕部两侧，然后轻轻下滑，手指会自然落在枕骨两旁的凹陷中。

　　健脑益智穴位的刺激方法，可以用指压、按摩、艾灸、拔罐、皮肤针叩刺等。头部的百会、四神聪、风池穴适用指压、叩击和皮肤针叩刺，每次每穴 100 ～ 200 下。手指叩击时，五指自然屈曲成爪状，指尖对准穴位快速叩击，至头皮有发热、发麻感为宜；也可以用五指"干梳头"的方法，先从前发际向后梳至后枕部风池穴以及风池以下 1 ～ 2 寸，再从鬓角绕耳后梳至风池穴以及风池以下 1 ～ 2 寸。

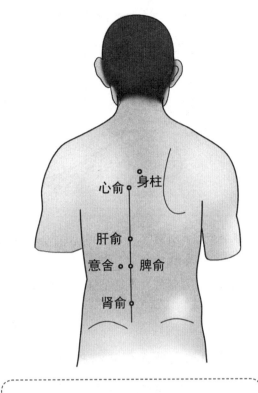

身柱：在上背部第3胸椎下
心俞：在第5胸椎下旁开1.5寸处
肝俞：在第9胸椎下旁开1.5寸处
脾俞：在第11胸椎下旁开1.5寸处
意舍：在第11胸椎下旁开3寸处
肾俞：在第2腰椎下旁开1.5寸处

腰背部健脑益智穴

通过刺激头部穴位，让头部的血流供应增加，改善血液循环和新陈代谢状况，从而促进大脑的思维，增强大脑的记忆能力。一整套操作下来，你会感到头目非常的清醒、明晰。头部叩击术每天早、晚可以各做 1 次。

　　腰背部穴位宜用指压、按摩、艾灸、拔罐、刮痧和皮肤针叩刺法，每次每穴施术 3 ～ 5 分钟；或者沿脊柱两侧由上向下施术，一次 30 分钟左右；背部拔罐，最好用"推罐"（走罐）法：先在背部涂抹适量的润滑油，将罐具拔上去，趁其还没有吸紧的时候，手扶火罐底部将罐具上下（或左右）来回移动，一直到皮下出现红色或紫红色，有点类似于刮痧一样的效果。隔日或隔 2 日 1 次。

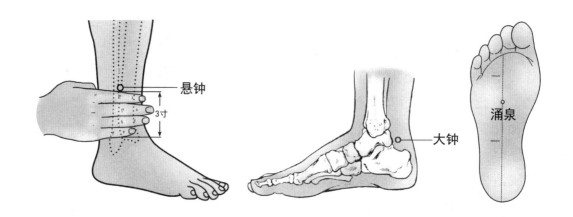

悬钟穴：在外踝高点直上3寸（自身4横指宽）处
大钟穴：在内踝后下方近足跟处
涌泉穴：在足底（不算足趾的长度）前1/3与后2/3交点处

足部健脑益智穴

悬钟和大钟穴可施行指压、按摩、艾灸和皮肤针叩刺；足心涌泉穴最好采用搓法，先把脚用温热水洗干净，双手交替搓足心涌泉穴100～200下，使足心发热、发麻为宜；再抓住一只脚的脚趾做圆周揉搓（或者双手掌一手在足背、一手在足底对摩足趾）50下左右。每天可酌情做2～3次，只要在睡觉前、起床前或平常休息时搓揉几分钟就行了。长期坚持，对于健全脑神经功能、延缓脑细胞衰弱、旺盛精力、提高智能、防治健忘、增强记忆是大有裨益的。

[典型病例1]

笔者在湖北省中医院工作的时候体验过百会、四神聪等穴对脑震荡后遗症导致的头痛、头晕、记忆力低下的良好治疗作用，通过刺激百会、四神聪等穴位，不但治好了病人的头痛、头晕，恢复了记忆，而且还让谢了顶的头皮生出了细细的绒毛。

笔者在江苏省中医院工作的时候，也体验过百会、四神聪等穴对中风后导致的记忆力低下、轻度痴呆的良好治疗作用，上面的穴位都能大大减轻和改善症状。家住南京清凉山附近一位姓韩的老人，因脑溢血中风，脑部手术取出淤血8毫升。手术后对自己是怎么发病的以及在哪家医院抢救等情况一概说不清楚，几乎失去记忆。后来经过在头部用穴治疗近2个月的时间，记忆逐渐恢复。他出院后，有一次笔者在南京广播电台做中医养生保健节目，竟然还接到过他打来的热线电话，笔者当时感到非常意外。后来听他家里人说，那一段时间，他每天都要在收音机旁边听笔者的节目！

[典型病例2]

2010年4月17日，我随江苏电视台《万家灯火》栏目组前往无锡市做公益讲座，64岁听众沈福江向我咨询：他几年前由于中风出现了脑萎缩（2009年11月27日当地医院脑CT确诊报告），心电图提示有早搏；经常头晕、失眠、健忘、胸闷、心慌，前胸有阵发性刺痛；服药效果不理想，希望能得到穴位保健方面的指导。我告诉他按照上面的健脑益智方法坚持指压穴位和按摩。一晃半年多过去了，2010年11月2日，我突然收到他发来的手机短信，他非常兴奋地告诉我：他妻子（姚森君女士）坚持给他做穴位按摩半年时间，没有花费1分钱，原来的那些症状都有所改善，心电图也正常了，2010年10月19日脑CT报告：一切正常。

介绍几种耳朵的"鸣天鼓"手法：①双手中指指腹按压住耳孔外面的耳屏，数秒钟后突然放开，反复进行三五十次；②双手掌心紧紧捂住两侧耳朵，数秒钟后突然放开，反复进行三五十次；③双手掌心紧紧捂住两侧耳朵，四指向后平伸，用手指的掌面有规律地快速拍打后枕部100下左右；④双手掌心紧紧捂住两侧耳朵，四指指尖向后，将示指按压在中指上，然后突然向下滑下叩击后枕部100下左右。

当然，健脑益智要发挥我们整个头部的功能，你看聪明的"聪"字，除了左边一个耳朵之外，右边的上面还有2只眼睛，中间一个嘴巴，下面还要用心。有的人虽然失聪听不见了，失明看不见了，失语说不出话来，他从外界获取信息少了，大脑的功能受到了很大的限制和影响，但是他还能将眼（耳）的不足以耳（眼）来补充，甚至于用心（脑）去仔细体察和感悟世界，照样能让自己的大脑聪明起来，并放射出智慧的光芒。像自幼失明的盲人杨光，巧妙地利用听觉弥补视力的缺陷，刻苦训练，惟妙惟肖地模仿名人唱歌、说书、演小品，成了中国歌坛上少见的、多才多艺的百变歌手；世界著名聋人舞蹈家邰丽华，自幼双耳失听，但是她人残志坚，通过自己刻苦努力，在导演的帮助下，千锤百炼，打造了像《雀之灵》《千手观音》《我的梦》这些震惊世界的优美舞蹈，成为全球6亿残疾人的形象大使。

苹果在我国古代早有"智慧果""记忆果"之称，因为苹果除了富含维生素C之外，还含有微量元素锌。锌是对记忆有帮助的微量元素，人体内一旦缺锌，大脑有关记忆的组织就会发育不良，影响记忆力。所以，适当多吃苹果有提高智能的功效。

第14章 急症速效穴位急救

第一讲 急救先锋 ——人中、中冲

【医理分析】

如果有人由于高热、中暑、高血压或低血压、低血糖、癫痫发作或中风等原因导致突然倒地、不省人事或神志不清、说胡话时，千万不要慌张，应立即采取急救措施，让病人尽快脱离险情，转危为安。

【穴位解读】

具有急救作用的针灸穴位有人中、素髎、百会、大椎、脐中、气海、关元、中冲、少商、内关、合谷、太冲、隐白、大敦、足三里等。而最具代表性的急救穴非人中和中冲莫属，它们在众多急救穴位中可称得上是"急救先锋"。

人中即人中沟的正中点，自古就是急救"第一要穴"，穴在鼻之下、嘴之上，可以上通心肺（天气），下通脾胃（地气），从而交通阴阳，起到急救作用。

中冲位于中指末端，穴属心包经，神经末梢特别丰富，是仅次于人中的"醒脑开窍要穴"。

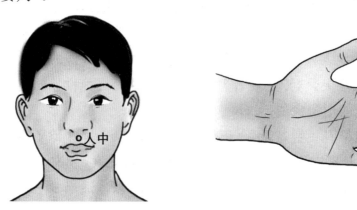

急救先锋——人中、中冲

【穴位搭配与操作要领】

昏迷不醒、血压升高、满面通红、牙关紧闭、双手紧握、呼吸急促气粗、喉中痰鸣、大小便不通，中医学称为"闭症"，应急用人中、百会（头顶正中线入前发际 5 寸）、大椎（肩背部正中第 7 颈椎下凹陷中）、中冲、少商（拇指内侧指甲角旁开 1 分许）、内关（掌面腕横纹中点上 2 寸，两筋之间）、合谷（手背第 1、2 掌骨之间，略靠第 2 掌骨中点）、太冲（足背第 1、2 跖骨结合部前方凹陷中）、隐白（足蹰趾内侧趾甲角旁开 1 分许）、大敦穴（足蹰趾外侧趾甲角旁开 1 分许），以指压重掐、针刺或三棱针点刺出血，刺激强一些让其苏醒。

神志不清、血压下降、面色苍白、眼口俱开、呼吸微弱、汗出不止、二便失禁、脉搏微弱难以触及，中医学称为"脱症"，应急用素髎（鼻尖正中）、百会（头顶正中线入前发际 5 寸）、大椎（肩背正中第 7 颈椎下凹陷中）、关元（腹部正中线脐下 3 寸）、气海（腹部正中线脐下 1.5 寸，即肚脐与关元穴连线之中点）、脐中、足三里穴（外膝眼直下 3 寸），施行艾灸或皮肤针叩刺，促使其阳气恢复，即可清醒。

［典型病例］

南京观众张女士来电向我反映说：她在海拔 3000 米以上的云南玉龙雪山和浙江普陀山旅游时，先后两次用指掐人中、合谷、内关 3 穴急救了两位因高原反应和极度劳累而晕厥的旅游者。当时病人都是神志恍惚、面色苍白、脉搏微弱、瘫软在地，经她掐按那 3 个穴位后，手到神清，当即苏醒。

第二讲　"起死回生"的急救妙穴 ——人中、素髎、"五心"穴

【医理分析】

日常生活中，有些身体不太好的人在长久站立的时候，或者是利用煤气取暖、洗澡；在桑拿浴的蒸房里，在烈日暴晒、气温很高的环境下工作、走路；或者在人多拥挤、空气不好的场合待久了，经常会突然晕倒在地，不省人事。这种现象医学上称之为"晕厥"或"昏厥"，是由于大脑一时性缺血、缺氧造成的。在这种情况下，如果不能得到及时、正确救治，往往会加重大脑的缺血、缺氧情况，导致窒息死亡。

【穴位解读】

1. 救治晕厥"二指禅"——人中和素髎　人中穴也叫"水沟"，水沟是"学名"，可能大家不太熟悉，人中是"小名"。人中和素髎二穴是人体的 2 个急救要穴，这两个穴位的距离相隔得很近，又都非常容易确定，取穴也很简单。

人中穴，它的部位原来定在鼻下人中沟上 1/3 与下 2/3 交点，也就是接近鼻中隔的位置；现在新的定位标准为人中沟正中点，因为人中，就定在人中沟的正中间，这样更加方便好找一些；素髎穴就在鼻尖正中。

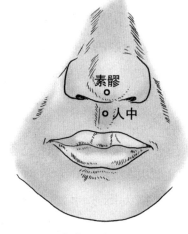

人中、素髎穴

"指掐人中，起死回生"，这是在我国民间流传已久的口语。说起掐人中急救，可能多数人都是知道的。但是，这俗话说："人忙无计"，真正遇到了有人昏厥的紧急时刻，恐怕大多数人又都会"惊慌失措"，未必会有几个人想得起或者会正确使用人中穴来急救。为什么？因为一般人还缺乏一种"医生的职业本能"。

古今中外利用人中急救的例子数不胜数，人们都非常熟悉的古典小说《西游记》第 42 回《孙悟空大战红孩儿》中有这么一段情节：红孩儿打不过孙悟空，情急之下，就对着孙悟空喷火，把孙悟空的毛、皮肤、头发都烧焦了，昏死过去。后来沙和尚、猪八戒赶到了，沙和尚急得是干搓手，没有办法。只见猪八戒急中生智，从身上拔出一根猪毛，吹了一口气，变成了一根针，急忙扎在了孙悟空的人中穴，孙悟空这才苏醒过来（电视剧《西游记》是第 14 集，猪八戒是用指掐人中法救醒孙悟空的）。所以，尽管孙悟空平时很不喜欢猪八戒贪吃贪睡，但是每到关键时刻孙悟空总是对猪八戒网开一面的。为什么？因为猪八戒对他有救命之恩。

唐朝宰相狄仁杰在办案途中，路边遇到中暑昏迷的病人，熟悉医道的狄仁杰也是用针刺病人的人中穴救治而醒的。

人中和素髎主要用于治疗低血压、低血糖、中暑、中风、煤气（一氧化碳）中毒等导致的休克、昏迷、血压下降、呼吸衰竭等急性病症，都能救危急于顷刻之间。

一般而论，我们说一个是昏迷，一个是休克，都是需要急救的。

昏迷比较重，一些传染病，一些突然来临的像摔倒，像中风，都会出现昏迷情况；休克主要是血压下降，人的意识有点淡漠，不会完全神智不清。这是两个基本的区别。

急救虽然是人中和素髎这两个穴位最基本的共同点，但细究起来，二穴在治疗上还有着许多不同之处。人中的急救作用偏于醒脑开窍，用于"闭证"；而素髎的急救作用却偏于"脱证"——回阳固脱、升高血压，通过升高血压把病人从危急之中转过来。

那什么是"闭证"，什么是"脱证"呢？闭证多指昏迷而言，人在昏迷时意识丧失、面红耳赤、呼吸急促、气粗、喉中痰鸣、呼呼作响、牙齿咬的很紧（医学上叫"牙关紧闭"）、两手紧握或抽搐，血压升高，大小便不通，摸摸他的脉——洪大有力；而脱证是以血压低为主要表现，多指休克而言，意识很淡漠，面色苍白，呼吸微弱，眼睛和嘴巴一般都是张开的，手也是撒开的，汗出肢冷，出虚汗，大小便失禁，脉微欲绝、很难摸到。

脱证主要是以素髎穴救治为主。

[**典型病例1**]

20 世纪 70 年代，河北某水利工地发生一起较大规模的食物中毒，致使很多人出现中毒性休克。经西医及时抢救，大部分病人转危为安了，但仍有几个人一直处于休克状态长达 17 天之久。后经针灸医生用皮肤针每天 2 次叩刺素髎穴，最后全部治愈，创造了一个医学奇迹。后来，这几位医生还被美国医学界邀请到美国讲学呢！

【**穴位搭配与操作要领**】

用人中和素髎急救该怎样来操作呢？遇到昏厥的病人，我们不要慌张和忙乱。先迅速让病人平卧并取"头低足高"位；再把病人的领口和袖口解开，以保持呼吸和脉搏的通畅；注意外在环境的空气流通，夏天注意通风，冬天注意保暖。

用人中和素髎急救，都可以用拇指指甲掐按或者用梅花针叩打，直到病人醒过来为止。只不过在手法的力度上是有所区别的：闭证的病人体质一般都较为壮实，能够承受较强的刺激力度，人中救治闭证指掐用力要重；脱证的病人一般体质较为虚弱，不能承受较大的刺激力度，素髎治脱证用拇指轻中度掐按，皮肤针叩刺用力要轻。

掐按人中和素髎急救，不是说仅仅只向深层用力掐就可以了，动作要有节律，还要有一个按揉的过程，就是一边向深层压，一边在原地揉动。揉动的频率快则每秒钟揉动2、3次，慢则每秒钟揉动1、2次。这样，可以引起持续性呼吸兴奋，有利于节律性呼吸活动的进行。对于轻度晕厥的病人，轻、中度刺激即可使其苏醒；对于昏迷较深重的病人，人中穴必须用力向鼻中隔方向掐按才能收效。一般情况下，及时正确地使用这两个穴位，昏迷和虚脱的病人都会出现疼痛反应而即刻苏醒。

[典型病例2]

1986年9月初，笔者从家乡湖北襄樊乘火车返回武汉，大约清晨4点多钟，火车播音员广播找医生，说是车上有一位乘客突然晕倒在地，不省人事已经20多分钟了，需要急救。出于职业的本能，笔者急匆匆地赶到出事车厢，那里已经挤满了人，其中还有一位西医医生，却都束手无策（那位西医手上拿着急救心脏病的药物，因为没有检查设备，不明诊断，药物派不上用场）。笔者让围观的人散开，紧接着就掐病人的人中穴，不一会儿，病人就长出了一口气苏醒过来了。病人清醒后，诉说有些头晕、恶心欲吐，我又为她指压了合谷、内关2穴，就完全好了。在场的那位西医都感叹地说：还是中医针灸简便易行啊！不受时间、地点和条件的限制，在什么情况下都能发挥作用。后来笔者还在《大众中医药》1987年第3期发表了"指针疗法使她起死回生"的文章。

[典型病例3]

1988年我从武汉调到南京中医药大学不久，6月份的一个周末，我的一位摩洛哥的外国留学生在东南大学礼堂参加中外大学生联谊舞会。一名苏丹的学生因为狂劲跳舞而突然晕厥，顿时，舞场大乱。在这关键时刻，我的那位学生挺身而出，急忙给这位昏迷者指掐人中穴，使他马上就清醒过来了。大家看，这个非洲学生是不是像《好汉歌》中唱的那样：该出手时就出手，风风火火闯九州哇！

2. 重度昏迷者苏醒"五心"绝技　"五心"穴是几个穴位的综合，即头顶的百会穴（两耳尖垂直向上在头顶的连线与头部正中线交点、前发际正中上5寸，俗称"顶门心"）、双手手心的劳宫穴（掌心，第2、3掌骨之间）、两足心的涌泉穴（足底的前1/3与后2/3交点凹陷处）。

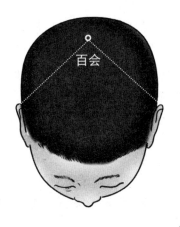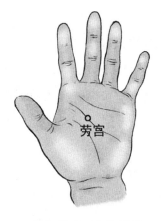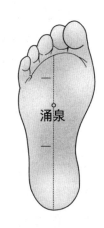

重度昏迷者苏醒"五心"绝技

3. 三大穴位力扫苏醒后不适 晕厥病人被救治苏醒以后，因为他经过晕厥的过程之后，大脑比较长时间的缺血、缺氧，脑供血不足，使他还会有头晕、胸闷、恶心、疲乏无力等很不舒服的感觉。这时我们只要轻轻按揉合谷（虎口处、略靠第 2 掌骨中点）、内关（掌面腕横纹中点上 2 寸）、足三里（外膝眼直下 3 寸）等穴，胸部顿时就会感到豁然开朗，上述不适感很快即可减轻或消失。

当然，对于危重病人，如果经过临时的急救处理没有生效的情况下，应该尽快将患者送往医院救治，以免耽误最佳抢救时机。

除了急救之外，人中穴还能治疗面瘫（人中沟歪斜者）、急性腰扭伤和各种精神失常病症如各种神经官能症、抑郁症等；素髎穴还主治哮喘和多种鼻病（如鼻炎、鼻窦炎、鼻出血、鼻息肉、酒渣鼻等）。

希望我们观众朋友们都能够学会及时正确地运用人中、素髎急救晕厥的危重病人，在紧急情况下，变"人忙无计"为"急中生智"，让晕厥的病人能够在我们的手上"起死回生"。

第三讲　素髎升血压 ——急救把命拉

【医理分析】

血压，即血液对血管壁所产生的压力。当一个人的血压值低于 90/60mmHg 时，就可以认为是"低血压"了。如果血压再低于 60/40mmHg 时，就是医学上常说的"休克"状态。

【穴位解读】

人体具有明显升压作用的穴位有素髎（鼻尖正中）、人中（人中沟正中点）、百会（头顶正中线入前发际 5 寸）、会阴（前后二阴连线中点）、内关（掌面腕横纹中点上 2 寸，两筋之间）、太渊（掌面腕横纹拇指侧与大鱼际交界处）、足三里（外膝眼直下 3 寸）、三阴交（足内踝高点上 3 寸）。其中尤以素髎的升压作用最为显著。

【穴位操作】

如遇有人因手术、外伤、分娩等失血过多或一氧化碳中毒（煤气中毒）后血压下降而休克，可急取素髎穴施行指掐、皮肤针叩刺或艾灸，血压可很快回升。

对于平时血压偏低而伴有贫血、头昏眼花、心慌、乏力的人，则可经常在上述穴位施行指压、按摩、艾灸或用皮肤针叩刺，配合饮用当归、西洋参、枸杞子茶，往往能够收到较为满意的升压效果。

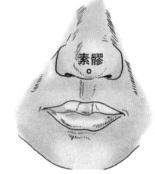

素髎升血压——急救把命拉

第15章　止咳平喘化痰穴位调治

第一讲　退热四大主穴 ——大椎、曲池、合谷、外关

【医理分析】

健康人的口腔温度通常维持在 36.5 ～ 37℃，腋下温度略低 0.5℃，肛门温度略高 0.5℃。

【穴位解读】

人体退热穴为数不少，主要有大椎、曲池、合谷、外关、尺泽、曲泽、鱼际、劳宫、少府、中冲、少商、内庭、委中、大敦、行间、涌泉、耳尖等。其中的大椎、曲池、合谷、外关为人体的"四大退热主穴"。

【穴位搭配与操作要领】

发热属于热证，只适合用指掐、刺血、皮肤针重叩出血，而不宜用艾灸和拔罐疗法。但是，如果希望出血量稍多一些，在刺血的基础上加拔火罐则另当别论。

伤风感冒引起的发热：宜选用上述四大退热主穴，重力掐揉或皮肤针重叩

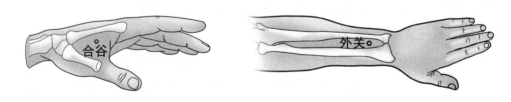

合谷：手背第1、2掌骨之间略靠第2掌骨中点

外关：腕背横纹中点上2寸

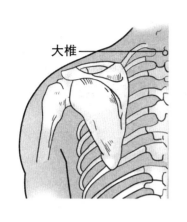

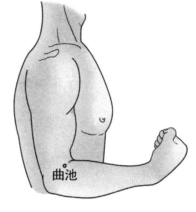

大椎：肩背正中第7
颈椎下凹陷中

曲池：屈肘，肘横纹
拇指侧纹头端

清热退热"四大主穴"——大椎、曲池、合谷、外关

出血，也可用较粗的缝衣针放火上烧红（高温消毒），待针体冷后，消毒耳尖或耳垂快速点刺出血。

中暑、急性胃肠炎、细菌性痢疾等引起的高热：应选用曲池、合谷、尺泽（肘横纹正中大筋拇指侧凹陷中）、曲泽（肘横纹正中大筋小指侧凹陷中）、委中（腿弯正中）、少商（拇指内侧指甲角旁开1分许）、中冲（中指顶端）、大敦（足大趾外侧端趾甲旁开1分许）、内庭（足背第2、3趾缝纹头端）等穴重叩出血。

结核病发热属于一种虚热：症见久咳、午后低热、夜间盗汗、手足心发热、咽干口燥、声音嘶哑等，可选用膏肓（背部第4胸椎下旁开3寸）、尺泽、太渊（掌面腕横纹拇指侧凹陷中）、鱼际（掌面大鱼际边缘中点）、劳宫（手掌心中指直下第2、3掌骨之间与第2掌横纹交点）、涌泉（足底前1/3与后2/3交点）等穴，用指压、皮肤针轻刺激，也可适当使用艾灸或药物敷足心涌泉穴。

[典型病例]

2005年10月，全国第十届运动会在南京举行，某重要领导携夫人亲自参加这次盛会的开幕式，南京市公安局指派一位年轻的女干警负责该领导夫人的生活及安全保卫工作。接受了这一光荣任务后，这个还是"大女孩"的女干警别提有多高兴、多兴奋了！可就在要上岗的头一天晚上突然高热，体温近40℃，女孩急得直哭。紧急之中，女孩妈妈（当时正利用业余时间跟笔者学习穴位保健）利用刚学到的"四大退热主穴"给女儿治疗。通过轮番掐按这4个穴位，1小时后体温就下降到38℃多。初战告捷，女儿要求妈妈隔1小时后再接再厉。夜间妈妈又给女儿做了两次穴位推拿，天亮时女孩的体温已经恢复正常，丝毫没有影响她执行政治任务。

第二讲　驱寒"三把火"——大椎、膝阳关、三阴交

【医理分析】

　　冬天穿棉衣，夏天穿短袖，这些对普通人来说是再正常不过的事情，但是却有一种人群，即使在最热的时候也要穿长袖衬衫，更有甚者夏天穿毛衣、棉衣，三伏天，别人开着空调才觉得舒服，他们却要"全副武装"，孤独的承受着冷的感觉。怕冷常见于中老年朋友、女性、儿童。

　　内脏组织感受寒凉之后，会出现咳痰清稀、腹痛（喜暖喜按）、肠鸣、腹泻、小便清长、四肢不温。

　　肌肉、关节感受寒凉之后，会出现肌肉、关节酸痛，阴雨天加重，夜晚睡觉总感到四肢冰凉，不得安卧。

【穴位解读】

　　驱寒穴是能够消除内脏组织以及肌肉、关节寒凉，具有温暖肢体作用的穴位。主要穴位有大椎、膝阳关、三阴交，笔者习惯称之为除寒"三把火"。

　　大椎（肩背部正中第 7 颈椎下凹陷中）是人体阳经经脉聚会之处（诸阳之会），阳气最旺，用灸法最能助阳，阳旺则寒自消。膝阳关（膝关节外侧中点）别名"寒府"，是治疗肢体寒凉的主穴。三阴交（足内踝高点上 3 寸）是脾（主肌肉）、肝（主筋脉）、肾（主骨）三脏、三经的交会穴，能从肌肉、筋脉和骨骼等方面强有力地温煦身体。

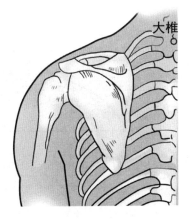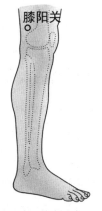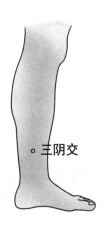

驱寒"三把火"——大椎、膝阳关、三阴交

【穴位搭配与操作要领】

脐中、关元（腹部正中线脐下 3 寸）、气海（腹部正中线脐下 1.5 寸，即肚脐与关元穴连线中点）、中脘（腹部正中线脐上 4 寸）、百会（头顶正中线入前发际 5 寸）、命门（背部第 2 腰椎下凹陷中）、肺俞（背部第 3 胸椎下旁开 1.5 寸）、脾俞（背部第 11 胸椎下旁开 1.5 寸）、胃俞（背部第 12 胸椎下旁开 1.5 寸）、肾俞（腰部第 2 腰椎下旁开 1.5 寸）、足三里（外膝眼直下 3 寸）、太溪（足内踝高点与跟腱连线中点）等穴也可以配合选用。

不论是内脏组织受寒还是肌肉、关节发凉，均可选用上述除寒穴，加上相应关节部位腧穴，施以指压、皮肤针、艾灸、拔罐疗法，特别是艾灸、拔罐疗法，效果最理想。

在出差、旅游途中发病，如果没有艾灸，也可用香烟灸，同样有效。

第三讲　发汗、止汗四穴来办 —— 大椎、肺俞、心俞、合谷

【医理分析】

人若患了伤风感冒，一般要通过发汗的治疗方法排出病毒和细菌，使疾病好转。有些身体虚弱的人在天气不热的情况下也常常出汗，这叫做"自汗"。结核病患者出汗的特点是多出现于夜间睡眠之中，这叫做"盗汗"。对于自汗和盗汗，就需要通过治疗来止汗。

【穴位解读】

针灸对"汗症"的治疗同药物治疗有所不同，药物发汗、止汗，所用方药是不相同的，而针灸治疗则都是取用大椎（肩背正中第 7 颈椎下凹陷中）肺俞（背部第 3 胸椎下旁开 1.5 寸）、心俞（背部第 5 胸椎下旁开 1.5 寸）、合谷（手背第 1、2 掌骨之间略靠第 2 掌骨中点）等穴。

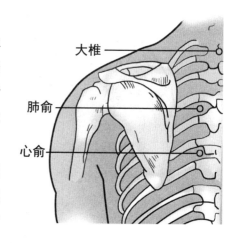

为什么取同样的穴位却能治疗两种绝然相反的病症呢？这是因为针灸穴位治病的道理主要是对机体的一种良性双向调节作用。机体有

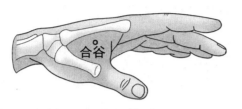

发汗、止汗——大椎、肺俞、心俞、合谷

了病，当时处于一种什么样的不正常状态，针灸治疗的结果，就能把机体调节到正常的状态。结合"汗症"来讲，即无汗的可以发汗，汗多的就可以止汗了。

大椎为诸阳之会穴，阳气充足既有力量鼓邪外出、排出病邪（发汗），又能够护卫机体、致密肌肤（止汗）。

肺俞是肺的背俞穴，肺合皮毛，直接掌控皮毛和汗孔的开合。

心俞是心的背俞穴，汗为心之液，直接调控汗液的分泌和排泄。

合谷是一个主气的穴，在发汗和止汗方面也能起到同大椎一样的双向调节作用。

【穴位搭配与操作要领】

大椎、肺俞、心俞三穴以灸法为主，合谷针刺或针灸并用。

为了增强发汗或止汗效果，可酌情配用阴郄（掌面腕横纹小指侧上 5 分）、后溪（握拳，第 5 指掌关节上纹头端）、复溜（足内踝与跟腱连线中点上 2 寸）、足三里（外膝眼直下 3 寸）等穴，可针可灸。

第四讲　止咳平喘 ——求助膻中、身柱、肺俞、孔最

【医理分析】

咳嗽和哮喘，是极为常见的呼吸道病症。哮喘是一种急性发作性病症，如果得不到迅速急救，往往会有生命危险。如果能在急救车到来之前，做一些穴位急救，会给病人赢得宝贵的治疗时间。

【穴位解读】

针灸治疗咳嗽的有效穴位有天突（颈部正中线上，两锁骨中间，胸骨上方的凹陷）、膻中（两乳头连线中点）、大椎（肩背正中第 7 颈椎下凹陷中）、风门（背部第 2 胸椎下旁开 1.5 寸）、身柱（背部第 3 胸椎下凹陷中）、肺俞（身柱穴旁开 1.5 寸）、膏肓（背部第 4 胸椎下旁开 3 寸）、列缺（腕背横纹拇指侧上 1.5 寸骨缝中）、尺泽（肘横纹正中大筋拇指侧凹陷中）、太渊（掌面腕横纹拇指侧凹陷中）、丰

隆（外膝眼与足外踝连线中点）、足三里（外膝眼直下 3 寸）等。其中，尤其是膻中、身柱和肺俞、孔最最为常用。

肺主气，主管呼吸运动。膻中位于胸部两肺之间，为气之会穴，宽胸理气、止咳平喘。

身柱和肺俞均内应于肺，无论是从经络的联系还是脊神经根的联系，都支配以肺为主的整个呼吸系统，止咳平喘理所当然。

哮喘是一种急性发作性病症，孔最属肺经"急救穴"，是专门治疗急性呼吸道病症的主穴；膻中为气之会穴，宽胸理气、止咳平喘如同上述；定喘是治疗哮喘急性发作的新穴，化痰平喘，疗效迅速。

【穴位搭配与操作要领】

针灸治疗哮喘的穴位有天突、膻中、关元、气海、大椎、定喘、肺俞、脾俞、肾俞、孔最、内关、丰隆等。其中，孔最（肘横纹正中大筋拇指侧凹陷中的尺泽穴下 5 寸）、膻中、定喘（大椎穴旁开 0.5 ～ 1 寸）最为重要。

◎风热咳嗽（咳痰色黄、浓稠） 宜指压、按摩、皮肤针叩刺，不灸；风寒咳嗽（咳痰色白、清稀），则上述穴位指压、针灸、拔罐均可，特别是膻中、大椎、身柱、肺俞、膏肓尤其适宜拔罐。

◎热喘（夏天发作或加重） 选用天突、膻中、大椎、定喘、肺俞、孔最、内关（掌面腕横纹中点

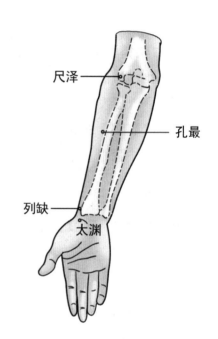

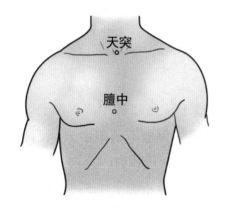

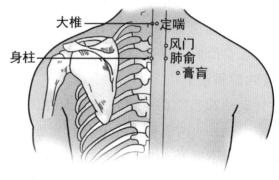

止咳平喘穴

上 2 寸)，用指压、按摩、皮肤针叩刺。

◎寒喘（冬天发作或加重）　选穴同上，针灸、拔罐并用。

◎虚喘（少气懒言、动则喘甚）　多选用关元（腹部正中线脐下 3 寸）、气海（腹部正中线脐下 1.5 寸，即肚脐与关元穴连线中点）、膻中、肺俞、脾俞（背部第 11 胸椎下旁开 1.5 寸）、肾俞（腰部第 2 腰椎下旁开 1.5 寸），针灸、拔罐并用。

[**典型病例**]

1979 年 11 月份，笔者还在湖北中医学院工作，上级领导选派我参加援外医疗队前往北非阿尔及利亚。年逾古稀的老母知道儿子要出远门，就要求笔者在出国之前回一趟湖北老家。老母亲身患支气管哮喘十几年，并有高血压、心脏病病史。笔者回到家的当天傍晚，母亲见到即将出征异国他乡的儿子，满心欢喜，就到厨房张罗着为笔者做好吃的。当时我们家乡还没有烧煤，更没有液化气，还是用木柴烧火做饭。由于受到油和柴火等的烟尘强烈刺激，母亲哮喘急性发作。表现为呼吸困难、喉中痰鸣、张口抬肩、口唇青紫，缺氧现象极为严重，家人皆惊慌失措。我用耳朵贴在妈妈的胸部就能听到肺里面的哮鸣音。紧急之中，我迅速以随身携带的毫针予以急救，同时让大哥赶快到县医院去请医生前来急诊。我当时取了天突、定喘、孔最、内关 4 穴，中等刺激，持续行针。不到 10 分钟，母亲的哮喘平息，化险为夷。而哥哥 30 分钟以后才回来，告知医院只有一个医生值班，不能上门急诊，还让我们把病人送到医院治疗呢！然而，就在我援外医疗即将回国前夕，我母亲的哮喘病又一次发作，由于没有得到及时救治而过世了。笔者几十年远离母亲工作在外，对多病的母亲照料甚少，母亲的悄然离去，给自己心里留下了永久的痛！因为真没想到这次出国援外医疗，竟成了我同慈母的永别！每当想起此事，心中就难免感到愧疚和不安⋯⋯

附　穴位药物敷贴

在咳喘的稳定期，在穴位保健方面，近几年比较盛行"穴位药物敷贴"法，它是根据中医学"冬病夏治"的原理确立的一种古老的治疗法则，一般在三伏天实施，故又称"伏灸"。具体时间为每年的头伏、二伏、三伏的第 1 天，当然也可在初伏至末伏期间选择任意时间贴敷。每次贴敷间隔 7 ～ 10 日。1 年共实施 3 次，为 1 个小疗程，连续实施 3 年为 1 个大疗程。

1. **穴位药物敷贴中草药**　宜选用一些具有祛风散寒、温通经络、对皮肤有一定刺激作用的，诸如麻黄、细辛、丁香、肉桂、甘遂、百部、天南星、白芥子等各 5～10 克，研为细末（可另加麝香、冰片少许）拌匀，再用醋或蜂蜜、生姜汁调成糊状，置于瓶中分次使用。

2. **穴位药物贴敷操作方法**　取 1 块 2 厘米见方的圆形胶贴，在胶贴的中心放入黄豆大小的药膏（切勿将药物糊上圆心四周而致粘贴不牢固，同时也还会影响到穴位以外的皮肤）。然后将胶贴敷贴于膻中、关元、气海、大椎、定喘、肺俞、脾俞、肾俞等穴位上，外用消毒纱布覆盖。

3. **敷贴时间**　每次敷贴时间的长短，应因药、因人而异，这与刺激性药物对皮肤的刺激性和患者皮肤对药物的敏感程度有关。总体来说，应该以患者局部皮肤产生灼痛时为度，参考时间为 4～8 小时（适合普通成年人）。有些皮肤粗糙、对药物不敏感的人，也可以延长贴敷时间至 12 小时甚至更长的时间。有些患者由于皮薄肤嫩，耐受性差，时间应适当缩减。1 岁以下婴幼儿贴半个小时左右，1 岁以上儿童贴 1～2 小时。若敷贴局部皮肤瘙痒、灼热难受，则应及时撤除胶布及药物纱布。总之，必须区别对待，灵活掌握。

第五讲　穴位化痰 ——首选丰隆

【医理分析】

关于"痰"的含义和范围，中医比西医抽象而广泛，可分为有形之痰湿和无形之痰湿两大类别。有形之痰湿是指肺、气管、支气管等呼吸道中客观存在的痰涎，可以通过咳嗽而排出体外；无形之痰湿则是指流窜于脑窍（导致眩晕和精神失常）、皮肉（引起肌肤肿胀或肥胖）、经脉或筋骨之中（致使肌肉或关节肿痛）的痰湿。中医学认为：痰涎产生于脾胃（脾胃生痰之源）而储存于肺中（肺为储痰之器），其形成与水湿过盛、停滞不行有关。

【穴位解读】

中脘（腹部正中线脐上 4 寸）、肺俞（背部第 3 胸椎下旁开 1.5 寸）、脾俞（背部第 11 胸椎下旁开 1.5 寸）、胃俞（背部第 12 胸椎下旁开 1.5 寸）、内关（掌面腕横纹中点上 2 寸，两筋之间）、丰隆（外膝眼与足外踝连线中点）、足三里（外膝眼直下 3 寸）、三阴交（足内踝高点上 3 寸）、阴陵泉（膝关节内下方高骨下凹陷中）等穴都具有化痰作用。尤其是丰隆，被誉为"针灸化痰第一要穴"。

用于治疗咳嗽痰多的气管炎，痰蒙心窍的神志病（癔症、癫狂、抑郁症等），痰湿阻滞经络所致的肢体疼痛、麻木、瘫痪等。热痰（咳痰色黄、浓稠）和神志病。

【穴位搭配与操作要领】

可用指压、按摩、皮肤针叩刺，不灸；寒痰（咳痰清稀、色白）和痰湿阻滞经络所致的肢体疼痛，指压、针灸、拔罐并用。

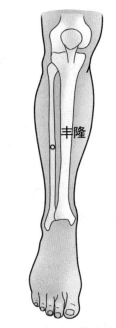

穴位化痰——首选丰隆

第六讲　耳穴贴压——戒烟有奇效

随着时代的发展和西方文化及生活习惯传入，我国女性吸烟的比例也越来越高。吸烟危害健康，人人皆知。然而，针灸可以戒烟，就鲜为人知了。今天，我就来向大家传授耳穴戒烟的具体方法。

2008年的一天，笔者接到本市一位梁女士的电话，她告诉我说，她手上有笔者编著的一本针灸养生保健书《针灸健身常识速览》，她说自己除了平常用书中介绍的方法做穴位保健、解决自身的健康之外，还按照书上的耳穴戒烟方法给她老公戒烟，几次就获得了成功。因此，她非常高兴，说要向笔者汇报，表达自己的兴奋之情，并表示感谢。

一、耳穴戒烟

针灸戒烟主要运用耳穴贴压法，操作简单、方便，容易学习和掌握，疼痛轻，且不会感染，不会引起耳软骨膜炎症。选穴是围绕着戒烟的全过程，根据所涉及的脏腑、组织、器官而定的。吸烟是由口入肺，故依据脏腑、经络理论，主要以调整肺气为主导，从肺经或耳穴肺、鼻、咽喉、气管、支气管等入手。初学者手头可以备一副耳穴图或一个耳穴模型，按图索骥，准确找出戒烟的耳穴。

【选穴处方】

常用戒烟耳穴有口（耳轮脚下方的前 1/3 处接近外耳道口处）、鼻（内鼻在耳屏内侧面下 1/2 处，外鼻在耳屏外侧面中心部）、咽喉（耳屏 3 区，即耳屏内侧面上 1/2 处）、肺（耳甲腔正中凹陷处是"心"，肺在心穴的四周）、气管（心穴与外耳道口之间）；另外，很多人抽烟有把烟雾吞到胃里去的习惯，感觉非常舒服，是一种享受。所以我们还要取胃（耳轮脚消失处）；抽烟历史比较久的人，少则 8 ～ 10 年，多则 20 ～ 30 年，一天吸 2 包烟者大有人在。一旦戒烟，难免会不适应、不习惯，有时还会心慌意乱的，所以还有必要取用一个耳"神门"穴（三角窝后 1/3 的上部），这个穴本身并没有戒烟作用，但在戒烟过程中却非常重要，因为它能安神定志；戒烟 1 区（肺与气管之间）和戒烟 2 区（耳屏下部尖端周围）是 2 个戒烟新穴。

【操作手法】

耳穴戒烟该如何操作呢？将小菜子、小绿豆（最好先用开水烫后晒干备用）、人丹、六神丸或中药王不留行子（医院药房的王不留行子一般都是炒用的，贴压耳穴一按即碎，生用才能保持其坚硬度）等事先贴到约 0.3 毫米 ×0.3 毫米见方的小块胶布上，然后在相应耳穴区域用火柴棒或大头针针帽找压痛点，然后就把带药丸的胶布紧贴在耳穴上。要求患者每天自行按压所贴耳穴 3 ～ 5 次，特别是在想要吸烟的时候要主动按

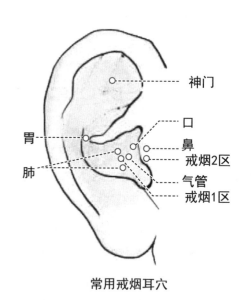

常用戒烟耳穴

揉 3 ～ 5 分钟。既可双侧耳朵同用，也可交替使用。每次贴压保留的时间根据季节而定：春秋季节一般贴压 2 ～ 3 天，夏季天气炎热，常常出汗、洗澡，只能贴压 1 ～ 2 天，冬季可适当延长到 3 ～ 5 天。但要防止洗脸时将胶布打湿，致使药丸脱落。

吸烟历史长、每天吸烟量多的烟民，在接受戒烟的过程中，往往会出现头晕、心慌、烦躁、坐卧不安、饮食不香等心烦意乱的现象，有的甚至还会流口水，称之为"戒烟综合征"或"戒断综合征"。看到别人吸烟，手会不由自主地

往口袋里掏。这就要求戒烟者在贴压耳穴期间，每天要自行按压所贴耳穴 3 ～ 5 次，特别是在犯了烟瘾和出现心慌、烦躁现象的时候，要连续按压所贴耳穴 3 ～ 5 分钟，尤其是神门穴要重力按压，越痛越好。神门穴本身并没有戒烟的作用，这里主要是取其安神定志作用。

戒烟者每天自行按压所贴耳穴 3 ～ 5 次，这一点非常重要，往往是戒烟成败的关键所在。有一次我在香港的一家报纸上看到一篇报道：说是内地有一位医生到香港开办耳压戒烟学习班，结果几乎没有收到什么效果。我刚开始感到很诧异，不可置信，因为这个结论显然与针灸临床用耳穴戒烟效果非常好的实际情况不符。后来仔细看完了全篇报道，终于明白了：除了选取穴位有些误差外，操作环节中根本没有提到要求戒烟者每天自我按压所贴耳穴这个重要环节。因此我断定：报道中所说的医生绝对不是一个正规的医生。

二、穴位戒烟

【选穴处方】

除了耳穴按压外，我们人体上有没有穴位也能戒烟呢？有！

耳穴以外的戒烟穴，有一个叫做"甜美"的戒烟主穴，位于肺经的列缺穴（腕背横纹拇指侧上 1.5 寸的骨缝中）与大肠经阳溪穴（腕背横纹拇指侧凹陷中）之间的敏感点。为什么戒烟主穴叫"甜美"穴呢？缘由许多男士因为抽烟，搞得家庭夫妻关系不和，戒烟后能够促进家庭和睦、甜美幸福，故而得名。

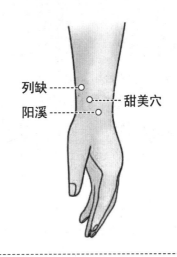

列缺
甜美穴
阳溪

列缺穴：腕背横纹拇指侧上 1.5 寸的骨缝中
阳溪穴：腕背横纹拇指侧凹陷中
甜美穴：位于列缺、阳溪之间的敏感点

其他还可以选用百会（两耳尖直上与头部正中线交点，入前发际 5 寸）、合谷（手虎口处，略靠第 2 掌骨中点）、列缺、神门（掌面腕横纹小指侧凹陷中）、内关（掌面腕横纹中点上 2 寸，两筋之间）；很多吸烟的人呼吸系统不健康，常常咳嗽、哮喘、痰多，所以还有必要配用一个化痰要穴丰隆（外膝眼与外踝连线的中点）等。可行指压、按摩、艾灸、皮肤针叩刺，每次每穴 2 ～ 3 分钟，施术过程中，嘱咐戒烟者配合做深长呼吸。

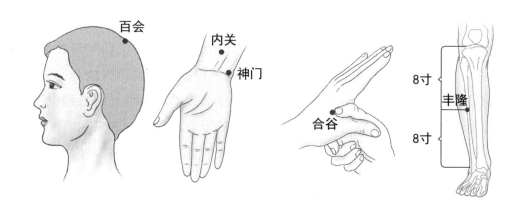

百会：两耳尖直上与头部正中线交点，
　　　入前发际5寸
合谷：手虎口处，略靠第2掌骨中点

神门：掌面腕横纹小指侧凹陷中
内关：掌面腕横纹中点上2寸，两筋之间
丰隆：外膝眼与外踝连线的中点

【操作手法】

1. 穴位贴敷疗法　采用丁香、肉桂、味精等各等量（3 ～ 5 克），混合捣烂，撒在胶布上，贴敷于肚脐或甜美穴，保留 24 小时左右。每天 1 次。如果能配合按压合谷、神门穴，并口含人丹，效果会更好。

在国外，笔者还碰到有人把人丹捣碎贴在肚脐上，也起到戒烟作用的。为什么？肚脐是人体身前正中线上任脉的穴位（穴名"神阙"），任脉起始于小肚子里面，经肚脐眼一直向上，经过咽喉到达口腔（舌下）。这种传导作用，能使敷在肚脐上的人丹起到同含在舌下一样的作用。这种效应，也可以从黄连水滴入肚脐后不久，口腔内会发苦的现象中得到证实。

2. 针灸戒烟　效果非常理想。从我本人在国内外的大量治疗实例体会到：前 1 ～ 2 次效果最好，往往每治疗 1 次，其吸烟量就会在原吸烟量的基础上减少一半左右。例如每天吸 2 包烟者，治疗 1 次后就只吸 1 包了，第 2 次又会在第 1 次的基础上减少一半，而且所吸的烟几乎都是只吸了一半或者几口就不想再吸下去了。一般 3 ～ 5 次即可戒断，不会超过 7 次。就在几个多月前，我在南京的一个针灸瘦身、美容学习班讲课的时候，一个学员提出想体验一下针灸戒烟，因为当时没有耳穴按压的工具和材料，我就只好给他针了"甜美"一个穴位，他就一个下午没有吸烟，后来吸了 1 支，也是只吸了几口就扔掉了。

治疗期间戒烟者如果再吸烟，则会感到烟味变苦、变辣，类似嚼蜡、嚼枯草，并且会感觉到口干、口苦、咽干喉燥、胃中胀闷不适甚至疼痛。穴位治疗的结果，破坏了原先吸烟的那种欣快感，再也没有往日那种"快活似神仙"的感觉了。从而对吸烟产生厌恶之感，很快也就戒除了。

戒烟要有很大的毅力，首先吸烟者自己要有戒烟的愿望和要求，第二也会在一定程度上受到客观环境的影响。因此，树立戒烟信心和决心、有亲朋好友的理解和支持，也是戒烟成功并巩固的重要因素。戒烟者要痛下决心，接受治疗期间必须有毅力拒绝吸烟的诱惑，坚持不再吸烟。其他吸烟的人对于戒烟者要关心、爱护，不要嘲弄和刺激他，不劝烟、不强行递烟，更不可以对着戒烟者脸上吐烟雾。

【典型病例】

十几年前，笔者在非洲曾经给一位加拿大的女士戒烟，她有近 20 年吸烟史，每天吸 2 包烟。经按上述方法戒烟，5 次之内已经减少到最后 2 支，后来再也减不下来了。为什么？原来她的一些同事知道她戒烟的事后一天到晚都主动给她递烟（本来外国人一般是不互相递烟的），她不接受就说她不够朋友，有的对着她吹烟雾。她对我说：医生，实在没有办法，真受不了啊！就让我一天抽 2 支烟吧！这是一个毅力和外在环境的问题。

第16章　止呕止泻通便穴位调治

第一讲　止呕、催吐"两全其美"——中脘、内关

【医理分析】

呕吐，常见于急性胃肠炎、孕妇和晕车、晕船者。轻者呕吐清水、痰涎，较重者呕吐食物，更重者呕吐胆汁（苦水），凡此都需要止呕。而当发生食物中毒、酒精中毒、农药中毒的时候，就需要催吐，以便把胃中毒物尽早呕吐出来，减轻中毒症状。

【穴位解读】

针灸止呕和催吐，穴位也是完全相同的。主要有中脘（腹部正中线脐上4寸）、内关（掌面腕横纹中点上2寸，两筋之间）二穴。

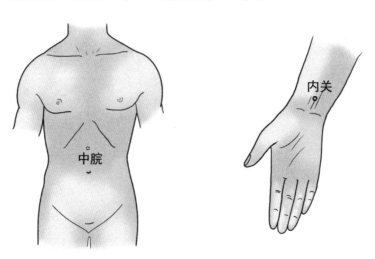

止呕、催吐——中脘、内关

中脘穴正好位于胃脘部，胃是六腑的中心，六腑之气皆会于此，为"六腑之会穴"，通调腑气作用明显。

内关是心包经沟通、联络三焦的穴位，有良好的宣上导下、和内调外、宽胸理气、调节胃肠的功能。

止呕和催吐的其他配穴有：天突（颈项下方与胸骨上方之间的凹陷）、建里（中脘穴下 1 寸）、膈俞（背部第 7 胸椎下旁开 1.5 寸）、脾俞（背部第 11 胸椎下旁开 1.5 寸）、胃俞（背部第 12 胸椎下旁开 1.5 寸）、足三里（外膝眼直下 3 寸）、公孙（足背内侧第 1 跖趾关节后约 1.5 寸赤白肉际处）等穴。

【穴位搭配与操作要领】

止呕和催吐的具体运用，指压、按摩和皮肤针叩刺时手法轻重不同。一般而言，用于止呕，手法要轻；用于催吐，手法要重。

以上穴位用于止呃逆（俗称"打嗝"）也有较好的效果。

第二讲　健胃消食"三宝"——脾俞、足三里、公孙

【医理分析】

消食穴，就是能够帮助消化食物、治疗消化不良的穴位。如脾胃功能不好，或者脾胃功能虽好，但由于暴饮暴食（特别是生冷、油腻和不易消化的食物），超过了脾胃所能承受、消化的限度，就会出现消化不良。症见胃痛、腹胀、肠鸣、腹痛，或呕吐酸臭食物，或泄泻不消化食物。

【穴位解读】

中脘（腹部正中线脐上 4 寸）、建里（中脘穴下 1 寸）、梁门（中脘穴旁开 2 寸）、天枢（脐旁 2 寸）、脾俞（背部第 11 胸椎下旁开 1.5 寸）、胃俞（背部第 12 胸椎下旁开 1.5 寸）、内关（掌面腕横纹中点上 2 寸，两筋之间）、足三里（外膝眼直下 3 寸）、公孙（足背内侧第 1 跖趾关节后约 1.5 寸赤白肉际处）等穴都具有较好的消食作用。但以脾俞、足三里、公孙三穴运用最多，可谓健胃消食穴位"三宝"。

胃主受纳水谷，脾主运化精微，中医所说的"运化"，也就是西医所说的新陈代谢，包括了消化功能。脾俞与脾相应，专门管理和健全脾的运化功能；足

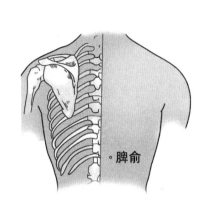
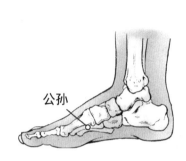
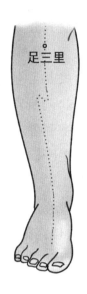

健胃消食"三宝"——脾俞、足三里、公孙

三里是健运消化系统第一穴，补中气、助消化；公孙属于胃经，但联络脾经，相当于一个一穴通两经的联络员，对于脾的运化功能有很好的促进作用。

【穴位搭配与操作要领】

家庭保健一般可以采用指压、按摩和皮肤针叩刺的方法加以治疗。如果引起消化不良的原因与受凉也有关系的话，并可加用艾灸和拔罐疗法。

第三讲　止泻、通便——中脘、天枢、大横、足三里

【医理分析】

针灸对人体的调节作用表现在止泻、通便方面也是比较明显的。许多穴位既能治疗肠鸣、腹泻（发挥止泻作用），又能治疗大便干结（发挥通便作用）。

【穴位解读】

具有止泻、通便双重作用的穴位有中脘（腹部正中线脐上4寸）、天枢（脐旁2寸）、大横（脐旁4寸）、足三里（外膝眼直下3寸）。

【穴位搭配与操作要领】

1. 通便　可加支沟（腕背横纹中点上3寸）、丰隆（外膝眼与足外踝连线中点）、照海（足内踝下凹陷中）、内庭穴（足背第1、2趾缝纹头端），用指压、按摩、

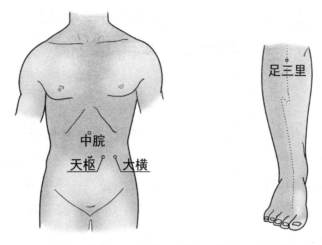

止泻、通便——中脘、天枢、大横、足三里

皮肤针叩刺。

2.止泻　可加脐中、关元（腹部正中线脐下 3 寸）、脾俞（背部第 11 胸椎下旁开 1.5 寸）、三阴交（足内踝高点上 3 寸）、阴陵泉（膝关节内下方高骨下凹陷中）、太白（足背内侧第 1 跖趾关节后凹陷中）、公孙（足背内侧第 1 跖趾关节后约 1.5 寸赤白肉际处）穴，指压、针灸、拔罐并用；脐中还可用敷药疗法。

3.久泄不止　造成肛门坠胀不适甚至脱肛者，可以艾灸或皮肤针叩刺头顶百会、腹部关元或气海、腰部肾俞、下肢承山和飞扬等穴，升阳固脱、调理肠道；并经常做提肛动作。

[典型病例]

笔者在《万家灯火》节目讲座的热心观众潘五梅老人，十几年来一直拉肚子，每天便意不断（多的时候一天有 7 或 8 次），肛门坠胀难受。西医没有明确诊断，也没有治疗效果，8 月 24 号向我咨询可否穴位保健？我让她用艾灸百会穴（她自己还加用了皮肤针叩刺），同时配合做提肛动作。结果，治疗一段时间后，她的大便就由每天多次减少到每天 1 或 2 次了。9 月 17 号她来信感激地说：王教授，是您把我从痛苦中解救了出来。

4.五更泄　表现为每天清晨 5 点钟左右腹中即隐隐作痛，入厕排出稀便后方见好转，这种腹泄俗称"五更泄"，多见于老年体弱肾阳虚者。治疗宜重点选用关元、气海（腹部正中线脐下 1.5 寸，即肚脐与关元穴连线中点）、命门（腰部第 2 腰椎下凹陷中）、肾俞（命门穴旁开 1.5 寸）、三阴交、足三里，以灸法、拔罐为主。

第四讲　指压急治胃肠炎 ——中脘、天枢、梁丘、足三里

【医理分析】

经常到针灸科门诊看病的朋友们大概都知道,看针灸科的病人最多的有两种:一种是各种疼痛性病症——关节疼痛或肌肉疼痛,因为这一类疾病都是由于经络闭阻不通、不通则痛的结果,中医学称之为"痹证";一种是各种瘫痪性疾病——小到面瘫,大到中风偏瘫和截瘫,由于这类疾病一般都会导致失用性肌萎缩,中医学称之为"痿证"。

针灸科门诊的这种现象,可以说既是一种好现象,又是一种不好的现象。

说它是好现象,表明老百姓都知道针灸有镇痛作用,能够通过刺激穴位,通经络、行气血,治疗一些肌肉、关节的痛症,也能治疗各种瘫痪,说明它深入人心。

说它是不好的现象,就在于绝大部分老百姓可能只知道针灸能治风湿病、关节痛和面瘫、中风后遗症,而不知道针灸还能治疗内、外、妇、儿以及皮肤科、五官科的其他病症。

这不能怪老百姓,这个责任和板子要打在我们医生的身上。为什么?因为我们向广大人民群众宣传针灸治病的科普知识不够。而今,我们针灸工作者面向广大百姓开展的中医、针灸健康养生系列科普讲座,正是在弥补这个损失,完成这个使命。节目受到广大人民群众的热烈欢迎,说明人民大众需要这样不吃药、不打针的绿色物理疗法。

其实呢,针灸不但能够治疗体表的病,也能治疗内脏的病。就笔者个人的临床经验和体会,对于内脏疾病疗效最好的当属各种消化道病变,甚至是像痢疾这样的肠道传染病。尤其是对急性胃肠炎一类的病症,如果你取穴到位,手法把握得好,常常能手到病除,可以说绝大部分 1 次就能收到显著效果,有的治疗 2 或 3 次就能痊愈。如果我们学会了这些方法,遇到这种急性的胃肠炎,我们完全可以就在家里治疗,没有必要到医院花钱、排队、花时间了。

下面笔者就来同大家谈一谈指压、按摩、灸疗、拔罐、皮肤针叩刺这些简易疗法治疗消化系统中非常多见的急性胃肠炎问题。

急性胃肠炎症状表现为发热、胃脘部胀痛不适、嗳腐吞酸、恶心、呕吐、腹痛、

肠鸣音亢进、腹泻不消化食物，甚至于泻水样便。其中，急性胃炎以胃痛、恶心呕吐的上消化道症状为主症；急性肠炎以腹痛、腹泻的下消化道症状为主症。

急性胃肠炎的发病的原因比较多，主要是由于饮食不节和饮食不洁。

第一个"节"是指节制，指饮食没有节制，没有规律，遇到好吃或喜欢吃的就拼命地吃；很多人逢年过节，或好友聚会，特别是几十年不见的老友重逢，在一起吃饭，一吃起来就没完没了，暴饮暴食，外加腹部受寒或吃冷饮过量，这样的话，后天之本（脾胃）就会受不了。到最后，医院急诊室就是他们的最好去处。

第二个"洁"是指清洁，饮食不卫生，吃了不干净、被污染的食物，比如说食物的腐败，或者是苍蝇、蟑螂、老鼠爬过的食物，毒素刺激胃肠道而出现肚子疼痛、上吐下泻等症状。

本病的病因可高度概括为"食多"和"湿多"两个方面。

"食多"即指暴饮暴食，使胃肠负担过重，无力消化，继而功能紊乱。也就是《黄帝内经》上说的"饮食自倍，胃肠乃伤"。

"湿多"指的是脾虚不能运化水湿，水湿流于胃肠之间，腹感寒邪，极易发病（中医学有"湿多成五泻"之说，这里的所谓"五泻"，是指多种腹泻而言）。

针灸治疗本病，见效很快。绝大多数针灸一次就能够使症状明显好转，疼痛大减，腹泻次数明显减少，2～3次即可痊愈。

[典型病例1]

笔者在吉林医科大学进修学习期间，有一次出针灸门诊，长春电影制片厂子弟中学的一位老师背来了一个哇哇直哭的女学生，说是该学生清早饱食后跑步上学，吹了冷风，上课时突然胃痛剧烈，老师急忙把她背来看急诊。急诊室的医生诊断是急性胃肠炎，建议到针灸科治疗，说针灸的疗效要比药物快一些。本来，按常规应该在她的肚子上给按摩一下，针灸或拔罐的，但当时由于女学生捂着肚子哭着喊着死活不让针肚子，说害怕把肚子扎穿了。笔者只好在她老师的帮助下，针了腿上的两个穴位。结果，这个学生马上就破涕为笑了。

【穴位解读】

穴位按压、针灸治疗急性胃肠炎，效果就是这么快，这么神奇！那究竟是什么穴位呢？笔者先跟大家说三个最重要的主穴——中脘、天枢、足三里。

中脘，顾名思义是在胃脘部正中，这个"脘"就是指胃脘部，具体在腹部正中线脐上 4 寸，从心口窝到肚脐眼这个地方是 8 寸，脐上 4 寸正好就是心口窝到肚脐眼连线的中点；天枢在肚脐旁开2寸，男性乳头垂直向下的线距离肚脐是4寸，取其正中点就是天枢穴；足三里位于外膝眼直下3寸。

1．一般恶心呕吐 用这3个穴位就足够了。

2．恶心呕吐较重 另加内关穴（掌面腕横纹中点上2寸）。

3．突然发作 且胃肠呈现刀绞一样的剧烈疼痛者 加梁丘。梁丘穴怎么准确找到？膝关节髌骨外上缘上2寸，病人可以用自己拇指的长度或示指前2节的长度来比划，如果施术者的手指粗细与病人差不多，可面对病人，将自己的左手掌心交叉按住病人

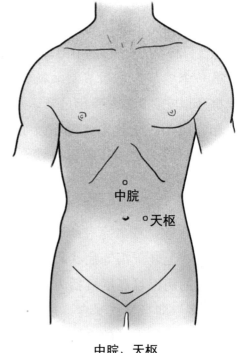

中脘、天枢

的左膝关节髌骨,右手掌心交叉按住病人的右膝关节髌骨,拇指尖端便是梁丘穴。

笔者给长春电影制片厂子弟中学的那个女孩用的就是梁丘、足三里穴。

4．腹泻次数过多 少则拉个五六次，多的一天十几次，有的恨不得就待在厕所里不出来，因为他刚从厕所回来就又要跑到厕所去拉。或者拉水样便，舌苔厚腻者，加三阴交（内踝高点上3寸，自己的4横指宽）或阴陵泉（膝关节内下方高骨下凹陷中）。

三阴交、阴陵泉都是脾经的穴，三阴交是脾经的第一要穴，阴陵泉是脾经的第二要穴，它们的共性都是健脾化湿。这两个穴位临床上该怎么区别运用呢？第一看他的舌苔，如果说是白腻苔，就好像是白色的奶油一样，属于寒湿；如果是黄腻苔，像生日蛋

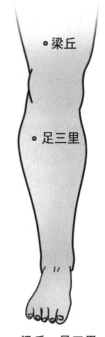

梁丘、足三里

糕上那种黄色的奶油一样，则属于湿热；第二是看他的小便，如果小便是白颜色的，属于寒湿；如果小便是黄颜色的，则属于湿热。寒湿用三阴交；湿热就用阴陵泉。这是两个穴位在用法上的基本区别。当然，湿热还会出现口渴、想喝水；寒湿没有口渴，也不想喝水。

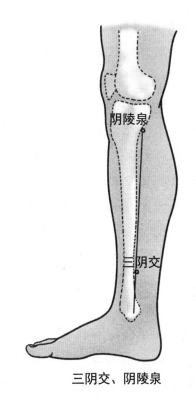

三阴交、阴陵泉

【穴位搭配与操作要领】

上述穴位，可以用手指按揉或皮肤针叩刺，也可以用艾灸或拔罐，每穴5～10分钟，急性病每日以治疗2次为好。内关穴要顺经轻轻按揉，力度不要求太大，否则会加重恶心、呕吐的感觉；梁丘是属于急救穴，所以刺激强度一定要大，轻轻地按压力度达不到要求，要达到掐按的地步，让它有强烈的酸、胀、麻木，甚至感觉疼痛，往往半分钟左右就能止住疼痛了；三阴交和阴陵泉最好是用灸法，因为腹泻时由于水湿过盛，用灸法可以燥湿。

艾灸法既可以用艾条温和灸，以局部皮肤潮红、患者感觉温热舒适为度。也可以用隔姜灸法；还可以借助于艾灸器施灸。在没有艾条的情况下，吸烟的朋友用点燃的香烟施灸都有效。

［典型病例2］

有一次，我和一位非医学专业的老师一起监考，这位老师一见我就说：他今天闹肚子了，可能在监考时会有状况，请我谅解。果然，监考的第一节课就跑出去好几趟。我说你不是吸烟吗？我告诉你两个穴位，一个三阴交，一个申脉穴（足外踝高点下凹陷中），你用香烟灸灸看。结果，他灸了五六分钟，腹泻就止住了，第二节课就能正常监考了（在国外没有艾条的地方，人家也是用香烟或棉花代替艾绒来施灸的）。

拔罐，以"火罐法"为好，"气罐法"由于没有火力的作用，所以疗效自然就会差一些。

[典型病例3]

我在临床用穴位保健方法治愈消化道病症的病例比比皆是。有一年的夏天，我们单位的一位炊事员随同我们一起下乡巡回医疗。那时农村的生活条件比较艰苦，作为炊事员，他就难免"多吃多占"了。有一段时间，他连续好多天腹痛、拉肚子，只愿意吃药，不愿意接受针灸治疗，将近1周也没好。后来因为要出远门到比较远的集市去买菜，只好硬着头皮让我针灸。我在他肚子上拔了几个火罐，腿上扎了2根针，事后他就带着一个学生出发了。奇怪的是，他坐车上集市买菜来回大半天时间竟然没有出现腹痛，也没有再拉肚子。从集市回来他还向我"交代"：为了"检验"针灸的真实效果，在集市上他还故意给学生买了2个香瓜，自己也"顺便"品尝了一个。事后他说："服了！"他还跟同学们说："针灸真的是个好东西，你们要好好学习、掌握它。"

[典型病例4]

针灸这么好的一种简单易行、安全有效、没有不良反应的疗法，许多人却仅仅因为怕痛而不愿意接受。我大学毕业后，曾经在学校附属医院的肿瘤科工作了1年时间，笔者负责的病人中有一位刚满30岁的县委组织部部长，原来他患了痢疾，不愿意接受针灸治疗，坚持要用当时治疗痢疾的特效药氯霉素，服用了半个月的药，痢疾是治好了，但同时也患上了再生障碍性贫血（这是氯霉素的主要毒副作用之一，可以说是仅次于白血病的"血癌"）。结果，不到3个月，就葬送了自己年轻的生命和政治前景。

不知大家想过没有？对于一个胃肠本来就不好的人来说，与其选择吃药的方式进一步伤害它，倒不如选择像针灸这种疗效较好、而且没有不良反应的外治法来调理它、保护它。

饮食调理、生活规律和精神调节对本病的康复具有重要意义。急性期要绝对禁食（即所谓"饥饿疗法"），平时饮食有"节"、要"洁"，定时、定量，不暴饮暴食；忌食腐败、被污染以及生冷油腻、辛辣刺激性食物。以确保我们的"后天之本"不受伤害，让你永远拥有一个健康的胃，能尽享天下美食，充分享受美好的人生！

第五讲　疏肝、利胆 —— 首选太冲、阳陵泉

【医理分析】

肝脏是人体最大的消化器官，肝胆病属于消化系统疾病，主要有各种肝炎、脂肪肝、肝硬化、胆囊炎、胆石症、胆道蛔虫症，以及肝胆合病的黄疸型肝炎等。

肝胆病在我们人群中间所占的比例非常之大，特别是像胆囊炎、胆石症等，它有个"重女轻男"的特点，可以说百分之七八十都是女性患者，而且这些女性患者中间，又多发于 40 岁左右、多产（包括正常分娩、人工流产等）、肥胖的女性。一般情况下症状不明显，约有 70% 的胆囊炎患者伴有胆结石，胆道结石与炎症互为因果。

这些肝胆病的临床表现主要有上腹部饱胀不适、肝区疼痛，并有压痛、食欲缺乏、恶心、厌油、肝功能异常等表现，部分病例会出现黄疸，即出现眼睛、皮肤、小便发黄这样比较特殊的"三黄"征。但是它的总体症状都是以消化道为主的。

肝脏病的临床表现为什么绝大部分都是脾胃方面的症状呢？这个原因除了肝脏本身就是消化系统的器官以外，根据中医学对脏腑的五行分类，肝胆在五行属木，脾胃在五行属土；结合五行生克制化原理，木是克土的，如果肝木克伐脾土太过，就会损伤脾胃的功能，从而引起脾胃的病变。

一般结石比较小的病人，他可以没有任何症状，但是直径超过 1 厘米的较大结石一旦导致绞痛，那可就了不得。病人右胁肋部（包括剑突部位）剧烈绞痛，有时候疼痛会向右侧肩胛区放射，常常叫人痛得是大汗淋漓、在床上翻滚、号呼，有痛不欲生的感觉。当然引起这种疼痛，除了结石，有时候还见于胆道蛔虫。

【穴位解读】

哪些穴位是治疗肝胆疾病的主穴呢？

太冲、阳陵泉，疏肝又利胆。所有肝胆疾病都要围绕疏肝利胆这个环节来进行。

中医学认为，肝胆是一对互为表里的脏腑，其生理功能和病理反应都有着十分密切、不可分割的内在联系。两条经脉上穴位的治疗作用也非常类似，甚至于可以相互为用，疏肝利胆就是它们的共性所在。

太冲是肝经的第一要穴，位于足背第 1、2 跖骨结合部前方凹陷处（相当于

脚虎口，用手指顺着第 1、2 趾缝往足背方向推，被 1、2 跖骨结合部位挡住了的前下方是太冲穴）。

阳陵泉是胆经的第一要穴，位于膝关节外下方的腓骨小头前下方凹陷中。

笔者在临床上观察过黄疸病和胆道手术后体外胆汁引流的情况，太冲、阳陵泉两个穴位都可以不同程度地增加胆汁的排泄速度，比如正常情况下每分钟排泄胆汁 30 滴左右，通过分别对太冲、阳陵泉两个穴位予以针灸或按摩刺激，可以使胆汁流量增加到每分钟 60 滴左右，两穴合用，甚至可以高达 90 滴左右。这些足以表明这两个穴位有帮助胆囊收缩的作用，有利于排出胆汁和结石。从而使胆汁能够正常地随着胆囊的收缩排到十二指肠，进入我们的肠道系统，促进消化功能的好转，并让大便由灰白色变成正常的浅黄色。

从腧穴的经络归属、所在部位及其治疗作用来看，与太冲类似的肝经穴还有期门穴（男性乳头位于第 4 肋间，直下 2 个肋间即是；女性应结合乳房大小而定，乳房偏大者，应以锁骨中线直下第 6 肋间隙为据）、行间（第 1、2 足趾间纹缝端）。

与阳陵泉类似的还有胆囊穴（阳陵泉穴下 1～2 寸压痛点）、日月穴（男性乳头直下 3 个肋间，即第 7 肋间隙，女性锁骨中线直下第 7 肋间隙）。

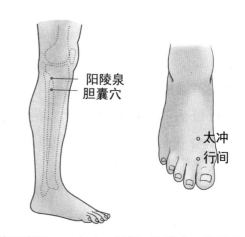

疏肝利胆——太冲、行间、阳陵泉、胆囊穴

既然肝胆病是属于消化系统疾病，那还有两个专治消化系统病症的主穴也应该作为重点穴位，就是中脘（腹部正中线脐上 4 寸）和足三里（外膝眼直下 3 寸）；慢性肝胆病还需要加用背部的肝俞（第 11 胸椎下旁开 1.5 寸）、胆俞（第 12 胸椎下旁开 1.5 寸）二穴。

【穴位搭配与操作要领】

1. 指压、按摩、艾灸、拔罐、磁疗、皮肤针叩刺　这些方法均有较好的疏肝理气、解郁利胆，甚至排出胆结石的效果。所有穴位都适合指压、按摩和皮肤针叩刺，每穴操作 3～5 分钟，急性肝胆病刺激力度要大一些，以局部发红、发热为佳；慢性肝胆疾病及脂肪肝可轻中度刺激；胸胁部和腰背部的穴位还适合于拔罐，每穴 10 分钟左右。

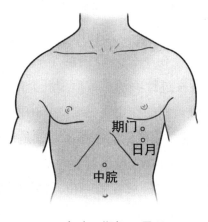 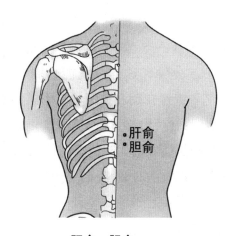

中脘、期门、日月　　　　　　　　　肝俞、胆俞

2．耳穴贴压　对于胆囊炎和胆结石，我们还可以采用耳穴治疗。用耳穴贴压刺激治疗胆囊炎和胆结石，是 20 世纪 70 － 80 年代江苏省人民医院针灸科针灸专家们的科研成果。方法是：取一侧耳部的胆、肝、脾、胃、十二指肠、大肠、小肠、三焦、神门、交感等穴，用菜子、小绿豆或中药王不留行子贴压。3

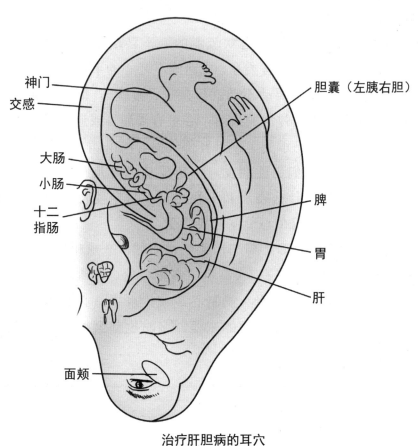

治疗肝胆病的耳穴

天左右更换1次,两耳交替使用。每天要求患者自己自行按压所贴耳穴3～5次,每次按压3～5分钟,以产生强烈的痛感为佳。肝胆疼痛发作时,要求重力按压3～5分钟。这样,既能止痛,又可以排出直径在1公分以内的结石。

笔者曾经在湖北中医学院附属医院传染病房考察过针灸治疗黄疸型肝炎的情况。实践表明:针灸治疗黄疸型肝炎,止痛、增加食欲、降黄疸的作用明显要高于中西药物,但在降转氨酶方面比起药物的作用来得要慢得多。这个提供给大家参考,就是说遇到转氨酶不正常的时候,我们要把中、西药物治疗放在第一位,穴位保健放在辅助的位置;但是消除黄疸、改善一些不适症状,我们可以把穴位保健放在第一位,药物治疗放在次要的位置。

性情舒畅、合理的营养、充足的睡眠、劳逸结合,对于患有肝胆疾病的病人来说都十分重要,尤其是情志和饮食两个方面又显得最为重要。

肝胆疾病饮食的"三宜""三忌"

宜发泄、多社交、多参与文体娱乐活动;忌压抑、忌孤独、忌生活单一枯燥无味。

肝脏的性格是喜欢调达,喜欢疏泄的,不喜欢压抑,这一点女性朋友们普遍做得好一些。心里有委屈,或遇到不开心的事,喜欢吵,喜欢闹,要不就放声大哭(但是不要动不动就摔盘子、砸碗)。而男性朋友们就不行了,受"男儿有泪不轻弹"的束缚,心里有委屈,或遇到不开心的事,往往都是闷在心里,自己承受。一旦肝郁气滞,闷出病来,既害了自己,也连累了家人。所以我们男性朋友,一定要从"男儿有泪不轻弹"的禁锢中解脱出来,心里有什么委屈和不快之事,一定要及时向亲朋好友们诉说、发泄,千万不要闷在心里,自找罪受。

饮食宜清淡、富有营养、易于消化;忌油腻、辛辣和烟酒。

同时,要正确对待"三高"(高糖、高蛋白质、高维生素)饮食。肝炎患者适量多吃些瘦肉、禽蛋、奶制品蔬菜、水果是必要的,但是在肝脏功能不好的情况下,即使有益的东西,多吃也都会增加肝脏的负担,变得有害无益。

第17章　心血管代谢穴位调治

第一讲　心脏保健要穴 ——内关

【医理分析】

我们在电影、电视剧中经常会看到这样的镜头：一个老同志由于过度激动或生气，突然发生心前区疼痛，于是手捂着胸口，茶杯也掉在地上，马上口含救心丸，立即转危为安了。这就是典型的冠心病心绞痛发作。

心绞痛是冠状动脉硬化性心脏病（简称"冠心病"）的一个主要症状表现，就是说专门营养心脏的那个冠状动脉硬化了，管腔变窄了，向心脏供应的血液不足了，致使心肌缺血缺氧。轻者仅感胸闷、憋气、呼吸不畅；重者胸痛、心如刀绞。

当然，冠心病有虚实之分：实为气滞、血瘀、痰阻心脉；虚为心阳不振、心血不足。

【穴位解读】

针灸治疗冠心病心绞痛，曾被联合国世界卫生组织列为疗效较好的 43 种病症之一。而今，生活水平提高了，各种心脑血管病发病率也在大大增加，严重威胁人们的健康和生命。下面笔者将告诉朋友们，应该怎样使用内关穴来防治心脑血管病症、神经系统病症。

内关穴对于心脏疾病具有良好的调治作用，无论是患有高血压、低血压、心动过速、心动过缓、心律失常等的心慌、胸痛、胸闷，还是冠心病心绞痛发作，用拇指掐按并轻揉穴位，或者用皮肤针叩刺，均可收到比较好的防治疾病的保健效果。急性发作用指力重压、皮肤针重叩；缓解期以中度指压、皮肤针中度叩刺，也可以施行艾灸疗法；一般即可很快恢复正常。

几年前，我在南京市中医院针灸科出门诊，一位 60 多岁的老太太心动过速，主诉心慌、胸闷，当时我叫学生给她测量了一下心率，每分钟超过 100 次。笔者马上为她针刺双侧的内关穴，并留针。时间过去了6~7分钟的时候，再测量她的脉搏，就下降为70多次了，心慌明显好转。可见，内关穴调节心脏的功能、调节血管的搏动是非常见效的。

内关穴这么重要，究竟应该怎么样才能把内关穴取得更准？在临床上怎么样操作更加规范呢？

内关穴属于心包经，位于上肢掌面腕横纹中点上2寸、两筋之间。首先用力握拳，找到手臂内侧两条明显的肌腱：正中间的那条肌腱是掌长肌腱，靠拇指一侧还有一条肌腱叫桡侧屈腕肌腱，内关就在这两条肌腱之间；再从掌面腕横纹的中点开始向上2寸处就是内关穴。这个2寸具体怎么把握？这个2寸，我们既可以通过分寸法测量而得，也可以用指量法。针灸学将腕横纹至肘横纹定为12寸，我们可以取其下1/6的长度定内关穴。

再告诉大家两个非常简单的指量法：就是我们每个人拇指的宽度是他同身寸的1寸，拇指指端到指蹼的长度或者示指上面两个指节的长度是2寸。切不可将示指、中指、环指并拢的宽度视为2寸来定穴，这是不准确的（实际长度已经超过2寸，接近2.5寸了）。

心包是心脏外面的包膜，起保护心脏的作用。具有"生理上代心行事、病理上代心受邪、治疗上代心用穴"的特点和作用，这也算是心包的"三个代表"吧。

"第一个代表"——生理上"代心行事"：是指心包的生理功能与心脏是一致的，例如心统血脉、主神志（即神经系统），那么，心包也能统血脉、主神志。

"第二个代表"——病理上"代心受邪"：说的是外邪如果侵入心脏，首先由心脏外围的心包承受。心包别名"膏肓"，一旦"病入膏肓"，也就逼近心脏了，如果心包的功能健全，外邪就不会侵犯心脏；反之，如果心包的功能低下，外邪也就会突破心包这层防线而侵入心脏，病情也就很危重了。

"第三个代表"——治疗上"代心用穴"：是说各种心、脑、血脉的病症，都可以在心包经上选穴治疗。内关是心包经的代表性穴位，可以说是各种心脑血管病保健、治疗的"第一要穴"和首选穴位。

有些老百姓会经常说自己心口痛，部位也在偏左侧的胸腹部，其实他们所说的心口痛是指胃痛。中医学为了区别心绞痛和胃痛，还特别给心绞痛取了一个病名叫"真心痛"。当然，无论是"真心痛"还是"心口痛"，内关穴都有治疗作用。所以说，这种情况下用内关穴，可以一箭双雕、一举两得。

【穴位搭配与操作要领】

1. 内关穴的操作方法　平常绝大部分人喜欢将一侧的拇指横向地压在对侧

手臂上，这个是错误的，错就错在这种方法实际上是人为地把他的经脉阻断了。因为经脉的走向是从胸部顺着上肢内侧一直走到指尖的，经脉是这个走向，那么你在掐按内关的时候如果横向掐按，那显然不行，影响它的经气运行。我们一定要顺着经脉来操作。既可以单用拇指顺经掐按，同时朝前后方向揉动（不要旋转），这样就可以把它的经气从下往上这样走窜；也可以用一只手的拇指与示指或中指同时掐按内关以及与内关相对的外关穴（腕

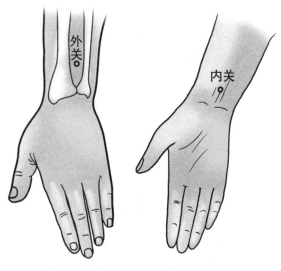

心脏保健要穴——内关
内关透外关，心病自然安

背横纹中点上 2 寸，两骨之间）。这样，指力会从一侧穴位透达另一侧穴位，这在针灸临床上称为"透穴法"（也可以用异性磁极对置在两个穴上，产生磁力线穿透作用）。所以我们说："内关透外关，心病自然安。"

有人会问了，心绞痛万一用内关这一个穴位还不能完全解决问题，还有哪些穴位可以选用呢？这就要分急性期（即发作期）和缓解期两个阶段了。

2．发作期有效穴位　除内关外，还有前胸部的巨阙穴（胸腹部正中线脐上 6 寸）和膻中穴（男性位于两乳头连线中点，女性应结合乳房的大小及下垂程度在两乳头连线中点的基础上酌情上移），心包经的郄门穴（掌面腕横纹中点上 5 寸即内关穴上 3 寸）、心经的阴郄穴（掌面腕横纹小指侧凹陷上 5 分）。

3．缓解期护心有效穴位　背部的心俞穴（第 5 胸椎下旁开 1.5 寸）和厥阴俞（第 4 胸椎下旁开 1.5 寸）。

在针灸学中，巨阙和膻中这两个穴位因为离心脏很近，分别是与心和心包密切相关的两个特定穴，在局部能疏通心胸的经脉之气，对心绞痛能起到很好的缓解作用；而"郄"在针灸学中是用来表示具有急救作用、专治急性病的穴位，所以，阴郄、郄门都是常用的"保心穴"；心俞、厥阴俞直接归属于心和心包。它们在治疗心绞痛中所起的作用就不言而喻了。在冠心病不发心绞痛期间，每天坚持指压、灸疗心俞、厥阴俞，保健心脏，调节心脏的功能，让心气足一些，心血多一些，从而起到巩固疗效、预防病情复发的作用。

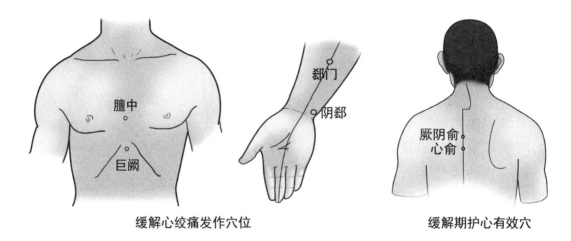

缓解心绞痛发作穴位　　　　　　　缓解期护心有效穴

[典型病例1]

　　这里给大家介绍一个真实的病例：南京市胸科医院原院长患冠心病多年，时常有心绞痛发作。就像我们一开始说的那样，每次发作的时候都是含服硝酸甘油片缓解，用后几秒钟就好转了。但是有一次在家里心绞痛又发作了，舌下含服硝酸甘油片十几分钟竟然不起作用，胸痛、胸闷如故。因为老院长和老伴都是医生，老伴就给他测心电图，心电图很不正常。老院长就感到很纳闷了：以往含服了硝酸甘油片后很快就好转了，这一次怎么不灵了呢？于是就对老夫人说：你现在不是正在南京中医药大学跟王教授（笔者）业余学习针灸吗？老师有没有教给你针灸穴位缓解心绞痛的方法呢？经老院长提醒，老伴马上在他的两个内关穴上同时施以按揉法。5分钟不到，老院长欣喜地说：不痛了，不痛了，心胸开阔了。再测一下心电图，结果一切正常。

　　所以说，有时候我们不能小看这一个保健穴位，用得及时，用得正确，往往能起到大的作用。

[典型病例2]

　　《万家灯火》的南京热心观众魏宝珍，今年71岁，患有高血压、高脂血症、脂肪肝多年，还经常头晕、抽搐，心慌、胸闷，睡眠欠佳，浑身无力。磁共振检查提示：多发性腔梗。她在2010年4月4日给我的信中说："教授，您好！由于我多病缠身，多年来一直服药维持。听了你的穴位保健讲座之后，对不吃药、少吃药也能祛病强身、延年益寿树立了信心，希望您能针对我的病情提出指导性意见。"我给她制定了"以内关保心、百会健脑、涌泉促眠"为基本原则的三管齐下的穴位保健方案，她坚持半年之久，如今，心、脑各方面的情况都保持得很好，上述诸症明显减轻，睡眠改善，精神倍增。

明代伟大的医药学家李时珍在他的中药学巨著《本草纲目》中说：中医学的心有"血肉之心"和"神明之心"。所谓"血肉之心"，那就是说解剖学中有血有肉的心脏；而"神明之心"即指大脑。所以，许多神志方面的病症，如神经官能症、失眠、健忘、癫痫、癔症、精神失常等，中医学也称之为"心病"。经常掐按内关、人中、百会、丰隆（外膝眼与足外踝高点连线中点）等穴，也有醒脑开窍、安神定志的作用，对于改善心神失调症状、减轻或减少发作，大有好处。

通过这部分学习，希望大家能够正确地认识内关、了解内关，也学会应用内关，造福于自己、家人、亲朋好友！

第二讲　制服高血压的"四大金刚"——人迎、大椎、太冲、涌泉

【医理分析】

一个人的正常血压应在 100～120/60～90 毫米汞柱，40 岁以下的成年人在安静状态下，血压超过 140/90 毫米汞柱时，即可定为高血压。40 岁以上的中老年人，收缩压（俗称"高压"）可相对增高，一般规律是每增加 10 岁，收缩压也相应增加 10 毫米汞柱。舒张压（俗称"低压"）则始终是以 90 毫米汞柱为标准的。超过上述标准，即应采取一定的降压措施。

【穴位解读】

常用降压穴有百会（头顶正中线入前发际 5 寸）、人迎（颈部喉结旁动脉搏动处）、大椎（肩背部正中第 7 颈椎下凹陷中）、曲池（屈肘，肘关节拇指侧纹头端）、内关（掌面腕横纹中点上 2 寸，两筋之间）、合谷（手背第 1、2 掌骨之间，略靠第 2 掌骨中点）、足三里（外膝眼直下 3 寸）、三阴交（足内踝高点上 3 寸）、太冲（足背第 1、2 跖骨结合部前方凹陷中）、涌泉（足底前 1/3 与后 2/3 的交点）、太溪（足内踝高点与跟腱连线中点）等。其中，尤以人迎、大椎、太冲、涌泉最为重要，可谓降服高血压的"四大金刚"。

人迎正好位于颈动脉搏动处，当血压升高时用拇指急按其处，往往能使血压即时下降；大椎乃诸阳之会，当血压增高时如能及时施行刺血拔罐法，也能迅速降压；高血压多因肝阳上亢，太冲是肝经要穴，刺激太冲有平肝降压作用；涌泉是肾经起始穴，犹如肾水之源头，能滋养肾阴、平降肝阳。

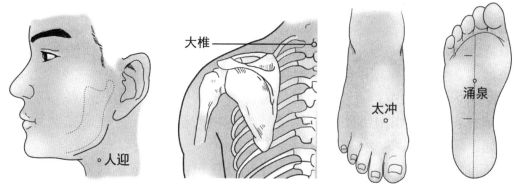

制服高血压的"四大金刚"——人迎、大椎、太冲、涌泉

【穴位搭配与操作要领】

一般多用指压、按摩或皮肤针叩刺，也可选用艾灸疗法。大椎穴还可以在穴位消毒之后用消毒的三棱针（或粗缝衣针）点刺出血，然后再加拔火罐，降压效果更佳。

指压太冲，最好采用足背太冲与足心涌泉对压法：拇指指端按压在肝经的太冲穴，中指指端点按在肾经的涌泉穴，一上一下，两指对应用力，能产生滋养肾阴、平降肝阳的双重治疗效应。

太冲、涌泉降压还可以用搓擦法：一手搓擦脚心，同时用另一只手的中指指腹摩擦太冲穴、足底按摩器或发疱灸法（取吴茱萸、桃仁各 15 克，共研细末，再加面粉 9 克拌匀，用醋或鸡蛋清适量调成糊状做成药饼 2 个，夜晚临睡前敷贴于足心涌泉穴处，外以纱布包扎固定，次晨去掉，可连用数晚）。血压正常后，1 周内再敷 1～2 次巩固疗效。

第三讲 降脂通脉的"绝代双雄"——膈俞、丰隆

【医理分析】

随着人们生活水平不断提高，生活方式及饮食结构的变化，心脑血管疾病也呈逐年上升趋势，体检中有高脂血症的人越来越多。比较容易发生于有家族史的形体肥胖者；嗜好高脂、高盐、高糖饮食以及抽烟、饮酒者；生活无规律、压力大、精神紧张者；高血压、糖尿病患者。

高血压与高脂血症密切相关。临床资料表明：50% 的高血压病人伴有血脂代谢紊乱，血中胆固醇和三酰甘油的含量较正常人显著增高，而高密度脂蛋白胆固醇含量则较低。反之，许多高脂血症也常合并高血压。所以说高血脂与高血压病互为帮凶。

【穴位解读】

降血脂的有效穴位有：腹部的神阙（脐中）、关元（腹部正中线脐下 3 寸）、气海（腹部正中线脐下 1.5 寸，即肚脐与关元穴连线中点），背部的膈俞（第 7 胸椎下旁开 1.5 寸）、脾俞（第 11 胸椎下旁开 1.5 寸）、胃俞（第 12 胸椎下旁开 1.5 寸）、肾俞（腰部第 2 腰椎下旁开 1.5 寸），下肢的丰隆（外膝眼与足外踝连线中点）、足三里（外膝眼直下 3 寸）、三阴交（足内踝高点上 3 寸）等穴。其中，膈俞、丰隆二穴活血化瘀、化痰通络，堪称降脂"两大要穴"，并列称为降脂通脉"双雄"。

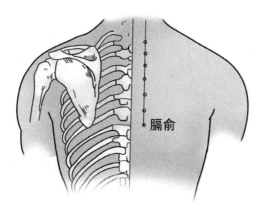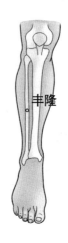

降脂通脉有"双雄"——膈俞、丰隆

高血脂患者血黏度高，主要是由瘀血和痰湿混合而成。关元、气海、脾俞、胃俞、肾俞温补肾阳、建运脾胃；足三里、三阴交补之能益气养血，泻之则能畅达气血。

【穴位搭配与操作要领】

操作方法指压、按摩、皮肤针叩刺、艾灸均可，身体瘀血现象较为明显者（口唇和手足青紫、舌紫暗或舌面可见瘀点、瘀斑），还可以选用颈肩部大椎和膝关节腘窝的委中穴消毒之后予以刺血治疗。

第四讲　降糖消渴"五俊杰"——肺俞、胰俞、脾俞、胃俞、肾俞

【医理分析】

糖尿病是内分泌系统的一种常见的新陈代谢障碍性疾病,中医学称之为"消渴病"或"三消证"。以多饮、多食、多尿、消瘦、血糖及尿糖增高（所谓"三多一少两高"）为特征。随着时代的发展,疾病病谱也在发生着变化,由于肥胖症与糖尿病互为因果,现代的糖尿病患者已经少见身体瘦弱者了,反而以肥胖者为多。

【穴位解读】

人体有没有降糖穴呢?有!肺俞（背部第3胸椎下旁开1.5寸）、胰俞（又名"胃脘下俞"、"胃管下俞",位于第8胸椎下旁开1.5寸）、脾俞（下背部第11胸椎下旁开1.5寸）、胃俞（下背部第12胸椎下旁开1.5寸）、肾俞（腰部第2腰椎下旁开1.5寸）以及足三里（外膝眼直下3寸）、三阴交（足内踝高点上3寸）、太溪（足内踝高点与跟腱连线中点）、然谷（足背内侧舟骨粗隆下方凹陷处）等穴就具有一定的降糖效应。其中,尤其以肺俞、胰俞、脾俞、胃俞、肾俞5穴的针对性最强,对调控胰岛素的分泌,控制血糖、尿糖,缓解口渴多

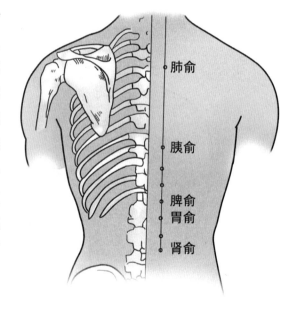

降糖消渴"五俊杰"——肺俞、胰俞、脾俞、胃俞、肾俞

饮、善饥多食、肾虚多尿等主症有一定的作用,笔者习惯称之为降糖"五俊杰"。

肺热则口渴多饮,肺俞是调治上焦的代表穴;胃热则善饥多食,脾俞、胃俞是调治中焦的代表穴;肾虚则多尿,肾俞是调治上焦的代表穴;胰俞穴与胰脏相应,直接作用于胰腺对胰岛素的分泌水平的调控。

【穴位搭配与操作要领】

1. 上消多饮　加尺泽（肘横纹正中大筋拇指侧凹陷中）、少府（手掌面第4、

5 指缝向上与掌横纹交点），泻心火以清肺热。

2．中消多食　加中脘（腹部正中线脐上 4 寸）、内庭（足背第 2、3 趾缝纹头端），清降胃火。

3．下消多尿　加复溜（太溪穴上 2 寸）、照海（足内踝下凹陷中），滋肝肾之阴。

4．糖尿病的伴发症

◎心悸、心慌：加内关（掌面腕横纹中点上 2 寸，两筋之间）、心俞（背部第 5 胸椎下旁开 1.5 寸），养心护心。

◎失眠、多梦：加神门（掌面腕横纹小指侧凹陷中）、百会（头顶正中线前发际上 5 寸），宁心安神。

◎视物模糊：加风池（后枕部下方两侧凹陷后发际上 1 寸）、太冲（足背第 1、2 跖骨结合部前方凹陷中）、光明（足外踝高点上 5 寸），清肝明目。

◎肌肤瘙痒：加风市（大腿外侧正中膝关节水平线上 7 寸）、血海（膝关节内上缘上 2 寸），凉血润燥。

◎手足麻木：加八邪（手背各指缝纹头端上 5 分）、八风（足背各趾缝纹头端上 5 分），通经活络。

指压、按摩可每天实施；皮肤针宜轻、中度叩刺第 3 胸椎至第 2 腰椎两侧夹脊穴；多饮、多食一般不宜施灸，多尿可灸；背部穴位可加拔罐。隔日 1 次。

第五讲　穴位止血，因部位而异

1．鼻出血　迎香（鼻翼外缘中点旁开 5 分许鼻唇沟中）、印堂（两眉头连线正中）二穴为主，选择配用素髎（鼻尖正中）、上星（前发际正中上 1 寸）、大椎（肩背部正中第 7 颈椎下凹陷中）、风池（后枕部两侧发际上 1 寸的凹陷中）、风府（两侧风池连线中点）、膈俞（背部第 7 胸椎下旁开 1.5 寸）、合谷（手背第 1、2 掌骨之间略靠第 2 掌骨中点）、少商（拇指内侧指甲角旁开 1 分许）。用指压掐按、采血针或皮肤针叩刺出血，也可行鼻腔局部冷敷法。

2．牙龈出血　以颊车（耳垂下方下颌角前上方 1 寸，用力咬牙时肌肉隆起处）、合谷（手背第 1、2 掌骨之间略靠第 2 掌骨中点）、内庭（足背第 2、3 趾缝纹头端）3 穴为主。

颊车是局部用穴，上牙痛、下牙痛均可取用，以疏通局部经络之气而止痛；合谷和内庭均系循经远端取穴，合谷所属的大肠经从头走头面、贯穿于下齿龈，以治疗下牙痛为主；内庭所属的胃经从头走足，在面部贯穿于上齿龈，以治疗上牙痛为主。

（1）实证（出血颜色深红、牙龈红肿溃烂、口臭、口干渴喜冷饮、舌红苔黄燥、小便黄、大便干）：选用膈俞（背部第 7 胸椎下旁开 1.5 寸）、梁丘（膝关节外上方上 2 寸）、大陵（掌面腕横纹中点），指压、按摩、皮肤针叩刺，不灸。

（2）虚证（出血颜色淡红、牙根松动、耳鸣、腰膝酸软、小便清长）选颊车、膈俞、合谷、太溪（足内踝高点与跟腱连线中点）、照海（足内踝下凹陷中）、涌泉（足底前 1/3 与 2/3 交点），针灸并用。

3. 咳血　肺经的孔最（肘关节大筋拇指侧凹陷中的尺泽下 5 寸）是治疗咳血的第一要穴，配穴有肺俞（背部第 3 胸椎下旁开 1.5 寸）、膈俞（背部第 7 胸椎下旁开 1.5 寸）、膏肓（背部第 4 胸椎下旁开 3 寸）、尺泽（肘横纹正中大筋拇指侧凹陷中）、太渊（掌面腕横纹拇指侧凹陷中）、鱼际（掌面大鱼际边缘正中）、太溪（足内踝高点与跟腱连线中点）、足三里（外膝眼直下 3 寸），可针可灸。

4. 吐血　中脘（腹部正中线脐上 4 寸）、膈俞（背部第 7 胸椎下旁开 1.5 寸）、胃俞（背部第 12 胸椎下旁开 1.5 寸）是治疗吐血最主要的穴位，配穴有内关（掌面腕横纹中点上 2 寸，两筋之间）、郄门（掌面腕横纹中点上 5 寸，两筋之间）、足三里（外膝眼直下 3 寸），指压、按摩、皮肤针轻刺激，也可加灸。

5. 尿血　中极（腹部正中线脐下 4 寸）、三阴交（足内踝高点上 3 寸）是治疗尿血最主要的穴位，配穴有关元（腹部正中线脐下 3 寸）、膈俞（背部第 7 胸椎下旁开 1.5 寸）、胃俞（背部第 12 胸椎下旁开 1.5 寸）、肾俞（腰部第 2 腰椎下旁开 1.5 寸）、膀胱俞（腰骶部第 2 骶椎下旁开 1.5 寸）、足三里（外膝眼直下 3 寸）、阴陵泉（膝关节内下方高骨下凹陷中），以指压、按摩、皮肤针叩刺为主。

6. 便血　（包括痔疮、肛裂出血）孔最（肘横纹正中大筋拇指侧凹陷中尺泽穴下 5 寸）、承山（小腿肚正中，膝关节腿弯与脚后跟跟腱连线中点）是治疗便血最主要的穴位，配穴有三阴交（足内踝高点上 3 寸）、足三里（外膝眼直下 3 寸）、膈俞（背部第 7 胸椎下旁开 1.5 寸）、命门（腰部第 2 腰椎下凹陷中）、腰阳关（腰部第 4 腰椎下凹陷中，与两髂棘上缘水平连线相平），以针刺和皮肤针叩刺为主。

第18章 泌尿祛风止痒穴位调治

第一讲 利尿、消肿 ——水分、水道、三阴交、阴陵泉

【医理分析】

利尿即通利小便，适用于小便不畅、点滴而下，甚或闭塞不通、小便全无，排尿时感尿道灼热、刺痛、时而血尿。利尿和消肿是密切相关的，不论是中医，还是西医，治疗水肿都采用利尿的方法。

【穴位解读】

具有利尿、消肿作用的穴位主要有水分（腹部正中线脐上1寸）、水道（关元穴旁开2寸）、三阴交（足内踝高点上3寸）、阴陵泉（膝关节内下方高骨下凹陷中）4穴。

水分、水道正是因为有利水作用才得以用"水"来命名的，所以其利尿、消肿就是利水。

三阴交、阴陵泉均属于脾经穴，前者多用于小便清者，后者多用于小便黄赤者。

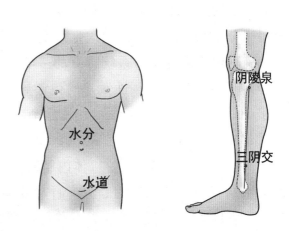

利尿、消肿——水分、水道、三阴交、阴陵泉

另外，脐中、中极（腹部正中线脐下4寸）、关元（腹部正中线脐下3寸）、气海（腹部正中线脐下1.5寸，即肚脐与关元穴连线中点）、肺俞（背部第3胸椎下旁开1.5寸）、脾俞（背部第11胸椎下旁开1.5寸）、肾俞（腰部第2腰椎

下旁开 1.5 寸）、列缺（腕背横纹拇指侧上 1.5 寸骨缝中）也有一定作用。

【穴位搭配与操作要领】

1. 实证（尿道灼热、刺痛，或见血尿）多用指压、按摩、皮肤针叩刺。

2. 虚证（无力排尿、面色苍白、少气懒言、形寒肢冷）重点选用脐中、关元、气海、水分、水道、肺俞、脾俞、肾俞、三阴交，针灸并用。中极、脐中穴还可以施行药物敷贴疗法，如用麝香少许加田螺捣烂外敷或四季葱加食盐、白酒捣烂外敷，均有良效。

第二讲　指压按摩解除前列腺障碍 —— 会阴、关元、中极、三阴交

【医理分析】

日常生活中，我们经常会遇到一些五六十岁以上的男性老人，反映说夜晚睡不好觉，原因并不是因为失眠，而是由于夜尿过多，少则二三次，多则三五次。白天上厕所小解，也不能像正常人那样"速战速决"，要花上比正常人多出好几倍的时间，好不容易从厕所出来了，不经意间裤子和鞋子又被小便弄湿了，显得十分狼狈和尴尬。他们这是怎么啦？原来是患上了"前列腺增生"的毛病。

前列腺是男性生殖系统特有的一个器官，前列腺增生即"前列腺肥大"，是一种由于内分泌紊乱、性激素的代谢异常导致的良性前列腺增生症。本病多发生于 50 岁以上的中老年人，其发病率高达 70% 以上，可以说 55 岁以上的男性几乎都有程度不同的前列腺肥大。由于当今人们膳食结构的巨大变化，过多地摄取高脂肪、高热量食物，机体内脂肪含量逐渐增加，使内分泌激素发生改变，致使本病有日益年轻化的趋势。肾功能损害、膀胱结石和感染、血尿、疝气、痔疮、脱肛等为主要诱发因素，并与前列腺增生相互影响，互为因果。

由于前列腺恰好位于膀胱出口处、围绕着尿道的特殊位置，一旦发生增生，便会从四面八方挤压膀胱及尿道，使膀胱内的尿液动不动就要出来，或者尿液排出受阻，引起泌尿系统的一系列病变。不仅影响了男性的泌尿系统健康，进而也可以危害到性健康，给男性患者日常生活带来不便，常常使男子汉大丈夫们伤透了脑筋。

前列腺增生有哪些主要表现呢？基本特点是：前列腺明显增大。早期症状主要是尿频、尿急（特别是夜晚尿次增多）、排尿无力、尿线分叉、变细。由于肥大前列腺的阻碍尿道，患者排尿要用很大的劲来克服阻力，以致排尿费力、尿流缓慢；增生的前列腺将尿道压瘪又导致尿线变细；与年龄不相符合的性欲增强，或者一贯性欲平常，突然变得强烈起来。随着病情的发展，还可能出现小便淋沥不尽、经常淋湿裤子和鞋袜的情况，以致患者不能站立排尿而取蹲位；有时一听到流水声或因其他刺激，还会反射地引起小便自动溢出；排尿中断（患者在排尿时，由于憋气时间太长，而需要换气时，尿流即随腹部压力减低而中断，需再次努力才能使尿继续排出，而出现的间歇性排尿现象），常常使老年男性苦不堪言。受劳累、饮酒或秋冬天凉季节等因素的影响，还会出现急性尿闭。

前列腺增生是个慢性过程，很容易伴发其他病症，诸如膀胱及尿道感染、血尿（增生的前列腺呈充血状态，当用力排尿时，就会导致表面血管的破裂）、膀胱结石、肾积水、肾功能不全、肾性高血压、尿毒症、疝气、痔疮、脱肛、下肢静脉曲张，有高血压病史者还会并发脑血管意外及心力衰竭。这些也就是我们前面提到的"互为因果"，不可麻痹大意。

由于性生活的过程能使前列腺长时间处于充血状态，所以，频繁的性生活是引起或加重前列腺增大的主要因素。当然，绝对禁欲或刻意中断性交的过程，也不利于前列腺病的康复。因为一个性发育正常的男性，不可避免地经常会有性冲动发生，就算是没有性生活的发生，前列腺也会自然地分泌出一定量的前列腺液。这些得不到宣泄的前列腺分泌物，加上血管扩张充血等生理变化，久而久之就会促进前列腺的增生肥大。

【穴位搭配与操作要领】

从青壮年易患的前列腺炎，到中老年多见的前列腺轻度增生肥大，让多少老少爷们困扰、烦神！那么，该如何治疗呢？手术治疗风险太大，药物治疗不良反应也不少，而穴位保健配合一定的理疗、食疗措施，应该是广大中老年朋友们的最佳选择。

前列腺的轻度肥大如果没有尿路梗阻症状以及膀胱和肾的功能障碍者，是无须治疗的。对轻度尿路梗阻，已经影响到排尿和正常生活的，或年老体弱、心肺功能不全者可以施行穴位保健治疗。

1. 指压、按摩　①仰卧位，先用示指、中指、环指从肚脐顺着任脉下到前生殖器上方的耻骨联合中点处轻轻按摩，逐渐加压，反复操作 3 ～ 5 分钟。

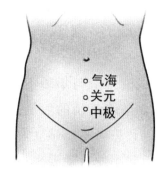
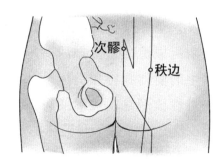

解除前列腺障碍——关元、气海、中极、秩边、次髎

②左下肢伸直，用左手示指、中指、环指旋揉肚脐，右手示指、中指、环指同时按揉会阴穴（前后二阴之间），各 100 次左右；然后改换体位，右下肢伸直，用右手示指、中指、环指旋揉肚脐，左手示指、中指、环指同时按揉会阴穴，各 100 次左右。③分别按揉关元（脐下 3 寸）、气海（脐下 1.5 寸，即肚脐与关元穴连线中点）、中极（脐下 4 寸）、秩边（腰骶部臀沟旁开 3 寸）以及腰骶部等各 2 分钟左右。④小便不畅会加重前列腺的负担，如果小便不畅甚至出现尿闭，可加用合谷（手虎口）、三阴交（足内踝高点上 3 寸）、阴陵泉（膝关节内下方高骨下凹陷中）、阳陵泉（膝关节外下方腓骨小头前下凹陷）等穴各 2 分钟左右。也可以采用取嚏或者探吐法：用消毒棉签轻轻刺激鼻腔，使其打喷嚏；或用消毒棉签或干净羽毛刺激咽喉部位使之呕吐，令上窍开而小便自通。

　　上述指压和按摩有利于膀胱功能的恢复，促使膀胱排空，减少残余尿量。会阴穴是任督二脉的交会穴，按摩能通调任督二脉，使会阴部及盆腔血液循环加快，起到消炎、止痛和消肿的作用。最好在临睡之前做，每日 1 次。

　　2. 艾灸　取穴同指压、按摩，每次每穴 2 分钟左右即可。每日或隔日 1 次。

　　3. 热熨肚脐和小腹法　艾叶（揉碎）60 克，石菖蒲 30 克，炒热后用布包好，待温度适宜时热熨肚脐，至

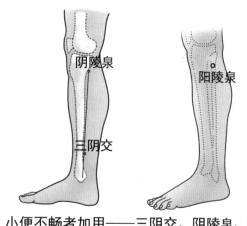

小便不畅者加用——三阴交、阴陵泉、阳陵泉

药凉为止，每日 2 次；生葱（切碎）250 克，食盐 500 克，炒熟后布包好，待温度适宜时热熨小腹部，凉后再炒再熨，连熨 2 ～ 4 小时。

4. 穴位敷贴　去皮独头蒜 1 枚，栀子 3 个，捣烂如泥，拌入食盐少许，摊在塑料布或牛皮纸上，贴肚脐，外用纱布覆盖，胶带固定，每日更换 1 次；甘遂 9 克，研成细粉，加面粉适量；麝香或冰片少许，用温水化开，与甘遂、面粉调成糊状，贴敷中极穴处 1 小时，每日 1 ～ 2 次。也可以结合"冬病夏治"进行穴位敷贴。

5. 皮肤针叩刺　先将局部皮肤消毒后，用无菌皮肤针中度叩刺腰椎至骶椎两侧夹脊、腹股沟部、前后二阴之间的会阴部；再叩刺上述穴位。也适用于慢性前列腺炎。

6. 心理暗示疗法　出现急性尿闭，在实行穴位指压、按摩之后，还可以有意识地让他听一听自来水管的哗哗流水声，反射性地引起排尿。二十多年前，我在医院接治了一位因为男性结扎手术造成的排尿困难，刚开始用针灸治疗的那些天，他上卫生间小解的时候，我都要让他有意识地打开自来水的龙头，让他听听哗哗的流水声，帮助他建立自然排尿的条件反射。经过半个月的训练，就完全恢复正常排尿了。

【饮食调理】

（1）西瓜汁随意饮服。

（2）绿豆 100 克，清水 500 毫升，急火煮开 10 分钟后代茶饮服。

上述二方清热利湿、通利小便，适宜于前列腺增生积热、小便短少不畅、尿黄或赤、尿道灼热、口干、口苦者。

（3）鲜竹叶 20 克，荠菜 50 克。洗净，加清水 500 毫升，急火煮沸 10 分钟，取汁，加白糖，分次饮用。

（4）白茅根（洗净，切小段）、粳米各 50 克，赤小豆 30 克。加清水 500 毫升，急火煮沸 10 分钟，取汁加白糖饮服。

上述二方清热利尿、通淋化瘀，适宜于前列腺肥大属瘀积内阻者、尿道涩痛、会阴胀痛者。

（5）百合 20 克，银耳（水发）、猪瘦肉（洗净，切片）各 50 克。加黄酒、葱、姜、食盐、味精，隔水清蒸 30 分钟后食用。

（6）枸杞子 20 克，粳米、牛肉（切块）各 50 克。加清水 500 毫升，急火煮开 5 分钟，投入姜丝少许，改文火煮 30 分钟，加葱、盐、味精各少许，分次食用。

上述二方滋阴利湿，适宜于前列腺肥大肾阴不足、小便欠畅甚至无尿、头晕目眩、耳鸣、腰酸腿软、五心烦热、午后潮热、失眠或多梦者。

（7）韭菜、鲜活河虾各 50 克。热炒，加黄酒、食盐、味精食用。

（8）猪肾 1 只（洗净、剖开、切片，沸水中浸泡 10 分钟，去浮沫，再煮开 1 分钟），调入白醋 20 毫升，葱、姜末少许，拌匀而食。

上述二方温补肾阳、化气利尿，适宜于前列腺肥大肾阳虚寒、小便不畅、尿色清白、腰膝冷痛、怕冷肢寒者。

（9）山药（洗净，切块）、粳米各 50 克。加清水 500ml，急火煮开 5 分钟，改文火煮 30 分钟，趁热食用。

（10）板栗 30 克，扁豆 20 克。加清水 100 毫升，急火煮沸 10 分钟，加藕粉，调味成羹，分次食用。

上述二方补中益气、升清降浊，适宜于前列腺肥大中气不足、小便不畅、食欲缺乏、疲乏无力、少气懒言者。

【生活调理】

前列腺增生的自我保健非常重要,事实证明:只要能坚持自我保健防护措施、及时、彻底治疗前列腺炎、膀胱炎和尿道结石症等，既能巩固治疗效果，又可避免病情加重和急性尿闭的发生。那么，如何进行自我保健呢？这里向广大老年朋友们介绍以下措施。

由于前列腺炎是导致前列腺增生的基础，所以，预防前列腺增生要从青壮年时期预防前列腺炎开始。

首先，性生活要适度，不纵欲也不禁欲，性生活中不宜刻意中断性交过程。因此，尤其要在性欲比较旺盛的青年时期，注意节制性生活，避免前列腺反复充血，给予前列腺充分恢复和修整的时间。患者要根据自身年龄、前列腺增生程度等因素决定过性生活的频率：年龄在 60 岁左右、身体条件和性功能又好、前列腺肥大不严重、无排尿不畅等症状者，可以过性生活，以每月 1 次为宜；若前列腺增生严重、有排尿困难或房事后发生尿潴留、吃药难以控制者，则不宜过性生活；倘若是用雌激素药物治疗前列腺肥大期间，千万不可有性生活，否则会导致阳痿。

其次，男性的阴囊伸缩性大，分泌汗液较多；加之阴部通风差，容易藏污纳垢，局部细菌常会乘虚而入。这样就会导致前列腺炎、前列腺肥大、性功能下降。因此，坚持清洗会阴部是预防前列腺炎的一个重要环节。同时，提倡中老年男性采取下蹲式小便，可有效防止前列腺肥大症。首先，蹲着小便可使平时隐藏的会阴部通风换气，促进其周围组织的血液循环；增加腹压，有利于每次排净膀胱内的尿液，减少残余尿，防止尿闭的发生。

再次，平时要注意锻炼身体，多参加有益于身心健康的体育活动、文体活动及气功锻炼，增强免疫力；经常做收缩肛门的动作，有利于膀胱对尿液的调控；避免久坐，经常久坐会导致和加重便秘、痔疮等病，又易使会阴部充血，引起排尿困难。当然，也要注意劳逸结合，过度劳累会耗伤中气，中气不足会造成排尿无力，容易引起尿潴留。

最后，生活起居要有规律。①合理膳食，均衡营养，控制高脂肪高热量食物的摄取，对防治前列腺炎和前列腺增生具有积极的意义。少吃温燥辛辣刺激性食物；适当多吃新鲜水果、蔬菜、粗粮、牛肉、鸡蛋、大豆制品以及含锌丰富的食物如牡蛎、花粉，种子类食物如南瓜子、葵花子等。②除夜晚睡觉前之外，白天不能因尿频而减少饮水量，饮水过少，排尿就少，减少了对尿路的冲洗，还容易导致尿液浓缩而形成结石，每天早晨空腹喝下一杯加有蜂蜜的温开水，既能够稀释尿液，减少泌尿系感染的机会，又对尿道产生机械冲洗，减少残余尿浓缩形成结石，还可以预防便秘，以减少对前列腺的刺激和压迫。③有尿就排，不可憋尿，以免膀胱过度充盈，使膀胱逼尿肌张力减弱，排尿发生困难，导致急性尿潴留。④戒烟忌酒，少饮浓茶。⑤秋末至初春寒冷时节，注意防寒保暖，预防感冒和上呼吸道感染的发生；不要久坐湿地或凉石头上，防止寒凉的刺激使交感神经兴奋性增强，导致尿道内压增加而引起尿液逆流。

当今之中国，已经进入了老年社会，老年疾病必须引起全社会的高度注重。在此，我们祝愿广大中老年朋友都能正确运用指压按摩、艾灸热敷、皮肤针叩刺等方法，尽快解决前列腺增生这种"男"言之隐，摆脱烦恼，健康、幸福地安度晚年！

第三讲　伤风、中风和风湿 ——"风穴"针刺、艾灸不能迟

【医理分析】

风是春季的主气，但四季皆有风，故风邪引起的疾病以春季为多，但不限于春季，其他季节也可发生。风邪多从皮肤肌腠侵袭人体，从而产生外风病证。风邪是外感发病的一种较为重要和广泛的致病因素。

【穴位解读】

祛风穴，顾名思义是能祛除风邪的穴位。人体有许多穴位，大都是以"风"来命名的，如风池、风府、风门、风市、翳风等，这些穴位都具有祛风的作用，故而均统属于祛风穴。就针灸临床运用而言，风池和风门最为常用。

【穴位搭配与操作要领】

祛风穴的临症应用主要有以下几个方面。

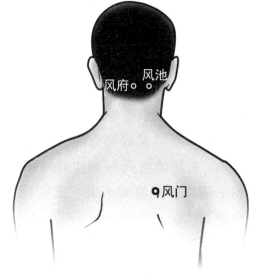

风穴祛风——风池、风门、风府

1. 伤风感冒　体质虚弱的人，每逢气候变化，便易感受风邪，发生风寒感冒或风热感冒。这时，选用风池（后枕部下方两侧凹陷后发际上 1 寸）、风府（后枕部正中线发际上 1 寸）、风门（背部第 2 胸椎下旁开 1.5 寸）等穴指压、按摩、艾灸加拔罐（风寒）或皮肤针叩刺（风热），可获良效。在感冒流行期间，对没有患病的人还能起到预防的作用。

2. 中风、面瘫　中医学认为，风邪侵犯人体经络，则发生面瘫（轻症）、中风（重症）。风池、风府、翳风（耳垂后凹陷中）、风市（大腿外侧正中膝关节水平线上 7 寸）也是常用主穴，可针可灸。

3. 风湿病　常年感受风邪，可使人产生关节、肌肉麻木、酸痛（痛无定处，呈游走样）。可选用上述祛风穴，另加合谷（手背第 1、2 掌骨之间略靠第 2 掌骨中点）、太冲（足背第 1、2 跖骨结合部前下方凹陷中）以及相关部位穴，或针或灸或拔罐。

另外，根据祛风穴的含义和中医学"治风先治血"的理论及临症应用情况，

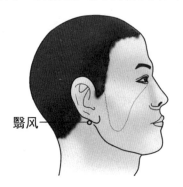

翳风

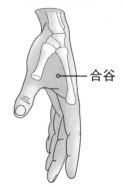

合谷

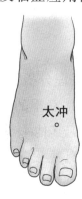

太冲

部分有活血化瘀作用的穴位如百会（头顶正中线前发际上 5 寸）、膈俞（背部第 7 胸椎下旁开 1.5 寸）、合谷（手背第 1、2 掌骨之间略靠第 2 掌骨中点）、曲池（屈肘，肘关节拇指侧纹头端）、足三里（外膝眼直下 3 寸）、太冲（足背第 1、2 跖骨结合部前方凹陷中）、三阴交（足内踝高点上 3 寸）也属于祛风穴的范畴。

第四讲　穴位能止痒 ——肺俞、曲池真帮忙

【医理分析】

皮肤瘙痒是日常生活中常常出现的一种病症，可见于许多皮肤病（如荨麻疹、湿疹、牛皮癣、神经性皮炎等）。另外，黄疸、糖尿病、女子阴道炎、外阴白斑也常常伴有皮肤瘙痒。

【穴位解读】

肺俞（背部第 3 胸椎下旁开 1.5 寸）、膈俞（背部第 7 胸椎下旁开 1.5 寸）、曲池（屈肘，肘关节拇指侧纹头端）、合谷（手背第 1、2 掌骨之间略靠第 2 掌骨中点）、血海（膝关节内上缘上 2 寸）、风市（大腿外侧正中膝关节水平线上 7 寸）、足三里（外膝眼直下 3 寸）、三阴交（足内踝高点上 3 寸）、太冲（足背第 1、2 跖骨结合部前方凹陷中）等都是常用的针灸止痒穴。其中，以肺俞和曲池穴应用最多、最广。

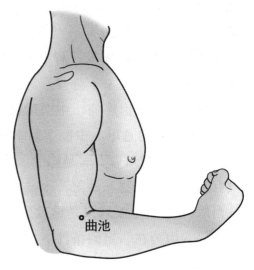

曲池

【穴位搭配与操作要领】

一般多用皮肤针叩刺或指压按摩，较少用艾灸疗法。瘙痒较轻者轻轻叩刺，瘙痒较重者应加重刺激并叩刺出血。如果加用皮肤瘙痒的局部（阿是穴）叩刺，则疗效更好。

对于皮肤病引起的瘙痒来说，刺激上述止痒穴本身就是一种主要的治疗措施。而对于其他内科病、妇科病伴发的瘙痒，针灸仅是一种辅助治疗方法，可以起到暂时的止痒作用。如欲根治，还需进一步从消除黄疸、纠正糖尿、清除白带、杀灭滴虫等方面综合治疗。

第19章 风湿骨病穴位调治

第一讲 解除风湿痛，快用合谷和太冲

【医理分析】

日常生活中人们经常看到小孩子都喜欢玩水，他们不是在河沟里打水仗，就是在自来水管下整水、冲脚，这是儿童的天性；女孩子还特别爱"赶春天"，严冬刚过，自然界稍微有一点春的气息，她们就迫不及待地穿起了花衣服、花裙子，犹如一群群花蝴蝶一样在草地上追逐嬉戏。这种天性加本性，使得小孩子患风湿关节痛的现象十分普遍。

全身关节、肌肉疼痛，中医学称之为"痹证"。"痹"同"闭"，即经脉闭阻不通、不通则痛的意思。中医学对本病认识较早，认为是"风、寒、湿三气杂至，合而为痹。"已经知道本病是感受了自然界的风、寒、湿邪（刮风下雨、气温骤变没有及时增添衣物、淋雨涉水或久卧湿地）而形成的。

当然，风、寒、湿邪只是导致风湿性肌肉、关节疼痛的最为主要的致病因素，并非全部。因为在一定的条件下，热邪也可以引起关节疼痛，例如有一种叫做"风湿热"的关节病（中医学称之为"热痹"）就是感受热邪的结果，以关节局部红、肿、热、痛为主要特征。这种关节病在人群中占的比例只是极少数。

综观现今城乡医院针灸科室，各种肌肉、关节疼痛的小儿占了大半壁河山。一来说明痹证的发病率高，的确是常见病、多发病；二来表明老百姓普遍知道并认可针灸治疗这些疼痛的客观效果。针灸经络和穴位有很好的疏经通络、行气活血、活血化瘀、消肿止痛作用，从而变"不通则痛"为"通则不痛"。

【穴位解读】

风湿疼痛怎么办？巧用穴位可保健。根据古代医家们给我们总结的治疗经

验:"寒热痹痛,'开四关'而已之。"什么意思呢?不论是因为寒还是因为热引起的肌肉、关节疼痛,我们都可以先开"四关"。哪四关呢?这又是古代医家告诉我们的两个治疗痹痛的有效组合穴——合谷和太冲。

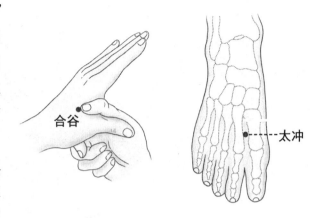

合谷穴位于手背第 1、2 掌骨之间、略靠第 2 掌骨的中点,太冲穴位于足背第 1、2 跖骨结合部前方凹陷中。这两个穴位在手足的部位比较相似,合谷在手虎口,太冲在足虎口,是位于我们人体四大关口部位的止痛要穴。先开四关,就是先把这四个关口的经络疏通,能将体内的风寒湿邪从四肢末端赶出体外。可以这样说:"开四关"是针灸治疗痹证的最基本配穴,也是提高疗效的关键所在。

"四关"是主穴,其他配穴主要是围绕不同病痛部位随意而取,在 2 个主穴的基础上酌情再取 2～3 个即可。

1. 颈椎关节　"四关"加大椎、风池、天柱。

2. 肩关节　"四关"加肩髃、肩前、肩贞。

中小学生天天背着书包上学,由于书包太重,导致局部经络受压、受阻,气血不行,而出现肩颈酸痛,就可以按照上述颈肩关节疼痛处理,再加上肩井、身柱、天宗、手三里等穴,可以疏通经络、行气活血,消除颈肩疼痛以及由此而产生的疲劳。

3. 肘臂痛　"四关"加曲池、肘髎、手三里。

4. 腕关节　"四关"加阳池、外关。

5. 手指关节　"四关"加八邪。

6. 腰椎关节　"四关"加肾俞、腰阳关。

7. 髋关节　"四关"加环跳。

8. 大腿部　"四关"加风市。

9. 膝关节　"四关"加内外两个膝眼、阳陵泉。

10. 小腿　"四关"加丰隆、承山。

11. 踝关节与足跟　"四关"加解溪、昆仑、太溪、照海、申脉、丘墟。

12. 足趾　"四关"加八风。

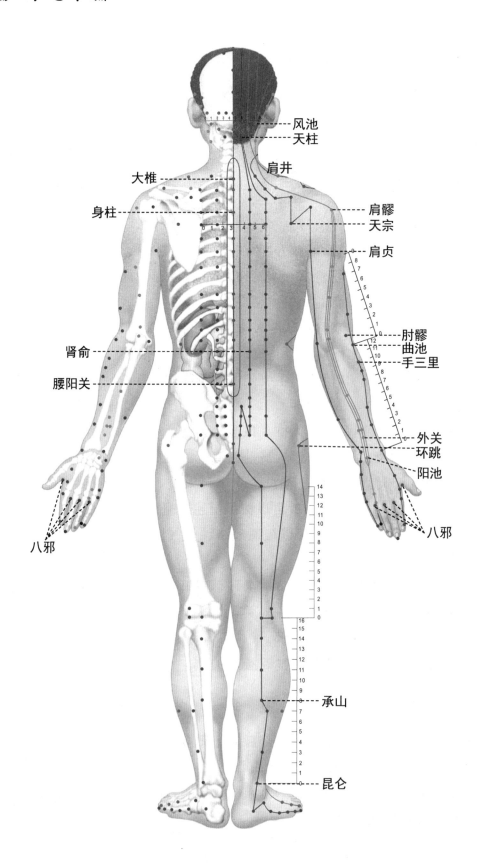

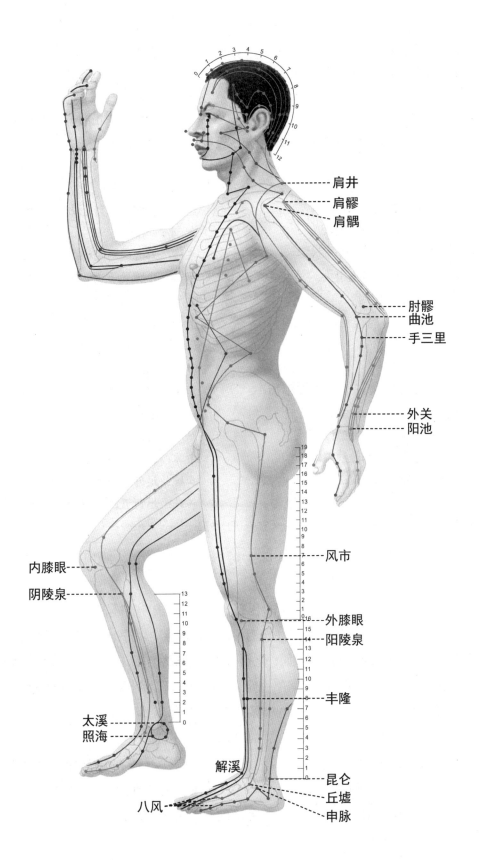

肩井

肩髎

肩髃

肘髎
曲池
手三里

外关
阳池

风市

内膝眼
阴陵泉

外膝眼
阳陵泉

丰隆

太溪
照海

解溪

昆仑
丘墟
申脉

八风

409

大椎：肩背正中第7颈椎下凹陷中

风池：后发际上1寸、枕骨下两侧的凹陷中

天柱：后发际正中旁开1.3寸

肩髃：三角肌上缘中点偏前方、抬肩时有凹陷处

肩前：腋窝前方纹头上1寸

肩贞：腋窝后方纹头上1寸

肩井：大椎与肩峰连线中点

身柱：第3胸椎下凹陷中

天宗：肩胛骨冈下窝正中央

手三里：曲池穴下2寸

曲池：屈肘90°左右，肘关节横纹拇指侧纹头端

肘髎：曲池穴上1寸

阳池：在腕背横纹正中点略靠小指一侧，尺骨小头边缘处

外关：腕背横纹中点上2寸

八邪：手背五指之间的纹缝端

肾俞：第2腰椎下旁开1.5寸

腰阳关：第4腰椎下凹陷中

环跳：臀部外上1/4处，相当于肌肉注射打针的那个部位

风市：大腿外侧正中膝关节上7寸处，一般在立正的情况下中指指尖所抵达之处

内、外膝眼：膝关节髌骨韧带两侧凹陷处

阳陵泉：膝关节外下方腓骨小头前下凹陷中

丰隆：外膝眼与足外踝高点连线中点

承山：小腿肚下面正中央、左右两块肌肉下面凹陷处

解溪：足背正中央系鞋带的地方

昆仑：外踝与跟腱水平连线的中点凹陷处

太溪：内踝与跟腱水平连线的中点凹陷处

照海：足内踝下凹陷中

申脉：足外踝下凹陷中

丘墟：足外踝前下方凹陷中

八风：足背五趾之间的纹缝端

　　在上述主穴和局部配穴的基础上，每一处的关节、肌肉疼痛还都可以共同取"阿是穴"。

　　阿是穴：就是病变关节局部的压痛点，在针灸学中又称为"天应穴""不定穴""反应点"和"以痛为腧"。按揉阿是压痛点，是古代医生"以痛治痛"的经验之谈，能疏通局部经络气血、化瘀止痛。那为什么压痛点又称为"阿是穴"呢？说起来这还同南京的方言有一定的关系呢！"阿是穴"的提法首先见于唐代医书《千金方》，书中说"阿是"系"吴语方言"，即江苏地方话"是"的意思。医生在为小儿查找疼痛部位时，常常会问："是不是（这里）呀？"如果找对了，小儿就会回答："阿是"（江浙一带的人讲话，往往习惯在句首加一个"阿"字，如阿爸、阿妈、阿婆、阿哥、阿姐、阿妹……就像上海人说"我"为"阿拉"一样）。所以，南京人至今还一直流行着"啊是的呀"这个方言。

【操作要领】

以上穴位我们都可以随意采用指压、按摩、捶打、艾灸、拔火罐、皮肤针叩刺等多种疗法。由于是风寒湿邪为患，所以，灸法和拔火罐是其中针对性最强的治法。如果遇到关节红肿热痛的"热痹"，就不宜施灸了，而是以皮肤针叩刺出血为好。每穴每次 2～3 分钟，轻者每日或隔日 1 次，重者每日 2 次。

【典型病例】

1980 年我在北非洲阿尔及利亚援外医疗期间，收治一名患类风湿关节炎的女童，用针灸治疗 2 个多月，获得显著效果。患儿在 5 岁时先是发热，继而出现四肢关节红肿疼痛。经用解热镇痛药治疗好转，但以后时有发作。8 岁时开始感觉四肢酸软无力，两手不能提重物，行走困难，四肢关节肿大变形。持续 2 年后，于 10 岁时完全瘫痪在床，生活不能自理。在中国医疗队经过内、儿科检查，患儿体质瘦弱，呈贫血面容，脊柱弯曲，四肢大小关节均肿大变形，不能伸直且有压痛，肌肉严重萎缩，两手握力差，双下肢抬高约 30° 时髋关节便感到疼痛，骨盆也呈畸形改变。四肢、脊椎、骨盆拍片可见大小关节明显增生，尤以指、趾关节结节更为明显，骨质高度疏松。诊断为"类风湿关节炎"。考虑患儿骨质高度疏松，严重脱钙，内、儿科医生认为已经不能再使用激素治疗，建议用针灸治疗。

当时我思考的治法是：祛风除湿、通经活络治其标，温肾培元、补中益气固其本。经过选用合谷、太冲、外关、曲池、肾俞、风市、解溪、足三里（外膝眼正中直下 3 寸）、阳陵泉等穴，以灸法治疗为主，配合穴位注射（把维生素 B_1、维生素 B_{12} 注射液注入穴位）。治疗期间，嘱咐孩子家长，协助患儿进行功能锻炼。

按上法治疗 1 个月后，患儿行动逐渐恢复，开始能在他人搀扶之下慢慢行走。继续治疗 1 个多月后，患儿便可独自行走、玩耍，上下楼梯也无须搀扶，生活逐渐恢复自理，唯走路的步子迈得不大，姿势也不好看。出院时患儿面色红润，四肢关节、腰背也较入院前伸直，关节压痛消失，两手握力增加，两下肢抬高 90° 时髋关节也无疼痛感觉。患儿父母对中国医疗队、对我本人是千恩万谢，满意而归。

最后，要提醒广大小朋友们注意：你们的人生之路才刚刚开始，一定要从小关爱自己的健康！注意随着季节和气候、气温的变化增添衣物，避风寒，不淋雨，少用凉水冲脚，防寒保暖，尽量减少和避免风寒湿邪的侵袭。这样，长大以后才不会身患风湿性疾病，被恼人的风湿病所缠绕，健健康康地学习、工作和生活。

第二讲　对付落枕一针灵

【医理分析】

落枕是日常生活中极为常见的病症，可以说几乎每个成年人都曾经有过落枕的体会。"落枕"与枕头的高低以及睡觉时感受风寒有关。因为在日常生活中常常看到小孩子睡觉时，小脑袋十有八九不在枕头上，然而他们却很少有落枕现象。

落枕，医学上称之为"颈部伤筋"，多因睡眠时枕头高低不适、风寒侵袭项背，或颈项在负重时扭转角度、方位不当，局部经络受损，经气不通所致。落枕病不大，却很痛苦，症状为后项部疼痛不适，一侧项背牵拉痛，甚至向同侧肩部及上臂扩散，颈项僵硬，头向患侧倾斜，颈项活动受限，颈项前后左右转动不便，低头、仰头、左顾右盼都成问题，有人喊你了，你没有办法像正常人一样很快扭过头来应答，而是要将身体转过去才能看到后面的人。而且后项部会出现很多敏感点，明显压痛。

【穴位解读】

一觉醒来，脖子不能动弹，真是苦不堪言。那么穴位保健有没有什么特效的好方法呢？还真有！许多穴位都能治疗落枕，而且有特效。特别是"落枕穴"，往往可以手到病除。

落枕的穴位保健，局部取肩背正中第 7 颈椎下面的大椎穴，也就是颈脖子低下来以后，跟肩膀相平齐的部位有一个最高的骨头，这个地方就是第 7 颈椎，第 7 颈椎下面的凹陷处就是大椎穴，是疏通局部经络气血的；还有一个就是大椎和肩膀头连线中点的肩井穴，因为这个地方比较松软，像一口水井一样。

远端首当其冲的应该取落枕穴，在手背第 2、3 指掌关节后 5 分许，因其与手心第 2、3 掌骨之间的劳宫穴内外相应，故又名"外劳宫"；还有下肢的悬钟穴（又叫"绝骨穴"，小腿外下方、足外踝高点直上 3 寸）或者昆仑穴（外踝高点与足跟跟腱连线的中点）。

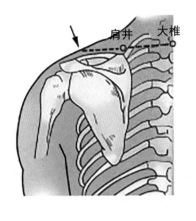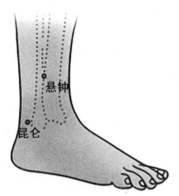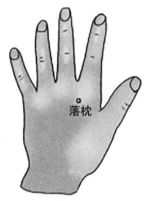

大椎、肩井、落枕、悬钟、昆仑

【穴位操作】

先用大小鱼际或掌根做推拿或采用按摩手法轻轻按揉项背部，使局部肌肉松弛，再在上面几个穴位上用指压、皮肤针叩刺施治。

项背部按摩为什么用力要轻呢？这是因为落枕后局部肌肉痉挛、紧张，同时会出现一些压痛点。手法重了，会让病人反射性地感觉到疼痛加重，不利于下一步的治疗。

指压落枕穴最好用拇指端（剪去指甲）用力向深层按压，同时向穴位的上下揉动，左右同时进行，病人的感觉会很大，非常的酸、麻、胀，一边揉动，一边让病人活动他的颈部。每次 2 ～ 3 分钟为宜。

指压悬钟穴最好是由其他人来做，因为自己做就不容易使上劲。把这个穴位取准了以后，施术者的两只手一边一个，以拇指指端向上紧按穴位，手指朝膝关节方向用力，一边重力点按，一边向上挤压，使它的作用能通过经络向上传到病变部位。也要让病人同步活动颈项，做最大幅度的活动。每次 2 ～ 3 分钟为宜。

对于肩背部有明显压痛点者，我们还应该把压痛点作为最好的治疗部位。皮肤针叩刺手法要求重一些，最好能叩刺出血。

不管采用哪种治疗方法，在治疗过程中都有一个最基本的要求，那就是要病人不停地向原来不能活动的部位活动颈项部，并且逐渐加大活动的幅度。如果他是不能前俯后仰的，就要他有意识的前俯后仰；如果他是不能左顾右盼的，那就要让他有意识地左顾右盼。他会发现，随着施术者的不断操作，随着他自己的不断活动，他颈项部的活动幅度会越来越大，而疼痛的程度却越来越轻。所以，对于落枕的患者来说，如果能在出现落枕后及时治疗，大部分是可以一次而愈的。如果说你落枕二三天以后才治，那就要相应增加二三次的治疗时间了。

最后，也可以在肩背部的大椎和肩井穴施灸或各拔 1 个火罐；病情严重者，还可以在皮肤针重叩出血的基础上行刺血拔罐法）。一般 1 ～ 2 次即可痊愈。

[典型病例]

几年前，安徽马鞍山笔者的一个学生新开了自己的一家私人诊所，请笔者到她的诊所去看看。笔者刚坐下来不一会儿，就来了一位歪着脖子、一脸痛苦的病人，一看就是落枕。学生马上给他按常规先做了肩背部的推拿按摩，然后在肩背和手上扎了几个穴位，留针过程中也配合了颈项部的活动。病人自诉说感觉好了一些，但是还没有完全缓解。笔者过去看了一下，原来手背上的落枕穴没有取准，比正确的部位向上移动了 1 寸多，其实是扎在"腰痛点"上了。因为颈椎和腰椎是一体的，所以，针扎在腰痛点上也会有效；由于针刺腰痛点的目标不准确，所以疗效就受到了一定的影响。于是，笔者在落枕穴正确的位置上加了 1 针，该出手时就出手嘛！将针轻轻地捻动了几下，并嘱咐患者再活动活动颈部。病人立刻就说："哎，这个师傅加的这个穴位好，现在颈脖子完全好了，活动自如，一点也不痛了。"学生对病人笑着说："他是我老师，本来就是我的师傅。"

经常反复落枕，可以演变成颈椎病；而颈椎病患者又容易发生落枕。所以说，落枕与颈椎病是互为因果的。但是，颈椎病的治疗难度就比落枕要困难得多。所以，为了防止落枕演变成颈椎病，这就要求我们平时加强预防了。

通过上述穴位治疗落枕的介绍，希望读者能学以致用，立即行动起来，让自己、家人及亲朋好友体会到您手到病除一穴灵的绝招！减轻痛苦的同时，您也体会到了获得莫大的快感！

第三讲　穴位保健，力克颈椎病

【医理分析】

颈椎病又称"颈椎综合征"，是因颈椎间盘慢性退行性改变，导致椎体松动、错位、椎间孔狭窄，进而刺激或压迫颈神经根、脊髓或椎动脉血管、交感神经以及周围组织而引起的综合症候群。

本病是一种非常多见的中老年慢性疾病，多见于长期伏案工作的人。长期伏案工作、长时间从事电脑操作（包括玩电子游戏机）、长期保持紧张的坐姿（如驾驶、打牌、打麻将）和不良的坐姿（如靠在床上看书）都容易造成颈项肌的疲劳，引起颈肩部的疼痛、痉挛。久而久之，势必过早地出现颈椎椎间盘退行性改变，导致颈椎病。

俗话说："高枕无忧"，其实不然！长期使用高枕，枕在后脑勺上颈椎会过度前屈；枕在侧头部位，颈椎又会侧弯。颈椎生理弯曲的改变，也会加速颈椎的退行性改变。

中医学是怎么看待颈椎病的成因的呢？因颈椎病的主症为颈肩部疼痛，并向一侧上肢放散，中医学将其归入"痹证"的范畴。年老以后，肝肾不足、正气亏虚、筋骨失养或久坐耗气为本病发生的内因；外感风、寒、湿邪，扭挫损伤，均为引起本病的外因。由于内因、外因相互作用，导致督脉、手足太阳经脉阻滞，气血运行不畅而发病。

【穴位解读】

穴位保健对于缓解颈椎病的颈项及肩背疼痛、上肢放射痛、头晕头痛等症状，效果尤为明显。

主穴可取大椎、天柱、肩井、后溪、病变颈椎压痛点或颈夹脊穴。

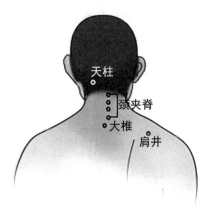

大椎穴正好位于肩背部正中那个最大椎体也就是第 7 颈椎下的凹陷处，大约与两肩平齐。有的人可能会有 2 个或 3 个高出的椎体，在这种情况下我们该怎么办呢？让病人尽量低头，术者将手指指端分别放在高起的骨头上，嘱咐病人慢慢向前后和左右活动，术者认真细心地体会指下的感觉，能够随颈脖子活动而动的椎体即是颈椎，不能活动的那就是胸椎了。

天柱穴在后项部发际正中旁开 1.3 寸。

肩井位于大椎穴与肩峰最高点连线的中点。

颈夹脊即颈椎两旁各 5 分的刺激点。

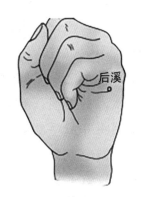

后溪这个穴位很好找，首先握拳，在靠小指头这一边第 5 指掌关节的后方能看见一个肌肉形成的突起，这个地方就是后溪穴。然后把手掌打开，看一下，呵！原来我们的手上有 3 条纹路，

治疗颈椎病的穴位

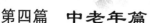

形成后溪穴的这条线是"爱情线"——"爱情线"形成了一个后溪穴，为我们提供了一个治疗颈肩腰背疾病很好的穴位。

大椎属督脉，为诸阳之会穴（手三阳经——大肠、小肠、三焦的经脉和足三阳经——胃、膀胱、胆的经脉都与大椎穴交会），针灸能激发诸阳经经气，通阳活络而止痛；后溪、天柱分别为手、足太阳经穴，天柱为局部取穴，疏通局部经络之气血；后溪穴通过小肠经与督脉相通，专治督脉病症如落枕、颈椎病等，配合大椎能更好地疏调督脉经气，通络止痛；肩井和压痛点、夹脊穴，均系病变局部腧穴，疏调局部经络气血，通络止痛。诸穴远近相配共奏祛风散寒、疏筋活络、理气止痛之功。

【穴位搭配与操作要领】

1．上肢疼痛、麻木　可加曲池（屈肘，拇指一侧纹头端）、合谷（手虎口）、外关（腕背横纹中点上2寸）、八邪（手背各指掌关节之间的纹头端）等通经活络，也可以沿着疼痛放散的部位"循经取穴"施治。

2．头晕、头痛　加百会、印堂通络止痛。

3．心律不齐、心动过速或过缓、心慌、恶心、呕吐　加内关调理胃肠。

4．下肢酸软无力、瘫痪　加足三里（外膝眼直下3寸）、三阴交（足内踝高点上3寸）、太冲穴（足背第1、2跖骨结合部前方凹陷中），补益气血、强筋壮骨。

上述穴位指压、按摩、艾灸、拔罐、皮肤针叩刺均可实施。指压、按摩可以不受外在环境、场所、条件以及时间等的限制，随时随地都可以进行。每个部位或穴位操作少则2~3分钟，多则3~5分钟。后项部无论是天柱、夹脊，还是阿是穴（局部压痛点），都可以采用两手手掌交替挤压、捏揉法，使经脉疏通，通则不痛。

皮肤针叩刺应使局部出血，然后加拔火罐，排出部分瘀血。每周1~2次。

台湾有一位针灸医师，在网络上介绍了他自己用后溪穴保健防治颈椎病的实践体会，认为后溪是统治一切颈肩腰腿疾病的神奇大穴。他原来患有颈椎病，学习中医针灸之后，知道了后溪穴有治疗颈椎病的作用后，就养成了随时随地按揉后溪穴的习惯，有空就按一按，揉一揉。比如在电脑上工作的时候，他会利用空闲将一只手的第5指掌关节处的后溪穴放在电脑桌边反复摩擦，使其发热，与此同时，颈部也随着穴位的摩擦向前后左右活动；再比如开车的时候，如果遇到红灯或堵车，他就将后溪穴处放在方向盘上来回摩擦。此时此刻，其他司机都是心急火燎的，而他却在惬意地享受穴位保健，通督脉，调颈椎，其乐无穷，受用无穷。十多年下来，不但颈椎病没有再犯，而且视力也一直很好。这么一来，他居然觉得平时堵车也堵得很值了！

[**典型病例**]

《万家灯火》无锡的热心观众、47 岁的钱敏珠女士，由于一直从事会计工作，颈椎病发作的时候就有沿上肢内侧放射性刺痛。10 月上旬她来信向我寻求治法。我让她自行按揉膻中、郄门、内关、阴郄等穴，每天 2 次。10 月 10 日她回信告知：经过几次穴位按压，刺痛很快就大见好转了。

这样的穴位按摩方式，不需要额外花时间做，只要每天养成习惯，每个小时做 1 次就足够了，每次刺激三五分钟，可以利用的机会是很多的。大家可以试一试，坚持一天这样做下来，到了下班的时候，颈部肯定不会僵硬，腰也不会酸痛，视力疲劳也会有很大程度的缓解。持之以恒，长此以往，便可以做到颈肩不痛，腰不酸，视物清澈明亮。

值得注意的是，在做颈椎穴位保健时，颈部、腰部要放松挺直。颈部穴位保健法，不仅适合经常坐在电脑前的白领上班族，而且也适合正处于发育成长中但学习负担却很繁重的少年儿童们。可以缓解疲劳，预防颈肩腰腿痛和驼背，也有保护视力的良好作用，何乐而不为之呢？

如果因为忙，总是忘记做摩擦后溪穴怎么办呢？我们不妨设置一下手机闹钟，每隔 1、2 个小时提醒我们一下。不管忙到什么程度，这么一点点时间还是能抽得出来的吧？何况，每小时这短短的几分钟，拯救的却是我们的健康啊！

笔者从 6 岁上小学读书，一直到大学毕业，做了 17 年的学生；后来大学毕业后就一直留校任教，又当了 40 多年的老师；如今虽然退休了，还要伏案写作。60 年的伏案工作，经常做做颈部的穴位保健，现在颈肩轻松，身板笔直，走路矫健如风。

附：颈部活动操

坐位、站立位均可以做。一共 4 节，每节四八拍，每个节拍的单数是小幅度的轻动作，双数则是大幅度的强化动作。希望大家在伏案工作劳累后，也能坚持做这种活动。既能延缓颈部的老化，又能减少发生落枕的机会。

1. **前俯后仰四八拍**　在前俯后仰的强化动作中，前俯时要求下巴尽量能够接触到自己的前胸，后仰时要求眼睛能够看到头顶的蓝天或天花板。

2. **左顾右盼四八拍**　在做左顾右盼的强化动作时，要求眼睛能够看到肩膀水平线的方位。

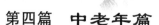

3. 左右侧偏四八拍 在做左右侧偏的强化动作时，要求耳朵尽量向肩部靠拢。

4. 前后左右慢旋转四八拍 从前到后先按顺时针方向旋转1圈（4拍），再按逆时针方向旋转1圈（4拍），如此反复4个八拍。要求动作缓慢柔和，不宜过快过猛。

体会一下一套4种动作的颈部活动操做下来以后，你的颈项甚至包括肩背部有什么感觉？一个是发热，另外会感到头目清醒，颈肩部轻松，连同四肢都有一种轻松舒适的感觉。所以说，简易颈部活动操对我们每个人都是一种很好的活动颈部的方法，如果每天有空都能坚持这种活动，不仅能延缓你颈椎老化的进程，而且也能大大减少落枕的概率，实际上对颈椎病的辅助治疗也会收到非常好的效果。

简便实用的食疗方

1. **葛根赤豆粥** 葛根15克，水煎取汁，加赤小豆20克，粳米30克煮粥食用。适用于风、寒、湿较重者。

2. **核桃荷蒂煎** 核桃肉5枚，鲜荷蒂7个，水煎服。每日2次。适用于伴见高血压、头晕目眩者。

3. **牛肉糯米粥** 牛肉（切碎）50克，糯米100克，煮粥，加入油、盐、姜、葱，调味服食。适用于病程日久、肝肾亏虚、颈肩以及上肢时发痉挛疼痛者。

颈椎病注意事项

1. 长期伏案或低头工作者，一定要注意颈部保健。连续工作时间不宜过长，防止颈部疲劳，工作1～2小时一定要活动活动颈项，做颈项部前俯后仰、左顾右盼、左右侧偏以及旋转颈部的颈部活动操；自我按摩局部及上肢，以放松颈部肌肉。

2. 电脑操作者要保持正确的坐姿，显示屏要略高于视平线，一次连续操作时间不宜超过2个小时，也就是说，每操作1～2小时，要主动休息10~15分钟，伸伸胳膊伸伸腿，做做颈椎保健操。

3．落枕会加重颈椎病病情，故平时应保持正确睡眠姿势。枕头高低要适中，枕于颈项部，尤其要避免高枕，以免"生忧"。习惯仰卧的，枕头受压之后的高低以5厘米左右为好；习惯侧卧位者，枕头受压之后的高低应以15厘米左右为佳。睡觉的时候还要注意颈项部的保暖，避免风寒之邪侵袭。

第四讲　五穴按走"五十肩"

【医理分析】

肩周炎，即"肩关节周围炎"的简称，是一种肩关节囊和关节周围组织退化的慢性炎症。本病的名称很多，各有寓意，而且能够便于我们对肩周炎全方位的认识和了解。因为本病总体上是属于风湿痹证的范围，故中医学称为"肩痹"；又因为常发生于50岁左右的人，故又名"五十肩"，体现了发病的年龄特点；由于病因与感受风寒湿邪有关，还有"漏肩风"之称；"肩凝症""冻结肩"的病名则体现了肩关节疼痛剧烈、功能活动障碍、不能活动的症状特点。

肩部感受风、寒、湿邪或劳累过度、慢性劳损导致肩部经络闭阻不通、气血凝滞不行为本病的主要成因。一般都是单侧为患，双侧同时发病较为少见。女性的发病率大大高于男性。早期以较重的疼痛为主，静止痛、日轻夜重，由于夜间肩部剧烈疼痛，有的会在睡梦中痛醒。白天较轻，稍事活动，疼痛则可减轻。疼痛往往会向颈部或上肢放散，局部可有广泛性压痛，肩关节活动也会有一定程度的限制，但是像洗脸、梳头、摸后脑勺等动作还是可以完成的。

肩周炎早期如果没有及时、正确地治疗，那么就会因为拖延而发展到后期。后期以肩关节功能障碍为主，疼痛程度反而相对减轻。由于病变组织产生粘连、冻结，由早期的功能活动受限发展为向各个方位的功能活动（前伸、外展、后伸、内旋、上举等）障碍，不能抬肩、梳头、摸后脑勺及同侧或对侧肩胛区。长年日久，随着肩功能的完全丧失，便会出现患肢（尤以肩部、上臂）失用性肌肉萎缩。

肩周炎在中老年人群中的发病率非常之高，而且现在的发病年龄越来越低龄化了，许多40岁左右的中青年人也有患肩周炎的。所以在有的医学杂志上，还能见到"四十肩"的提法。

【穴位解读】

穴位保健对付肩周炎有没有什么好的方法呢？有！穴位保健治疗应近部选穴与远道选穴相结合，坚持以"肩三针"和下肢穴位为主，指压、按摩、皮肤针叩刺、艾灸、拔罐，再配合功能锻炼。

所谓"肩三针"，就是指肩前、肩髃、肩贞3个穴位。这3个穴位的布局，一个在肩关节的正中间，一个在肩关节的前面，一个在肩关节的后面。这种布局对于肩关节周围炎明显者能够全方位地疏通经络、行气活血、消肿止痛。

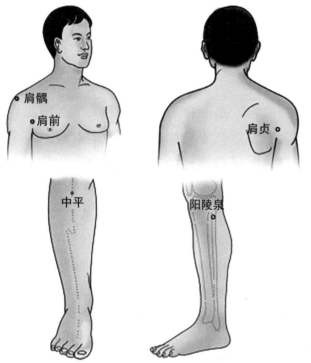

肩前：就在纹头上1寸处

肩髃：在肩峰端的前下缘，也即三角肌上缘的前下方，抬肩时明显的凹陷处

肩贞：在腋后纹头上1寸处

中平：在外膝眼直下4寸许（也即足三里穴下1寸）

阳陵泉：在膝关节外下方，腓骨小头前下方1寸左右的凹陷中

五穴按走"五十肩"

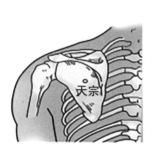

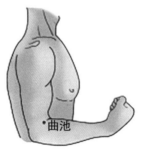

天宗：在肩胛骨冈下窝正中央处

曲池：屈肘90°左右，在肘关节横纹拇指侧纹头端处

对肩周炎治疗较好的远端穴位有中平穴和阳陵泉。阳陵泉是个传统的穴位，中平穴是我们针灸科研工作者这些年发现的对肩周炎有很好疗效的新穴位，取穴时最好能在外膝眼下 4 寸上下找到压痛点。如果疼痛向肩胛区放散则加天宗，向上肢放射痛加曲池。

【穴位搭配操作要领】

穴位治疗肩周炎，不管是做指压、推拿、按摩，还是艾灸、拔罐、理疗、皮肤针叩刺，效果都是比较好的。但是要把握早期和后期这两个阶段层次：早期是以疼痛为主的，我们用皮肤针就要重力叩刺，要让他出血；另外艾灸、拔罐同时并举（一般是先施灸后拔罐）。这是针对疼痛的一个对策，两种温热刺激足以抵挡风寒湿邪引起的疼痛。

到了后期，肩关节周围组织粘连了，功能活动受限，这种粘连性病变一定要活血化瘀才能解决问题。就要更重地多敲几个点，让他多出一些血，出血点像黄豆那么大的血珠一样，然后再给他拔上罐，吸拔一些瘀血出来，才能够得到比较满意的治疗效果。

肩周炎的病变范围既然是波及肩关节的四周，那么，我们指压、按摩手法就不能仅仅局限在肩关节的局部，而要在肩关节的周围广泛施术。

先用推拿按摩手法按揉肩部及其周围肌肉组织，使局部肌肉松弛，再做上述穴位的指压、按摩、皮肤针叩刺或艾灸、拔火罐（早期宜单独拔罐，后期要在皮肤针重叩出血的基础上刺血拔罐），或借助家用保健治疗仪治疗。患肢前伸和内收困难或疼痛者，重点在肩后的肩贞穴施术；外展和后伸困难或疼痛者，重点在肩前穴施术；上举困难或疼痛者，重点在肩髃或与肩髃对应的腋窝正中的极泉穴施术。每个穴位施术 3~5 分钟。肩前和肩贞二穴既可以单独指压、按摩，也可以用拇指与中指从腋窝下方互相对捏。如果感觉手指按累了，也可以改用小鱼际或第 5 指掌关节、掌根实施推拿、按摩。

对于在肩部有明显压痛点出现的肩周炎，我们还应该把压痛点作为最好的治疗部位。有向远端放散疼痛的，可以沿放散部位顺经或选穴予以治疗。

［典型病例］

病例 1：前些年，我们南京中医药大学在山西路广场义诊，一位年近 50 的女性患者前来咨询、看病，她说最近一段时间感觉到肩膀疼痛，抬肩膀梳头时疼痛会加重，怀疑是不是得了肩周炎，正打算到东南大学铁道医学院去治疗的，看到我们义诊标语就过来了。经过简单的检查，她是以肩关节周围疼痛为主，功能障碍为次，是属于早期轻度的肩周炎。因为她发病时间还不太久，症状也不是很重，当时又是在广场上，针灸操作起来不是很方便。笔者只给她在肩关节做了一会按摩，腿上针了2个穴位，肩关节当时就不怎么痛了。她说早上起床后梳头、摸后脑勺还感到很痛的，现在随着我给她按压肩部，给她针腿上的穴位，她发现胳膊很顺利地就能抬起来了，也没有觉得疼痛。她非常高兴，并说今天碰到你们，医院我就不去了。

病例2：前些年，笔者在南京市中医院出门诊时，一位年近60岁的女性病人，已用肩关节局部穴位做针灸治疗7次，效果不明显，从第8次开始转到笔者手上给她治疗。笔者只在原来肩关节局部穴位的基础上只增加了中平和阳陵泉2个穴位，她当时还感到非常纳闷，问笔者为什么肩关节的病要在腿上针灸？说别的医师从来没有在腿上针过。其实这就是在针灸经络学说的指导下，"病在上取之下"的具体应用，这个有时候往往比局部用穴还要精彩，还要好。当笔者在她腿上的这两个穴位行针（提插捻转）时，嘱咐她同时配合做患侧肩关节不同方位的活动。笔者说："我在下面给你扎2针，然后你配合上肢活动，你体会体会。"这个时候她惊奇地发现，原来不能抬起来的胳膊就能抬起一定的高度了。

肩关节的功能锻炼，对于提高本病的治疗效果至关重要。不管采用上述哪种治疗方法，在利用远端穴位治疗的过程中，都要求病人配合做肩关节上举、前伸、外展、后伸、内收以及象征性地梳头、摸后脑勺、摸对侧肩胛骨、反向拉臂（患肢弯曲置于后背，用健侧手尽量向上拉患侧手臂）等活动。在家里还要反复练习"爬墙"。

所谓"爬墙"，并不是让你去爬墙头，而是面对墙壁，双手手掌伸直，指尖向上贴在墙壁上，患侧上肢在健侧上肢的带动下做象征性的"爬墙"锻炼，患侧上肢要尽量达到与健侧上肢平齐的高度。如果实在不行了，就用铅笔把今天指尖达到的高度画条横线，作个记号，分别记下每次爬墙的高度，每天做2次或3次。坚持锻炼一段时间后，你会惊喜地发现：墙上铅笔画的横杠会越来越高，患有肩周炎的上肢也越抬越高，直至完全恢复正常。

病例3：在笔者几十年的行医生涯中，针灸治愈的肩周炎病人很多。上海梅山铁矿有一位姓方的老大姐，患肩周炎多年，症状表现还不很严重，所以一直没有治疗。有一次在路上被一个骑自行车的小伙子撞倒在地，自行车的轮子正好从她患肩压过去，"雪上加霜"使得病情加重。笔者当时（10年前）正在南京雨花医院出专家门诊，她前来诊治。前2个疗程（20次）没有见到任何效果，她认为治不好了，心灰意冷，想放弃治疗。笔者鼓励她：这个病是针灸比较好的适应证，如果坚持治疗一定会治好的。她听从了笔者的建议，接着治疗，同时坚持肩关节的功能锻炼。功夫不负有心人，从第 3 个疗程的第 4 次就开始见到效果了（当天夜晚患肩只轻度痛了 1 小时），第 4 个疗程获得痊愈。这说明，对慢性病的治疗要有耐心，不能轻易放弃，坚持到底就是胜利！

方大姐的肩周炎痊愈之后，她一直按照笔者的建议，坚持上肢的功能锻炼。所以到现在将近 10 年的时间，她的肩周炎再没有复发。在她完全治愈 2 年之后，有一次联合国一个邮电代表团到我们学校来，要参观一下针灸治疗治病的神奇。方大姐还应我们学校的邀请，为外国友人现身说法，现场演示针灸治疗肩周炎的全过程以及她痊愈后肩关节的活动情况，其中有些动作就连普通健康人都做不到，让外国朋友们惊叹不已。

希望读者朋友们看了这一讲之后，能够对肩周炎有一个初步的认识，特别要学会穴位保健治疗和功能锻炼的具体方法，为自己、为家人、为亲朋好友解除病痛。

第五讲　三招齐下，急治腰扭伤

【医理分析】

急性腰扭伤，俗称"闪腰""岔气""腰部伤筋"，是日常生活中十分常见的腰部损伤性急性病症。我们先来看看"腰"字是怎么构成的吧：一个"肉"字旁（月），外加一个"要"字。寓意着腰是我们人体一身最为重要的一个部位，腰者，一身之要也！因为腰椎是人体负重以及活动机会最多、活动幅度最大的关节，也就很容易发生急性扭伤了。

腰扭伤常因负重时用力过猛或体位、姿势不当，或强力扭转、牵拉，引起腰部肌肉强烈收缩，使肌肉、韧带等发生损伤。尤其是进入中老年以后，腰部肌肉对外界的各种适应能力再也不像小孩子和年轻人那么强了，稍遇外力或用力不当，比如弯腰干活、扫地、捡东西，扭着身子拿东西等，一不留神即可导致腰部软组织损伤，使经脉气血淤阻不通，不通则痛。

腰扭伤以剧烈腰痛、活动受限（不能前俯后仰或左右侧弯）为基本特征，而且疼痛会因各种活动导致身体震动（比如走路、下蹲，甚至于咳嗽、打呵欠、打喷嚏）而加重。严重影响人们的生活、工作和健康。

【穴位解读】

急救腰扭伤的特效穴有 3 个——人中、后溪和腰痛点。

急性腰扭伤主要伤及腰背正中的督脉，人中是督脉要穴，刺激它可以很好地疏通督脉的经气；后溪所在的经脉也与督脉相通，合而用之能通调督脉经气、行气止痛；手背部腰痛点是治疗腰痛的经验效穴。

人中穴位于鼻中隔下的人中沟正中点。后溪穴也很好找，请大家一起跟着笔者来学着做：首先握拳，大家看在我们靠小指这一边第 5 指掌关节，这个高点是指掌关节——手指和手掌形成的关节，这个是第 5 小指头指掌关节。那么指掌关节的后方有一个突起的纹头端，这个地方就是后溪穴（下图），伸开手掌一看，原来是我们手掌中的"爱情线"的端头，这个后溪穴，为我们提供了一个治疗急性腰扭伤很好的部位。

腰痛点在手背部指掌关节后约 1.5 寸（手背指掌关节至腕背横纹相当于 3 寸，腰痛点在其 1 / 2）处的第 2、3 掌骨间隙和第 4、5 掌骨间隙，每侧 2 穴。有的书上又称它们为"精灵、威灵"。

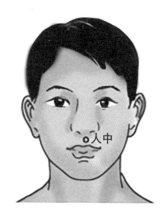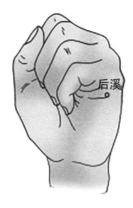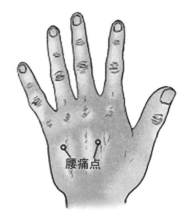

急救腰扭伤穴位

【穴位搭配操作要领】

1. 轻揉腰部　患者先取卧位或坐位，先用推拿按摩手法轻轻按揉腰部，重点是第 2 腰椎（与腹部肚脐相平）到第 4 腰椎，并向两旁延伸的部位，以及阿是穴（即腰部压痛点）。

腰部按摩为什么用力要轻呢？这是因为腰扭伤后局部肌肉痉挛、紧张，同时会出现一些压痛点，手法重了，会让病人反射性地感觉到疼痛加重，不利于下一步的治疗。

腰部按摩之后，就可以在其他穴位上操作了。这个时候患者最好取站立位，操作者可以扶着他的肩背，以免他前后摇晃，站不稳，容易跌倒。

2. 重按人中、后溪 人中、后溪 2 穴用拇指指甲重力掐按：掐按人中是有些疼痛的，施术的人应该用一只手把他的后脑勺托住，因为你掐按得他太痛了，他就会躲避，这样起不到治疗作用，所以一定要把他后脑勺控制住，然后掐他的人中，掐得越重越好，使之产生强烈的痛感，甚至达到流泪的程度，重压才能起到很好的疏通督脉、化瘀止痛的作用。掐按后溪穴，最好由两人在左右同时操作。手背腰痛点操作时病人最好是手扶在桌子边沿或椅子靠背上方，施术者用拇指、示指（或中指）同时对掐。

3. 缓缓活动腰部 在掐按上面这几个穴位的同时，要求病人缓缓活动腰部，可以分别做前俯后仰、左右扭动或侧弯以及反复下蹲活动。可以根据病人腰部功能活动受到限制的具体情况，他越是不能做哪一种活动，你越要叫他做这种活动，比如说他是属于不能前俯后仰的，你就让他反复慢慢地弯腰；腰部不能侧弯的，你就让他有意识地向两边侧弯。这样反复不断地做，一般做个二三十下，并逐渐加大活动幅度。你会惊喜地发现，他的腰痛会随着腰部的活动越来越轻，活动范围会越来越大。所以在刚开始的时候，一定要鼓励病人不要因为怕痛而不愿意配合做各种活动。

针灸治疗急性腰扭伤疗效快捷、独特，为了尽快、更好地减轻病人的痛苦，扭伤了以后要求能够及时治疗。病情较轻或初次发作且治疗及时者，疗程就很短，见效就快，一般就一二次或者二三次就痊愈了；扭伤比较重、病程较久或反复发作者，一般五六次左右也可收到明显的效果。真可谓："针灸急治腰扭伤，手到病除保安康"。

[典型病例]

病例 1：1976 年上半年，笔者还在武汉工作的时候，随医疗队下乡巡回医疗。有一次路过一个水利工地，发现有一个农民因为抬石头不慎腰扭伤了，疼痛难忍，腰不能动。笔者当即给他针刺了人中和后溪两个穴位，并让他活动活动腰部。这位农民工他一边活动一边说："好！好！好！"几分钟后就惊呼："不痛了，不痛了！"原来不能活动的腰能动了。

病例 2：在 2009 年 10 月笔者到美国讲学前夕，南京市公安局的一位朋友腰扭伤了，来到南京中医药大学找到笔者用针灸治疗。也只是经过如同上面那个病人一样的治法，1次即愈。

　　病例3：2010年4月中旬，笔者接到江苏电视台《万家灯火》栏目组的通知：4月24日应邀去常州市为市民们作公益讲座。可是不巧的是，23日下午我突然腰扭伤了。当时笔者心里非常焦急，心想腰痛还怎么讲座？

　　赶紧自我按压人中、后溪、腰痛点和委中穴，一边按压，一边活动腰部。腰扭伤很快也就好了，晚上我还围着小区的湖小跑了2圈，以巩固疗效。由于治疗得及时，方法得当，丝毫没有影响第二天的讲座。

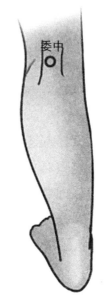

　　对于急性腰扭伤，除了正确使用人中、后溪穴外，也可以配用下肢膝关节后面、腘窝正中的委中穴，委就是弯曲的意思，我们经常说的"委曲求全"，就是说你在人家面前要低个头、弯下腰。委中穴是膀胱经腰背经脉在腘窝的汇合点，是从远端疏调腰背部经脉气血、治疗腰痛的最佳穴位，可以起到一穴通多经的作用，针灸学自古就有"腰背委中求"的说法。这个"求"就是你要求它来缓解腰部的疼痛，也就是要取这个穴的意思。凡腰背疼痛之类的疾病取委中穴施治，疗效独特。

　　委中穴能反映急性腰扭伤的病变情况，也就是说，急性腰扭伤的病人，大部分情况下会在委中这个地方出现瘀血的反应，会看到静脉瘀阻或者有青色的瘀斑等，可视为我们治疗的目标。病人手扶桌椅或墙壁站立，在局部皮肤消毒以后，用皮肤针重力地敲打。敲打到什么程度呢？让它那个地方出血，出血点就相当于我们出汗出的那个小绿豆大小的汗珠，然后再拔罐，使出血量增加一些。

　　我们可以看到，刚开始出血都是紫黑色的，大家不要心疼这个血。我们在医院里经常听病人说：医师你给我放了这么多血，有点心疼。须知，那个血都是没有用的费血，血管损伤之后的死血，所以一定要把它放出来。我们会从玻璃火罐里面看见拔出来的血颜色在慢慢地变淡，由紫黑色变成黯红色，再变成深红色、淡红色。当血的颜色逐渐恢复到正常红色的时候，就可以把火罐取掉，用干净棉球或纱布擦干血迹。最后让病人慢慢活动活动腰部，反复地弯腰或者左右侧弯、下蹲，并不断加大活动范围，以增强治疗效果。

由于委中穴处有重要的血管、神经通过，故不适用艾灸法。

急性腰扭伤应注意休息，宜睡硬板床；治疗获效后应尽可能地减少腰部负重，搬持重物时采取正确的姿势；平时注意腰部保暖，避免风寒之邪的侵袭，以防腰痛复发。

那么有人说了，我这个急性腰扭伤已经二三年甚至更久的时间，已经形成慢性腰肌劳损了，该怎么办？对于急性腰扭伤没有及时有效地治疗而转为慢性腰肌劳损的患者，我们可以在腰背部用指压、按摩、艾灸、拔火罐的方法来治疗。如果选用委中穴，只能用指压轻轻按揉或皮肤针轻轻叩刺，就不适合重叩出血了。

病例4：记得是1976年，笔者在武汉公安局工作的一位高中同学，他患急性腰扭伤多年，后来一旦天气不好就经常发作（慢性腰肌劳损急性发作），在针灸科门诊找笔者给他拔罐治疗。笔者给他在腰背部拔了6~8个大罐，拔上火罐后由于病人很多，忙不过来，就把他给忘了。过了一段时间后，他喊笔者问他的时间到了没有？笔者一看，哇！已经40多分钟了，不是时间到没到的问题，而是超过了正常拔罐时间的4倍之多了（每次拔火罐的时间一般控制在10分钟左右）。赶忙取罐，结果每一个火罐都起了许多血疱，于是便做了相应处理：用消毒针刺破血疱，用棉球把里面的水压出来（不能把水疱挑破，否则，破皮之处碰到衣服摩擦会引起疼痛，或者造成感染），再涂上一点烫伤膏、黄连膏，敷上干净纱布。这样帮助水疱、血疱创口尽快地愈合，而且不会留下瘢痕。几天后，这位朋友打电话来说，他的腰痛从那次治疗之后竟然一次而愈，再不像原来发作要做三五次、五六次治疗了。

此事给了我们一个启示，就是中国有一句成语叫做"物极必反"，这就是"物极必反"的道理，一次饱和刺激量带来的特殊治疗效果。就像有人在针灸科扎针的时候也会晕倒（医学上称为"晕针"），但是，他的疗效往往要比原来不晕针的时候好得多。所以，在针灸学中又有一句话叫做"十针不如一晕"，就是说针治10次，还不如晕针一次。

列举这个病例其实是为了告诉大家：我们向大家介绍的家庭穴位保健方法，都是很安全的，大家完全可以放心使用。有时候艾灸或拔火罐，万一比如说火力太强或者时间太久，把握得不好会出现水疱、血疱什么的，也不必紧张。其实，中国古代以及20世纪30年代日本盛行的发疱灸法、瘢痕灸法，还要有意识地灸出水疱来，并且还将灸后是否发疱（谓之"灸疮"）作为灸疗效果的依据呢！现代有研究表明：水疱的产生和灸疮的出现，是机体的一种蛋白质变异现象，这种异性蛋白的刺激，能够提高机体的免疫能力，提高治疗效果。

好，通过我们刚才介绍的急性腰扭伤的简单实用的治疗方法，笔者相信读者朋友们一定会把这些方法记得比较牢固，并能够实际应用了。那么，希望大家要多学、多用，学用结合，在我们日常生活中遇到了这样的病人，就不要认为：自己又不是医师，与我无关或者怕把握得不好。这是送健康、做好事，"该出手时就出手"，你一定会从中品尝到用简单实用的方法为人们解除病痛的无穷快乐！

第六讲　膝关节疼痛，针灸是首选

中老年人膝关节疼痛，常因为风湿、扭伤和退行性膝关节炎。其中以退行性膝关节炎发病率最高、危害最大。

退行性膝关节炎又称"膝关节骨性（增生性）关节炎"，多由常年劳损导致的膝关节骨质增生引起。主要表现为膝关节酸、麻、肿胀、疼痛，功能活动障碍，行走困难，下蹲及上楼时疼痛加剧，夜间时常会疼醒。病情与天气变化关系密切，反复发作、久治不愈。病程长久可致关节僵硬、肌肉痉挛、关节变形（O形腿或X形腿）等严重改变。常被西医骨科医生建议实施关节置换手术。

若见膝关节红肿或青紫，局部剧痛、压痛，多为扭伤，韧带断裂或软组织撕裂伤。半月板损伤是膝关节最常见的损伤之一，症见膝关节间隙明显疼痛和弹响。

在全身的大小关节中，膝关节的组织结构相对比较复杂，除了有股骨下端关节切迹、胫骨上端关节切迹和腓骨小头等主体结构以外，还有髌骨、半月板、脂肪垫和其他一些韧带等。加上几十年的负重、走路、活动、运动造成的膝关节磨损、骨质增生，不可逆转的关节老化，使得膝关节疼痛既多见又棘手，治疗难度也可想而知。

一、简易疗法

1.穴位按摩　在膝关节局部及其周围的鹤顶、内外膝眼、阳陵泉、阴陵泉等穴实施点压或按揉，以舒筋通络、活血化瘀、消肿止痛。每穴操作2～3分钟，结束后

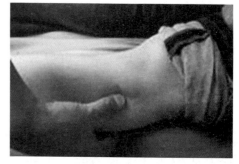

点压按揉阳陵泉

反复做膝关节的屈伸、内收、外展、旋转活动。每日或隔日 1 次。

2. 艾灸　在膝关节局部及其周围穴位用艾条温和灸或艾炷隔姜灸，每穴 2～3 分钟。每日或隔日 1 次。

3. 拔罐　膝关节高低不平，拔罐有一定难度。宜选择小号罐具拔鹤顶、血海、梁丘、委中、阳陵泉等穴，留罐 10 分钟左右。

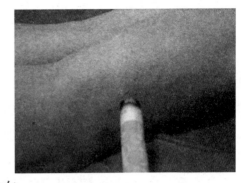

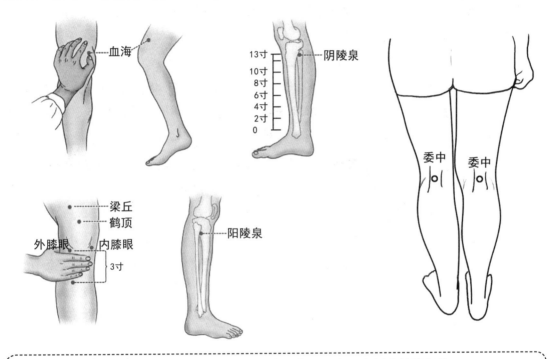

血海：屈膝，在大腿内侧，髌骨内侧端上2寸，当股四头肌内侧头的隆起处

阴陵泉：在小腿内侧，当胫内侧髁后下方凹陷处

阳陵泉：在小腿外侧，当腓骨头前下方凹陷处

委中：腘窝中点

梁丘：髌骨外上缘上寸

鹤顶：髌骨上缘正中

内膝眼：髌韧带内侧凹陷中

外膝眼：髌韧带外侧凹陷中

4. 皮肤针叩刺　在膝关节局部及其周围穴位用皮肤针重力叩刺，致局部皮肤散在出血为佳；疼痛较重者可在皮肤针叩刺出血的基础上拔罐。每日或隔日 1 次。

5. 刮痧 在膝关节局部及其周围穴位自上而下刮痧，重点刮压痛点，刮至局部出现痧痕为度。每周 2 次。

根据全息理论，膝关节病痛除了在患侧局部刺灸治疗外，还可以在对侧膝关节相应部位、同侧上肢肘关节相应部位乃至对侧上肢肘关节相应部位选点针刺、艾灸、拔罐、刮痧或皮肤针叩刺治疗。

【典型病例】

病例 1：宋某，膝关节老化，病痛致使白天不能多活动，更不能上街，夜间经常疼醒，严重影响生活质量。北京多家医院治疗疗效不理想，建议换关节。2015 年 4 月经套针浮刺法 1 次痛止，3 次基本痊愈。他高兴地写道：浮刺疗法，简便易行，疗效显著，值得推广。

病例 2：广州骨科教授钟士元于 2016 年 8 月 2 日给我来微信告知，他最近治疗一位半月板三度损伤、前交叉韧带断裂、膝关节肿痛、无法行走的患者，其他医院建议手术（手术费 6 万），被患者拒绝。通过钟教授把针灸、手法、易罐等多种有利的、有效的方法集中起来作用于患部。第一次治疗后当场就能下床走路。仅治疗 3 次，就能自如地蹲下、站起和走路，患者非常满意和开心。

病例 3：张某，因风寒之邪侵扰，右侧膝关节肿大疼痛。在地方医院诊断为"滑膜炎"，行膝关节穿刺放液、激素治疗，略有缓解，但反复发作疼痛。经一位针灸医生指导，每天在家围绕着右侧膝关节髌骨附近的梁丘、鹤顶、外膝眼、内膝眼、足三里等穴位施灸，每个部位灸 2～3 分钟，一共灸治 15 分钟左右，每日早、晚各 1 次。患者施灸很认真，灸治了近半年的时间，右侧膝关节就彻底痊愈和康复了，右侧膝关节痛再也没有复发过。从此，他就成了中医针灸的忠实粉丝和义务宣传员。

二、注意事项

1. 治疗期间应减少活动，减少站立或行走的时间，避免穿高跟鞋行走；减少下蹲和起立活动；减少负重或不负重；尽量少爬楼梯或不爬山。但需要保持适当的膝关节伸曲活动。

2. 注意膝关节局部的防寒保暖，必要时应戴护膝；注意防潮防湿；避免汗出当风，防止外邪侵袭。

3. 对膝关节韧带损伤、半月板损伤、髌下脂肪垫损伤等伴有器质性病变引起的疼痛，因为这些受损的组织修复能力较差，穴位治疗可使病痛部分减轻，但不容易完全消失，需要较长时间的综合治疗。

第五篇

足疗篇

因为文化或历史等诸多原因，足部按摩一直未像针灸、中药等疗法一样登上大雅之堂，而更多地在民间流传。但在医书或其他书中仍有文字记载：如《圣济总录·神仙导引》中有『以手板脚梢，闭气取太冲之气』的记载。宋代著名文学家苏东坡先生对养生颇有研究与心得，其中对坚持摩擦足底涌泉穴于身体的益处就大加赞赏，称『其效不甚觉，但积累至百余日，功用不可量……若信而行之，必有大益』。

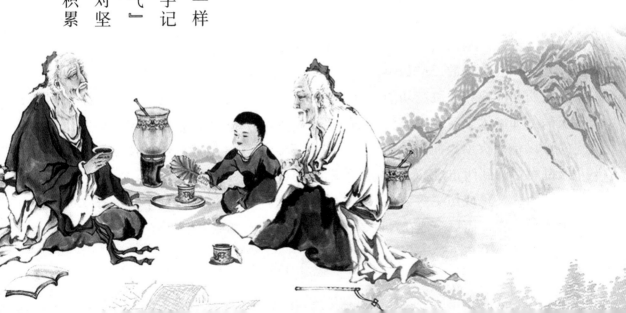

第20章 足部反射区按摩健康法概论

第一讲 足部反射区按摩健康法发展概况

一、什么是足部反射区按摩健康法

足部反射区按摩健康法（足疗）是运用物理方法（包括用手和砭石按摩锥、砭石刮痧板、牛角刮痧板和木制按摩棒等）刺激足部反射区的一种简便易行、安全有效的非药物自然疗法。

二、足部按摩起源、发展和现状

足部按摩是中医学重要的组成部分，距今二千多年前，秦汉时期的中医经典医著《黄帝内经》中就详细介绍了全身经络和腧穴，其中有许多是足部的穴位，如足阳明胃经的厉兑、内庭、陷谷、冲阳、解溪等，足少阳胆经的足窍阴、侠溪、地五会、足临泣、丘墟等，足太阳膀胱经的至阴、足通谷、束骨、京骨、昆仑等，足太阴脾经的隐白、大都、太白、公孙、商丘等，足厥阴肝经的大敦、行间、太冲、中封等，足少阴肾经的涌泉、然谷、太溪等。不仅如此，古人还详细介绍了经络、穴位与五脏六腑的关系，指出内腑有病可以通过经络将病气反应到体表穴位，反之，体表穴位的反应如出现酸、麻、胀、痛的感觉和出现局部结节等改变即可说明相应或相关脏腑功能出现紊乱或病变。足部穴位可反映或治疗全身多种疾病，如施术陷谷穴可以治疗面目浮肿、肠鸣、腹痛、胸膜炎等。施术于昆仑穴可以治疗头项疼痛、过期不产、眩晕等。通过对足部穴位的按摩，相应内脏紊乱可以得到纠正，使人体恢复健康，亦可减少疾病发生而起到保健延年的作用。

因为文化或历史等诸多原因，足部按摩一直未像针灸、中药等疗法一样登上大雅之堂，而更多地在民间流传。但在医书或其他书中仍有文字记载：如《圣济总录·神仙导引》中有"以手板脚梢，闭气取太冲之气"的记载。宋代著名文学家苏东坡先生对养生颇有研究与心得，其中对坚持摩擦足底涌泉穴于身体的益处就大加赞赏，称"其效不甚觉，但积累至百余日，功用不可量……若信而行之，必有大益"。说明中国人很早就对足部按摩有益于健康有很深的了解。

足疗在唐代即传入日本、朝鲜。元朝以后传入欧洲。

本世纪初，美国医生威廉·菲兹杰拉德（willian Fitzgerald）以现代医学方法研究整理足部反射疗法的成果，于 1917 年发表了《区域疗法》（*Zone Therapy*）一书。20 世纪 80 年代在中国台湾传教的瑞士神父吴若石先生因"足部按摩术"治好了他多年的风湿性关节炎，他在《若石健康法——足部反射区保健按摩实用手册》一书序中说"八年前，源自中国古代的'足部按摩术'治好了困扰我多年的风湿性关节炎，于是我发愿要将中国的这项遗产归还给每一个中国人，并致力于推广此疗法"。

1982 年吴若石在中国台湾成立了"国际若石健康法研究会"。1985 年英国现代医学协会将足部推拿法定为现代医学"足部反射区疗法"。1989 年在美国加州召开了足反射疗法会议。1990 年在日本东京举行了若石健康法学术研讨会世界大会，使足部健康反射疗法在国际上崭露头角。20 世纪 90 年代初国内足部按摩健康法亦得到了重视，各种学术团体的成立及足疗按摩院等兴起，这种不用吃药、不打针的非药物保健法正受到各阶层人士的喜爱。

目前，国内外足疗存在形式有两种：一是保健，以按摩院、足疗院、浴池为主。二是理疗，以刮痧站、保健院、理疗科为主。足疗目前在国内已作为一种劳动技能而被国家劳动和社会保障部承认并可颁发相应的证书。

目前国内足疗学术方面主要有三种：一是以足部反射区及若石健康法为主，手法有若石按摩手法和传统中医按摩手法。二是以足部穴位为主，以足部针刺手法为主。三是足部反射区与经络穴位结合，手法亦可为上两种手法结合。

第二讲　足部反射区按摩健康法基本原理

一、血液循环原理

人体心脏的搏动带动周身的血液循环，伴随着您每一次心搏，血液将维持生命的氧气、营养物质等输送给身体的各个细胞。同时又把各组织细胞中经代谢产生的废物和二氧化碳，通过静脉回流到心脏，然后通过肺循环将体内有毒的二氧化碳呼出体外，通过体循环将血液中多余的水分和有害物质，经肝、肾等器官代谢或排出体外。体内任何器官的血流量不足，均可造成严重的组织损伤甚至危及生命。由此可见，促进血液循环对机体的健康有多重要。

人是直立行走的动物，足在人体各部位中距心脏最远，由于地球引力的原因，人很容易出现下肢足部末梢循环障碍，而导致静脉回流不畅，机体新陈代谢废物如钙盐、微晶体等易在足部积存。进行足部按摩可促进足部的血液循环，加速体内代谢废物排出；血液循环的改善亦使血液中的氧气和营养物质能更快速、更有效地输送到全身各器官组织细胞，促进机体功能正常发挥。

二、反射原理

神经系统是机体内起主导作用的调节机构。人体对内外环境变化和各种刺激，主要是通过神经系统调节体内各器官功能活动协调和统一的，从而适应环境变化，维持动态平衡。

中枢神经系统和周围神经系统都由神经组织构成。神经组织又由神经细胞和神经胶质细胞组成。神经细胞通称神经元，是一种高度分化的特殊类型细胞，具有感应刺激和传导兴奋的功能。

神经组织在体内分布广泛，遍布人体各个部位或器官，在控制和调节机体活动方面起着极其重要的作用，神经组织重要而复杂的生理功能都是通过反射活动来完成，反射是对外界刺激的一种反应。

神经元通过反射活动，既优化各器官间的联系，又协调各器官的活动，从而保证了机体内部的统一。机体生活在变化多端的外界环境中，通过神经系统的调节，使体内各器官的功能活动更好地适应外界环境的不断变化。

当人体某组织器官出现异常现象的时候，在足部所相对应的反射区内就会出现不同程度的变化，如气泡、沙粒状、颗粒状、条索状、小结节等。刺激按摩这些反射区时就非常明显地有压痛感，这种痛感沿传入神经向中枢神经进行传导，经中枢神经协调，发出新的神经冲动并沿传出神经传导到体内组织器官，引起一系列的神经体液调节，激发人体的潜能，调节机体的免疫力和康复功能，调节体内某种失衡状态；同时也可以阻断原有病理信息的反射。如果患者大脑皮质内已形成一个病理兴奋灶，由足部反射区传来的触压和痛觉冲动会形成另一个兴奋灶，随着按摩时间的延长，这个兴奋灶在叠加定律作用下会逐渐加强，并超过病理兴奋灶，使之受到压抑乃至完全消失。所以定期足部按摩会出现神奇疗效是完全合乎情理的。

三、经络原理

经络具有联系脏腑和肢体的作用。由于十二经脉及其分支纵横交错、入里出表、通上达下联系了脏腑器官，奇经八脉沟通于十二经之间，经筋皮部连结了肢体筋肉皮肤，从而使人体的各脏腑组织有机地联系起来。

当代科学已经证明人体经络是存在的，它的结构是经络线，其角质层较薄，所以阻抗低；经络循行线非常敏感，周围有非常丰富的神经末梢和神经束；经络循行线上有丰富的毛细血管而且特别密集，代谢血流旺盛，所以是高红外线辐射；经络周围的肥大细胞呈索链状密集排列，所以是高冷光的；经络全程是一条非常细的结缔组织束状态的"通道"，此通道具有高振动音的特性。

在人体十二经脉中有六条经脉即足三阴经（足太阴脾经、足厥阴肝经、足少阴肾经）、足三阳经（足阳明胃经、足少阳胆经、足太阳膀胱经）到达足部，在足部数十个穴位的功效大多与足反射区的位置相一致。中医认为五脏六腑的病变可通过经络将病气反映到人体体表穴位或足部反射区上，通过足部按摩可以疏通经气，消除病灶，恢复和调节人体脏腑经络气血功能，使异常或失调的脏腑功能得以重新修复和调整，使疾病得以纠正和康复。

我们的双足上有很多穴位，当我们按摩足部反射区时，就会刺激这些穴位，它同血液循环和反射原理一样，沿经络循行线进行传导，从而起到疏通经络的作用，中医学认为"通则不痛，不通则痛"就是这个道理。所以按摩足部反射区可以起到疏通经络的作用。

四、生物全息论原理

全息论是近代发展起来的科学。全息论学说实际上讲的是整体与局部的关系。我们把一棵完整植物的枝条剪下来，插进土壤里，它会生长出一棵与原来植物完全相同的一个新个体。动物的生长也同样，他们生长发育的后代也都像他们的"父母"。自然界的各种化学元素在人体内也都成比例地存在，从不同角度考察生物全息性都离不开自然界，自然界是生物全息学说的物质基础。

人作为一个整体，人体每一个有独立功能的器官都含有人的整体信息和图像，人体有独立功能的器官很多，为什么对足部这个部位这样重视？这里讲的足部反射区按摩并不排除对其他局部的按摩，但是足部按摩比其他的部位按摩优越性都大，这就是全息理论的优越性；如全息摄影一样，当我们把一张完整的全息底片投射出去后，显示出来的是一个完整的整体图像；当我们将这张底片成比例地剪成二十分之一或更小的时候，从中取出底片的，一个小碎片再投射出去，它所反映出来的图像仍然是一个完整的图像；前整体与后整体之间比较起来，图像就有变化了，完整的底片所显示出的整体图像非常清晰，而另一个完整的图像却非常模糊；这是因为完整的底片面积大，所包含的整体信息量就多，因此非常清晰；不完整的底片面积小，所包含的整体信息量就少，所以图像就模糊。人体足部比其他器管官如手、耳、鼻、唇等面积都大，所包含的人体的全部信息量最多，同时足部肌肉相对较厚，毛细血管密集，神经末梢丰富，结构复杂，远离心脏，是血液循环最弱的部位，因此对足部的按摩优越于其他器官，这是一种最佳的选择。

包含人体全部信息的每一个有独立功能的局部器官，我们叫它"全息胚"，在足部全息胚中有人体的整体信息，这些信息区我们称为反射区，这些反射区具有与人体器官相对应的特点，当人体某器官发生生物理变化时，足部反射区会首先做出反映，提示我们做好预防与治病的准备。

综上所述，当我们对足部反射区进行刺激按摩时，上述保健原理是同时发挥作用，而不是各自独立地发挥其效能，所以足部反射区按摩就会显示出非常惊人的保健作用。

第三讲　足部反射区按摩健康法的注意事项

1．饭前 30 分钟内至饭后 1 小时不要按摩。

2．进行足部反射区按摩后，要饮一杯白开水。小儿、心脏病患者、水肿病人、糖尿病病人饮水量可适当减少。

3．女性怀孕及月经期间，未经专业训练并取得按摩师资格者不可进行按摩。

4．每次按摩时间以 30 ～ 45 分钟为宜，时间不宜过长。严重的心脏病、糖尿病、肾病患者每次按摩时间短一些，力度轻一些，双足按摩时间不可超过 10 分钟。先按摩基本反射区，如肾上腺、肾、输尿管、膀胱，再按摩直接反射区。如糖尿病患者先按摩肾、输尿管、膀胱反射区，然后按摩胰腺、内侧坐骨神经反射区。身体恢复后再逐步加力或延长时间。

5．患严重的癫痫、心脏病、高血压病、肝功能严重障碍病人，须与医师配合服药治疗。

6．大出血的病人切记不要做足部按摩。扭伤的局部部位、足部有新鲜出血或未愈合伤口、足部骨折处不要按摩。

7．刺激反射区可能产生下列短暂的反应，但仍可继续按摩，不要放弃。

（1）脚踝肿胀，尤其有淋巴循环阻塞现象的人更为明显。

（2）曲张的静脉肿胀更明显，这是血液循环好转的现象，不要紧张，但应观察其发展情况。

（3）当体内潜伏着炎症时，按摩后会有低热现象，请不必紧张。

（4）反射区会更痛或器官失调现象更严重。

（5）按摩几天后排尿颜色加重，气味很浓。

8．要树立信心、耐心、恒心。

第四讲　足部反射区按摩操作步骤

一、术前准备

在操作前，施术者应用香皂清洁并用医用酒精消毒双手，自查双手指甲是否过长，如果过长需要进行修理，以避免指甲过长，使受术者足部皮肤受损。禁用化学品（如塑料制品）按摩皮肤，以免化学刺激造成继发病症。

二、选择体位

受术者的体位是否适当，直接关系到足部反射区按摩的保健治疗效果，选择体位的原则是便于施术者和受术者自感舒适且能保持该体位相对持久。常用体位有以下两种（图 20-1）。

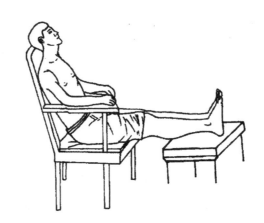

A.仰靠坐位

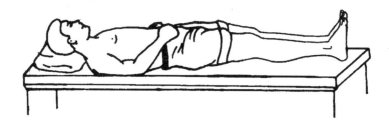

B.仰卧位

图20-1　足部反射区按摩体位
A.仰靠坐位；B.仰卧位

三、施　术

用刮痧乳或油做施术介质。

1.暴露皮肤　一般情况下须将受术者足部袜子脱去，小腿部裤子向上卷起，以暴露受术部位。进行自我保健治疗时，可不必暴露皮肤。

2.清洁表面　清洁受术者足部皮肤，修剪受术者的趾甲，以避免交叉感染或受伤。

3.温暖足部　可采用温热中药或温热水泡足的方法进行足部温暖，一般可浸泡15分钟左右，促进足部血液循环、经络畅通，再施术效果更佳。

4.足疗力度　在足部反射区进行按摩时其力度适当与否直接关系到疗效。力度太小则不能达到有效刺激量而达不到保健和治疗效果。如果力度太大，则受术者难以接受而且有使足部肌肉组织受伤的可能，况且力度太大亦使受术者对足疗产生畏惧心理，不利于受术者坚持按摩。如何掌握适当的力度，关键是要找准敏感点或得气点，即使受术者感到局部有酸、麻、胀、痛的感觉，而这种感觉一定是在受术者能接受的范围内，这种感觉 (敏感点或得气点) 是因人而异的，不可机械沿用一种力度。保健按摩原则上每个反射区从按摩有痛感时开始算起，计 3 ～ 5 下（次）。

5. 操作顺序　若采取全足按摩保健，一般先从左足开始，左足完毕后再换右足，按足底→足内侧→足外侧→足背的顺序进行。一般先按左足心脏反射区，手法由轻渐重，如用轻手法受术者已感到剧痛而不能忍受，提示其心脏可能有严重问题，可停止手法以免出现问题。如按心脏反射区无明显疼痛或轻微疼痛或虽疼痛但在可忍耐的范围内，提示心脏无问题或无大碍，则可以接下来按肾上腺→肾→输尿管→膀胱四个反射区，再按其他反射区。经常进行足部按摩者可直接从肾上腺开始。

6. 相互交流　施术者对受术者足部反射区进行按摩时，应不断与受述者保持交流，不断询问受术者的感觉，对极少数对疼痛极为敏感或有恐惧心理的受术者，应进行解释开导，若按摩足部反射区受术者感觉疼痛，应区分是何种疼痛，是"得气"之疼痛还是按摩手法力度太大引起的疼痛。若是前者应向受术者解释，这是经络气血不通、脏腑功能紊乱而出现的一种反应，通过按摩足部相应反射区可以疏通经络气血、调节脏腑功能，所谓"通则不痛"，让受术者稍加忍耐，经络气血疏通，脏腑功能协调疼痛便可自然减轻或消失。若是后者，则需及时调整手法轻重，使受术者既要有得气的感觉，又要能忍耐为度。

7. 术后处理　足部反射区按摩后让受术者饮一杯 (300 ～ 500 毫升) 温开水或温矿泉水为宜。休息 10 ～ 20 分钟后即可离开。

第21章 足部反射区的准确定位及手法应用

第一讲 足部反射区分布规律和定位特性

足部反射区按摩是以循环原理、反射原理、经络学说、全息论的理论为基础的。这一节我们主要向大家介绍反射区的分布规律和准确定位。

根据生物全息论的指导，人体的双足也是人整体的一个缩影（即全息胚）。为什么要选择足部按摩？这是因为足部这个全息胚发育程度较高，最接近整体；其次足部又是末端的全息胚，它的神经丰富，感觉敏锐，信息传导路密集。再有足部的体积和面积比手、耳、鼻的体积相对都大，而且是结构较复杂、肌肉也较厚的全息胚，便于按摩。所以按摩足部反射区是最优化的选择。人体的五脏六腑在足部反射区的分布上有一定的规律，如图21-1足趾为人体的头部反射区，足掌前部为人体的胸部反射区，足心为人体的腹部反射区，足跟为人体的骨盆腔反射区。

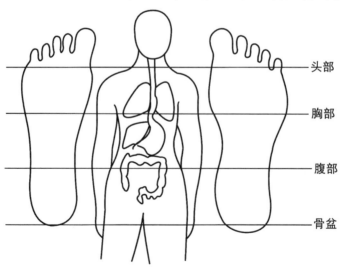

图21-1 人体器官在足部分布规律

一、分布规律

对足部反射区的理解要有一个立体的观点。这样才能对它的分布规律有深刻理解和认识，如图 21-2，两足并在一起的部位称"足内侧"，是人体脊椎的反射区；两足外侧称"足外侧"，是人体肩、肘、膝的反射区。

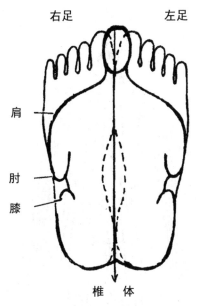

图21-2　足内外侧对应人体器官

双足着地的部分称为"足底"，是人体的背面；双足的背部（双足足面）称为"足背"，是人体的前面，如图 21-3 所示。

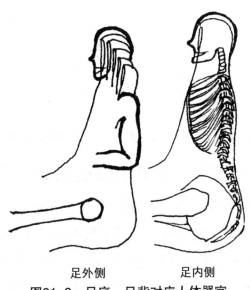

足外侧　　　　足内侧
图21-3　足底、足背对应人体器官

神经系统在颈项以上（即延脑以上）的分布呈交叉状态。双足足趾部分是人体头部的反射区，所以按摩时应注意，如左眼、左耳、左侧鼻部、左侧三叉神经等部位不舒服时，应对右足上相对应的反射区进行刺激按摩，才能收到明显的效果，反之一样。如图21-4所示。

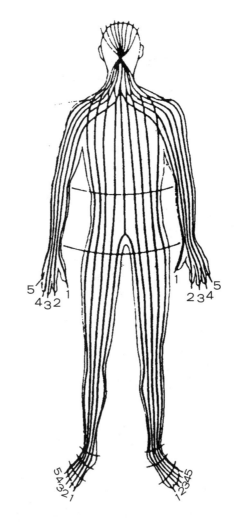

图21-4　双足足趾对应人体头部神经系统

二、准确定位的特性

从反射区分布规律中我们可以看到，这种分布规律是有特性可寻的，只要了解了反射区的分布特性，对足部六十四个反射区的定位就较容易掌握了。

1. 对称性　凡人体某器官成双，则反射区在双足都相对应地存在，如肾、输尿管、肺、眼、耳等，左足上有，右足上相对应的区域也有。如图21-5所示。

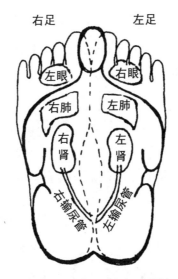

图21-5　足部反射区对称性

2．整体性　人体的两只足并在一起才构成一个完整的全息胚，人体除有双器官外，还有单个器官，所以在足部反射区的定位上要从整体来考虑。人体的单个器官如果靠近人体左侧，它的反射区就在左足上，如心、脾、降结肠、乙状结肠等；而靠近人体的右侧的单个器官，它的反射区就在右足上，如肝、胆、盲肠、回盲瓣等。如图 21-6 所示。

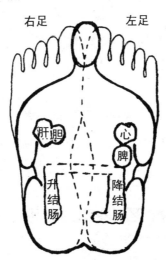

图21-6　足部反射区的整体性

3．特殊性　人体的某些单个器官不靠左侧。也不靠右侧，如鼻、气管、喉头、胃、胰、十二指肠、膀胱等。这些单个器官都在靠近人体椎体中间部位，这些特殊位置的器官，在反射区的定位上呈"特殊性。"如图 21-7 所示。分布在足底靠近内侧部位。

从分布规律中可以看出反射区的定位呈对称性、整体性和特殊性，这三大特性是我们准确定位的原则。由此可以看出左、右足反射区不同的部位有如下特点。

1. *左脚* 有人体心脏、脾、降结肠、乙状结肠、直肠的反射区（不同于右足的部分）。

2. *右脚* 有人体肝脏、胆囊、盲肠、回盲瓣、升结肠的反射区（不同于左足的部分）。

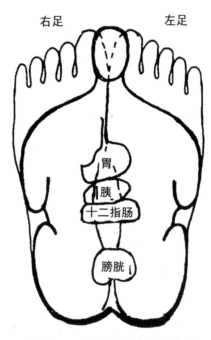

图21-7 足部反射区的特殊性

第二讲 足部反射区保健按摩力度的选择和要求

人体的双足受年龄、性别、身体状况、工作条件和工种等的影响，表现出不同程度的软硬、薄厚。如何根据不同的足部状况去施力按摩？足部反射区按摩刺激的力度的标准是以"有痛"为益。这种痛感根据施力大小来确定，所以在施力时既要使人们产生痛感，又不能施力过大使人不能忍受，这样才能达到保健效果。

施术力度分两部分介绍：一部分是保健力度，如下所述；另一部分是诊断力度（将在第 22 章第三讲介绍）。

一、保健力度的选择

1. 如何达到"有痛"标准：见表 21-1。

表21-1　保健力度的"有痛"标准

力度	不痛（A）	有痛（B）	过痛（C）
A	力度不够 →		
B	力度合适 →		
C	力度过大 →		

在一般情况下，我们采用"有痛"的力度进行保健按摩是合适的。

2. 在足部反射区中有敏感反射区和非敏感反射区，选择力度时应对不同的反射区施以不同的力度，请参考表 21-2。

表21-2　足部反射区敏感区分类表

区域 ＼ 敏感区	敏感区	非敏感区	一般敏感区
足部反射区	眼、鼻	肾上腺	其他反射区
	三叉神经	肺、支气管	
	心　脏	斜方肌	
	前列腺（子宫）	直　肠	
	睾丸（卵巢）	盲　肠	
	腰　椎	解　溪	
	多神经系统方面	多肌肉系统方面	

从上表中可以看出，力度的选择和反射区的敏感度有关。从保健力度标准表（见表 21-1）中可以看出：有痛（有痛 B 的力度）适合于一般敏感反射区；不痛（"不痛 A"的力度）适合于敏感反射区；过痛（"过痛 C"的力度）适合于非敏感反射区。因此我们在选择保健力度时应遵循以上这些原则。

二、施力的要求

1．有力　只有用力才会有痛感，这种有痛的力是一种"渗透的力"而不是生硬的力和表皮刺激的力。

2．均匀　反射区的大小、长短各不同，所以在按摩过程中，特别是遇到输尿管、甲状腺、坐骨神经等反射区时，力度运用一致才能有均匀感，效果才会更好。

3．柔和　由于足部反射区的立体性，有些反射区肌肉多，有些反射区骨骼多，在按摩过程中，特别是在骨骼较多的反射区上施力时更要柔和，避免伤害骨骼。

4．持久（节奏感）　不同的反射区要用不同的速度和节奏，如坐骨神经、输尿管等呈带状反射区，按摩时速度要慢一些；小肠反射区面积较宽大，按摩时要有一定节奏感。按摩时要从左足开始，然后再按摩右足。如果力度运用没有持久性，就会出现左足按摩完发热、轻松，右足的温度和轻松感差于左足，这样的保健效果就会慢一些；如果双足均轻松，保健效果会更好。这是考察每个施术者按摩持久性的标准。当然，初学者还有一个锻炼的过程。

第三讲　足部反射区按摩手法和应用

一、基本手法

1．单示指扣拳法　以示指第1、2指间关节弯曲扣紧；其余四指握拳、以中指及拇指为基，垫于食指1指间关节（图21-8）。

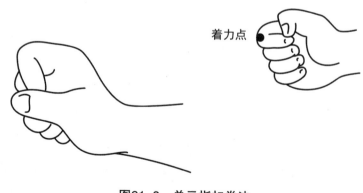

着力点

图21-8　单示指扣拳法

［着力点］示指第1指间关节。

［施力处］手肘、手腕、拳头。

［适用反射区］脑、额窦、眼、耳、斜方肌、肺、胃、十二指肠、胰腺、肝脏、胆囊、肾上腺、肾脏、输尿管、腹腔神经丛、大肠、心脏、脾脏、性腺。

2. 拇指推掌法　拇指与四指分开约 60°（视反射区而定）（图 21-9）。

［着力点］拇指指腹处。

［施力处］手腕、手掌。

［适用反射区］横膈膜、肩胛骨、内外侧肋骨。

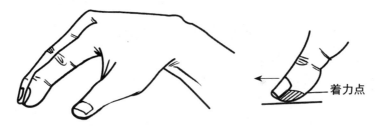

图21-9　拇指推掌法

3. 扣指法　拇指与四指分开成圆弧状，四指为固定点（图 21-10）。

［着力点］拇指指尖。

［施力处］拇指短展肌、手掌。

［适用反射区］小脑、三叉神经、鼻、颈项、扁桃腺、上颌、下颌。

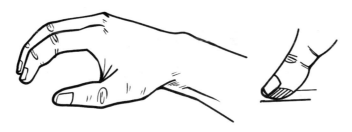

图21-10　扣指法

4. 捏指法　拇指伸直与四指分开固定（图 21-11）。

［着力点］拇指指腹。

［施力处］拇指短展肌、手掌。

［适用反射区］股关节、髋关节、解溪。

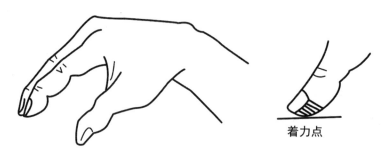

图21-11 捏指法

5. 双指钳法　示指、中指弯曲成钳状。（图 21-12）

［着力点］为示指第 1 节指骨内侧。

［施力处］以拇指指腹辅助加压。

［适用反射区］副甲状腺、颈椎。

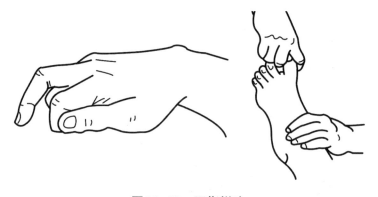

图21-12 双指钳法

6. 握足扣指法　示指第 1、2 节弯曲，四指握拳如手法单示指扣拳，另一手拇指伸入示指中（图 21-13）。

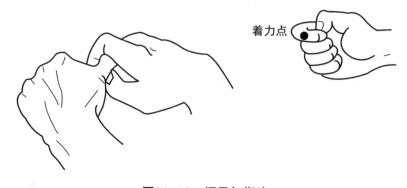

图21-13 握足扣指法

［着力点］为示指第 2 节指关节。

［施力处］为握拳之手腕，另一手拇指辅助，四指为握足之固定点。

［适用反射区］肾上腺、肾脏。

7. 单示指钩拳法 示指、拇指张开，其余三指成拳状（图 21-14）。

［着力点］为示指内侧指锋，拇指固定。

［施力处］其余三指作辅助。

［适用反射区］甲状腺、内耳迷路、胸部淋巴腺、喉头（气管）内尾骨、外尾骨。

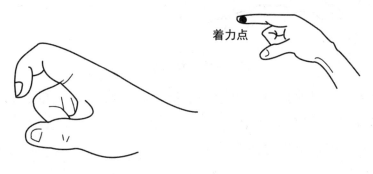

图21-14 单食指钩拳法

8. 拇示指扣拳法 双手拇、示指张开，示指第 1、2 节弯曲，另三指握拳（图 21-15）。

［着力点］示指第 1 指间关节处。

［施力处］手腕，拇指固定为辅助点。

［适用反射区］上身淋巴腺、下身淋巴腺。

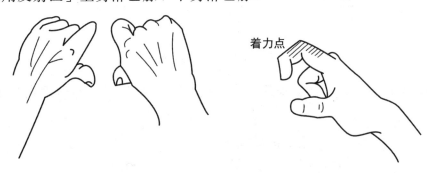

图21-15 拇示指和拳法

9. 双掌握推法 以主手（施力手）四指与拇指张开，拇指之指腹为着力点，四指扣紧，辅助之手紧握脚掌，主手顺施力方向上推（图 21-16）。

［着力点］拇指之指腹。

［施力处］手腕、手掌。

　　[适用反射区] 卵巢（睾丸）、下腹部、子宫（前列腺）、尿道、直肠、内外侧坐骨神经。

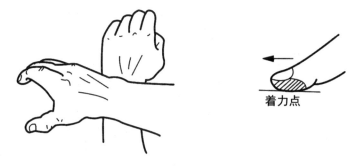

图21-16　双掌握推法

　　10. 双指拳法　以手握拳，中指、示指弯曲，均以第 1 指关节凸出，拇指与其余二指握拳固定（图 21-17）。

　　[着力点] 中指、示指之凸关节。

　　[施力处] 手腕。

　　[适用反射区] 小肠、横结肠、降结肠、直肠。

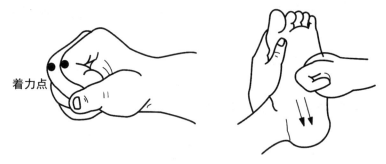

图21-17　双指拳法

　　11. 双拇指扣拳法　双手张开成掌，拇指与四指分开，两拇指相互重叠（图 21-18）。

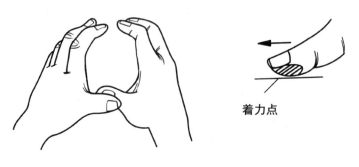

图21-18　双拇指扣拳法

［着力点］拇指重叠处之指腹，并以四指紧扣脚掌压推。

［施力处］手腕及其中一拇指覆于其上处。

［适用反射区］肩、肘、子宫、前列腺。

12. 推掌加压法　以单手拇指与四指分开，另一只手平掌加压在拇指上（图21-19）。

［着力点］拇指指腹、四指为支点。

［施力处］另一手掌施加压力以辅助拇指指力之不足。

［适用反射区］胸椎、腰椎、骶骨、尾骨、内外侧坐骨神经。

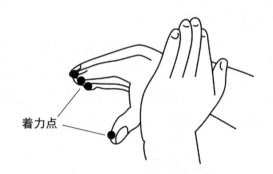

着力点

图21-19　推掌加压法

实际上这十二种手法归纳起来可分为两大类：

（1）指关节按摩法（指关节点按、指关节压刮、指关节揉法）：主要适用于足底、足外侧。

（2）拇指按摩法（拇指点按、拇指压推、拇指揉法）：主要适用于足内侧、足背。

二、放松手法

1. 搓法　施术者以双手掌面相对对称地夹住受术者之足两侧，两手相对用力，并做方向相反的来回快速摩擦揉动，同时上下往返移动，称为搓法（图21-20）。

［操作要领］双手用力一定要协调，使搓动保持平衡。操作时手掌夹的力不宜过大，搓动应尽量快速，移动则要缓慢。

［功效适用］主要适用于足部放松，促进足部气血畅通。

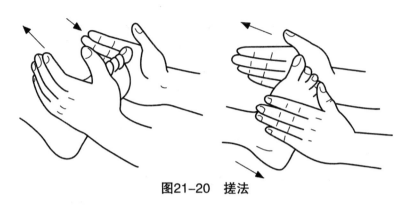

图21-20　搓法

2. 摇法　施术者一手托住受术者足跟部，另一手握住受术者的足趾部，做前后左右环旋活动，称为摇法（图 21-21）。

［操作要领］在操作中，不能让受术者自己主动摇关节和使之僵硬，而是应尽量放松。操作者动作要缓和，用力要很平稳，摇动的方向和范围要在受术者能够耐受和正常合理范围内进行，幅度由小渐大，然后再由大至小。

［功效适用］主要适用于足部踝关节活动与放松。

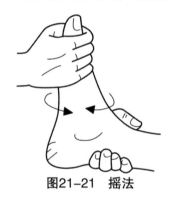

图21-21　摇法

3. 屈法　施术者一手托住受术者脚跟部，另一手握住受术者的足趾部，做缓和轻慢或快速重力地屈曲、折曲运动，谓之屈法。屈法常与拔伸法配合使用。本法具有灵活关节、松弛粘连、缓解痉挛的作用（图 21-22）。

［操作要领］操作中让受术者尽量放松，屈曲运动范围一定要在受术者能够耐受和正常合理范围内进行。

［功效适用］此手法为足部放松手法，有放松关节、促进局部血液畅通，解除局部关节粘连之功效。

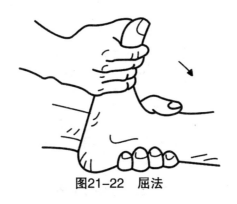

图21-22　屈法

4. 拔伸法

施术者一般是固定受术者足部关节一端，牵拉足部另一端达到使关节间隙加大的目的，称为拔伸法。常用手法如下。

（1）踝关节拔伸法：手法一，操作者一手托起受术者足跟部，另一手握住足趾部位，双手合力向外牵拉（远离受术者方向）。手法二，操作者一手按住受术者小腿部，另一手握住足趾向下压（以受术者能够耐受和正常合理范围内为度）（图 21-23）。

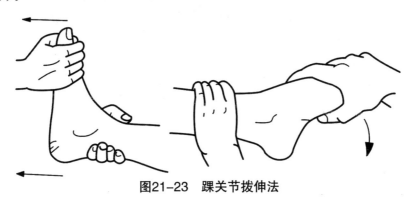

图21-23　踝关节拔伸法

（2）足趾拔伸法：施术者用一手固定受术者足踝部，一手用拇指指腹和示指的指腹或示指外侧缘相对捏住受术者足趾指甲部同时向外（远离受术者方向）做拉伸、牵引动作（图 21-24）。

［操作要领］拔伸时用力应由轻逐渐加重，达到最大值时应保持 10 ～ 30 秒，力量大小以受术者能耐受为度，不能用暴力。

453

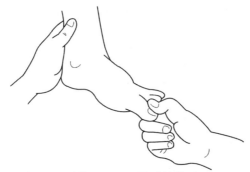

图21-24 足趾拔伸法

[功效适用] 本手法可使粘连的关节与关节周围的组织松解开，使关节腔的润滑液回流加强，同时使关节周围的血液流通加强。

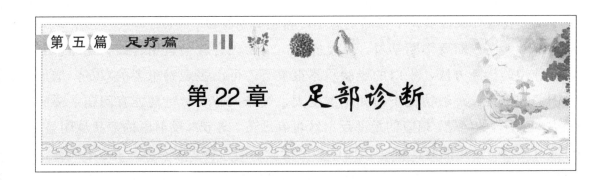

第22章 足部诊断

足部的诊断分无痛和有痛诊断两种。

人体的各个脏器在足部都有反射区。如果身体的某个脏器出现了问题，在足部的反射区就会有反应，由于足离心脏最远，血液回流最难，再加上地心的吸引力，使血液回流的速度更会减慢。许多杂质沉积在病变的反射区，就会形成结节、硬粒、老茧等各种外在的表现，这可以给人们带来警示的信号，使疾病得到早诊断、早治疗，从而防患于未然。

第一讲 无痛诊断

用中医学中的望、闻、问、切的方法来作足部反射区的无痛诊断，首先观察足部颜色、干湿度、骨骼变化，肌肉的软硬程度及足部皮肤的状况等，然后触摸诊断。触诊非常重要，人体各组织器官有异常变化时，足部会出现小砂粒、气泡、颗粒状、条锁状、各种老茧、凸起或凹陷等，以此作为诊断的基础，再结合前面学过的足部反射区的功能及中西医的知识，无痛诊断的结果就容易出来了。

比如：当人们看到一双干燥、足底还有脱皮现象的足，首先用中西医知识分析，足底脱皮，肺主皮毛，其与呼吸系统是否有关系；肺与大肠相表里，肠胃是否有问题，是否新陈代谢下降毒素排泄障碍；足脱皮，或因真菌感染；配合反射区触摸，如大肠反射区内有颗粒或其他变化，推断肺会出现相应的变化。胸椎反射区有气泡粒，就可以推断呼吸道的问题。就可以询问："您的呼吸系统是否不太好，或者您吸烟吗？大肠功能是否差一些？"可能患者会说："经常咳嗽、吸烟、大便不成形。"那么诊断就得到验证，患者也必须注重调理。举这个例子，旨在给大家提供一个诊断的思路，希望有所帮助。

学习无痛诊断要不断学习，反复验证，久而久之就会运用自如。无痛诊断是一种经验诊断方法，平时的经验积累很重要，可以多观察患者的双足，增加诊断的准确性。一般情况下，如足湿度大、气味大，表示肾功能有问题；腰痛无力，也是肾的问题，相应的足部反射区可有硬茧、结节。反射区的症状越明显，对应身体器官的诊断越准确。无痛诊断对被诊断的人群更易接受，无痛不痛苦，也更需要医者加强自身的专业学习及经验积累。

第二讲　有痛诊断

刺激足部反射区时，患者产生疼痛反射，提示患者身体的相应脏器可能会出现病理变化，这就是有痛诊断。

有痛、无痛诊断如果结合起来运用，诊断的效果更明显。

有痛诊断最大的难度是按摩的力度，如果用力太大，按到哪痛到哪，全部都痛，是不是说这些反射区的相应器官都有问题呢？或者按摩力度太小，按哪儿都不痛，是不是说明相应器官都没有问题呢？当然不是。

有痛诊断的第一步先检查心脏的反射区。

先查心脏，可以确保安全，对有心脏病的人尤为重要，可以从心脏反射区来确认按摩力度，过重的手法对心脏有损伤，心脏病很重的人应用轻、补的手法，以调节心脏的功能。检查心脏用补的手法，用拇指指腹轻轻推，从心脏反射区下方慢慢往上推，经过心脏反射区，力度轻重适度，使患者感觉舒服自然。

手法分三个度：轻、中、重。

轻度手法，轻轻一按就感觉痛，患者可能有心脏疾病，应提示患者到医院做进一步检查，以便更好地治疗。

中度手法介于轻与重之间，用示指弯曲的第 2 关节轻轻往上推，产生轻度痛的多半提示脏器有些问题，中度痛提示脏器有问题但可能不严重，重度痛提示脏器多半没有大问题。

重度（泻法）手法，在心脏反射区慢慢由轻到重的按压。轻度痛可能是小问题，中度痛可能是功能问题，重度痛可能是小的功能问题，如果重按也不痛，就没有问题了。

　　有痛诊断是在掌握了保健力度后，尝试和运用力度刺激按摩足部反射区，对人体内部脏器是否存在异常现象进行诊断。对不同的人，要用不同的力度，在足部反射区肾上腺、肾、输尿管及神经丛处找出一个平均的力度。

　　按压肾上腺等反射区，不是一按就有痛点的，要按反射区三次左右才会有反应。

　　保健的手法力度与有痛的诊断手法力度不一样，保健的手法要在每一个反射区都稍有痛感才有保健功效。诊断的手法力度只在有"问题"的脏器反射区才会感觉痛，而无问题的脏器反射区感觉不痛，取其手法力度的平均值，作为有痛诊断的一个平均力度，是比较可行的。

　　反射区分敏感区和非敏感反射区。对敏感反射区的力度可适度减小，对非敏感反射区的力度可适度加大。敏感反射区有眼睛、三叉神经、小脑、心脏、前列腺、卵巢等，非敏感反射区有肺、肾上腺、支气管、斜方肌、性腺等。

　　如果力度很小而反射区感觉很痛，说明相应的身体脏器有问题。往往5%～10%的"毛病"会感到痛，如果在70%以上的痛，就叫病。50%～60%的会有一些不舒服，而30%以下的可能身体没有什么感觉。感冒会出现反射区的疼痛；身体的疲劳，也会出现反射区的压痛，即亚健康的状态。如果是反射区按压不痛，也不代表自身状况正常，可以加大一点力度，再按一按，看看有没有痛处，要不断比较、印证，诊断才会比较接近正确。诊断的过程中要用心，有痛诊断的要点就是按压的力度，要有扎实的基础知识功底、认真用心的态度和积少成多的经验积累，反复实践。

　　在问诊的过程中，不要用肯定的语气确定疾病，但可以说明症状，以求印证。比如在足部反射区的诊断中，心脏反射区很痛，到底是心绞痛还是心律不齐？或者心肌梗死呢？在有痛无痛诊断都很难定论时，人们可以按照特定的手法按摩缓解症状、提高功能，使身体的健康状况得到改善。所以在足部诊断中要切记不要简单地下结论。

　　有许多人因精神高度紧张、压力大、心情压抑等情况，加大了足部反射区按摩诊断的难度，此时应当进行一些心理疏导，增加放松神经的活动。在按摩过程中要观察患者表情，观察患者动作变化，有的人即使感觉痛也会不露声色；有的则会咬牙咧嘴；有的人足部反射区已有颗粒、老茧或气泡，但身体相对应的脏器却没有任何表现。这些情况是经常有的，足部反射区可以提前预知身体的状况，可提醒做保健的人注意身体，及时调治。有的人脚底的皮很厚，反应不很敏感，影响诊断和按摩，用盐水泡脚，每次 10 ～ 15 分钟，每天多泡几次，能恢复敏感，经常吃安眠药或其他止痛片的人也可以用盐水泡脚，增加反射区的敏感性。痛感中酸痛多为神经方面的因素，麻痛多为血液循环方面的因素，胀痛多为有炎症状况，刺痛则与骨骼有关。

诊断中有相关诊断法，有些症状不是由一种原因造成的。比如支气管、心脏、肺、肾、肾上腺反射区都有痛感，按摩后有好转者，则属于哮喘、气管炎（原因很多的）。膝、胆、肾上腺反射区都有痛感者，属风湿性关节痛、受伤或着凉引起的。额窦、胃、脾、大肠、小肠，反射区有痛感者提示神经衰弱、极度疲劳、免疫下降；加胸部淋巴反射区推拿，如有痛感就可能出现大的疾病；再加上下身淋巴反射区推拿如有痛感可能是肿瘤。诊断时要一步一步地增加推拿范围，细致、用心地反复观察，才能做出正确的判断。当然，足部诊断不是一朝一夕能掌握的，要多学习、多实践、多总结经验，才能事半功倍，得心应手。

第三讲　足部反射区按摩配区

在足部反射区位置、手法、力度掌握之后，把每一个反射区都按摩到，需要 35 ～ 45 分钟。如果不能有针对性地侧重于有问题的反射区，很难提高按摩效果。针对有问题身体状况调治按摩，要有侧重、有重点地按摩，配区选区就显得尤为重要。

如前列腺增生，必须是按摩肾全区（肾上腺、输尿管、膀胱、尿道）。反射区重点为前列腺、肾、膀胱、下身淋巴、性腺、腹股沟。力度比保健要重一些，时间每一区要 5 分钟，可以增加效果。

高血压：按摩肾全区（肾上腺、肾、输尿管、膀胱、尿道）。重点为肾、心、甲状腺、内耳迷路、血压点，每区 5 分钟。

针对身体情况对重要反射区可增加按摩时间、力度，以达到疗效更明显。

足部反射区疗法的作用很大：可通经活络，调和气血，调整脏腑器官的功能，可缓解脏腑的衰老，使紊乱、失衡的脏腑功能恢复正常，有效调节内分泌、免疫功能，提高身体防病能力，消除紧张，放松身心。

第23章　足部按摩保健与治疗

运用足疗进行保健与治疗时，以砭石刮痧板、砭石锥、木质按摩棒为按摩工具，与刮痧疗法相结合效果更佳。

一、急性上呼吸道感染

[概述] 急性上呼吸道感染是由病毒或细菌引起的鼻、鼻咽和咽喉部急性炎症的总称。临床以鼻塞、喷嚏、咳嗽、头痛、全身不适为特点。本病传染性强，以冬春季节为多。

[配区] 肺及支气管、鼻、头部 (大脑)、额窦、甲状旁腺、肾、肾上腺、扁桃体、上身淋巴结、喉与气管、胸部淋巴 (图 23-1)。

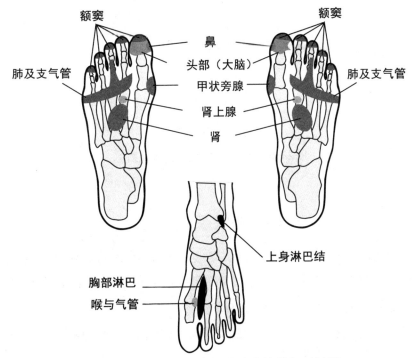

图23-1　调治急性上呼吸道感染的足部反射区

459

二、肺气肿

[概述]肺气肿是指支气管远端部分，包括呼吸细支气管、肺泡管、肺泡囊和肺泡的持久性扩大，并伴有肺泡壁的破坏。患者常有反复咳嗽、咯痰或喘息的病史。

[配区]肾、输尿管、膀胱、肺及支气管、心、肾上腺、甲状腺、甲状旁腺、消化系统（包括胃、十二指肠、大肠、小肠等）、上身淋巴、喉与气管、胸部淋巴（图23-2）。

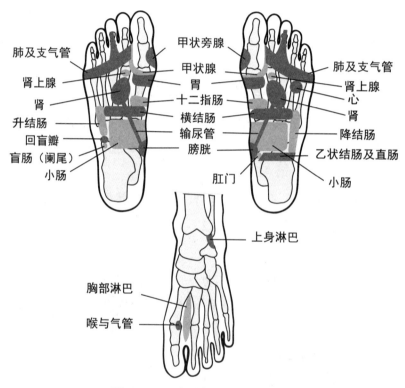

图23-2　调治肺气肿的足部反射区

三、慢性支气管炎

[概述]慢性支气管炎是指气管、支气管黏膜及其周围组织的慢性炎症。临床上以咳嗽、咳痰反复发作为特点。寒冷地区多见此病，其病发生年龄多在40岁以上，且病程较长。

[配区]鼻、肺及支气管、脾、扁桃体、胸部淋巴腺（胸腺）、上身淋巴（图23-3）。

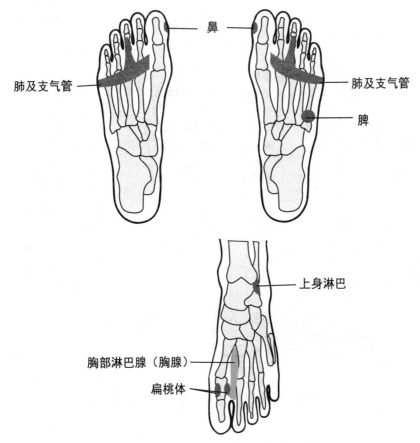

图23-3　调治慢性支气管炎的足部反射区

四、高血压病

[概述] 高血压病又称原发性高血压。是以动脉血压升高，尤其是舒张压持续升高为特点的全身性慢性血管疾病。伴有全身症状如头痛、头晕、头涨、耳鸣、眼花、失眠、心悸等。

[配区] 肾、输尿管、膀胱、头部（大脑）、眼、心、肝、胆囊、脑垂体、甲状腺、肾上腺、生殖腺、颈椎、胸椎、腰椎、骶骨、血压点、内耳迷路（图 23-4）。

五、冠心病

[概述] 冠心病冠状动脉粥样硬化性心脏病的简称，系由冠状动脉发生粥样硬化而使管腔狭窄或阻塞，导致心肌缺血缺氧而引起的心脏病。临床主要表现为胸闷、心悸、心前区压痛、心烦易怒、头晕耳鸣等。

　　[配区]心、肺及支气管、肾上腺、脑垂体、胃、胰、甲状旁腺、腹腔神经丛、颈椎、胸椎、腰椎、骶骨。（图23-5）

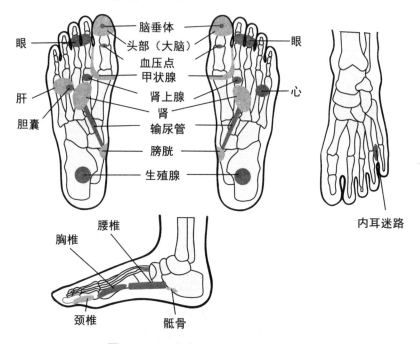

图23-4　调治高血压病的足部反射区

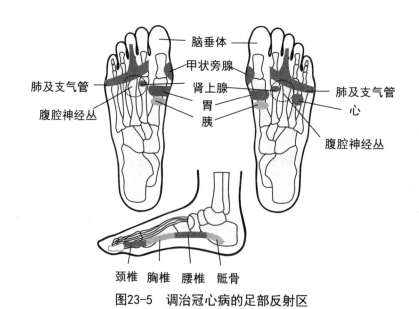

图23-5　调治冠心病的足部反射区

六、低血压

[概述] 低血压是指按照常规测量血压的方法，肱动脉血压低于 12/8kpa，65 岁以上的人低于 13.33/8kpa 者谓之低血压。可分为原发性低血压、体质性低血压、症状性低血压。原发性低血压可无任何自觉症状，只是在体检中发现部分人有头晕、眼花、健忘，乏力或胸闷，甚至晕厥等。体位性低血压及症状性低血压除有头晕、头痛、乏力、健忘、晕厥等低血压、脑缺血症状外，并有引起低血压原发病的各种症状、体征。

[配区] 肾、输尿管、膀胱、头部 (大脑)、心、肺及支气管、甲状腺、肾上腺、胃、脑垂体、颈椎、胸椎、腰椎、骶骨、内耳迷路（图 23-6）。

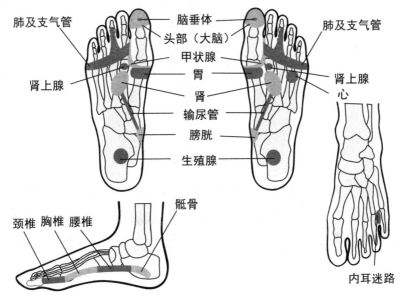

图23-6　调治低血压的足部反射区

七、慢性胃炎

[概述] 慢性胃炎为胃黏膜非特异性慢性炎症，临床表现多无特异性症状，一般有阵发性或持续性上腹部不适、胀痛或烧灼感，及持久的轻度恶心、食欲缺乏、口苦、进食易饱、呕吐等症状。常反复发作，以 20—40 岁的男性多见。但萎缩性胃炎则以 40 岁以上为多见。本病为临床常见病、多发病之一。

[配区] 肾、输尿管、膀胱、胃、十二指肠、头部 (大脑)、肝、胆囊、甲状旁腺、上身淋巴、下身淋巴（图 23-7）。

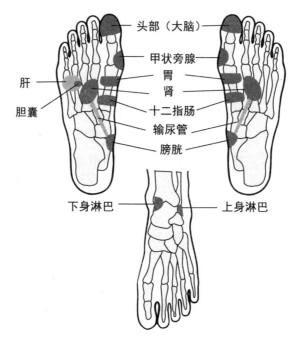

图23-7　调治慢性胃炎的足部反射区

八、胃痛

［概述］胃痛又称胃脘痛，以上腹胃脘部近心窝处经常疼痛为主证的疾病。病邪犯胃、肝气犯胃、脾胃虚弱等均可使气机不利，气滞而作痛。

［配区］胃、十二指肠、胰、升结肠、横结肠、降结肠、盲肠（阑尾）、乙状结肠及直肠、小肠、腹腔神经丛（图23-8）。

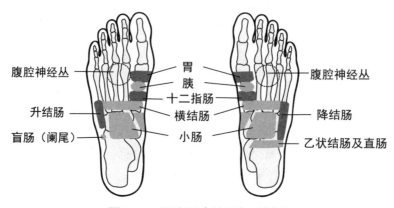

图23-8　调治胃痛的足部反射区

九、胃十二指肠溃疡

［概述］胃十二指肠溃疡病统称为消化性溃疡。临床以慢性反复发作性上腹部疼痛为特点。胃溃疡多在饭后痛，而十二指肠溃疡则多在空腹时痛，腹痛性质多为隐痛、烧灼样痛、钝痛、饥饿痛或剧痛。同时还可伴有嗳气、反酸、流涎、恶心、呕吐等症。本病可发生于任何年龄，但以青壮年为多，且男性多于女性，二者之比为 3∶1。

［配区］胃、十二指肠、肝、胆囊、腹腔神经丛、甲状旁腺、上身淋巴、下身淋巴（图 23-9）。

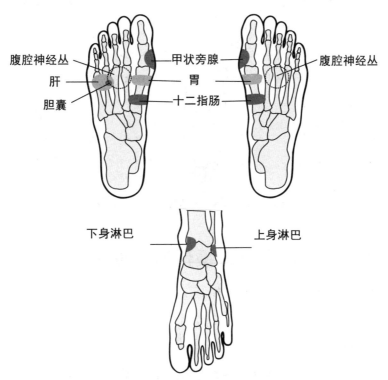

腹腔神经丛　　甲状旁腺　　腹腔神经丛
肝　　　　　　胃
胆囊　　　　　十二指肠

下身淋巴　　　上身淋巴

图23-9　调治胃、十二指肠溃疡的足部反射区

十、溃疡性结肠炎

本病又称慢性非特异性溃疡性结肠炎，是以结肠黏膜广泛溃疡为特征的结肠炎症。本病起病可急可缓，症状轻重不一。主要症状为腹泻（每日数次到十数次，可为稀水便、黏液血便、脓血便或血便）、腹痛（多为隐痛或下腹绞痛，有时里急后重），可伴见食欲缺乏、上腹饱胀、恶心呕吐及消瘦贫血、失水、急

性期发热等全身症状。该病可发生于任何年龄，但以青壮年为多。

[配区] 胃、十二指肠、胰、小肠、升结肠、横结肠、降结肠、乙状结肠及直肠、肛门、回盲瓣、盲肠（阑尾）、腹腔神经丛、上下身淋巴（图 23-10）。

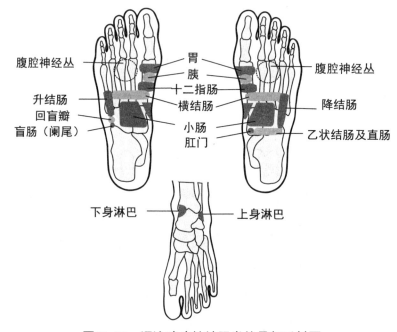

图23-10　调治溃疡性结肠炎的足部反射区

十一、慢性胰腺炎

[概述] 慢性胰腺炎是指胰腺组织反复发作性或持续性炎性病变。早期仅见上腹部不适、食欲缺乏、阵发性上腹部痛，放射到上腰区，食后加重，身体坐位前屈时减轻。疼痛加剧且成持续性，常伴有恶心、呕吐、脂肪泻（大便量多、色灰黄、有奇臭、含大量脂肪），或有持续性、间歇性黄疸，或发热、或呕血，久病以后可有消瘦、衰弱及营养不良。本病男性发病多于女性。

[配区] 肾、输尿管、膀胱、胰、胃、十二指肠、盲肠（阑尾）、腹腔神经丛、下身淋巴、上身淋巴（图 23-11）。

十二、便秘

[概述] 便秘又称为"大便难""脾约"，是指大便坚硬，或排便间隔时间延长，可有便意而排便时艰涩难下而言。主要由于大肠传导功能失常，粪便在肠道停留过久，水分被吸收，从而粪便过于干燥，坚硬所致。或因体虚推动无力，

大便虽不干燥但排出不畅。

　　[配区] 甲状旁腺、胰、胃、十二指肠、升结肠、横结肠、降结肠、小肠、肛门、乙状结肠及直肠、直肠肛门括约肌（图23-12）。

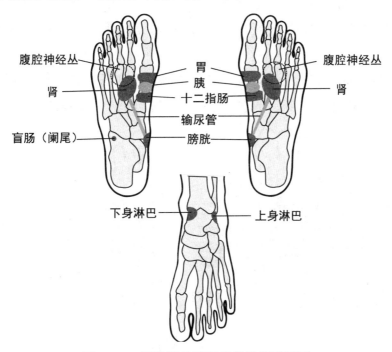

图23-11　调治慢性胰腺炎的足部反射区

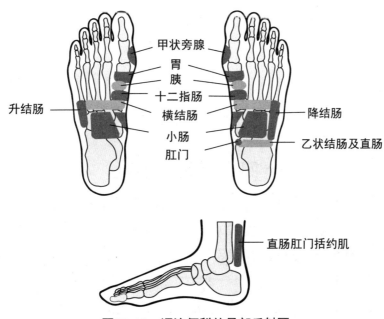

图23-12　调治便秘的足部反射区

十三、肝硬化

[概述] 肝硬化是一种以肝损害为主要表现的慢性、全身性疾病。肝硬化起病慢病程长，早期可出现食欲缺乏、恶心、上腹胀满，体重减轻、疲倦乏力、腹痛、皮肤黏膜、牙龈、鼻腔、口腔出血、瘀斑。晚期可见腹胀和神经症状如兴奋、木呆、嗜睡、躁狂等。

[配区] 肾、输尿管、膀胱、胃、十二指肠、升结肠、横结肠、降结肠、小肠、肛门、乙状结肠及直肠、肝、胆囊、胰、下身淋巴、上身淋巴（图23-13）。

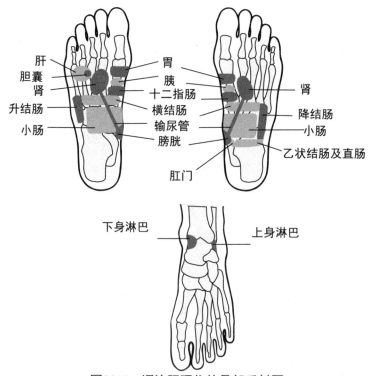

肝
胆囊
肾
升结肠
小肠

胃
胰
十二指肠
横结肠
输尿管
膀胱

肾
降结肠
小肠
乙状结肠及直肠

肛门

下身淋巴
上身淋巴

图2313　调治肝硬化的足部反射区

十四、慢性胆囊炎

[概述] 慢性胆囊炎是胆囊纤维组织增生及慢性炎性细胞浸润性疾病。是最常见的胆囊疾病。临床表现为上腹或右上腹不适感，持续性钝痛或右肩胛区疼痛、腹胀、胃灼热、嗳气、反酸和恶心顽固不愈，在进食油煎或脂肪类食物后可加剧，也可有餐后发作的胆绞痛。

[配区] 肾、输尿管、膀胱、肾上腺、肝、胆囊、十二指肠、胰、腹腔神经丛、上身淋巴、下身淋巴（图23-14）。

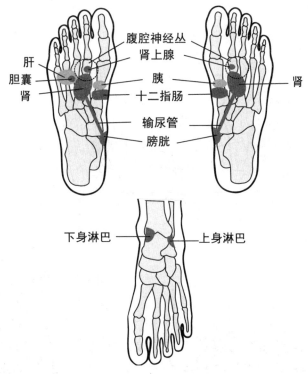

图23-14　调治慢性胆囊炎的足部反射区

十五、慢性肾小球肾炎

［概述］慢性肾小球肾炎简称慢性肾炎。是由多种病因引起的原发于肾小球的慢性炎症性疾病。临床上以尿异常改变 (蛋白尿、血尿及管型尿)、水肿、高血压及肾功能损害等为其特征。病程迁延，晚期可出现肾衰竭。本病可发生在不同年龄，尤以青壮年为多，男性发病率较女性为高。

［配区］肾、输尿管、膀胱、脑垂体、尿道及阴道、腰椎、骶骨、下身淋巴（图 23-15）。

十六、泌尿系统结石

［概述］泌尿系统结石亦称尿石病，是肾结石、输尿管结石、膀胱结石和尿道结石的总称。其病变为结石形成后在泌尿系造成局部创伤、梗阻或并发感染。肾结石主要表现为血尿、腰部钝痛或胀痛。肾盂结石主要表现为肾绞痛并向背、上腹部和输尿管区放射。输尿管结石主要表现为疼痛与肾结石相同并伴尿急、尿频、尿痛和排尿困难。膀胱结石主要表现为排尿疼痛。尿道结石主要表现为

排尿痛和排尿困难。

　　［配区］肾、输尿管、膀胱、尿道及阴道、腰椎、骶骨、下身淋巴（图 23-16）。

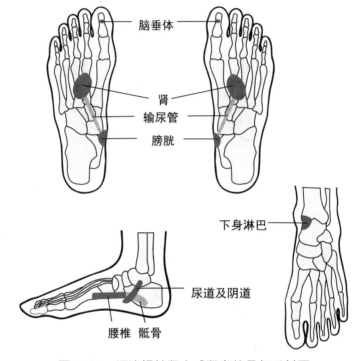

图23-15　调治慢性肾小球肾炎的足部反射区

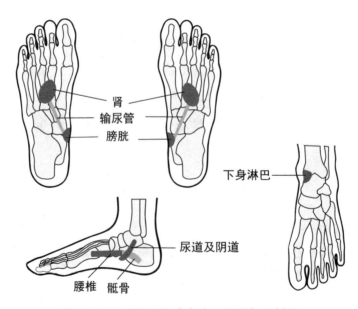

图23-16　调治泌尿系统结石的足部反射区

十七、尿潴溜

[概述] 尿潴溜是指尿液溜滞膀胱，不能随意排出的疾病。是泌尿系统常见的疾病。患者自觉尿意感强烈，但不得排出，或仅能排出极少量尿液而不能完全排空，下腹部胀满疼痛，兼见精神紧张、烦躁不安等症。

[配区] 肾、输尿管、膀胱、腹腔神经丛、脾、尿道及阴道、下身淋巴（图23-17）。

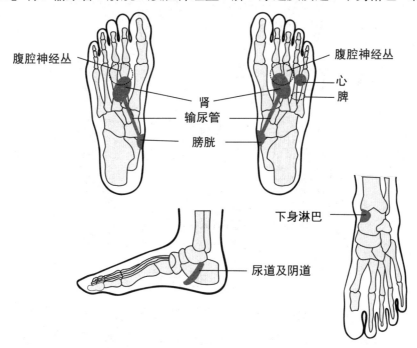

图23-17　调治尿潴溜的足部反射区

十八、糖尿病

[概述] 糖尿病是一种由遗传基因决定的全身慢性代谢性疾病。由于体内胰岛素的相对或绝对不足而引起糖、脂肪和蛋白质代谢的紊乱。其主要特点是高血糖及糖尿。临床表现早期无症状，发展到症状期临床上可出现多尿、多饮、多食、疲乏、消瘦等症候群，严重时发生酮症酸中毒。常见的并发症及伴随症有急性感染、肺结核、动脉粥样硬化、肾和视网膜等微血管病变等。各种年龄均可患病。

[配区] 坐骨神经（糖尿病反射点）、胰、肾、输尿管、膀胱、肝、胃、升结肠、横结肠、降结肠、乙状结肠及直肠、小肠、脑垂体、肾上腺、甲状旁腺、上身淋巴、下身淋巴（图23-18）。

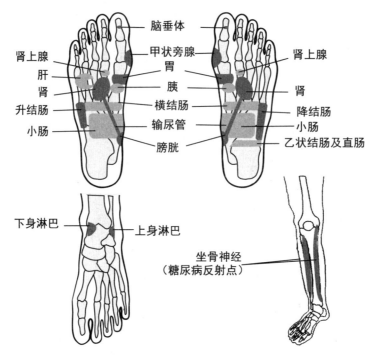

图23-18　调治糖尿病的足部反射区

十九、肥胖症

[概述]肥胖症又称肥胖病。成人标准体重(kg)=[身高(cm) － 100]×0.9。实测体重超过标准体重10％～19％为超重；超过20％为肥胖；超过20％～30％为轻度肥胖，超过30％～50％为中度肥胖，超过50％者为重度肥胖。临床症见有易疲乏、无力、气短、嗜睡。易发生心脏扩大、心力衰竭。或出现食欲亢进，容易饥饿，或闭经、阳痿、不育等性功能异常。易腰酸背痛、关节痛、怕热等。

[配区] 肾、输尿管、膀胱、脾、脑垂体、肾上腺、甲状腺、甲状旁腺、胃、小肠、升结肠、横结肠、降结肠、乙状结肠及直肠（图 23-19）。

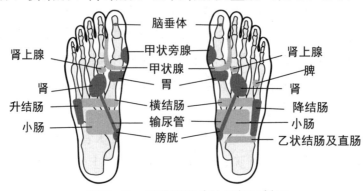

图23-19　调治肥胖症的足部反射区

二十、脑血管意外后遗症

[概述]脑血管意外又称急性脑血管疾病。是指脑局部血液循环发生障碍，导致以不同程度的意识障碍及神经系统局部受损为特征的一组疾病。如脑出血、蛛网膜下腔出血、脑血栓、脑栓塞等。本病以一侧上下肢瘫痪无力、口眼㖞斜、舌强语謇为主证。兼见口角流涎、吞咽困难等表现。本病多发生在中年以上，尤其多见于高血压和动脉硬化患者。

[配区]头部 (大脑)、脑垂体、小脑及脑干、腹腔神经丛、肾、输尿管、膀胱、肾上腺、甲状旁腺、心、肺及支气管、胃、颈椎、胸椎、腰椎、骶骨、内髋关节、肩 (关节)、肘关节、外髋关节、上颌、下颌、上身淋巴、下身淋巴、内耳迷路（图 23-20）。

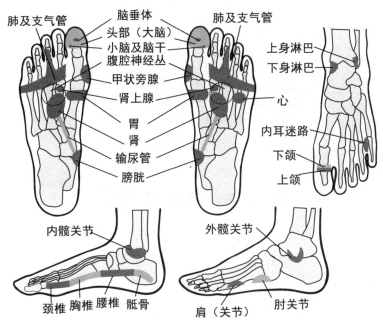

图23-20　调治脑血管意外后遗症的足部反射区

二十一、三叉神经痛

[概述]三叉神经痛是一种病因尚不明了的神经系统常见疾病。大多数为单侧性，少数为双侧性。症状特点是三叉神经分布区出现撕裂样、通电样、刀割样、针刺样犹如拔牙样疼痛，疼痛发生急骤、剧烈、有无痛间歇、间歇期长短不定、短者仅数秒、数分钟或数小时乃至数日，长者可达数年，突然发作，突然停止。每次发作十几秒至 1 ～ 2 分钟，常见于咀嚼运动、刷牙、洗脸、谈话、有时简

单的张嘴等可诱发。

[配区] 肾、输尿管、膀胱、三叉神经、甲状旁腺、颈椎、胸椎、腰椎、骶骨、上颌、下颌（图 23-21）。

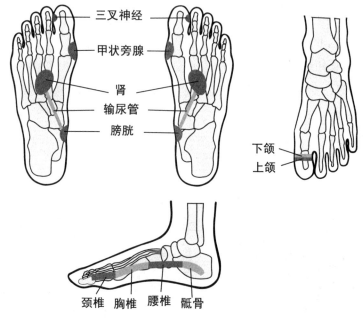

颈椎 胸椎 腰椎 骶骨

图23-21 调治三叉神经痛的足部反射区

二十二、坐骨神经痛

[概述] 坐骨神经经臀部而分布于整个下肢。沿坐骨神经通路及其分布区域的疼痛综合征，称为坐骨神经痛。

[配区] 坐骨神经、肾、输尿管、膀胱、甲状旁腺、胸椎、腰椎、骶骨、内尾骨、内髋关节、膝关节、外髋关节（图 23-22）。

二十三、头痛

[概述] 凡整个头部疼痛以及头的前、后、偏侧部疼痛，总称头痛。头痛是临床上常见的自觉症状。可单独出现亦可见于多种急、慢性疾病。头痛的发病与外感风、寒、湿，内伤肝、脾、肾三脏有关。

[配区] 头部（大脑）、脑垂体、三叉神经、额窦、眼、鼻、耳、甲状腺、颈项、肝、肾、颈椎（图 23-23）。

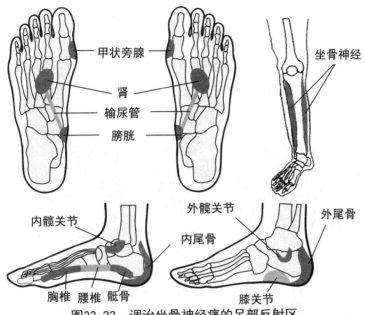

图23-22　调治坐骨神经痛的足部反射区

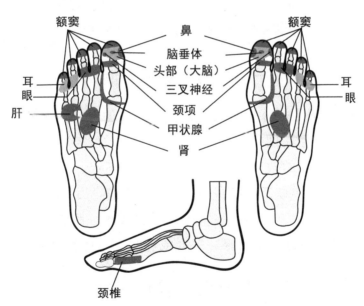

图23-23　调治头痛的足部反射区

二十四、神经衰弱

　　[概述] 神经衰弱是临床上常见的一种神经官能症。系指精神活动长期持续的过度紧张，使脑的兴奋和抑制功能失调，以精神活动易兴奋和脑力与体力易疲劳为特征，伴有多种躯体主诉，大致包括过度敏感、容易疲劳、睡眠障碍、

自由神经功能紊乱、疑病和焦虑等五个方面症状，症状特点常表现为失眠、多梦，对躯体细微的不适特别敏感，常感到精神疲乏，注意力不能集中，记忆力减退，用脑稍久即觉头痛、眼花，还常感肢体无力。

[配区] 肾、输尿管、膀胱、肾上腺、胃、心、肝、甲状旁腺、甲状腺、头部 (大脑)、脑垂体、腹腔神经丛（图23-24）。

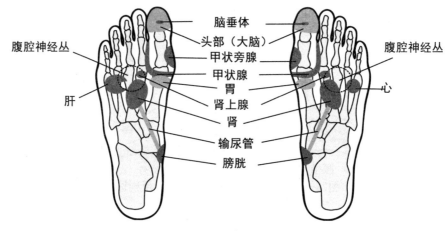

图23-24 调治神经衰弱的足部反射区

二十五、月经不调

[概述] 月经不调是指月经的期、量、色、质的异常，并伴有其他症状者，称月经不调。包括月经周期提前、退后和无规律，月经经量过多、过少，月经淋漓不净以及月经色质的改变。主要表现为经期不定，经量时多时少，经水淋漓不净，心烦易怒，食欲缺乏，夜寐不安，小腹胀满，头晕眼花，大便时秘时溏。

[配区] 肾、输尿管、膀胱、脑垂体、甲状旁腺、腹腔神经丛、肾上腺、前列腺或子宫、尿道及阴道、生殖腺、睾丸或卵巢、下腹部（图23-25）。

二十六、盆腔炎

[概述] 盆腔炎是指内生殖器官的炎症 (包括子宫、输卵管及卵巢炎)、盆腔结缔组织炎及盆腔腹膜炎。临床主要表现为高热、恶寒、头痛、下腹疼痛，阴道分泌物增多、脓样、有臭味，月经失调，尿频或排尿困难，腰腹部坠胀，便秘、恶心、呕吐等症。

[配区] 肾、输尿管、膀胱、脑垂体、脾、甲状旁腺、腹腔神经丛、生殖腺、内髋关节、前列腺或子宫、尿道及阴道、外髋关节、睾丸或卵巢、腹股沟、下

身淋巴、上身淋巴（图 23-26）。

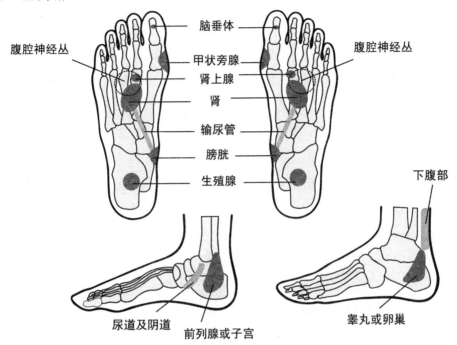

图23-25 调治月经不调的足部反射区

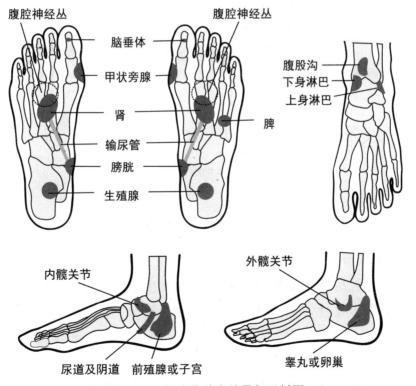

图23-26 调治盆腔炎的足部反射区

二十七、更年期综合征

［概述］更年期综合征是指更年期妇女（年龄一般在45—52岁），因卵巢功能衰退直至消失，引起内分泌失调和自主神经紊乱的症状，称为更年期综合征。临床上出现的症候往往因人而异，轻重不一，但多伴有月经紊乱，烦躁易怒，烘热汗出，心悸失眠，头晕耳鸣，健忘，多疑，感觉异常，性欲减退，或面目、下肢水肿，倦怠无力，纳呆，便溏，甚则情志失常。此症为妇科常见病，约85％更年期妇女出现该症。

［配区］头部（大脑）、脑垂体、颈项、肾上腺、甲状腺、甲状旁腺、心、肝、肾、胃、生殖腺、前列腺或子宫、下身淋巴、上身淋巴、睾丸或卵巢（图23-27）。

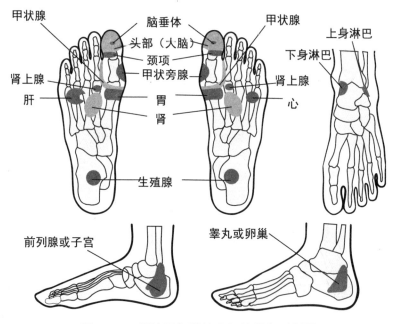

图23-27　调治更年期综合征的足部反射区

二十八、乳腺增生

［概述］乳腺增生是由于人体内分泌功能紊乱而引起乳腺结构异常的一种疾病。临床表现为乳房胀痛，具有周期性，常发生或加重于月经前期或月经期。乳房肿胀，常为多发性，扁平性，或呈串珠状结节，大小不一，质韧不硬，周界不清，推之可动，经前增大，经后缩小，病程长，发展缓慢，此病多发于20—40岁妇女。

［配区］脑垂体、肾上腺、甲状旁腺、生殖腺、前列腺或子宫、睾丸或卵巢、

胸（乳房）、胸部淋巴腺（胸腺）、上身淋巴（图 23-28）。

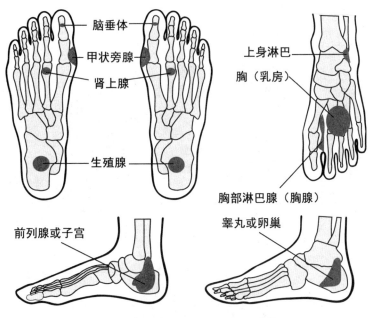

图23-28　调治乳腺增生的足部反射区

二十九、痤疮

［概述］痤疮是一种毛囊与皮脂腺的慢性炎症性皮肤病。因为其初起损害多有粉刺，所以本病又称为粉刺。本病为常见病多发病，总发病率占人口的 20%～24%，尤其好发于青春期男女，有 30%～50% 的青年都患有不同程度的痤疮，一般男性的比例略高于女性，病程长久，发病缓慢，30 岁以后病情逐渐减轻或自愈。痤疮以面、上胸、背部等处的粉刺、丘疹、脓疱等皮损为主要症状。

［配区］肺及支气管、大肠［升结肠、横结肠、降结肠、乙状结肠及直肠、盲肠（阑尾）回盲瓣］、肾、输尿管、膀胱、脑垂体、肾上腺、生殖腺、睾丸或卵巢（图 23-29）。

三十、脂溢性脱发

［概述］脂溢性脱发是一种以毛发稀疏脱落，常伴皮脂溢出为特征的皮肤病，故名。由于本病多见于男性，始发于青春期之后，本病一般进展缓慢，初起前额及两侧稀疏脱发，逐渐对称向头顶部延伸，形成前额扩大乃致于前顶脱光，毛发纤细稀少。亦有自脑门或后头顶部同时出现脱发，发际线后移，前额相对变高。或头顶脱发连接成片，仅余两鬓、枕部，形类环状。

［配区］肺及支气管、大肠［升结肠、横结肠、降结肠、乙状结肠及直肠、盲肠（阑尾）回盲瓣］、肾、输尿管、膀胱、脑垂体、肾上腺、生殖腺、睾丸或卵巢（图 23-30）。

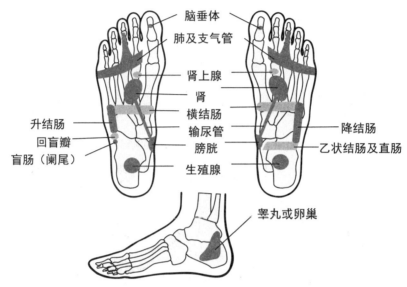

图23-29　调治痤疮的足部反射区

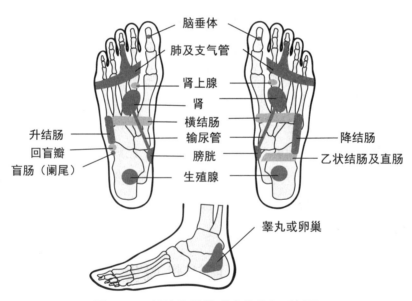

图23-30　调治脂溢性脱发的足部反射区

三十一、肩周炎

［概述］肩周炎又称漏肩风，五十肩，冻结肩。临床主要表现为：①疼痛，早期呈阵发性疼痛，常因天气变化及劳累而诱发，以后逐渐发展到持续性疼痛，

昼轻夜重，不能向患侧侧卧。②功能活动受限，肩关节各向的主动和被动活动均受限。特别是当肩关节外展时，出现典型的"扛肩"现象。梳头、穿衣服等动作均难以完成。严重时屈肘时手不能摸肩。日久可以发生肌肉萎缩，出现肩峰突起，上臂上举不便，后伸不利等症状。本病的好发年龄在 50 岁左右，女性发病率略高于男性，多见于体力劳动者。

［配区］斜方肌、肾上腺、颈椎、胸椎、肩（关节）、肘关节、肩胛骨、肋骨、上身淋巴（图 23-31）。

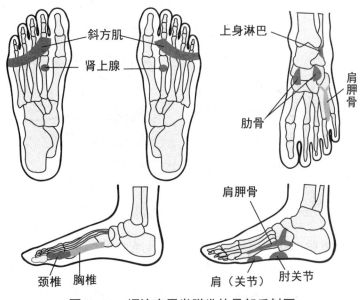

图23-31　调治肩周炎脱发的足部反射区

三十二、颈椎病

［概述］颈椎病又称颈椎综合征。是常见病，多发病。本病是由于颈椎增生刺激或压迫颈神经根、颈部脊髓、椎动脉或交感神经而引起的综合症候群。患者早期常感到颈部难受、僵硬、酸胀、疼痛，有时伴有头痛、头晕、肩背酸痛。以后出现头部不能向某个方向转动，当颈部后仰时可有窜电样的感觉放射至手臂上，手指麻木，视物模糊等症状。重者可致肢体酸软无力，甚至大小便失禁、瘫痪。

［配区］头部 (大脑)、颈项、小脑及脑干、斜方肌、颈椎、胸椎、肩 (关节)、肩胛骨（图 23-32）。

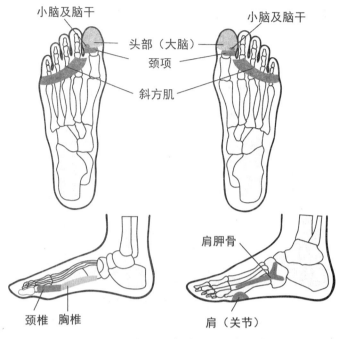

图23-32　调治颈椎病脱发的足部反射区

三十三、慢性腰肌劳损

[概述]慢性腰肌劳损主要是指腰骶部肌肉、筋膜等软组织慢性损伤。常因劳动中姿势不良或急性腰部软组织损伤后未及时治疗或反复多次损伤，或由先天性畸形所致。临床表现以腰骶部一侧或两侧酸痛不适，时轻时重，缠绵不愈，劳损部位可有较广泛的压痛，压痛一般不甚明显。酸痛在劳累后加剧，休息后减轻，并与气候变化有关。在急性发作时，各种症状均显著加重，并可有肌痉挛，腰脊柱侧弯，下肢牵制作痛等症状出现。

[配区]肾、输尿管、膀胱、胃、十二指肠、肝、胆囊、颈椎、胸椎、腰椎、骶骨、内尾骨、外尾骨、坐骨神经（图23-33）。

三十四、腰椎间盘突出症

[概述]腰椎间盘突出症又名"腰椎间盘纤维环破裂症"。本症易发于20—40岁，临床上以腰椎$_{4-5}$和腰$_5$—骶$_1$之间的椎间盘最易发生病变。临床表现为腰部疼痛，严重者可影响翻身和坐立。一般休息后症状减轻，咳嗽、喷嚏或大便时用力，均可使疼痛加剧。下肢放射痛，凡腰$_{4-5}$或腰$_5$—骶$_1$椎间盘突出者，一侧下肢坐骨神经区域放射痛。腰部活动障碍，以后伸障碍为明显。脊柱侧弯、侧凸

的方向表明突出的位置和神经根的关系。有麻木感、患肢温度下降等。

[配区] 肾、输尿管、膀胱、胃、十二指肠、肝、胆囊、胸椎、腰椎、骶骨、内尾骨、外尾骨、坐骨神经（图 23-34）。

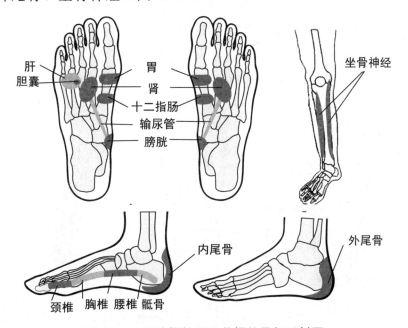

图23-33　调治慢性腰肌劳损的足部反射区

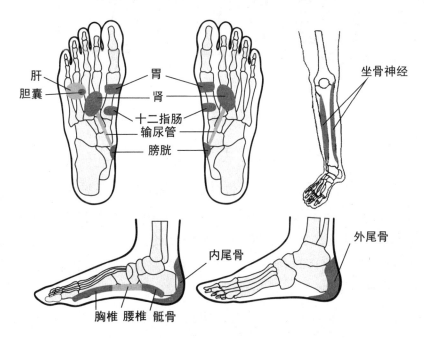

图23-34　调治腰椎间盘突出症的足部反射区

三十五、类风湿关节炎

[概述] 类风湿关节炎是一种常见的伴有全身症状的慢性关节疾病。80％患者的发病年龄在20—45岁，以青壮年为多，女性多于男性。以各关节肿大显著、周围皮肤温热、潮红、自动或被动运动都引起疼痛为主要临床表现。

[配区] 肾上腺、肾、输尿管、膀胱、甲状旁腺、膝关节、肘关节、肩（关节）、上身淋巴、下身淋巴、坐骨神经（图23-35）。

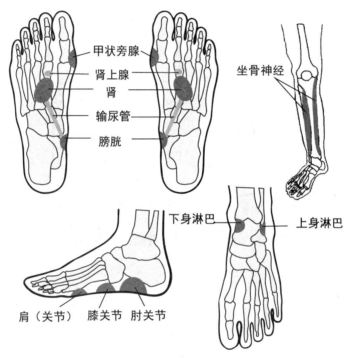

图23-30　调治类风湿关节炎的足部反射区

三十六、老年性白内障

[概述] 老年性白内障是一种进行性的双眼眼病。多见于40岁以后，50—70岁老人中的发病率是60％～70％，而70岁以上老人则可达到80％以上。初起患者可无明显自觉症状，随着晶状体混浊的发展，病人自觉视物模糊，眼前有黑影随眼球转动，当眼球静止后黑影也即刻停止不动。随后视力缓慢下降，晶状体混浊，眼部无红肿等症状。

[配区] 眼、肝、胃、肾、输尿管、膀胱、脑垂体、头部（大脑）、生殖腺、睾丸或卵巢（图23-36）。

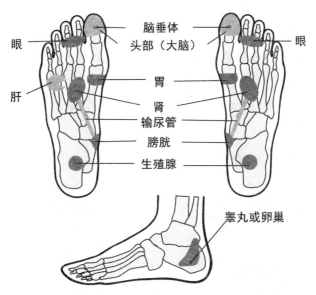

图23-36　调治老年性白内障的足部反射区

三十七、青光眼

　　[概述] 青光眼发病多隐匿，常为双眼发病，病程进展缓慢，由于发病症状不典型，常被忽视，失明的危险性较大。大多数病人早期无自觉症状，有些病例在眼压高时出现视物模糊，轻微头痛、眼胀、眼眶发酸、视力疲劳，直到晚期，双眼视野缩小，成为"管视"，行走出现不便现象。

　　[配区] 肾、输尿管、膀胱、生殖腺、眼、脑垂体、肝（图23-37）。

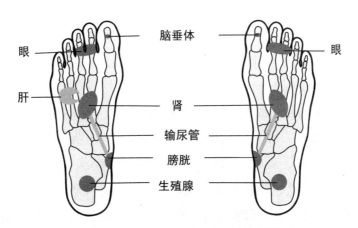

图23-37　调治青光眼的足部反射区

三十八、近　　视

[概述] 当眼球处于静止状态下，5米或5米以外的平行光线进入眼内，聚焦成像于视网膜前面者称为近视。眼外观良好，看近清晰，看远模糊，喜眯眼视物，喜近距离工作或常伴有视疲劳如视一为二，头痛，眼痛珠胀，恶心，甚至发生外斜视。

[配区] 肾、输尿管、膀胱、眼、脑垂体、肝、生殖腺（图23-38）。

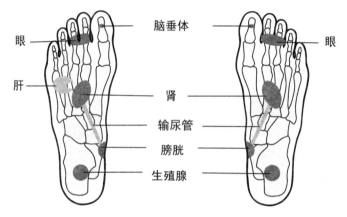

图23-38　调治近视的足部反射区

三十九、慢性鼻炎

[概述] 慢性鼻炎是一种常见的鼻腔黏膜及黏膜下层的慢性炎症。通常包括慢性单纯性鼻炎和慢性肥厚性鼻炎。

1. 慢性单纯性鼻炎的临床表现　①鼻塞，多为间歇性和交替性，活动时鼻塞减轻，夜间、静坐或寒冷时鼻塞加重。②多涕，常为黏液性，较黏稠，脓性分泌物多于感染后出现。

2. 慢性肥厚性鼻炎的临床表现　①鼻塞较重，多呈持续性。②鼻涕通常不多，呈黏液性或黏脓性，不易擤出。③可出现耳鸣、听力减退。④易产生慢性咽喉炎或咳嗽。⑤头痛、头晕、失眠、精神萎靡等症状。

[配区] 肾、输尿管、膀胱、鼻、额窦、肺及支气管、甲状旁腺、上颌、下颌、扁桃体、喉与气管、胸部淋巴腺 (胸腺)、上身淋巴（图23-39）。

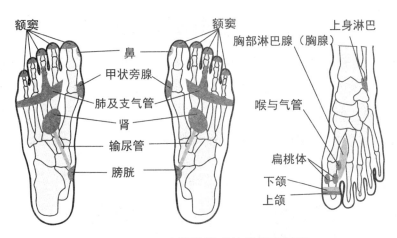

图23-39 调治慢性鼻炎的足部反射区

四十、慢性咽炎

[概述] 慢性咽炎为咽部黏膜、黏膜下及淋巴组织的弥漫性炎症，常为上呼吸道炎症的一部分。咽部可有各种不适感觉，如灼热、干燥、微痛、发痒、异物感、痰黏感，习惯以咳嗽清除分泌物，常在晨起用力清除分泌物时，有作呕不适感，通过咳嗽，清除出稠厚的分泌物后症状缓解。上述症状因人而异，轻重不一，一般全身症状多不明显。本病为常见病，多发于成年人：在城镇居民中，其发病率占喉科疾病的 10%～ 20%。

[配区] 鼻、喉与气管、扁桃体、上身淋巴、上颌、下颌（图 23-40）。

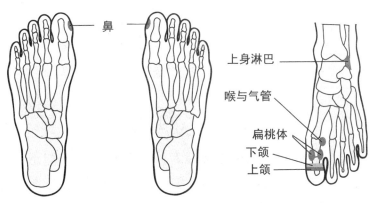

图23-40 调治慢性咽炎的足部反射区

四十一、耳鸣、耳聋

〔概述〕耳鸣是指自觉耳内鸣响，如闻蝉声，或如潮水声，或大或小。耳聋是指不同程度听觉减退，轻者称为重听，重者甚至听觉完全消失而成全聋。主要由于肾精亏虚、脾气虚弱、情志失调、饮食所伤等因素所致。

〔配区〕耳、肾、输尿管、膀胱、前列腺或子宫、尿道及阴道、内耳迷路（图23-41）。

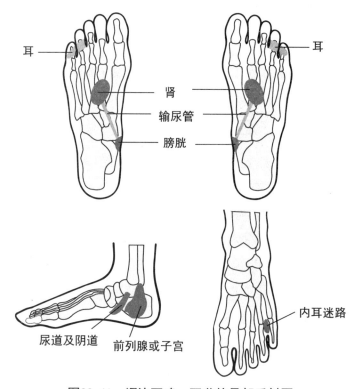

图23-41　调治耳鸣、耳聋的足部反射区

四十二、眩晕

〔概述〕目视发黑或眼花、视物模糊为目眩，头如旋转即感觉自身或外界景物旋转，站立不稳为头晕，两者常同时并见，故称眩晕。轻者闭目即止，重者如乘车船，不能站立。或伴有恶心、呕吐、汗出，甚至昏倒等症状。眩晕的发生，与脑的关系最为密切，或因各种致病因素侵犯于脑而引起，或因人体气血、精髓空虚，不能濡养于脑而致。

〔配区〕头部（大脑）、脑垂体、肝、胆囊、肾、膀胱、胃、颈椎、颈项（图23-42）。

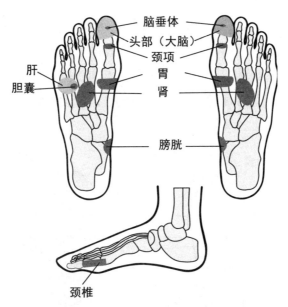

图23-42　调治眩晕的足部反射区

四十三、失　　眠

［概述］失眠是指经常不能获得正常睡眠而言。即一般所谓"失眠"。轻者入寐困难或睡中易醒，时寐时醒，重者整夜不能入寐。形成不寐的原因很多，思虑劳倦、内伤心脾、心肾不交、阴虚火旺、肝阳扰动、胃中不和等因素均可影响心神而导致不寐。

［配区］额窦、头部（大脑）、脑垂体、甲状腺、甲状旁腺、腹腔神经丛、肝、心、脾、肾、输尿管、膀胱、胃、胰、十二指肠、盲肠（阑尾）、回盲瓣、升结肠、降结肠、乙状结肠及直肠、小肠、肛门、失眠点、生殖腺、睾丸或卵巢（图23-43）。

四十四、慢性前列腺炎

［概述］慢性前列腺炎是男性常见疾病，其常见症状如下。

1．排尿症状　尿频、轻度尿急、排尿时尿道痛或尿道烧灼感，并可放射到阴茎头部。

2．清晨尿道口有黏液、会阴部和肛门部不适、重坠和饱胀感，下蹲或大便时为甚。

3．疼痛是慢性前列腺炎主要症状表现之一。①局部疼痛常在会阴部、后尿道、肛门部有钝痛或坠胀。②反射痛常在膈以下、膝以上较多，以下腰痛为多见。

4．性功能障碍可见性欲减退或消失、射精痛、血精、阳痿、遗精、早泄及不育。

5．精神症状表现为乏力、头晕、眼花、失眠、精神抑郁。

［配区］头部（大脑）、脑垂体、眼、甲状腺、肾上腺、肾、输尿管、膀胱、失眠点、生殖腺、颈椎、胸椎、腰椎、骶骨、内尾骨、直肠及肛门、尿道及阴道、前列腺或子宫、外尾骨、下腹部、睾丸或卵巢、腹股沟、上身淋巴、下身淋巴、胸部淋巴腺（胸腺）（图23-44）。

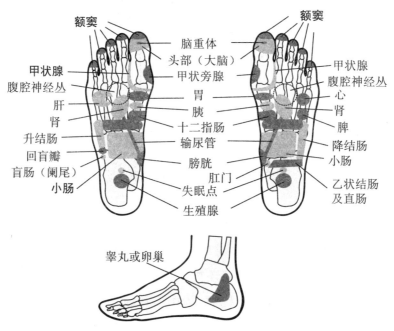

图23-43　调治失眠的足部反射区

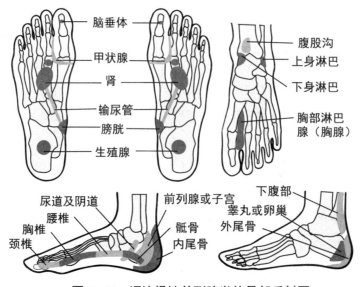

图23-44　调治慢性前列腺炎的足部反射区

四十五、子宫肌瘤

[概述] 子宫肌瘤全称为子宫平滑肌瘤，是女性生殖器官中最常见的良性肿瘤。子宫肌瘤的临床表现常随肌瘤生长的部位、大小、生长速度、有无继发性及合并症等各异。临床常见子宫出血、腹部包块、邻近器官的压迫症状，白带增多，不孕，贫血和心脏功能障碍等。子宫肌瘤的诱因，可能与过多雌激素刺激有关。

[配区] 头部 (大脑)、小脑及脑干、甲状旁腺、肾上腺、肾、输尿管、膀胱、生殖腺、腰椎、骶骨、尿道及阴道、前列腺或子宫、下腹部、睾丸或卵巢、腹股沟、上身淋巴、下身淋巴、胸部淋巴腺 (胸腺)（图 23-45）。

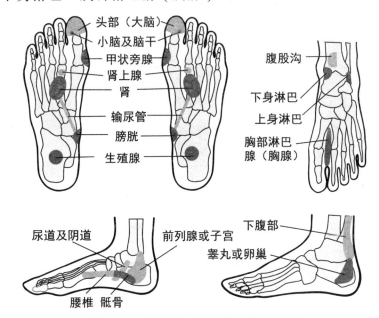

图23-45　调治子宫肌瘤的足部反射区

四十六、乳腺癌

[概述] 乳腺癌是女性常见恶性肿瘤之一。多发生在 40—60 岁、绝经期前后的妇女。其发病与女性激素紊乱有关。以月经过早来潮、绝经期过晚、婚后未育、哺乳少者发病率高。早期为无痛的、单发的小肿块，质硬，表面不甚平滑，与周围组织分界不清，在乳房内不易被推动，多由病人在无意中发觉。随着癌肿增大，局部皮肤往往显示凹陷，乳头抬高或回缩内陷。晚期癌肿固定，乳房不能推动，皮肤发生水肿，呈"橘皮样"，以后皮肤破溃形成溃疡，有恶臭，易出血。

[配区] 头部 (大脑)、脑垂体、小脑及脑干、三叉神经、肺及支气管、肝、

胆囊、脾、甲状腺、甲状旁腺、肾上腺、肾、输尿管、膀胱、胃、胰、十二指肠、盲肠（阑尾）、回盲瓣、升结肠、横结肠、降结肠、乙状结肠及直肠、颈椎、胸椎、腰椎、骶骨、尿道及阴道、前列腺或子宫、睾丸或卵巢、下腹部、生殖腺、上身淋巴、下身淋巴、胸（乳房）、胸部淋巴腺（胸腺）、腹股沟（图23-46）。

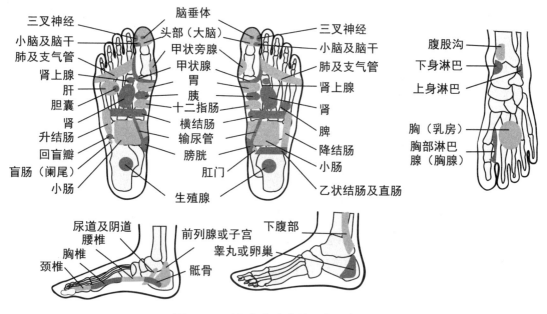

图23-46　调治乳腺癌的足部反射区

四十七、肿瘤放射与化学治疗反应

［概述］肿瘤病人接受放疗或化疗后会出现一些局部或全身的不良反应。常见的有骨髓抑制而致血小板和血细胞减少；消化道反应如恶心、呕吐、厌食、腹泻等；泌尿系统反应如尿频、尿急、尿痛、血尿等；皮肤反应如脱毛、皮炎、溃疡、斑疹、脱屑等；黏膜出现瘀血、水肿、溃疡、出血等；全身症状如乏力、头晕、失眠、脱发等，这些不良反应称为放疗或化疗反应。

［配区］头部（大脑）、脑垂体、小脑及脑干、三叉神经、颈项、肝、胆囊、心、脾、肾上腺、肾、输尿管、膀胱、胃、胰、十二指肠、盲肠（阑尾）、回盲瓣、升结肠、横结肠、降结肠、乙状结肠及直肠、小肠、肛门、生殖腺、颈椎、胸椎、腰椎、骶骨、睾丸或卵巢、上身淋巴、下身淋巴、胸部淋巴腺（胸腺）（图23-47）。

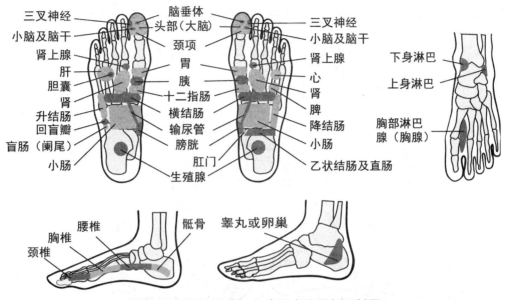

图23-47　调治肿瘤与化疗反应的足部反射区

四十八、肾虚

[概述] 肾虚主要是四方面，一个是肾阴虚，一个是肾阳虚，一个是肾精亏虚，一个是肾气虚。

最常见的肾阳虚症状是腰痛而且手脚冰凉、伴有尿频情况。

男性朋友首先感觉到腰痛，因为腰是肾之府，痛的同时能明显感觉到腰里面发凉，这是最典型的肾阳虚症状。然后会扩展到患者全身，全身都会感觉冷。

临床上，肾阴虚症状就更多一些了，如腰酸腿软、口干、烦躁、手心发热及爱出汗，这些都属于肾阴虚症状。

[配区] 肾上腺、肾、输尿管、膀胱、尿道及阴道、生殖腺、脑垂体、前列腺或子宫、睾丸（卵巢）（图 23-48）。

四十九、风湿性关节炎

风湿性关节炎是一种常见的急性或慢性结缔组织炎症。通常所说的风湿性关节炎是风湿热的主要表现之一，临床以关节和肌肉游走性酸楚、红肿、疼痛为特征。与 A 组乙型溶血性链球菌感染有关，寒冷、潮湿等因素可诱发本病。下肢大关节如膝关节、踝关节最常受累。虽然近几十年来风湿热的发病率已显著下降，但非典型风湿热及慢性风湿性关节炎并非少见。

［配区］膝关节、肝、胆、全身淋巴、脾、椎体（图 23-49）。

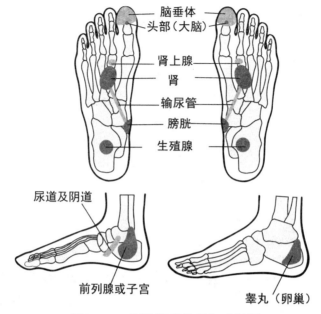

图23-48　调治肾虚的足部反射区

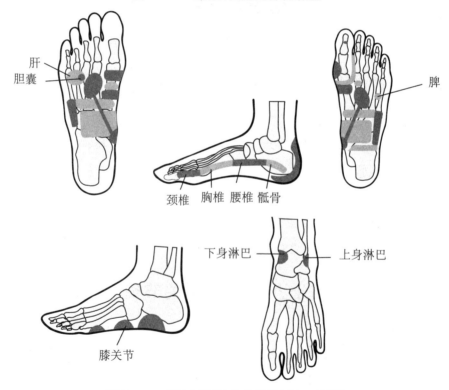

图23-49　调治风湿性关节炎的足部反射区

五十、肘关节痛

肘关节痛多是频繁使用肘关节导致软骨磨损退化造成，也有肘关节骨折、脱位，特别是关节面、关节软骨损伤后复位不佳；或粗暴手术加重其损伤；或骨折畸形愈合，关节负重不均，最终都可致肘关节炎，主要表现为肘关节疼痛和活动受限。

[配区] 肾上腺、腹腔神经丛、肩关节、肘关节、膝关节（图23-45）。

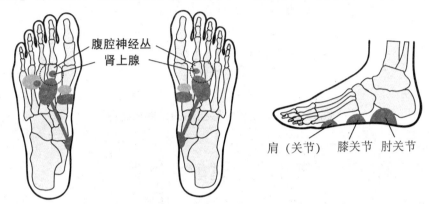

图23-50 调治肘关节痛的足部反射区

五十一、急性腰扭伤

急性腰扭伤是腰部肌肉、筋膜、韧带等软组织因外力作用突然受到过度牵拉而引起的急性撕裂伤，常发生于搬抬重物、腰部肌肉强力收缩时。急性腰扭伤可使腰骶部肌肉的附着点、骨膜、筋膜和韧带等组织撕裂。

患者伤后立即出现腰部疼痛，呈持续性剧痛，次日可因局部出血、肿胀、腰痛更为严重；也有的只是轻微扭转一下腰部，当时并无明显痛感，但休息后次日感到腰部疼痛。腰部活动受限，不能挺直，俯、仰、扭转感困难，咳嗽、喷嚏、大小便时可使疼痛加剧。

[配区] 闪腰点、腹腔神经丛、内外肋骨、腰椎（图23-51）。

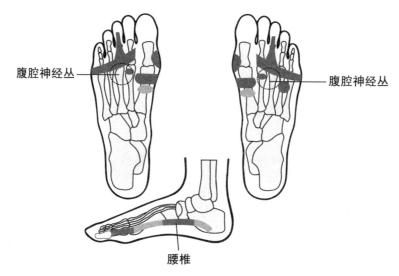

图23-51　调治急性腰扭伤的足部反射区

五十二、过敏性鼻炎

过敏性鼻炎即变应性鼻炎，是指特应性个体接触变应原后出现的鼻黏膜非感染性、炎性疾病。表现为阵发性喷嚏、流清水鼻涕、鼻塞和鼻痒。部分伴有嗅觉减退。过敏性鼻炎是一个全球性健康问题，可导致许多疾病和劳动力丧失。

［配区］鼻、淋巴、脾、肾上腺、甲状旁腺、支气管（图 23-45）。

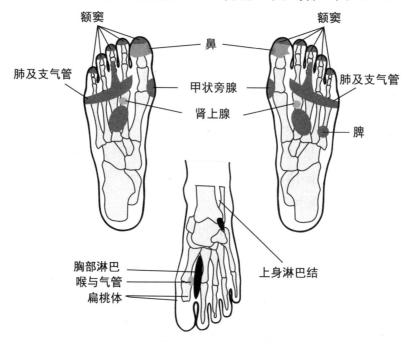

图23-52　调治过敏性鼻炎的足部反射区

五十三、咽喉炎

咽喉炎是咽喉疾患中常见的病症之一，在多种外感及咽喉部的疾病中均可出现此症。本病属于中医"喉痹""乳蛾"范畴。可分为急性咽喉炎和慢性咽喉炎两种。现代医学认为，咽喉为人体重要的免疫器官，许多感染性疾病和免疫性疾病都与咽喉有密切关系。急性发作时患者常常自觉咽喉疼痛,伴有梗然欠利,咽部不爽，发音欠扬，咽干思饮以言多为甚，或有咽部异物感等症状。

［配区］腹腔神经丛、肾上腺、额窦、喉头、气管、颈椎、胸淋巴、三叉神经、扁桃腺、颈椎及淋巴（图 23-53）。

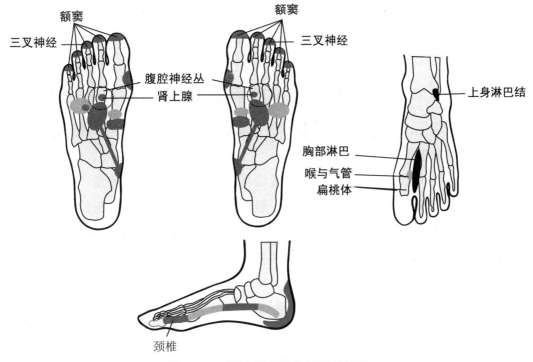

图23-53　调治咽喉炎的足部反射区

五十四、痔

痔是临床上一种最常见的肛门疾病,是直肠下端的肛垫出现了病理性肥大。根据发生部位的不同，痔可分为内痔、外痔和混合痔。 内痔主要表现为便后出血和脱出。当内痔合并发生血栓、嵌顿、感染时则出现疼痛。外痔发生于肛门外部，入厕时有痛感，有时伴瘙痒。混合痔是内痔和外痔混合体，是临床上最主要的发病形式，内痔和外痔的症状可同时存在，主要表现为便血、肛门疼痛及坠胀、肛门瘙痒等。

［配区］腹腔神经丛、直肠、肛门、肝、甲状旁腺、淋巴、大小肠（图23-54）。

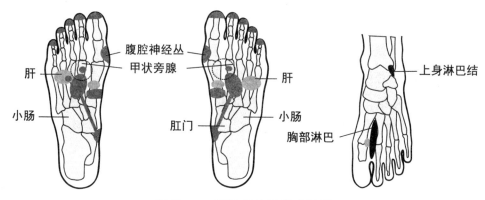

图23-54　调治痔的足部反射区

五十五、下肢静脉曲张

静脉曲张是指由于血液淤滞、静脉管壁薄弱等因素，导致的静脉纡曲、扩张。静脉曲张最常发生的部位在下肢。

若为单纯性下肢浅静脉曲张，一般临床症状较轻，进展较慢，多表现为单纯曲张，少数情况可有血栓性静脉炎、静脉溃疡等情况；若为深静脉瓣膜功能不全，甚至深静脉回流受阻，则病情相对较重，小腿站立时有沉重感，易疲劳，甚至下肢的肿胀及胀破性疼痛，后期则发生皮肤营养性变化，脱屑、萎缩、色素沉着、湿疹溃疡的形成。

［配区］肾上腺、颈项、颈椎、椎体、内外侧坐骨神经、心脏、小肠（图23-55）。

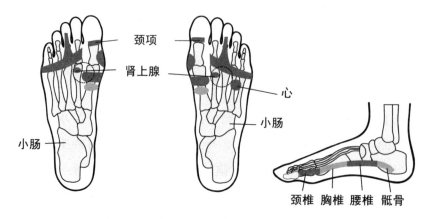

图23-55　调治下肢静脉曲张的足部反射区

五十六、醉酒

酒精中毒俗称醉酒，是指患者一次饮大量酒精（乙醇）后发生的机体功能异常状态，对神经系统和肝伤害最严重。医学上将其分为急性中毒和慢性中毒两种，前者可在短时间内给患者带来较大伤害，甚至可以直接或间接导致死亡。后者给患者带来的是累积性伤害，如酒精依赖、精神障碍、酒精性肝硬化及诱发某些癌症（口腔癌、舌癌、食管癌、肝癌）等。

饮酒后的酒精约 20% 在胃内吸收，80% 在十二指肠及小肠吸收。酒精的中毒量和致死量因人而异，中毒量一般为 70 ～ 80 克，致死量为 250 ～ 500 克。

是否发生中毒与多种因素有关：胃内有无食物（空腹者吸收快）、是否食入了脂肪性食物（脂肪性食物可减慢酒精的吸收）、胃肠功能好坏（胃肠功能好的吸收迅速）、人体转化剂处理酒精的能力（能迅速将乙醇转化为乙酸的不易中毒）。

［配区］大脑、平衡器官、胃、十二指肠、肝（图 23-56）。

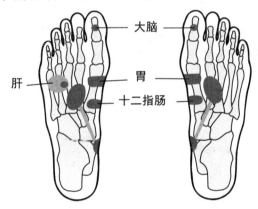

图23-56 调治醉酒的足部反射区

五十七、癫痫

癫痫（epilepsy）即俗称的"羊角风"或"羊癫风"，是大脑神经元突发性异常放电，导致短暂的大脑功能障碍的一种慢性疾病。据中国最新流行病学资料显示，国内癫痫的总体患病率为 7.0‰，年发病率为 28.8/ 10 万，1 年内有发作的活动性癫痫患病率为 4.6‰。据此估计中国约有 900 万左右的癫痫患者，其中 500 ～ 600 万是活动性癫痫患者，同时每年新增加癫痫患者约 40 万，在中国癫痫已经成为神经科仅次于头痛的第二大常见病。

［配区］甲状旁腺、头部、甲状腺、肝、脾、肾上腺、腹腔神经丛、淋巴腺、

三叉神经（图 23-57）。

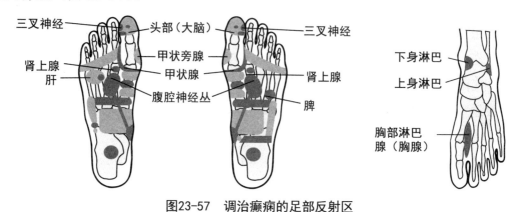

图23-57　调治癫痫的足部反射区

五十八、晕车、船

在乘坐车、船时，经受振动、摇晃的刺激，人体内耳迷路不能很好地适应和调节机体的平衡，使交感神经兴奋性增强导致的肾经功能紊乱，引起眩晕、呕吐等晕车症状。

　　[配区]平衡器官、腹腔神经丛、胃、颈椎、颈项（图 23-58）。

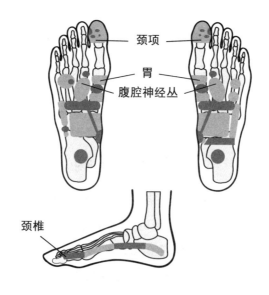

图23-58　调治晕车、船的足部反射区

五十九、甲状腺肿大

单纯性甲状腺肿俗称"粗脖子"、"大脖子"或"瘿脖子"。是以缺碘为主的代偿性甲状腺肿大，青年女性多见，一般不伴有甲状腺功能异常，散发性甲状腺肿可有多种病因导致相似结果，即机体对甲状腺激素需求增加，或甲状腺激素生成障碍，人体处于相对或绝对的甲状腺激素不足状态，血清促甲状腺激素 (TSH) 分泌增加，甲状腺组织增生肥大。

〔配区〕脑垂体、食道、甲状腺、甲状旁腺、心脏、颈椎（图 23-59）。

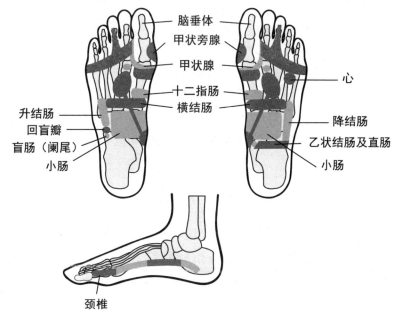

图23-59　调治甲状腺肿大的足部反射区

六十、缺钙

正常人的血钙维持在 2.18～2.63 毫摩/升（9～11 毫克/分升），如果低于这个范围，则认定为缺钙。但对于 60 岁以上的老年人，由于生理原因，老年人甲状旁腺激素长期代偿性增高，引起了"钙搬家"，使血钙增高，这样，测量结果就不能真实反映体内钙的含量。此时，就应进行骨密度测量。

〔配区〕甲状旁腺、胃、十二指肠、小肠、性腺（图 23-60）。

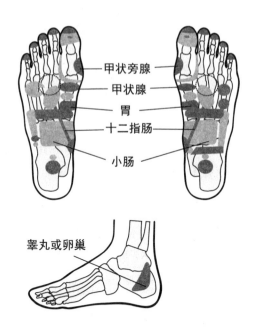

甲状旁腺
甲状腺
胃
十二指肠
小肠

睾丸或卵巢

图23-60　调治缺钙的足部反射区

六十一、膀胱炎

　　膀胱炎是发生在膀胱的炎症，主要由特异性和非特异性细菌感染引起，还有其他特殊类型的膀胱炎。特异性感染指膀胱结核而言。非特异性膀胱炎系大肠埃希菌、副大肠埃希菌、变形杆菌、铜绿假单胞菌、粪链球菌和金黄色葡萄球菌所致。其临床表现有急性与慢性两种。前者发病突然，排尿时有烧灼感，并在尿道区有疼痛。有时有尿急和严重的尿频。女性常见。终末血尿常见，严重时有肉眼血尿和血块排出。慢性膀胱炎的症状与急性膀胱炎相似，但无高热，症状可持续数周或间歇性发作，使病者乏力、消瘦，出现腰腹部及膀胱会阴区不舒适或隐痛。

　　［配区］肾、输尿管、膀胱、肾上腺、肝、脾、淋巴、骶椎、尾骨（图23-61）。

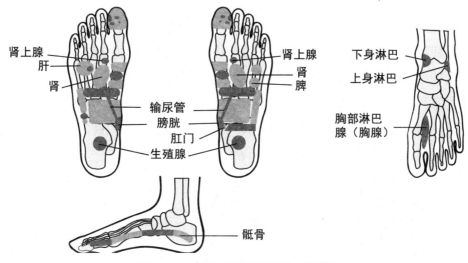

图23-61 调治膀胱炎的足部反射区

六十二、排尿困难

排尿困难系指排尿费力且有排不尽感，须增加腹压才能排出尿液，病情严重时增加腹压也不能将膀胱内尿液排出体外，导致尿潴留。治疗应进行病因治疗和对症治疗，必要时引流尿液。

[配区] 肾、输尿管、膀胱、尿道、脑垂体、下腹部、腰椎、骶椎、尾骨（图23-62）。

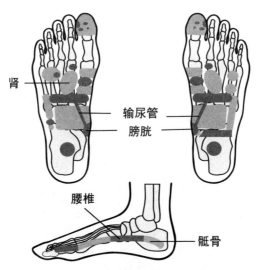

图23-62 调治排尿困难的足部反射区

六十三、尿毒症

尿毒症不是一个独立的疾病，而是各种肾病晚期的共有的临床综合征，是慢性肾功能衰竭进入终末阶段时出现的一系列临床表现所组成的综合征。临床表现以代谢性酸中毒和水、电解质平衡紊乱最为常见。

［配区］肾、输尿管、膀胱、尿道、肾上腺、心、肝、脾、胃、十二指肠、大小肠、甲状旁腺、全身淋巴（图 23-63）。

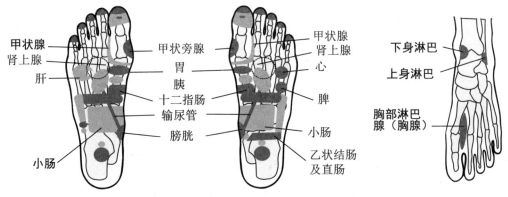

图23-63　调治尿毒症的足部反射区